"十二五"国家重点图书出版规划项目

协和手术要点难点及对策 丛书

总主编／赵玉沛 王国斌

国家出版基金项目
NATIONAL PUBLICATION FOUNDATION

神经外科手术

要点难点及对策

主编 赵洪洋 王任直 王 硕

科学出版社
龙门书局
北京

内 容 简 介

本书系《协和手术要点难点及对策丛书》之一，全书共 8 章。内容包括神经外科各主要手术，基本按照适应证、禁忌证、术前准备、手术要点难点及对策、术后监测与处理、术后常见并发症的预防与处理的顺序予以介绍，最后对该手术的临床效果给出评价。临床上，外科医生的主要"武器"是手术，而手术成功的关键在于手术难点的解决，同样的手术，难点处理好了就成功了大半。本书作者均有着丰富的手术经验，且来自于全国，所介绍的手术方式及技巧也来源于临床经验的总结。全书紧密结合临床工作实际，重点介绍手术要点、难点及处理对策，具有权威性高、实用性强、内容丰富、重点突出、图文并茂的特点，可供各级医院神经外科低年资医师和具有一定手术经验的中高年资医师参考使用。

图书在版编目（CIP）数据

神经外科手术要点难点及对策 / 赵洪洋，王任直，王硕主编 . —北京：龙门书局，2018.11

（协和手术要点难点及对策丛书 / 赵玉沛，王国斌总主编）

"十二五"国家重点图书出版规划项目　国家出版基金项目

ISBN 978-7-5088-5508-0

Ⅰ . ①神… Ⅱ . ①赵… ②王… ③王… Ⅲ . ①神经外科手术 Ⅳ . ① R651

中国版本图书馆CIP数据核字（2018）第246696号

责任编辑：戚东桂　董　婕 / 责任校对：张小霞
责任印制：肖　兴 / 封面设计：黄华斌

科学出版社 **龍門書局** 出版

北京东黄城根北街16号
邮政编码：100717
http://www.sciencep.com

北京汇瑞嘉合文化发展有限公司 印刷
科学出版社发行　各地新华书店经销

*

2018年11月第　一　版　　开本：787×1092　1/16
2018年11月第一次印刷　　印张：23 1/4
字数：531 000

定价：**168.00元**
（如有印装质量问题，我社负责调换）

《协和手术要点难点及对策丛书》编委会

李毅清　华中科技大学同济医学院附属协和医院
李子禹　北京大学肿瘤医院
刘　勇　华中科技大学同济医学院附属协和医院
刘昌伟　北京协和医院
刘存东　南方医科大学第三附属医院
刘国辉　华中科技大学同济医学院附属协和医院
刘金钢　中国医科大学附属盛京医院
路来金　吉林大学白求恩第一医院
苗　齐　北京协和医院
乔　杰　北京大学第三医院
秦新裕　复旦大学附属中山医院
桑新亭　北京协和医院
邵新中　河北医科大学第三医院
沈建雄　北京协和医院
孙家明　华中科技大学同济医学院附属协和医院
孙益红　复旦大学附属中山医院
汤绍涛　华中科技大学同济医学院附属协和医院
陶凯雄　华中科技大学同济医学院附属协和医院
田　文　北京积水潭医院
王　硕　首都医科大学附属北京天坛医院
王春友　华中科技大学同济医学院附属协和医院
王国斌　华中科技大学同济医学院附属协和医院
王建军　华中科技大学同济医学院附属协和医院
王任直　北京协和医院
王锡山　哈尔滨医科大学附属第二医院
王晓军　北京协和医院
王泽华　华中科技大学同济医学院附属协和医院
卫洪波　中山大学附属第三医院
夏家红　华中科技大学同济医学院附属协和医院
向　阳　北京协和医院
徐文东　复旦大学附属华山医院
许伟华　华中科技大学同济医学院附属协和医院

杨　操　华中科技大学同济医学院附属协和医院

杨述华　华中科技大学同济医学院附属协和医院

姚礼庆　复旦大学附属中山医院

余可谊　北京协和医院

余佩武　第三军医大学西南医院

曾甫清　华中科技大学同济医学院附属协和医院

张　旭　中国人民解放军总医院

张保中　北京协和医院

张美芬　北京协和医院

张明昌　华中科技大学同济医学院附属协和医院

张顺华　北京协和医院

张太平　北京协和医院

张忠涛　首都医科大学附属北京友谊医院

章小平　华中科技大学同济医学院附属协和医院

赵洪洋　华中科技大学同济医学院附属协和医院

赵继志　北京协和医院

赵玉沛　北京协和医院

郑启昌　华中科技大学同济医学院附属协和医院

钟　勇　北京协和医院

朱精强　四川大学华西医院

总编写秘书　舒晓刚

《神经外科手术要点难点及对策》编写人员

主　　编　赵洪洋　王任直　王　硕

副 主 编　张方成　熊南翔　姜晓兵

编　　者（按姓氏汉语拼音排序）

陈　苏　南京军区福州总医院

冯　军　华中科技大学同济医学院附属协和医院

冯　敏　华中科技大学同济医学院附属协和医院

符　荣　华中科技大学同济医学院附属协和医院

胡学斌　华中科技大学同济医学院附属协和医院

姜晓兵　华中科技大学同济医学院附属协和医院

雷德强　华中科技大学同济医学院附属协和医院

林　洪　华中科技大学同济医学院附属协和医院

林　宁　华中科技大学同济医学院附属协和医院

林敏华　华中科技大学同济医学院附属协和医院

潘　力　复旦大学附属华山医院

王　硕　首都医科大学附属北京天坛医院

王海均　华中科技大学同济医学院附属协和医院

王任直　北京协和医院

王如密　南京军区福州总医院

王守森　南京军区福州总医院

吴瀚峰　复旦大学附属华山医院

项　炜　华中科技大学同济医学院附属协和医院

熊南翔　华中科技大学同济医学院附属协和医院

徐卫明　华中科技大学同济医学院附属协和医院

杨　林　华中科技大学同济医学院附属协和医院

姚东晓　华中科技大学同济医学院附属协和医院
余光宏　华中科技大学同济医学院附属协和医院
张方成　华中科技大学同济医学院附属协和医院
赵洪洋　华中科技大学同济医学院附属协和医院
赵沃华　华中科技大学同济医学院附属协和医院
周迎春　华中科技大学同济医学院附属协和医院

编写秘书　冯　军

《协和手术要点难点及对策丛书》序

庄子曰："技进乎艺，艺进乎道。"外科医生追求的不仅是技术，更是艺术，进而达到游刃有余、出神入化"道"的最高境界。手术操作是外科的重要组成部分之一，是外科医生必不可少的基本功，外科技术也被称为天使的艺术。如果把一台手术比喻成一个战场，那么手术中的难点和要点则是战场中的制高点；也是外科医生作为指挥者面临最大的挑战和机遇；同时也是赢得这场战争的关键。

手术的成功要有精准的策略作为指导，同时也离不开术者及其团队充分的术前准备，对手术要点、难点的精确把握，以及对手术技术的娴熟运用。外科医生需要在手术前对患者的病情有全面细致的了解，根据患者病情制定适合患者的详细手术治疗策略，在术前就必须在一定程度上预见可能在术中遇到的困难，并抓住主要矛盾，确定手术需要解决的关键问题。在保证患者生命安全的前提下，通过手术使患者最大获益，延长生存期，提升生活质量。在医疗理论和技术迅猛发展的今天，随着外科理论研究的不断深入，手术技术、手术器械、手术方式等均在不断发展；同时随着精准医疗理念的提出，针对不同患者进行不同的手术策略制定、手术要点分析及手术难点预测，将会成为外科手术的发展趋势，并能从更大程度上使患者获益。

百年协和，薪火相传。北京协和医院与华中科技大学同济医学院附属协和医院都是拥有百年或近百年历史的大型国家卫计委委属（管）医院，在百年历史的长河中涌现出了大量星光熠熠的外科大师。在长期的外科实践当中，积累了丰富的临床经验，如何对其进行传承和发扬光大是当代外科医生的责任与义务。本丛书的作者都是学科精英，同时也是全国外科领域的翘楚，他们同国内其他名家一道，编纂了本大型丛书，旨在分享与交流对手术的独到见解。

众所周知，外科学涉及脏器众多，疾病谱复杂，手术方式极为繁多，加之患者病情各不相同，手术方式也存在着诸多差异。在外科临床实践中，准确掌握各种手术方式的要点、全面熟悉可能出现的各种难点、充分了解手术策略的制订、尽可能规避手术发生危险、提高手术安全性、减少术后并发症、努力提高手术治疗效果并改善患者预后，是每一位外科医师需要不断学习并提高的重要内容。古人云："操千曲而后晓声，观千剑而后识器。"只有博览众家之长，才能达到"端州石工巧如神，踏天磨刀割紫云"的自如境界。

"不兴其艺，不能乐学。"如何在浩瀚如海的医学书籍中寻找到自己心目中的经典是读者的一大困惑。编者在丛书设计上也是独具匠心，丛书共分为20个分册，包括胃肠外科、肝胆外科、胰腺外科、乳腺甲状腺外科、血管外科、心外科、胸外科、神经外科、泌尿外科、创伤骨科、关节外科、脊柱外科、手外科、整形美容外科、小儿外科、器官移植、妇产科、眼科、耳鼻咽喉-头颈外科及口腔颌面外科。内容涵盖常见病症和疑难病症的手术治疗要点、难点，以及手术策略的制定方法。本丛书不同于其他外科手术学参考书，其内容均来源于临床医师的经验总结：在常规手术方式的基础上，结合不同患者的具体情况，详述各种手术方式的要点和危险点，并介绍控制和回避风险的技巧，对于特殊病情的手术策略制定亦有详尽的描述。丛书内容丰富，图文并茂，展示了具体手术中的各种操作要点、难点及对策：针对不同病情选择不同策略；运用循证医学思维介绍不同的要点及难点；既充分体现了精准医疗的理念，也充分体现了现代外科手术的先进水平。

"荆岫之玉，必含纤瑕，骊龙之珠，亦有微隙"。虽本书编者夙夜匪懈、殚精竭思，但囿于知识和经验的不足，缺陷和错误在所难免，还望读者不吝赐教，以便再版时改进。

中国科学院院士　北京协和医院院长

赵玉沛

华中科技大学同济医学院附属协和医院院长

王国斌

2016 年 9 月

前言

　　随着现代科技日新月异的发展，外科手术进入了快速发展和更新的时代，新的技术设备和手术方式层出不穷，体现在神经外科领域，突出表现为更为精细划分的神经外科亚专科的逐渐专业化和细致化，以及以微创和精准医疗为核心理念的手术模式的逐渐兴起和转化。具体来说，神经内镜因微创及视野开阔使其在颅底肿瘤中的应用范围越来越宽，从最初的垂体瘤、脑室内肿瘤为主扩展到整个颅前窝、颅中窝、颅后窝的大部分颅底病变及脑室内病变，椎间孔镜也越来越多地应用到椎管病变的手术中。锁孔手术有效减少了皮瓣和骨瓣的范围，缩小了颅内手术创伤区域。立体定向的技术使得微小的深部病变的切除创伤明显减少，手术成功率明显增加。软通道和硬通道的微创碎吸手术不仅取代了大部分的高血压脑出血血肿清除术，而且因设备简易、技术简单使其在基层医院获得了大范围的开展和应用，脑出血患者的生存率和预后效果得到了很大的提高。和传统开颅手术相比，血管内介入治疗因其在颅内动脉瘤、动静脉畸形、动静脉瘘及颈动脉狭窄等疾病中创伤较小，为越来越多的医生和患者所选择。功能神经外科手术更是随着科技的发展通过微创的方式解决了之前难以解决的帕金森病、癫痫等顽疾。以伽玛刀、X刀为代表的放射神经外科使一部分患者避免了开刀的创伤和痛苦。

　　本书由华中科技大学同济医学院附属协和医院神经外科赵洪洋教授牵头，同时邀请北京协和医院、首都医科大学附属北京天坛医院、复旦大学附属华山医院及南京军区福州总医院等医院相关领域的专家参与编写。全书除了根据病变性质和解剖部位系统地对各种具体疾病进行全面系统讲述外，又有重点地针对各种手术中的难点和要点及手术中的"协和经验"进行介绍，注重"实战经验"的讲述，更贴近于临床。尤其重要的是，本书对立体定向手术、神经内镜手术、锁孔手术、高血压脑出血的微创手术、脑神经血管压迫综合征的微创手术、脊柱脊髓的显微微创手术、颅底外科微创手术、脑血管病的介入手术及放射神经外科等微创神经外科分别进行了着重的介绍。本书可供各级医院神经外科低年资医师和具有一定临床手术经验的中高年资医师参考使用，希望广大读者能够从中获益并应用于临床，提高自身的手术水平。

赵洪洋

2018 年 3 月

目录

第一章 颅脑损伤

第一节 头皮裂伤和头皮撕脱伤

一、头皮裂伤

头皮裂伤可由锐器或钝器伤所致。锐器伤多创缘整齐，形状规则；钝器伤创缘多参差不齐，形态多样或有部分组织缺损，帽状腱膜断裂，伤口哆开。由于头皮血管丰富，出血较多，可引起失血性休克。

（一）手术适应证

外伤引起头皮完整性破坏，组织断裂。

（二）手术禁忌证

患者若为开放性颅脑损伤和不稳定性凹陷骨折时，应先简单处理伤口，待检查明确颅内损伤情况后，再做进一步处理。

（三）术前准备

1. 完善常规检查，了解患者对手术和麻醉的耐受情况。

2. 头颅 CT 或 MRI 检查，了解有无颅骨及颅内损伤情况。

3. 发现头皮裂伤，初步检查如能排除开放性颅脑损伤和不稳定性凹陷骨折时，应尽快止血，出血多者用无菌纱布填塞创口后加压包扎，或直接间断全层缝合头皮；防止进一步污染，用无菌纱布覆盖；并注射破伤风抗毒素。

（四）手术要点、难点及对策

剃除患者伤口周围 8~10cm 范围内的头发，伤口较大或有多处裂伤时应剃除全部头发。肥皂水刷洗伤口周围头皮，清除污物血迹；刷洗前用无菌纱布覆盖伤口，不可使清洗液流入伤口内。1% 碘伏反复消毒伤口周围皮肤。沿伤口两侧用 1% 利多卡因行皮肤浸润麻醉。

用 3% 过氧化氢溶液、0.5% 碘伏和生理盐水反复冲洗伤口，自伤口深部逐层清除伤口内异物、毛皮和血凝块，然后用消毒纱布由内向外拭干伤口和周围皮肤，如果发现有脑脊液或脑组织外溢，须按开放性脑损伤处理。

伤口四周再次用 1% 碘伏消毒，覆盖无菌手术巾。探查伤口，结扎大的出血点。剪除严重挫伤组织，创缘两侧皮肤切除尽量不超过 0.2cm，以避免增加缝合张力。根据创伤部位不同，伤口行筋膜、皮肤两层或肌肉、筋膜、皮肤三层缝合。对污染严重的伤口可行单层缝合或留置皮片引流。

原则上，头皮伤口应在 24 小时内处理，对伤后 2~3 天的头皮伤口，如果无明显感染，也可试行一期缝合；如已感染，清创后伤口部分缝合或不缝合，放置引流，适时换药。

（五）术后常见并发症的预防与处理

术后常见并发症主要有术后伤口感染和异物残留，预防主要靠规范的清创缝合操作和抗生素使用。

二、头皮撕脱伤

头皮撕脱伤是一种严重的头皮损伤，系强大暴力拉扯头皮，将大片头皮自帽状腱膜下层或连同骨外膜撕脱，甚至将肌肉、一侧或双侧耳郭、上眼睑一并撕脱，头皮撕脱的范围与受到牵扯的发根面积有关。患者常大量失血，严重时可致失血性休克，但较少合并颅骨骨折或颅脑损伤。

（一）手术适应证

外伤引起头皮撕脱，完整性破坏，组织暴露。

（二）手术禁忌证

头皮撕脱伤为时过久、头皮坏死、头皮创面已有感染存在。

（三）术前准备

保护撕脱头皮，尽快在无菌、无水和低温密封下将撕脱头皮随同伤者一起送往有治疗条件的医院。为防止进一步污染，用无菌纱布覆盖。

1. 完善常规检查，了解患者对手术和麻醉的耐受情况。

2. 头颅 CT 或 MRI 检查，了解有无颅骨及颅内损伤情况。

3. 防止失血性休克，加压包扎。

4. 防止疼痛性休克，使用强效镇痛药。

5. 注射破伤风抗毒素。

（四）手术要点、难点及对策

1. 撕脱头皮未完全离体，有良好的血液供应　剃发彻底清创、消毒后，将撕脱头皮直接与周围正常皮肤缝合，留置橡皮管负压引流，创面加压固定包扎。

2. 撕脱头皮已完全离体，无血流供应

（1）撕脱头皮无严重挫伤，保护良好：头部创面干净，无严重扯拉损伤，立即行自体头皮再植术，撕脱处的头发尽可能剪短或剪除，不刮头皮，避免损伤头皮和遗留残发不易清除。消毒后放入冰肝素林格液中清洗，寻找头皮主要血管（眶上动静脉、滑车动静脉、颞浅动静脉、耳后动静脉）并做出标记，选择直径较大动静脉 1 或 2 条，在显微镜下行血管端端吻合。吻合动脉直径必须大于 1mm，吻合部位必须是从正常头皮中分离而出，血管内膜无损伤，否则吻合成功率明显降低。为减少头皮缺血时间，应争分夺秒先吻合一支头皮动脉，然后再逐渐吻合其他血管。如果头皮静脉损伤严重，吻合困难，可采用自体大隐静脉移植，必须保证至少一条静脉吻合通畅。如果撕脱头皮颜色转红，创面出现渗血，说明吻合通畅，头皮血液供应恢复。缝合固定头皮时，应避免吻合血管扭曲和牵拉。留置皮管负压引流，轻压包扎。慎重选择吻合血管，以免吻合失败后，创面失去一期植皮的机会。

（2）因各种原因无法进行头皮血管显微吻合术，头部创面无明显污染，骨膜完整：此种情况，可将撕脱头皮削成薄层或中厚皮片一期植皮。皮片与周围正常皮肤吻合固定，加压包扎以防止移位。皮片越薄，成活概率越高；皮片越厚，成活概率越低，但存活后皮片越接近正常皮肤。

（3）头皮连同骨膜一起撕脱，颅骨暴露，血管显微吻合失败：在创面小的情况下，可利用旋转皮瓣或筋膜转移覆盖暴露的颅骨。同时供皮区皮肤缺损行一期植皮。筋膜转移区，创面择期行二期植皮。

（4）颅骨暴露范围大而无法做皮瓣和筋膜转移者，可行大网膜移植＋植皮术：开腹取自体大网膜，结扎切断胃网膜左动静脉，保留胃网膜右动静脉以血管吻合。将离体大网膜置于利多卡因肝素液中，轻轻挤揉，然后覆盖颅骨表面，四周吻合固定。将胃网膜右动静脉与颞浅动静脉吻合，如果浅静脉损伤，取一条自体大隐静脉，长度 8~10cm，做胃网膜右静脉和颈外静脉旁路移植。大网膜血液循环恢复后，立即取一块自体中厚皮片，覆盖大网膜表面，四周与正常皮肤吻合固定，轻压包扎。

（5）对于上述各种手术失败，且伴大面积颅骨暴露者：切除颅骨外板或在颅骨表面每间隔 1cm 钻孔直接达板障层，待肉芽组织生长良好时行二期植皮。

3. 头皮、创面严重挫伤和污染

（1）撕脱头皮严重挫伤或污染，而头部创面条件较好者，可从股部取薄层或中厚皮片，行创面一期邮票植皮。

（2）头部创面严重挫伤或污染而无法植皮者，彻底清创消毒后可以利用周围正常头皮做旋转皮瓣覆盖创面，皮瓣下留置引流。供皮区头皮缺损一期植皮。

（3）创面已感染者，应换药处理。待创面炎症控制，肉芽组织生长良好时行二期植皮。

4. 头皮缺损

（1）小于 $1cm^2$ 的头皮缺损的处理：沿原创口两侧，分离帽状腱膜下层各 4~5cm，使头皮松弛而直接缝合伤口。

（2）1~6cm^2 的头皮缺损的处理：无法直接缝合，需做创口两侧附加切口，以改变原缺损形态，减少局部张力，以利于缝合。

（3）大于 6cm^2 的头皮缺损的处理：不规则和大面积头皮缺损，利用转移皮瓣修复。常用附加切口包括弧形切口和长方形切口，切口长度和形态术前需经过精心计算和设计，而双侧平行切口因为影响伤口供血现已少用。术中通过皮瓣转移覆盖头皮缺损区，供皮区出现的新鲜创面因有完整骨膜，可行一期植皮。

（五）术后常见并发症的预防与处理

术后常见并发症主要有术后伤口感染和头皮坏死，预防主要靠规范使用抗生素和加强围手术期伤口的管理。

第二节　颅骨骨折

颅骨骨折指颅骨受暴力作用所致颅骨结构改变。颅骨骨折提示外伤患者所受暴力较重。有统计表明，发生颅骨骨折的外伤患者，合并脑损伤概率高于无颅骨骨折患者数百倍。尽管发生颅骨骨折的外伤患者不一定都合并严重的脑损伤，但是无颅骨骨折患者，也有可能存在严重的脑损伤。颅骨骨折按骨折部位分为颅盖骨折和颅底骨折；按骨折形态分为线形骨折和凹陷骨折；按骨折是否与外界相通分为开放性颅骨骨折和闭合性颅骨骨折。开放性颅骨骨折和累及鼻旁窦等气窦的颅底骨折，有可能并发颅内感染或骨髓炎。

一、颅盖骨折

颅盖部线形骨折的发生率最高，依据颅骨 X 线和 CT 能确诊。骨折呈线形，可有分支。线形骨折的发生，表明致伤外力在作用瞬间使颅骨的变形超过了其应变范围。单纯线形骨折本身不需要特殊处理，但应警惕是否合并脑损伤和颅内血肿，因为在颅骨发生形变时，尤其在骨折线通过脑膜血管沟或静脉窦所在部位时，有出现硬脑膜外血肿的危险。骨折线通过气窦且伴有硬脑膜撕裂时，为开放性颅脑损伤，可导致颅内积气和脑脊液漏，要注意预防颅内感染。

凹陷骨折多发生于额、颞、顶骨等颅盖部，可为单纯的内板骨折凹陷，但多数为内外板同时凹陷，骨折周围为不规则环形骨折线。成人凹陷骨折多为粉碎骨折；婴幼儿颅骨较韧有弹性，可出现"乒乓球"凹陷样骨折。骨折部位的切线位 X 线片可显示骨折陷入颅内的深度。CT 扫描不仅能显示骨折情况，还可了解有无合并脑损伤。

（一）手术适应证

1. 合并脑损伤、颅内血肿或大面积的骨折片塌陷，导致颅内压增高，有形成脑疝征象，应行急诊开颅去骨瓣减压手术。

2. 凹陷骨折片嵌入脑重要功能区，引起神经功能障碍或可能引起癫痫者，宜尽早做手术整复。

3. 开放性凹陷骨折，其与颅外相通的碎骨片易导致感染，须全部清除，硬脑膜破裂应予缝合或修补。

4. 美容方面的要求，如发迹线外明显的外形异常等。

（二）手术禁忌证

1. 非功能区的轻度凹陷骨折，陷入深度不超过 0.5cm，颅骨碎片尖端未刺入脑组织，或不在脑功能区，无神经系统症状及体征者。

2. 静脉窦处的凹陷骨折，但无脑受压症状及回流障碍者。

（三）术前准备

1. 完善常规检查，了解患者对手术和麻醉的耐受情况。

2. 头颅 CT 或 MRI 检查，了解颅骨骨折情况及颅内损伤情况。

3. 防止失血性休克，包扎止血，避免骨折片移位造成二次伤害。

4. 注射破伤风抗毒素。

5. 为防止进一步污染，伤口消毒后用无菌纱布覆盖。

（四）手术要点、难点及对策

1. 闭合性颅骨骨折

（1）"乒乓球"凹陷样骨折整复：婴幼儿颅骨外伤后，可造成半球形凹陷，若凹陷面积大于 $5cm^2$、陷入深度超过 1cm，或伴有局部脑疝症状时，应行整复术，于凹陷区近旁钻孔，小心循硬脑膜外放入骨撬，达凹陷中心处，然后用力将其撬起，复位后应认真检查，确认无出血后分层缝合头皮。

（2）单纯凹陷骨折整复：颅骨单纯性凹陷骨折，若凹陷面积大于 $5cm^2$、陷入深度超过 1cm，或有神经功能受损表现，或有颅内主要静脉窦受压，或伴有局部脑疝症状时，应行整复术。由于凹陷骨折内板碎片常刺破硬脑膜，损伤脑组织或刺入静脉窦，因此术前对骨折情况应有大概判断。整复时，头皮切口宜沿骨折外周向上做半弧形皮瓣，然后在凹陷区周边钻孔，用咬骨钳循骨折边缘，咬出一骨槽，使陷入的骨片易于取出。然后检查局部硬脑膜有无破损，必要时切开硬脑膜查看下面脑组织，以排除脑内血肿。硬脑膜应严密缝合，有缺损时可将邻近的骨膜翻转修复，以防脑脊液漏。取出的骨折碎片，如果尚有板障存在，内外板没有完全分离，亦可用以拼补在骨缺损区。大多数患者于 3 个月后即可愈合，其抗冲击强度可达到正常颅骨抗冲击强度。如果颅骨缺损过大，或骨折片已不适用于颅骨修补，则可采用人工材料修补术。

2.开放性颅骨骨折

（1）开放性线形骨折清创：对一般颅骨线形骨折，如果污染不严重，折线较细无异物嵌入者，则仅施头皮及皮下软组织清创缝合即可；若骨折线较宽，有毛发异物嵌入骨折缝中，则应彻底清除异物。操作时应注意保护软脑膜完整，以免引起颅内继发感染。

（2）粉碎凹陷骨折清创：绝大多数开放性粉碎凹陷骨折，都伴有不同程度的硬脑膜及脑组织开放性损伤。故行清创手术时应仔细检查硬脑膜有无破损，其下脑组织是否损伤或出血，粉碎的小骨折片应悉数清除。在摘除颅内静脉窦附近的骨折片时应十分小心，偶尔可致出血休克，切勿大意。对污染不重、较大的骨折片，尚有骨膜相连者可予保留，颅骨缺损较大者，可等伤口愈合3~6个月之后，再行颅骨修补术。

（五）术后常见并发症的预防与处理

术后常见并发症主要有术后伤口感染、脑脊液漏和颅骨缺损，预防主要依靠规范的抗生素使用、术中对脑膜的修补和颅骨整复或修补术。

二、颅底骨折

颅底部的线形骨折多为颅盖骨折延伸到颅底，也可由直接或间接暴力所致。根据其发生部位可分为下述三类。

（一）颅前窝骨折

颅前窝骨折多为外力作用于额、面部所致，骨折线可通过眶骨、蝶窦、筛板、筛窦或视神经管等。若骨折线累及眶骨和筛板，可有鼻出血或伴有脑脊液鼻漏，同时眼睑及结合膜下及眶内软组织出现淤血斑（熊猫眼征）；若筛板或视神经管骨折，可合并嗅神经或视神经损伤，导致嗅觉或视力的减退或丧失。

（二）颅中窝骨折

颅中窝骨折多为外力作用于颞部或耳后部所致。骨折累及蝶骨，可有鼻出血或合并脑脊液鼻漏，脑脊液经蝶窦由鼻孔流出；其也可损伤颈内动脉海绵窦段而发生颈内动脉-海绵窦瘘，表现为搏动性突眼，额眶部可听到吹风样血管杂音；若颅底破裂孔或颈内动脉管处的破裂，可发生致命性的鼻出血。若骨折线通过颞骨岩部时，可损伤面神经及听神经，导致周围性面瘫及听力下降或丧失；若脑膜、骨膜及鼓膜均破裂时，则出现脑脊液耳漏，脑脊液经中耳由外耳道流出；若鼓膜完整，脑脊液则经咽鼓管流到鼻咽部，形成脑脊液耳鼻漏，须注意与脑脊液鼻漏相鉴别。

（三）颅后窝骨折

骨折线通过颞骨岩部后外侧时，多于伤后1~2天出现耳后淤血斑；骨折线通过枕骨基底部，可于伤后数小时出现枕部肿胀及皮下淤血斑；枕骨大孔或岩尖后缘附近的骨折可合并后组脑神经的损伤，出现吞咽困难、发声嘶哑、伸舌偏斜等症状。

颅底骨折的诊断及定位主要依靠上述临床表现来确定。对脑脊液漏有疑问时，可收集流出液定量检测葡萄糖来确定。有脑脊液漏存在时，实际属于开放性脑损伤。普通 X 线片可显示颅内积气，但仅 30%~50% 能显示骨折线；CT 检查不但对眼眶及视神经管骨折的诊断有帮助，还可了解有无脑损伤。颅底骨折本身无须特别治疗，着重于观察有无脑损伤及处理脑脊液漏、脑神经损伤等合并伤。合并脑脊液漏时，须预防颅内感染，不可堵塞或冲洗耳道或鼻腔，取头高卧位，避免大力咳嗽、打喷嚏和擤鼻涕等可能使鼻腔或鼻旁窦内液气体反流颅内的机会，可给予预防性抗生素。绝大多数漏口会在伤后 1~2 周内自行愈合。如超过 1 个月仍未停止漏液，可考虑行手术修补硬脑膜，以封闭瘘口。对于伤后视力减退，疑为碎骨片挫伤或血肿压迫视神经者，应争取早期行神经减压术。

第三节 硬脑膜外血肿

硬脑膜外血肿的形成与颅骨损伤有密切关系，骨折或颅骨的短暂变形会撕破位于骨沟内的硬脑膜动脉或静脉窦引起出血形成血肿，或骨折处的板障出血形成血肿。血液积聚于颅骨与硬脑膜之间，在硬脑膜与颅骨分离过程中，可又撕破一些小血管，使血肿更加增大。由于颅盖部的硬脑膜与颅骨附着较疏松，易于分离，而颅底部硬脑膜与颅骨附着较紧，所以硬膜外血肿一般多见于颅盖部。引起颅内压增高与脑疝所需的出血量，可因出血速度、代偿功能、损伤的轻重等而异，一般成人幕上达 20ml 以上，幕下达 10ml 以上时，即有可能引起颅内压增高的表现。出血来源以脑膜中动脉最常见，其主干或前支的出血速度快，可在 6~12 小时或更短时间内出现症状；少数由静脉窦或板障出血形成的血肿出现症状可较迟，可表现为亚急性或慢性型。血肿最常发生于颞区，多数为单个血肿，少数可为多个，位于一侧或两侧大脑半球，或位于小脑幕上下。

一、手术适应证

1. 意识障碍程度逐渐恶化。

2. 颅内压的监测压力在 270mmH$_2$O 以上，并呈进行性升高。

3. 有局灶性脑损害体征。

4. 尚无明显意识障碍或颅内压增高症状，但 CT 检查血肿较大（幕上者＞40ml，幕下者＞10ml），或血肿虽不大但中线结构移位明显（移位＞1cm），脑室或脑池受压明显者。

5. 在非手术治疗过程中病情恶化者。硬脑膜外血肿因不易吸收，应放宽手术指征。

二、手术禁忌证

1. 无意识障碍或颅内压增高症状，或虽有意识障碍或颅内压增高症状，但已见明显减轻好转。

2. 无局灶性脑损害体征，且 CT 检查所见血肿不大（幕上者＜ 30ml，幕下者＜ 10ml），中线结构无明显移位（移位＜ 0.5cm），也无脑室或脑池明显受压情况。

3. 颅内压监测压力＜ 270mmH$_2$O。

三、术前准备

1. 完善常规检查，了解患者对手术和麻醉的耐受情况。

2. 头颅 CT 检查是对硬脑膜外血肿定性、定位的重要手段，并有助于了解颅骨骨折和脑损伤情况。

四、手术要点、难点及对策

按血肿部位，做弧形皮瓣，切线用头皮止血夹止血，将皮瓣与帽状腱膜下层分离，然后向基蒂部翻转，用双极电凝止血。

再根据血肿大小切开骨膜，钻孔 4~6 个，孔间距 6~7cm，用线锯锯开各孔间的颅骨，最后锯开少许骨瓣肌蒂处颅骨，以便翻起骨瓣时易于折断。保护肌蒂、止血，用盐水纱布包裹骨瓣并固定，板障出血用骨蜡封堵。

骨瓣去除后，硬脑膜外血肿暴露，颅内高压及脑皮质受压情况有所缓解，故不必急于挖出血肿。为减少出血可以从血肿的周边开始，用脑板将血肿自硬脑膜上剥下，同时边冲洗边吸引并用电凝止血，逐步接近血肿近颅底部分。通常出血源大都来自脑膜中动静脉的主干或分支破裂，当找到出血点后，用电凝或细线缝扎，如有困难可循脑膜中动脉至颅中窝底，于棘孔处填塞止血。术毕悬吊硬脑膜于四周骨膜，然后分层缝合诸层，硬脑膜外置管引流 24~48 小时。

五、术后常见并发症的预防与处理

术后常见并发症主要有术后伤口感染和再出血，预防主要靠规范的抗生素使用和术中妥善止血。

（雷德强）

第四节　硬脑膜下血肿

硬脑膜下血肿是颅脑损伤常见的继发损害，发生率约为 5%，占颅内血肿的 40% 左右。由于出血来源的不同又分为复合型硬脑膜下血肿与单纯型硬脑膜下血肿。复合型硬脑膜下血肿是因脑挫裂伤、脑皮质动静脉出血，血液积聚在硬脑膜与脑皮质之间，病情发展较快，可呈急性或亚急性表现。有时硬脑膜下血肿与脑内血肿相融合，颅内压急剧增高，数小时内即形成脑疝，多呈特急性表现，预后极差。单纯型硬脑膜下血肿是因桥静脉断裂所致，出血较缓，血液积聚在硬脑膜与蛛网膜之间，病程发展常呈急性，脑原发性损伤较轻，预后亦较好。

一、急性和亚急性硬脑膜下血肿

在外伤性硬脑膜下血肿中，急性（3 天内）硬脑膜下血肿发病率最高占 70%，亚急性（4~21 天）约占 5%。两者致伤因素与出血来源基本相同，均好发于额颞顶区。临床病程发展的快慢，根据脑原发性损伤的轻重、出血量及个体代偿能力的不同而异。

（一）临床表现

急性者大多为复合型硬脑膜下血肿，故临床表现酷似脑挫裂伤，所不同的是进行性颅内压增高更加显著，超过了一般脑损伤后脑水肿反应的程度和速度。

患者伤后意识障碍较为突出，常表现为持续性昏迷，并有进行性恶化，较少出现中间清醒期，即使意识障碍程度曾一度好转也为时短暂，随着脑疝形成又陷入深昏迷。亚急性者由于原发性脑挫裂伤较轻，出血速度稍缓，故血肿形成至脑受压的过程略长，使颅内容积代偿力得以发挥，因此常有中间清醒期，不过神志恢复的程度，不像硬脑膜外血肿那样鲜明、清醒。

颅内压增高症状：急性者，主要表现为意识障碍加深，生命体征变化突出，同时，较早出现小脑幕切迹疝的征象；亚急性者，则常表现头痛、呕吐加剧、躁动不安及意识进行性恶化，至脑疝形成时即转入昏迷。

局灶性体征：伤后早期可因脑挫裂伤累及某些脑功能区，伤后即有相应的体征，如偏瘫、失语、癫痫等，若在观察过程中有新体征出现，是伤后早期所没有的或是原有的阳性体征明显加重等，均应考虑颅内继发血肿的可能。

（二）诊断与鉴别诊断

颅脑损伤后，原发昏迷时间较长或原发昏迷与继发性意识障碍互相重叠，表现为昏迷程度不断加深，并随之出现脑受压及颅内压增高的征象，特别是伴有局部体征者，即应高度怀疑急性硬脑膜下血肿；若病情发展较缓，已为期 4~12 天，曾有中间意识好转期，继而加重，并出现眼底水肿及颅内压增高症状，则常伴有亚急性硬脑膜下血肿。

小儿脑受压症状出现较早、较重。有时脑挫裂伤不重，但脑水肿或肿胀却很明显。易有神经功能缺损，癫痫较多，预后较成人差。老年人因脑血管硬化、脑萎缩、脑的活动度大，故轻微头伤也可造成严重损害。老年人急性硬脑膜下血肿常伴有脑内血肿，虽然脑水肿反应不如青年人重，但是组织修复能力较青年人差，恢复慢，并发症多，病死率亦较高。

辅助检查主要依靠 CT 扫描，既可了解脑挫裂伤情况，又可明确有无硬脑膜下血肿。颅骨 X 线检查，约有半数患者可出现骨折，但定位意义没有硬脑膜外血肿重要，只能用作分析损伤机制的参考。磁共振成像（MRI）不仅能直接显示损伤程度与范围，同时对处于 CT 等密度期的血肿有独到的效果，因红细胞溶解后高铁血红蛋白释出，T_1、T_2 加权像均显示高信号，故有其特殊优势。此外，脑超声波检查或脑血管造影检查，对硬脑膜下血肿亦有定侧或定位的价值。

（三）治疗与预后

急性硬脑膜下血肿病情发展急重，尤其是特急性患者，病死率高达 50%~80%，一经诊断，刻不容缓，应争分夺秒，尽早施行手术治疗。亚急性硬脑膜下血肿中有部分原发性脑损伤较轻、病情发展较缓的患者，亦可在严密的颅内压监护下或 CT 扫描动态观察下，采用非手术治疗获得成功，但治疗过程中如有病情恶化即应改行手术治疗，任何观望、犹豫都是十分危险的。

（四）急性和亚急性硬脑膜下血肿手术治疗

急性和亚急性硬脑膜下血肿，在外伤性硬脑膜下血肿中所占的比例为 70% 和 5%，可见急性最多，亚急性则相对较少，但这两种硬脑膜下血肿有其共同的特点：都伴有不同程度的对冲性脑挫裂伤，受伤机制均是减速性暴力，绝大多数发生在额颞前部，伴有广泛性蛛网膜下隙出血和明显的脑水肿，出血源都来自挫裂脑皮质的动脉和（或）静脉。幕上双侧血肿占 15%，幕下硬脑膜下血肿罕见，病死率高达 40% 左右，致死原因主要为脑原发性损伤过重、手术过晚或不彻底，其次是伴有多发性血肿及并发症。因此，只有在及时完善的手术和正确有效的非手术治疗相结合下才能切实提高治疗效果，降低病死率。

硬脑膜下血肿不像硬脑膜外血肿那么容易凝结，伤后 24 小时内常为新鲜血液或较软的血凝块，2~3 天时血凝块变硬且与脑膜发生附着，3~15 天内开始液化，成褐色液体，并在血肿表面形成一层由肉芽组织和吞噬细胞构成的包膜，此后包膜逐渐纤维化而进入慢性阶段，甚至钙化成为一个具有坚韧包壳的囊肿，与硬脑膜密切粘连，但与蛛网膜粘连较少。

1. 前囟硬脑膜下穿刺术　主要针对前囟未闭的婴幼儿患者。部分急性、亚急性尚无包膜或包膜菲薄的硬脑膜下血肿患儿，经反复前囟穿刺抽吸，也有治愈的机会。但是对婴儿来说，脑组织还在发育之中，质地较软，且颅骨骨缝未闭，即使将有包膜的血肿抽吸排空，脑组织也很难复位凸起闭合血肿腔，故较易复发。

穿刺方法：穿刺术常在局部麻醉下施行，患儿取仰卧位。助手用双手固定头部。剃净头发，用甲紫标记出前囟侧角，再常规消毒、铺巾。于前囟侧角前缘，用肌肉针头呈 45° 斜向额部缓慢刺入，边进边吸，刺破硬脑膜时常有突破感，一般不超过 1cm 立即有棕褐色液体抽出，此时应稳定针头，缓慢抽吸，每次抽出量以 15~20ml 为宜，不宜过多，每日或隔日一次，使受压脑组织得以逐渐复位凸起压闭血肿腔。为避免术后穿刺孔继续漏液，穿刺时可略向后牵拉头皮，使皮肤穿刺孔与硬脑膜穿刺孔相互错开不在同一点上，术后局部稍事压迫即可防止漏液。倘若抽出的血肿液呈鲜红色，则说明出血尚未停止，应改用开颅术清除血肿并妥善止血。如果反复穿刺不见血肿体积缩小，抽出液中含血量也不下降，则表明穿刺法无效，应改行开颅术。

2. 钻孔冲洗引流术　凡属出血已经停止的液态硬脑膜下血肿，均可采用钻孔引流的方法，此术操作简单、费时短、创伤小，常能在局部麻醉下施行，优点较多。但是，对急性硬脑膜下血肿患者，常因出血尚未完全停止，虽然有暂时缓解颅内高压的作用，却不能进行止血操作，较易复发。因此，钻孔引流更适用于出血已经停止的慢性或亚急性硬脑膜下血肿，对急性患者仅用在紧急抢救时作为开颅手术清除血肿的前奏或过渡，其作用是延缓病情，争取时间，为下一步处理做好准备。近年来，国内有术者改进钻孔引流技术，采用5mm 钻头钻孔，插入带绞丝的吸引管，在 0.03MPa 负压下，做绞碎吸引及注入尿激酶连续引流的方法治疗外伤性颅内各型血肿，大部分取得成功，其中虽然有 10% 的患者引流失败而改用开颅手术清除血肿，但仍不失为一种行之有效的方法。

3. 钻孔 - 骨窗硬脑膜下血肿清除术　20 世纪五六十年代，通过钻孔探查，确定血肿部位，然后扩大骨孔成一骨窗行硬脑膜下血肿清除者较多。主要是针对病情紧急的患者，为了抢救生命而采用的紧急手术方法。当时没有 CT 和 MRI 等计算机断层扫描设备，确切的血肿定位诊断常有困难，因此仅能依靠受伤机制、临床表现和颅骨 X 线片，作出初步判断，即行颅骨钻孔探查，明确血肿部位后，再按需要扩大骨窗，或行骨瓣开颅术，这种紧急手术方法目前仍有其实用的价值。对情况危急的患者，处于分秒必争的严峻时刻，即使在设备完善的现代化医院也不能按部就班地例行各项特殊检查，况且许多基层医疗机构还没有这些先进设备，因此钻孔探查骨瓣开颅的手术方法仍有其重要的地位。

手术方法：一般多在气管插管全身麻醉下实施手术，以保证患者气道通畅，随时可以控制通气。患者常取仰卧位，以便必要时转换头位行双侧钻孔探查。钻孔的位置及次序与急性硬脑膜外血肿相似，根据硬脑膜下血肿的好发部位，在发蓝点稍后处钻孔探查，有60%~70% 血肿可被发现。钻孔时切口的方向应适于下一步开颅切口的需要，以便连成皮瓣。钻孔后若硬脑膜呈蓝色，即说明硬脑膜下有血肿，可"十"字形切开，排出液态血肿，使颅内高压稍有缓解，再将钻孔扩大为骨窗。硬脑膜放射状切开后翻向周边，以便术毕减压时，可用以覆盖外侧裂和重要脑功能区，此时倘若颅内压极高、脑膨出，应迅速清除血肿，包括挫裂伤区及脑内血肿，并施以强力脱水、过度换气和降温降压等措施，以防止严重脑膨出。对已挫裂糜烂的脑组织应尽量清除，特别是非功能区的脑域，务必清除彻底，以减轻术后脑水肿反应及将来的脑膜 - 脑瘢痕形成。术毕颅内压得以缓解后，将硬脑膜平铺在脑表面，即可分层缝合头皮各层，皮下置引流管 24~48 小时。若经上述处理颅内压并无缓解，甚至反而脑膨出，则应考虑颅内多发性血肿的可能，必须在对侧或者颅后窝依次探查。首先穿刺同侧额、颞脑内有无血肿，继而探查同侧顶、枕部骨折的部位有无硬脑膜外血肿，然后探查对侧额、顶部有无硬脑膜外或硬脑膜下血肿，最后探查颅后窝，有无骑跨横窦的血肿或颅后窝血肿。若发现血肿，必须立即清除，才能缓解脑膨出。若以上探查均未见血肿，则须放置脑室引流管，行小脑幕切开，或行基底池引流，甚至颞肌下减压术。

4.骨瓣开颅硬脑膜下血肿清除术　此法适用于诊断及定位均较明确的患者，可以于术前预计好骨瓣的位置和大小，按计划施行手术，显露良好，操作有序，能在直视下清除所有的血凝块，止血方便。但是手术程序复杂，费时较多，不适于紧急抢救的患者。

手术方法：标准外伤大骨瓣手术方式，对急性硬脑膜下血肿患者，于硬脑膜切开前颅内压如果很高时勿全部敞开硬脑膜，否则可致严重脑膨出，不仅给操作带来困难，而且可造成更多的脑组织损伤。较好的方法是先于硬脑膜的前后两处，切开硬脑膜约2cm，令其自然排出一些血液和凝块，然后放入小号或中号脑压板，紧贴硬脑膜内面伸入硬脑膜下，将脑压板平放在脑表面轻轻下压，再顺脑压板浅面送入吸引器，小心将切口周围5~6cm半径范围内的血肿吸除，待颅内压下降后，再放射状切开硬脑膜进一步清除颅内血肿。为便于看清出血点和避免吸引器阻塞，应采用边吸引边用生理盐水冲洗的方法，清除血肿时切忌损伤皮质静脉，特别是汇入矢状窦的桥静脉、侧裂静脉和Labbé静脉，吸引时应始终用脑压板保护脑皮质，对深在的位于静脉窦旁的少量血凝块，只要没有新鲜出血，不必勉强清除，以免引起难以控制的出血。如果有深部出血，最好在显微镜的帮助下，充分显露的条件下细心查明出血来源，不可盲目填塞明胶海绵或其他止血材料。有时貌似出血的部位并非出血点，其实血是从较高的部位流下来的，尤以上矢状窦为多见。窦旁的静脉出血，较易控制，脑皮质静脉仅用双极电凝即可止住，窦侧出血则宜用明胶海绵贴附。对主要由脑挫裂伤引起的硬脑膜下血肿，因为出血源来自脑皮质的动静脉，所以脑内也常有血肿存在，约占10%，要引起注意和探查。在清除硬脑膜下血肿的同时，须将已失去活力的糜烂脑组织予以吸除，此时，应有目的地探查周边是否有脑内血肿以免遗漏。术毕若颅内压已明显下降，亦仍需敞开硬脑膜，去除骨瓣，硬脑膜下置管引流24~48小时；若颅内压不降，则应疑有多发血肿，必须仔细探查一并清除。对因脑损伤严重，脑水肿异常明显，颅内压恶性增高者，必要时需放置脑室或脑基底池引流。以下CT图中患者右侧额颞顶急性硬脑膜下血肿（图1-4-1A），急诊手术采取右侧标准外伤大骨瓣开颅，术后复查CT硬脑膜下血肿完全清除（图1-4-1B）。

5.枕下减压颅后窝血肿清除术　是传统的颅后窝骨窗开颅术，适用于多种颅后窝手术，其中也包括颅后窝硬脑膜外血肿、硬脑膜下血肿及小脑脑内血肿。

手术方法：患者多取俯卧位，即躯体全俯卧，肩稍前倾，头俯屈，使枕后与颈部的自然凹度变平，以利于显露和操作。由于要求高位屈颈，故宜选用气管插管下全身麻醉，以保证气道通畅。手术切口大多采用正中线直切口，上起枕外粗隆上4~5cm，下止颈椎4、5棘突，沿中线项韧带切开枕下两侧肌肉的中线间隙，直达枕骨和颈上段椎骨棘突。此入路创伤小，出血少，显露好，颅后窝手术应用较广。有时因为血肿偏向一侧小脑半球，也可以采用旁正中切口，即通过枕外粗隆至乳突的连线中点，自上项线上2~3cm起，至寰椎水平上，做平行中线的直切口，此切口虽对血肿偏一侧的病变适宜，但对需要行枕骨大孔和寰椎后弓切除减压时，不如正中切口操作方便，而且有误伤椎动脉的风险。但无论采用何种切口均须注意，在枕外粗隆或上项线处切开筋膜和肌肉时，应呈"V"形，以便留下一片有利于缝合的软组织。

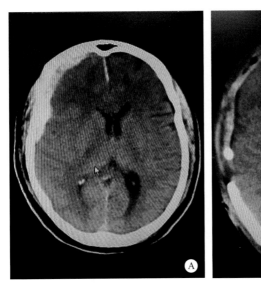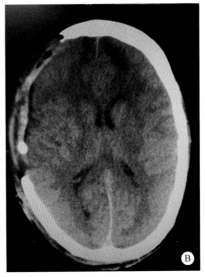

图 1-4-1　右侧额颞顶急性硬脑膜下血肿手术前后

A. 术前；B. 术后

颅后窝骨板较薄，尤其是枕骨鳞部有时菲薄，钻孔切勿用力，以免钻头穿入颅内，枕骨下减压的范围向上可达横窦下缘，两侧到枕乳缝内侧，向下可达枕骨大孔后缘及寰椎后弓，甚至枢椎椎板，不过在手术实践中，骨瓣切除的范围，还是要根据手术的需要而定。例如，局限于一侧的颅后窝血肿，清除后颅内压已缓解，就没有必要再做广泛的枕下减压。咬除枕骨的中线部分时，常遇到内凸的骨脊，应注意勿伤及小脑半球，近枕外粗隆处骨质坚硬而厚实，咬除困难，必要时可先行钻孔再予以咬除。此处操作必须格外小心，以防误伤及窦汇。板障出血可用骨蜡封堵止血，两侧乳突区如有气房被打开，必须及时予以封堵。切除枕骨大孔骨质时，由于位置较深，可先咬去寰椎后弓，再咬除枕骨大孔后缘。切除寰椎后弓时应注意自中线切开向两侧逐渐咬除，但两侧方不能超过 1.5cm，否则可能损伤椎动脉。寰椎后弓切除后即可见寰枕筋膜，两侧的椎动脉分别于距中线 1.5cm 处，穿过寰枕后膜及硬脑膜，并经枕骨大孔两侧入颅。若考虑有颅后窝硬脑膜下血肿或小脑内血肿时，则将硬脑膜做"Y"形切开，以利于清除血肿及止血。颅后窝容量较小，有时仅十余毫升的血肿，亦可引起颅内高压，甚至死亡，故止血务求完善。术毕用生理盐水反复冲洗创面，枕大池及脑桥小脑角池，最好能细心抬起双侧小脑扁桃体，探查第四脑室正中孔，冲洗残存的血迹，以减少术后粘连。关颅时，硬脑膜不必缝合，但应平整铺盖在小脑表面，必要时可松松地固定数针，筋膜和肌肉的创面用双极电凝认真止血，然后分层由内至外严密缝合，特别是肌肉、肌膜、皮下及皮肤的缝合，必须互相对齐，不留死腔。

二、慢性硬脑膜下血肿

慢性硬脑膜下血肿多因大脑皮质凸面汇入上矢状窦的桥静脉破裂出血而致，血液常积聚在蛛网膜外的硬脑膜下间隙，范围较大，可遍及半球表面的大部。由于血肿为时已久，均有厚薄不一的包膜形成，故手术前常能作出明确的定位，可以从容不迫地择期手术。不过慢性硬脑膜下血肿常好发于老年人和婴幼儿，尤其是婴幼儿，因为血肿包膜的增厚和钙化，刺激脑组织，不仅影响大脑的正常发育，同时还能引起局部脑功能废损及癫痫发作。

1.慢性硬脑膜下血肿钻孔引流术　慢性硬脑膜下血肿呈液体状态者，包膜不甚肥厚，无钙化者，皆为血肿钻孔引流术的适应证。手术方法：在局部麻醉或全身麻醉下，患者取仰卧位，头偏向健侧，患侧肩下垫枕，减少颈部的扭曲。根据血肿的定位，于额、顶部两处分别钻孔，因为有包膜形成，硬脑膜发蓝不明显，常呈灰色，质地较厚。"十"字形切开硬脑膜后即看到血肿包膜的外层包膜，将其切开即有大量酱油样血溢出，其中混杂有棕褐色碎血凝块，用连接有计量瓶的吸引器将流出的液态血肿慢慢吸除，然后小心将硅胶管或橡皮管（8号导尿管）轻轻插入血肿腔，深度不要超过血肿腔的半径，切忌用力，以防穿破包膜进入血肿包膜外间隙，否则当灌水冲洗时，可引起急性脑膨出。用同样方法再钻第二组孔，放入导管，然后用生理盐水从高位的导管冲入，由低位的导管引出。冲洗时不可强力加压，冲入和流出的冲洗液应保持相对平衡，如果只进不出或进的多出的少，即应停止冲洗，调节管于适宜位置后再冲，直到冲洗液变清为止。将两根引流管均通过钻孔外3~4cm处的刺孔引出，外接已排空空气的灭菌软塑料密封袋，遂使血肿腔液体可以流出，但无空气进入颅内。常规缝合钻孔切口，将引流管缝扎固定在头皮上，引流管一般于术后3~5天，排液停止或极少时拔除。拔管时应注意先拔低位引流管，并用手指紧压导管在皮下行经的通道，以免空气进入颅内，如果在高位引流管处，还有空气存在，可用空针轻轻抽吸，边抽边退，若低位导管事先已拔除，则不会再将空气吸入，待引流管完全拔除后，立即结扎穿孔口并缝线。

值得注意的是，慢性硬脑膜下血肿好发于老年人和婴幼儿，术后常因颅内压过低或因血肿包膜的压迫致使脑组织膨起困难，或因空气置换了血肿，包膜不能塌闭致使血肿腔顽固性积液和（或）积血。因此，这类患者术前、术后尽量不要用强力脱水剂，术后静脉内适量注入低渗溶液，或经腰椎穿刺注射适量生理盐水至蛛网膜下隙，以纠正颅内低压，促使脑组织膨起，闭合血肿腔。但对包膜过厚已有钙化者，或因婴儿脑组织较软不能将内层包膜拾起，影响脑复位时，均应考虑骨瓣开颅切除包膜或内膜。如下CT图患者双侧额颞顶慢性硬脑膜下血肿（图1-4-2A），采取双侧钻孔引流术，术后复查CT双侧慢性硬脑膜下血肿引流效果良好（图1-4-2B）。

2.骨瓣开颅慢性硬脑膜下血肿清除术　此法用于包膜较肥厚或已有钙化的慢性硬脑膜下血肿，或经钻孔引流失败的患者。开颅方法已如前所述（参见本节急性和亚急性硬脑膜下血肿）。当掀开骨瓣后，即见硬脑膜呈青紫色，较正常韧而硬。为了避免骤然减压引起不良反应，应于切开硬脑膜之前，先切一小口，排出血肿腔内陈旧血液。对婴幼儿更须注意，颅内压的骤然改变可致严重反应。为了减少创伤和出血，对包膜的外层，即紧贴在硬脑膜的外膜不必剥离以免广泛渗血，造成止血困难，可以连同硬脑膜一起切开翻转，包膜的内侧与蛛网膜多无明显粘连，易于分离，可予切除。切开内膜后，轻轻将边缘提起，小心分离至包膜周边，在内腹与外膜交界处前0.5cm左右剪断内膜予以切除。切忌牵拉内膜，否则可将外膜反折处剥脱，而引起深部出血，尤其是在靠近静脉窦处更须注意，一般残存

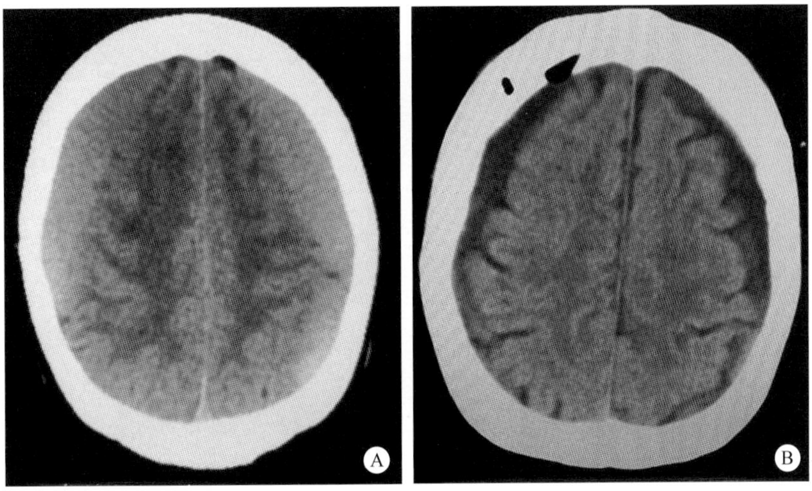

图 1-4-2　双侧额颞顶慢性硬脑膜下血肿钻孔引流术前后

A. 钻孔引流前；B. 钻孔引流后

少量内膜不致影响脑组织的复位，亦不增加再积液或出血的机会，操作中应尽量保护蛛网膜的完整，有助于减少局部再积液。术毕，常规缝合硬脑膜，血肿腔内置软导管引流，骨瓣复位，分层缝合硬脑膜及头皮各层。硬脑膜外置橡皮引流 24~48 小时。血肿腔引流管留置 3~5 天，低位持续引流，待引流液色浅量少时拔除。

对双侧慢性硬脑膜下血肿，应分侧分期手术，特别是婴儿，为了逐渐减压，可先行前囟穿刺引流（参见本节前囟硬脑膜下穿刺术），待颅内压有所缓解时，再行开颅术。术后采用如上所述方法放置血肿腔引流管。

对已钙化的有坚实包膜的血肿，必须将包膜完整剥离切除，才能解除对脑的压迫，故手术显露要求够大，直达血肿包膜的边缘，特别注意在靠近矢状窦旁的包膜，分离时应小心保护皮质静脉。个别患者，虽经骨瓣开颅已切除血肿内膜，但因脑萎缩较明显，或幼儿因脑发育已受损，脑组织膨起困难，留下永久性腔隙，顽固积液或多次复发出血，则只有弃去骨瓣，缩小颅腔，以闭合血肿腔。近年来还有学者采用大网膜移植颅内，以闭合血肿腔，取得成功，但对其疗效，目前尚难评估。

第五节　脑挫裂伤

颅脑外伤造成脑组织器质性损伤，称为脑挫裂伤。患者昏迷时间长，可出现脑损伤的局灶性症状，常伴有蛛网膜下隙出血。脑挫裂伤可分为局灶性脑挫裂伤和广泛性脑挫裂伤。

一、临床表现

脑挫裂伤的临床表现因致伤因素和损伤部位的不同而各异，悬殊较大，轻者可没有原发性意识障碍，如单纯的闭合性凹陷性骨折、头颅挤压伤，而重者可致深度昏迷，严重废损，甚至死亡。

1.意识障碍　是脑挫裂伤最突出的临床表现之一。患者伤后多立即昏迷。由于伤情不同，昏迷时间由数分钟至数小时、数日、数月乃至迁延性昏迷不等。长期昏迷者多有广泛脑皮质损害或脑干损伤存在。一般常以伤后昏迷时间超过 30 分钟为判定脑挫裂伤的参考时限。

2.伤灶症状　依据损伤的部位和程度而不同，若仅伤及额、颞叶前端等所谓"哑区"，可无神经系统缺损的表现；若脑皮质功能区受损时，可出现相应的瘫痪、失语、视野缺损、感觉障碍及局灶性癫痫等征象。脑挫裂伤早期没有神经系统阳性体征者，若在观察过程中出现新的定位体征时，即应考虑到颅内发生继发性损害的可能，及时进行检查。

3.头痛、呕吐　头痛症状只有在患者清醒之后才能陈述。如果伤后持续剧烈头痛、频繁呕吐，或一度好转后又重复加重，应究其原因，必要时可行辅助检查，以明确颅内有无血肿。对于昏迷的患者，应注意呕吐时可能误吸而引起窒息的危险。

4.生命体征　多有明显改变，一般早期均有血压下降、脉搏细弱及呼吸浅快。这是因为颅脑损伤后脑功能抑制所致，常于伤后不久逐渐恢复，如果持续低血压，应注意有无复合损伤。反之，若生命体征短期内即自行恢复且血压继续升高、脉压加大、脉搏洪大有力、脉率变缓、呼吸加深变慢，则应警惕颅内血肿和（或）脑水肿、脑肿胀。脑挫裂伤患者体温可轻度升高，一般约为 38℃，若持续高热则多伴有丘脑下部损伤。

5.脑膜刺激征　脑挫裂伤后由于蛛网膜下隙出血，患者常有脑膜刺激征，表现为闭目畏光、蜷曲而卧，早期的低热和恶心呕吐亦与此有关。颈项抗力约 1 周逐渐消失，如果持久不见好转，应注意有无颅颈交界处损伤或颅内继发感染。

二、诊断与鉴别诊断

脑挫裂伤患者常有意识障碍，给神经系统检查带来困难。对有神经系统阳性体征的患者，可根据定位征象和昏迷情况，判断受损部位和程度。凡意识障碍严重，对外界刺激反应差的患者，即使有神经系统缺损存在，也很难确定。尤其是有多处脑挫裂伤或脑深部损伤的患者，定位诊断困难，常需依靠 CT 扫描及其他必要的辅助检查才能作出确切的诊断。

1.X 线片　在伤情允许的情况下，颅骨干 X 线片检查仍有其重要价值，不仅能了解骨折的具体情况，而且对分析致伤机制和判断伤情也有其特殊意义。

2.CT 扫描　对脑挫裂伤与脑震荡可以作出明确的鉴别诊断，并能清楚地显示脑挫裂伤的部位、程度和有无继发损害，如脑出血和脑水肿。同时，可根据脑室和脑池的大小、形态和移位的情况间接估计颅内压的高低。尤为重要的是，对一些不典型的病例，可以通过定期 CT 扫描，动态地观察脑水肿的演变或迟发性血肿的发生。近年来，在有 CT 扫描设备的医院，CT 扫描已作为急性颅脑损伤的常规检查，因为单靠外伤史和查体难以作出超早期诊断。Stein 等指出在 GCS 评分 13~15 分危害较小的轻型颅脑损伤中，首次 CT 扫描的阳性发现率占 18%，并有 5% 需行手术治疗，强调早期 CT 扫描的必要性。

3. MRI 一般少用于急性颅脑损伤的诊断。MRI 时间较长，某些金属急救设备不能进入机房，躁动患者难以合作，故多以 CT 为首选检查项目，但在某些特殊情况下，MRI 优于 CT，如对脑干、胼胝体、脑神经的显示，对微小脑挫伤灶、轴索损伤及早期脑梗死的显示，以及对血肿处于 CT 等密度阶段的显示和鉴别诊断方面，MRI 有其独具的优势，是 CT 所不及的。

4. 腰椎穿刺术 有助于了解脑脊液中含血情况，鉴别脑震荡、脑挫裂伤，同时，能够测定颅内压及引流血性脑脊液，但对有明显颅内高压的患者，应禁忌行腰椎穿刺术，以免诱发脑疝。

5. 其他辅助检查 如脑血管造影检查现在已较少用，但在还没有 CT 的医院或地区，仍须依靠脑血管造影辅助诊断；脑电图检查，主要用于对预后的判断或对癫痫的监测；脑干听觉诱发电位检查，对于分析脑功能受损程度，特别是对脑干损伤平面的判定，有重要参考价值；此外，放射性核素检查对脑挫裂伤后期并发症，如血管栓塞、动静脉瘘、脑脊液漏及脑积水等情况有重要价值。

三、治疗与预后

脑挫裂伤的治疗当以非手术治疗为主，应尽量减少脑损伤后的一系列病理生理反应，严密观察颅内有无继发血肿，维持机体内外环境的生理平衡及预防各种并发症的发生。除非颅内有继发性血肿或有难以遏制的颅内高压须行手术治疗外，一般不需外科处理。

（一）非手术治疗

脑挫裂伤发生之际，也就是继发性脑损伤开始之时，两者密切相连、互为因果，所以尽早进行合理的治疗是减少伤残率、降低病死率的关键。非手术治疗的目的，首先是防止脑损伤后一系列病理生理变化加重脑损害，其次是提供一个良好的内环境，使部分受损脑细胞恢复功能。因此，正确的处理应该是既着眼于颅内，又顾及全身。

1. 一般处理 对轻型和部分创伤反应较小的中型脑挫裂伤患者，主要是对症治疗，防治脑水肿，密切观察病情，及时进行颅内压监测和（或）CT 扫描复查。对处于昏迷状态的中、重型患者，除给予非手术治疗外，应加强护理，有条件时可送入监护病室，采用多道生理监护仪，进行连续监测和专科护理。患者宜采取侧卧位，保持气道通畅，间断给氧。若预计患者于短期内（3~5 天）不能清醒时，宜头抬高 30° 体位以利于颅内静脉回流、降低颅内压。每天出入量应保持平衡，在没有过多失钠的情况下，含盐液体如生理盐水 500ml/d 即已满足需要，过多输注可促进脑水肿。含糖液体补给时，应防止血糖过高以免加重脑缺血、缺氧损害及酸中毒，必要时应适量给胰岛素予以纠正，并按血糖测定值及时调整用药剂量。若患者于 3~4 天后仍不能进食时，可放置鼻饲管，给予流质饮食，维持每天热量及营养。

此外，对重症患者尚需定期送检血液标本检测血生化及酸碱平衡情况，以便指导医师实施适宜的治疗措施。同时，应重视心、肺、肝、肾功能及并发症的防治。

2.特殊处理　严重脑挫裂伤患者常因挣扎躁动、四肢强直、高热、抽搐而致病情加重，应查明原因给予及时有效的处理。对伤后早期就出现中枢性高热、频繁去大脑强直、癫痫间歇发作或持续发作者，宜行冬眠降温和（或）巴比妥治疗。外伤性急性脑肿胀又称弥散性脑肿胀，是重型脑损伤早期广泛性脑肿胀，可能与脑血管麻痹扩张或缺血后急性水肿有关，好发于青少年。一旦发生应尽早采用过度换气、巴比妥、激素及强力脱水，同时冬眠降温、降压也有减轻血管源性脑水肿的作用。手术无益反而有害。

3.降低颅内高压　几乎所有的脑挫裂伤患者都有不同程度的颅内压增高。轻者可酌情给予卧床、吸氧、激素及脱水等常规治疗。重症则应尽早施行过度换气、大剂量激素，并在颅内压监测下进行脱水治疗。伤情严重时尚应考虑冬眠降温及巴比妥疗法，此外严重脑外伤后血液流变学亦有明显变化，表现为全血黏度、血浆黏度、血细胞比容、红细胞聚集性和纤维蛋白原均增高；并使红细胞变形能力下降，其程度与伤情呈正相关。由于红细胞聚集性增强、变形力下降，因此互相叠连形成三维网状结合体，使血液流动的切应力增大、黏度升高，引起微循环淤滞，微血栓形成，进而加重颅脑继发性损害。因此，在严重脑挫裂伤的治疗中，应注意血液流变学变化并予以纠正。目前，神经外科常用的脱水剂甘露醇对血液流变学就存在着双向影响。即输入早期是增加血容量，血液被稀释；而后期则是血容量下降，血液黏度相对升高。如此，若反复多次使用甘露醇之后，势必引起血液黏度的显著增高，产生所谓的"反跳现象"。甚至，可以加重血管源性脑水肿。为此，有学者对脑损伤患者行脱水治疗时，以血细胞比容作为指标，按 0.3~0.4 为最适血细胞比容。采用低分子右旋糖酐 0.5g/（kg·d）静脉滴注施行等容量或高容量血液稀释疗法，维持血液的黏度在最适血细胞比容水平，以减轻脑水肿及脑继发性损害。

4.脑功能恢复治疗　目的在于减少伤残率，提高生存质量，使颅脑外伤患者在生活、工作和社交能力上尽可能达到自主、自立。脑功能恢复虽是对颅脑外伤后期的瘫痪、失语、癫痫及精神智力等并发症或后遗症的治疗，但必须强调早期预防性治疗的重要性。在颅脑外伤急性期治疗中就应注意保护脑功能，尽量减少废损。当危险期度过后，病情较为稳定时，即应给予神经功能恢复的药物。同时开始功能锻炼，包括理疗、按摩、针灸及被动的或主动的运动训练。

（二）脑挫裂伤的手术治疗

1.骨瓣开颅术　严重对冲性脑挫裂伤患者，并非都适用于手术治疗，对原发性脑损伤过重或为时过晚的患者，或年龄过大、全身情况极差的患者，都应慎重，尤其是已有呼吸或循环衰竭的濒危患者，均不宜手术。这种脑挫裂伤组织清除术，创伤大、出血多、废损重、术中容易发生急性脑膨出，非常棘手。因此，术前必须认真分析、抉择。而对损伤较为局限，没有严重脑干损伤的患者，或有脑疝但尚未进入衰竭期的患者，或经颅内压监测和（或）CT 连续动态观察下，具有手术指征的患者，均应及时施行手术。

手术方法：一般都在气管插管全身麻醉下进行手术。患者采取仰卧位，以便同时兼顾双侧。手术切口多选用患侧额、颞前外方大骨瓣开颅，以使额叶及颞叶脑域得以良好的显露。为使骨瓣的下线靠近颅底，应将额部外侧的钻孔在额骨颧突的后方，颞部的钻孔应在颧弓上耳轮脚前方。骨瓣翻开后，常见硬脑膜发蓝且张力增高。先在蝶骨嵴前方的额部及后方的颞部硬脑膜上分别切开两个 2cm 左右的小口，并通过切口吸除部分额叶外侧、底部和颞叶前部的挫裂伤组织及血凝块，使脑压有所缓解后，再瓣状切开硬脑膜，以防脑膨出。如果颅内压不能降低，则需进一步清除挫裂伤灶组织，同时给予强力脱水剂、过度换气、降温和降压，必要时应行额极、颞极脑穿刺以排除脑内血肿，或穿刺脑室引流脑脊液，甚至做腰椎穿刺术缓缓减压。继而将靠颅底侧的硬脑膜两个小切口连通，并向额部和颞部稍加延伸，让额叶和颞叶的外侧方突出，在不损伤重要脑功能区的前提下，切除额极和颞极做内减压。然后经颅中窝底显露天幕切迹，予以切开。此时如能排出积贮于天幕下的脑脊液则可使颅内压得以明显缓解，同时可放置引流管于基底池，做术后外引流。对脑创面或切面的止血，务必耐心，尤其是灰质和脑沟深部的小血管，应用棉片贴附或冲洗检查的方法，确认出血点，再用双极电凝依次止血。对重要功能区的渗血，不宜过多操作，除有活跃出血者外，一般都用明胶或蘸有凝血材料的明胶贴附，其上垫以脑棉，轻轻吸引，片刻即可止血。否则，有加重神经损伤之虞。

2. 脑挫裂伤去骨瓣减压术　所谓去骨瓣减压，是指骨瓣开颅清除脑挫裂伤组织及血凝块后，由于颅内压缓解不明显，而采取的外减压措施。一般都是根据术中的具体情况先已打算弃去骨瓣。因此具有以下情况者可以考虑去骨瓣减压：①术前已有钩回疝，经手术清除脑挫裂伤组织及血凝块后，颅内压仍不能缓解，且颅内其他部位又无血肿者；②紧急手术清除挫碎组织及血凝块后，颅内压稍有缓解，但患者呼吸和循环仍差，脑搏动未恢复，皮质色泽差；③术前有双瞳孔散大，去大脑强直，经手术减压后，一侧瞳孔已开始缩小，肌张力也有好转，但颅内压缓解不明显；④经充分减压后，颅内压一度好转，但不久又复脑膨出，探查其他部位并无血肿者。

手术方法：骨瓣开颅术已如前述。于清除脑挫裂伤组织及血凝块后，如颅内压仍高，可根据需要行内减压术，即将额极、颞部非功能区脑域切除，使颅内压进一步下降，然后稳妥止血。必要时尚可切开小脑幕切迹，放置引流管行基底池引流，或行脑室穿刺引流。硬脑膜敞开不予缝合。弃去骨瓣，若额、颞叶外侧至颅底的骨缺损不够大，还可以适当扩大骨瓣，以达到充分的外减压。术毕，常规缝合头皮各层，皮下置管引流 24~48 小时。

3. 双侧额颞部大骨窗减压术　双侧额颞部大骨窗减压多数应在术前确定方案，少数是在术中行一侧减压后，因颅内压下降，发现对侧也需要减压而施行的。因为多数患者在术前已有影像学的检查，证实为双侧病变。少数患者情况紧急来不及做特殊检查，但临床上多已表现有双侧严重对冲性脑挫裂伤征象或致伤机制，如枕中线的减速性损伤。有的患者术前已发生单侧或双侧脑疝，生命体征开始出现异常，或者表现双侧锥体束征，这类患者即有考虑双侧额颞部特大减压的必要，但应强调，这种手术破坏性大，出血较多，非必要情况，不可施行。

手术方法：自一侧耳轮脚上方 0.5~1.0cm，经发际内 2cm，至对侧耳轮脚上方 0.5~1.0cm，做冠状切口，向额前翻转头皮至眉弓上 1cm 左右，勿伤及额部眶上线内侧的眶上神经、滑车神经及额动静脉。将两颞侧颞肌附着在额骨颧突和颞上线的止端切开，用骨膜刀分离颞肌，推向后方，再以蝶骨嵴为中心咬除颞肌附着区的部分颧骨、顶骨，以及颞骨鳞部，直至颅中窝底，为7~8cm直径的骨窗。然后沿骨窗的下缘即颅底侧切开硬脑膜，清除挫裂伤灶糜烂脑组织及血凝块，以便部分缓解颅内压，止血后用脑棉覆盖。同法行对侧颞部减压术，继而将额部骨膜冠状切开，向眶部剥离翻下。行双侧额部颅骨切除，前至额窦，上至冠矢点前约1cm，中间可以不留骨桥，两侧与颞肌下减压相连。如果额窦不慎开放，可用额骨骨膜包裹封闭。将额前硬脑膜沿骨窗前线横行剪开，继续排出该处挫碎脑组织及血凝块，进一步降低颅内压。然后将上矢状窦最前方缝扎切断，并将大脑镰前部剪开。两侧硬脑膜切开与颞部相续，使双侧均获得相应的减压措施。随后，将两侧额、颞部硬脑膜均做星状切开，彻底清除挫裂伤灶内失去活力的废损脑组织，充分止血。必要时也可切开双侧小脑幕切迹，放置引流管行基底池引流，或行脑室引流。术毕，将颞肌切缘用缝线缝在头皮面帽状腱膜上，以免皱缩。最后分层缝合头皮，皮下置管引流24~48小时。近年来有学者认为，特大去骨瓣减压手术，创伤大，失血多，虽然其中有部分患者得救，但仍存在不少缺点，如手术复杂费时、颅前窝和颅中窝的底部减压不够充分、破坏性过大等，因此提出改进的手术方法，也取得了相同的效果，现介绍如下。

改进手术方法：切口自中线旁3cm发际处，向后呈弧形在顶结节前转向颞部，再向前下，止于颧弓中点。骨窗下界平颧弓，后达乳突前，前至颞窝及额骨隆突后部，保留额骨隆突及眶突。使额叶前中部侧面与底面、外侧裂及颞叶前极与底面，均获得充分减压。若是双侧减压，可先行排放双侧血肿缓解颅内压，再扩大骨窗完成手术全过程，避免一侧减压后加重脑移位。充分止血，冲洗创腔，常规关颅。如下CT图（图1-5-1A）患者外伤后双侧额颞部多发脑挫裂伤，采取双侧额颞部大骨瓣开颅，术后复查CT（图1-5-1B）显示颅内脑挫裂伤明显好转。

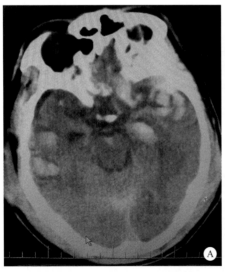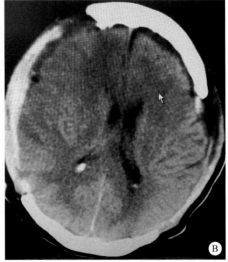

图1-5-1　双侧额颞部脑挫裂伤大骨窗减压术前后

A. 双侧大骨瓣减压术前；B. 双侧大骨瓣减压术后

第六节 脑内血肿

脑内血肿是指脑实质内的血肿，可发生在脑组织的任何部位，在闭合性颅脑损伤中，其发病率为 0.5%~1.0%，占颅内血肿的 5% 左右。其好发于颞叶及额叶前端，占 80%，其次是顶叶和枕叶约占 10%，其余则分别位于脑室内、脑基底核、脑干及小脑内等处。

急性及亚急性脑内血肿：外伤性脑内血肿绝大多数均属于急性脑内血肿，少数为亚急性脑内血肿，特别是位于颞、额前端和底部的浅层脑内血肿，常与脑挫裂伤及硬脑膜下血肿相伴发，临床表现急促。深部血肿，多于脑白质内，是因脑受力变形或剪力作用致使深部血管撕裂出血而致。出血较少，血肿较小时，临床表现也较缓。血肿较大时，位于脑幕基底核、丘脑或脑室壁附近的血肿，可向脑室破溃造成脑室内出血，病情常严重，预后不良。

一、临床表现

脑内血肿的临床表现依血肿的部位而定，位于额、颞前端及底部的血肿与对冲性脑挫裂伤、硬脑膜下血肿相似，除颅内压增高外，多无明显定位症状或体征。若血肿累及重要功能区，则可出现偏瘫、失语、偏盲、偏身感觉障碍及局灶性癫痫等征象。因对冲性脑挫裂伤所致脑内血肿患者伤后意识障碍多较持久，且有进行性加重，多无中间意识好转期，病情转变较快，容易引起脑疝。因冲击伤或凹陷骨折所引起的局部血肿，病情发展较缓者，除表现局部脑功能损害症状外，常有头痛、呕吐、眼底水肿等颅内压增高的征象，尤其是老年患者因血管脆性增加，较易发生脑内血肿。

二、诊断与鉴别诊断

急性及亚急性脑内血肿与脑挫裂伤硬脑膜下血肿相似，患者于颅脑损伤后，随即出现进行性颅内压增高及脑受压征象时，即应进行 CT 扫描或脑血管造影检查，以明确诊断。紧急情况下亦可依据致伤机制的分析或采用脑超声波定侧，尽早在额部或可疑的部位钻孔探查，并行颞叶及额叶穿刺，以免遗漏脑内血肿。由于这类血肿多属复合性血肿，且常为多发性，因此根据致伤机制分析判断血肿的部位及影像学的检查十分重要，否则，手术中容易遗漏血肿，应予注意。急性期 90% 以上的脑内血肿均可在 CT 平扫上显示高密度团块，周围有低密度水肿带，但 2~4 周时血肿变为等密度，易于漏诊，至 4 周以上时则呈低密度，又重复可见。此外，迟发性脑内血肿是迟发性外伤性颅内血肿的常见类型，应提高警惕，必要时应做 CT 复查。

三、治疗与预后

对急性脑内血肿的治疗与急性硬脑膜下血肿相同，均属脑挫裂伤复合血肿，两者还时常相伴发。手术方法多采用钻孔或者骨瓣开颅术，于清除硬脑膜下血肿及挫裂糜烂脑组织后，应随即探查额、颞叶脑内血肿，予以清除。如遇有清除血肿后颅内压缓解不明显，或仍有其他可疑之处，如脑表面挫伤、脑回膨隆变宽，扪之有波动时，需行穿刺。对疑有脑室穿破者，尚应行脑室穿刺引流，必要时须采用术中脑超声波探测，以排除脑深部血肿。病情发展较急的患者预后较差，病死率高达50%左右。对单纯性脑内血肿，发展较缓的亚急性患者，则应视颅内压增高的情况而定，如为进行性加重，有形成脑疝趋势的患者，仍以手术治疗为宜。手术方法是采用开颅还是钻孔冲洗引流则应根据血肿的液态部分多少而定，如果固态成分较多，则以手术切开彻底排出血肿为宜。有少部分脑内血肿患者虽属急性，但脑挫裂伤不重，血肿较小，不足30ml，临床症状轻，神志清楚，病情稳定，或颅内压测定不超过3.33kPa（25mmHg），也可采用非手术治疗。而对少数慢性脑内血肿，已有囊变的患者，颅内压正常，则无须特殊处理，除非有难治性癫痫外，一般不考虑手术治疗。

外伤性脑内血肿可因脑挫裂伤出血，血液流入白质内而致，因此急性外伤性脑内血肿常伴有硬脑膜下血肿，亦可因脑深部组织在剪力作用下，血管破裂而致；有时因穿透性颅脑损伤，如火器伤或锐器刺入颅内而造成。脑内血肿可以发生在脑内任何部位，包括小脑和脑干，其深部血肿甚至与脑室相穿通，但最多见的部位仍是额、颞部，其次为顶、枕部。

外伤后初期脑内血肿多为血凝块，周围脑组织有水肿、坏死，如属表浅血肿，常与脑挫裂伤及硬脑膜下血肿相融合，因此在清除挫裂糜烂组织时，常被偶然发现。3~4天后血肿开始液化为棕褐色半流体状陈旧血肿液，此时血肿较易清除。因血肿与周围的脑组织已互相分离，几乎不出血。2~3周之后血肿周围开始有包膜形成，血肿液变稀，并逐渐被吸收，小血肿可以完全消失，残留一腔隙，较大的深部血肿则演变为脑内囊肿，如有脑受压和颅内压增高则应行穿刺引流术。此外，临床上外伤性迟发性脑内血肿的发生也日渐增多，这种情况可能是在脑挫裂伤的基础上发生的，也有学者认为是外伤后脑缺氧、脑血管麻痹、扩张，以及毛细血管通透性增加而破裂出血。手术与否视有无颅内压增高及脑受压而定。

四、幕上脑内血肿手术治疗

1.脑内血肿钻孔穿刺术　适用于血肿已液化，不伴有严重脑挫裂伤和（或）硬脑膜下血肿的患者。而对虽已液化或囊性变，但并无颅内高压或脑受压表现的深部血肿，特别是脑基底节或脑干内的血肿，一般不考虑手术，以免增加神经功能损害。

手术方法：根据脑内血肿的定位，选择非功能区又邻近血肿的皮质部位钻孔。硬脑膜"十"字形切开，电凝脑回表面的血管，用尖刀刺破软脑膜，选择适当的脑针，按术前已确定的部位，缓缓刺入，达到预计的深度时，即应拔出针芯，用空针抽吸，因为除慢性血肿已有包膜者外，一般都无穿入血肿的突破感。证实血肿后，如果颅内压高，可任其自然流出，然后用空针轻轻抽吸，负压不可过大。排除部分血肿液后，即可按脑针的深度，改用软导管插入血肿腔，并用生理盐水反复交换冲洗，每次约 5ml，直到冲洗液变清为止。留置导管经刺孔引出颅外，作为术后持续引流，常规分层缝合头皮。

近年来有学者提倡用细孔钻颅及带绞丝的吸引管，穿刺并碎吸脑内血肿，术后持续引流 1~4 天，并注入尿激酶溶解固态血块，亦取得了一定效果。

2.骨瓣开颅脑内血肿清除术　主要是针对急性脑内血肿伴有脑挫裂伤和（或）硬脑膜下血肿患者，因血肿为固态，且清除时常有新鲜出血。其次针对亚急性或慢性脑内血肿已经液化或囊性变，伴有颅内压增高、脑功能障碍或癫痫发作的患者，需要行骨瓣开颅手术治疗。

手术方法：骨瓣开颅手术方法如前所述。硬脑膜放射状切开并翻转，即可见脑表面有挫裂伤痕迹，有含铁血黄素染色，脑回变宽，脑沟变浅，扪之有囊性感，具有一定张力，选择血肿较表浅处非功能区脑回，先行穿刺，证实血肿后，即沿脑回长轴切开。再用小脑压板循脑穿刺针进入血肿腔，直视下吸除陈旧血肿液及挫碎的废损脑组织，尽量不要损伤血肿腔的四壁，以免引起新的出血。冲洗血肿腔、止血，留置引流管，经刺孔导出颅外。常规缝合硬脑膜，还纳骨瓣，硬脑膜外置橡皮引流 24~48 小时。头皮分层缝合，若颅内压极高，在切开硬脑膜前最好先行血肿穿刺，排出部分血肿液，待颅内压有所缓解时，再切开硬脑膜，显露血肿腔，以免术中发生急性脑膨出。如果经穿刺引流血肿后，颅内压不降，应考虑有无多发血肿存在，须行必要的探查。若术中脑水肿、脑肿胀明显，则术毕应弃去骨瓣，行内减压或颞肌下减压术。如下 CT 图（图 1-6-1A）患者左侧额部颅内血肿，采取左侧额部骨瓣开颅脑内血肿清除术，术后复查 CT（图 1-6-1B）显示颅内血肿清除效果满意。

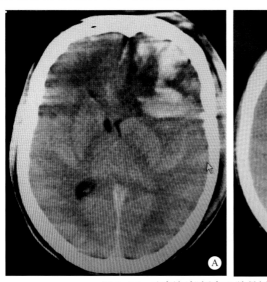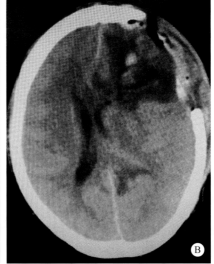

图 1-6-1　左侧额部颅内血肿骨瓣开颅手术前后

A.开颅术前；B.开颅术后

五、幕下小脑内血肿手术治疗

外伤性小脑内血肿很少见，可因枕部着力，枕骨鳞部骨折而引起，出血源多为小脑皮质挫伤或小脑深部挫裂伤血管出血，偶尔也可因颅后窝对冲伤而致。浅表的血肿常在挫裂伤的裂口内，并可与硬脑膜下血肿伴存。深部血肿多因出血灶向脑白质发展，形成脑内血肿，常直接压迫第四脑室和脑干，可导致病情骤然加重，呼吸抑制，甚至死亡。临床上小脑血肿早期诊断较为困难，CT扫描有助于及时发现血肿，一旦明确诊断，应及时排除。

1. 小脑内血肿钻孔穿刺术　此法与幕上脑内血肿钻孔穿刺术相同，适用于亚急性和慢性小脑内血肿，血肿常已液化，且不伴有其他外伤性颅后窝血肿。钻孔后，"十"字形切开硬脑膜，电凝小脑皮质穿刺点，然后以脑针向血肿部位缓慢刺入，进入血肿腔时，常有突破感，拔掉针芯，用空针轻轻抽吸，多为棕褐色陈旧血肿液。测定深度后将引流管沿穿刺创道放入血肿腔。然后小心反复灌洗，留置引流管，在切口外另做刺孔，将引流管穿过肌肉，自刺孔引出颅外并固定，常规分层缝合肌肉、筋膜和皮肤。

近年来有学者将钻孔穿刺法用于急性外伤性小脑内血肿，亦取得成功；但是，由于不能进行直接止血操作，再出血的概率较大，不如开颅清除血肿安全，除非紧急抢救，一般较少采用。

2. 颅后窝开颅小脑内血肿清除术　手术方法与枕下减压颅后窝血肿清除术相同，如前述，适用于颅后窝各种血肿。硬脑膜切开后，如属小脑内浅表血肿，多伴有硬脑膜下血肿，常于血肿清除后，即可见小脑皮质有一紫红色挫裂伤，扪之较软。用剥刀镊轻轻分开小脑皮质，即有暗红色血液溢出。直视下小心吸除陈旧血肿液及血凝块，用生理盐水冲净血肿腔，再用双极电凝止血。如为小脑内深部血肿，脑表面可见明显伤痕，则需根据术前特殊检查定位，进行试探性穿刺，或选择小脑皮质有增宽、变软的部分做穿刺探查。确定血肿部位后，横行切开小脑皮质，清除血肿，并常规冲洗、止血。术毕，视颅内压缓解的程度，决定有无施行枕下减压的必要。若术前已有幕上脑室对称性扩大时，则应探查第四脑室中央孔有无阻塞。必要时可行侧室钻孔引流，以期患者安全度过术后水肿期。颅后窝缝合方法如前所述。

（冯　敏）

第七节　外伤性硬脑膜下积液

外伤性硬脑膜下积液（traumatic subdural fluid collection，TSFC）是因颅脑损伤时，脑组织在颅腔内移动，致使蛛网膜被撕破，脑脊液经裂孔流至硬脑膜下与蛛网膜之间的硬脑膜下间隙聚集而成，发病率占颅脑损伤的3.7%~10.0%，多发于婴幼儿和老年人。

一、手术适应证

积液量多或积液进行性发展，并有较明显颅内压增高症状或神经定位体征的少数患者应首选手术治疗，手术一般采取硬脑膜下钻孔引流术。

二、手术禁忌证

1.患者全身情况差或有其他脏器严重疾患，不能耐受手术。
2.严重凝血功能障碍未予纠正。

三、术前准备

1.手术野局部剃发。
2.术前应积极纠正可能存在的水、电解质紊乱，改善全身状态。
3.术前患者麻醉评估，不能耐受局部麻醉或者神志障碍患者行全身麻醉。
4.术前行头部CT检查确定积液量最厚处为钻孔位置，并用记号笔于手术侧标记。

四、手术要点、难点及对策

1.皮肤切口采用平行于头皮血供的直切口。
2.钻孔颅骨，灼烧并"十"字形切开硬脑膜。
3.引流管在距皮缘3cm左右帽状腱膜下潜行至骨孔处以预防术后脑脊液漏和伤口愈合不良的发生，引流管植入硬脑膜下时速度要快且尽量和硬脑膜保持平行，防止损伤脑组织和表面血管及过多气体进入颅内，引流管置入深度2~3cm。
4.严密缝合帽状腱膜层。

五、术后监测与处理

术后引流管外接封闭式引流袋，防止颅内积气发生。在积液腔明显缩小，脑水肿消退之前，一般术后2~3天拔出引流管。术后患者采取仰卧位和患侧头低位，禁用脱水剂，适当增加液体量，如血浆等胶体液，使用脑血管扩张药等治疗，以改善脑微循环、提高脑灌注压。术后常规定期随访行头部CT或MRI检查。

六、术后常见并发症的预防与处理

1.术后积液复发　近年来学者们多将TSFC分为两种主要类型：①硬脑膜下水瘤（traumatic subdural hygroma，TSH）是硬脑膜下脑脊液积聚而成，并与蛛网膜下隙自由交通。②硬脑膜下积液（traumatic subdural effusion，TSE）是积聚的液体被由毛细血管构成的包膜包裹，与蛛网膜下隙不能自由交通。如何正确地鉴别二者并采取不同的手术方式有助于预防积液复发，TSH可与蛛网膜下隙自由交通，手术方式首选硬脑膜下 - 腹腔分流术；而TSE不与蛛网膜下隙交通，应首选钻孔引流术。极少数久治不愈的复发病例，可采用去骨瓣开颅清除积液，将增厚的囊壁广泛切开与蛛网膜下隙交通，必要时可去除骨瓣，让头皮塌陷缩小积液残腔。

2. 术后脑出血　多见于手术时硬脑膜剥离过多、颅骨板障止血不彻底、插入引流管时损伤脑皮质血管或者桥静脉损伤引起出血，术后密切观察患者神志变化并定期复查头部CT，尽早处理。

第八节　外伤性脑梗死

外伤性脑梗死（traumatic cerebral infarction，TCI）是指脑外伤患者于CT复查时发现脑梗死灶，一般在受伤24小时后出现，主要由于颅脑损伤引起的局部脑血流改变、组织缺血性损害及神经功能障碍，是颅脑损伤患者常见的严重并发症之一。

一、手术适应证

1. 大血管支配区大面积脑梗死伴重型颅脑损伤并出现脑疝症状。
2. 保守治疗脑水肿控制欠佳，颅内压持续增高。
3. 患者意识障碍逐渐加重。

二、手术时机

大血管支配区出现大面积脑梗死为达到最佳神经功能状态，在脑梗死后24~48小时内和脑疝症状出现前施行手术治疗。

三、手术禁忌证

1. 患者病情已处于脑疝晚期濒死状态，电生理检查已出现脑损伤的不可逆性反应。
2. 患者全身情况差或有其他脏器严重疾患，不能耐受手术。
3. 严重凝血功能障碍未予纠正。

四、术前准备

1. 手术野局部剃发。
2. 术前应积极纠正可能存在的水、电解质紊乱，改善全身状态。
3. 术前患者麻醉评估，不能耐受局部麻醉或者神志障碍患者行全身麻醉。
4. 术前行头部CT检查确定积液量最厚处为钻孔位置，并用记号笔于手术侧标记。

五、手术要点、难点及对策

1. 手术切口 起始于颧弓上耳屏前 1cm，于耳郭上方向后上方延伸至顶骨正中线，然后沿正中线向前至前额部发际下。

2. 骨瓣 采用游离骨瓣，颞部骨窗要达到颅中窝底，顶部必须旁开正中线矢状窦 2~3cm。

3. 硬脑膜切开 从颞前部开始切开硬脑膜，再做"T"字弧形切开硬脑膜，硬脑膜切开后可以显露额叶、颞叶、顶叶、颅前窝和颅中窝。切开硬脑膜时速度要快，以免脑组织从较小的切口疝出造成脑损伤。

4. 硬脑膜缝合 应采用帽状腱膜或人工硬膜扩大减张缝合硬脑膜。

5. 采用标准外伤骨瓣开颅减压术治疗，减压窗 12cm×15cm，充分剪开硬脑膜，去除骨瓣，扩大硬膜腔减张缝合。术中脑组织恶性肿胀可行血肿及梗死脑组织清除。

六、术后监测与处理

术后常规监测颅内压、血压和脑灌注压，定期复查头部 CT 及 MRA，控制血糖 7.77~9.99mmol/L（140~180mg/dl）。

七、术后常见并发症的预防与处理

1. 胃肠道出血是颅脑手术后严重的全身性并发症，严重的胃肠道出血可能造成患者死亡。十二指肠溃疡出血可应用 H_2 受体拮抗剂治疗，以抑酸剂中和胃酸。

2. 术后的迟发性血肿应及时发现和处理。

3. 继发性脑肿胀和脑水肿应妥善控制，如适当的镇痛、镇静、渗透压治疗、体位要求等。

4. 长期昏迷患者容易发生肺部感染、水和电解质紊乱、下丘脑功能紊乱和营养不良，应尽早预防处理。

（王海均）

第九节 外伤性脑神经损伤

脑神经损伤多因颅底骨折所致，或因脑干损伤累及脑神经核，或继发于颅内高压、脑膜炎及血供障碍，偶因手术误伤而引起。由于颅脑损伤患者早期常有意识改变，对脑神经损伤的检查常有困难，除表现有明显体征的脑神经损伤之外，其他都需要患者充分合作才能及时发现脑神经损伤。临床医师若考虑到脑神经损伤，注意进行观察和检查，一般不会出现漏诊。

症状显著的脑神经损伤几乎都发生在通过颅底孔道出颅的部位，可因骨折直接造成神经断裂或牵拉、挫伤，有时是该脑神经的血供受损引起。在 12 对脑神经损伤中，目前只针对部分外伤性视神经损伤及面神经损伤开展了手术治疗。

一、外伤性视神经损伤

闭合性颅脑损伤伴视神经损伤的发病率为 0.5%~4.0%，且大多数为单侧受损，常因额部或额颞部的损伤所引起，特别是眶外上缘的直接暴力，常伴有颅前窝和（或）颅中窝的骨折。视神经损伤的部位，可以在眶内或视神经骨管段，也可在颅内段或视交叉部。

（一）视神经管减压手术适应证

迟发性视力丧失，且大剂量糖皮质激素治疗 12 小时无明显改善，或糖皮质激素治疗起初有效随即视力恶化，并伴有视神经管骨折变形、狭窄或有骨刺的患者，以及 MRI 显示神经内或附近存在血肿患者。

（二）手术禁忌证

1. 视神经已经离断患者；无视神经管骨折或无神经内及附近血肿患者；伤后视力立即丧失且有恢复趋势的患者。
2. 患者全身情况差或有其他脏器严重疾患，不能耐受手术。
3. 严重凝血功能障碍未纠正。

（三）术前准备

1. 术前应积极纠正可能存在的水、电解质紊乱，改善全身状态。
2. 术前对患者行麻醉评估。
3. 术前行头部 CT 检查及眼眶三维 CT 重建，以确定存在视神经管骨折，必要时行头颅 CTA 或 MRA，以明确有无骨折、有无损伤海绵窦及颈内动脉。

（四）手术要点、难点及对策

视神经管减压的手术方法有两种，详见下述内容。

1. 经颅内入路　经患侧开颅，从硬脑膜外入路或硬脑膜内入路，显露视神经管外侧壁及上壁，显露视神经不少于 1/2，去除骨折片及切开视神经鞘膜或总腱环，施行减压术。
2. 内镜经鼻蝶神经管减压术　经中鼻道，找到蝶窦开口，检查蝶窦前壁有无骨折线或骨质破坏，充分显露并开放蝶窦，内镜下仔细观察蝶窦外侧壁，认清视神经和颈内动脉向蝶窦内的压迹，并寻找骨折部位，判定骨折性质和程度，处理方法视骨折情况而定。开放视神经管隆突后可见到视神经，手术关键在于辨认视神经管隆突的标志，骨片清除后，视神经就显露于蝶窦内，在遇到骨折片与视神经 - 颈内动脉间隔的骨质有连续时，不可盲目去除，否则有损伤颈内动脉和眼动脉的可能。视神经管开放以后，视神经完全显露在蝶窦内，用小镰状刀切开视神经的鞘膜和前端的总腱环，可有少量脑脊液流出。仔细止血，无活动性出血后，用庆大霉素盐水冲洗术腔，抗生素明胶海绵填塞蝶窦和筛窦。

（五）术后监测与处理

1. 术后给予激素、神经营养药物及扩血管药物治疗。

2. 术后给予抗生素预防感染及止血治疗，术后 3~5 天撤出鼻腔填塞物，1 周后清理鼻腔。

（六）术后常见并发症的预防与处理

术后可能出现脑脊液鼻漏，可经保守治疗处理，若鼻漏持续 4 周以上未愈，需行修补术，同时可出现鼻部嗅觉等障碍。

（七）临床效果评价

接受视神经管减压术患者在术后大多可取得较好的临床效果。但部分患者手术后可能会导致视力进一步下降，故施行该手术必须有严格的手术适应证。

二、面神经损伤

颅脑损伤伴面神经损伤的发生率约为 3%，伤后有外耳道溢血及溢液的患者，其中 1/5 可出现同侧面肌无力，面神经损伤的常见原因是颅中窝岩骨部及乳突部骨折，该部约有 50% 的纵行骨折和 25% 的横行骨折伴发第Ⅶ对脑神经损伤。特别是与岩锥长轴平行的纵行骨折，面神经最易遭受牵扯、挫伤或骨折片压迫而致早发型或迟发型面神经麻痹。早发型者，伤后立即出现面肌瘫痪，迟发型者常于伤后 5~7 天出现面肌瘫痪，多因出血、缺血、水肿或压迫所致，预后较好。约有 75% 的面神经损伤可以恢复，约 15% 部分恢复，仅 10% 残留永久性面肌瘫痪。

面神经损伤的治疗，由于面神经损伤后恢复的可能性较大，早期处理应以非手术治疗为主，采用地塞米松及适量脱水以减轻创伤反应及局部水肿，给予神经营养性药物及钙通道阻滞药，以改善神经代谢及血管供血状况，常能促进神经功能恢复。

外科性治疗仅用在神经已经断离或严重面瘫经 4~6 个月的非手术治疗毫无效果的患者。其目的不仅在于恢复面肌的运动功能，而且有益于矫正面貌，解除患者心理上的压力。不过，对外伤性面瘫尚未见重建报道。

早期行面神经管减压术，不仅效果欠佳，而且有加重神经损伤风险，因此应慎重。在耳神经外科，对面神经膝部附近的损伤，则常经中耳或乳突入路早期探查面神经，发现断离即给予吻合，如为受压缺血则行减压术，并敞开神经外膜的结缔组织鞘。在神经外科对持久的完全性面瘫多采用替代修复手术，如面 - 副神经吻合术或面 - 膈神经吻合术。

（一）手术适应证

神经已经断离或严重面瘫经 4~6 个月的非手术治疗毫无效果的患者。

（二）手术禁忌证

患者全身情况差或有其他脏器严重疾患，对颜面部外观要求不高的患者。

（三）术前准备

术前行常规全身麻醉准备。

（四）手术要点、难点及对策

1. 面 - 副神经吻合术　此术是将副神经的中枢段与面神经的周围段行对端吻合，手术方法简单，成功率较高，大部分患者术后 3~5 个月即有面部肌肉运动的恢复。其缺点是原副神经所支配的胸锁乳突肌和斜方肌将发生瘫痪和萎缩，而致垂肩。但若采用副神经的胸锁乳突肌支，保留斜方肌支，则可避免垂肩，或将舌下神经降支再与副神经周围段做一吻合，亦可减少垂肩的发生。

手术方法：手术在局部麻醉或全身麻醉下施行，患者取仰卧位，头偏向健侧，自患侧耳后乳突根部起，沿胸锁乳突肌前缘向前下至该肌中点稍下方，做一长约 7cm 的切口，分离皮下组织，首先在胸锁乳突肌前缘上端与腮腺之间行钝性解剖，借助手术显微镜小心识别并游离面神经，再沿神经干逆行而上直至茎乳孔，高位切断面神经，断端用生理盐水棉片保护备用。继而游离胸锁乳突肌前缘，再将该肌向外侧翻开，于其深面近中点的后缘，找出副神经的胸锁乳突肌支（斜方肌支与之并行继续向后进入斜方肌），将此支在紧靠肌肉处切断，并逆行向上游离，以期吻合时没有张力。然后，用 7-0 无创缝线行神经对端吻合，缝合神经外膜 4 或 5 针足已。术毕，常规缝合切口各层，皮下置橡皮片引流。

2. 面 - 膈神经吻合术　即将膈神经的中枢段与面神经的周围段行对端吻合。此术式操作较面 - 副神经吻合术复杂，需将膈神经自颈部游离，再经皮下逆行牵至面神经切口，与之吻合。但其优点是膈神经再生能力较强，且两侧膈神经之间有较多的吻合支相连，同时，还纳入第 9~12 肋间神经的纤维，因此，一侧膈神经切断后，仅有暂时性患侧膈肌运动障碍，不久即可自行代偿而恢复。

手术方法：显露面神经的方法如上述，仅将切口缩短至下颌角平面即可。另在锁骨上 3~4cm 处，以胸锁乳突肌后缘为中心，做平行于锁骨的切口，长约 5cm。分离皮下组织及颈阔肌，游离胸锁乳突肌后缘，将其向前翻开，显露前斜角肌。借助手术显微镜即可见膈神经由后上向前下越过前斜角肌的浅面，小心循神经切开筋膜，钝性分离神经至低位，并尽量向下游离，以便获得足够的长度，然后切断。继而沿膈神经中枢段向上分离，直到能将膈神经由胸锁乳突肌逆行引入面神经切口为止。最后在无张力的情况下，将膈神经中枢段与面神经周围段行端端吻合。常规缝合皮下切口各层，皮下引流。

（五）术后监测与处理

术后行皮下引流 24 小时。术后给予神经生长因子以促神经生长。

（六）临床效果评价

术后效果主要取决于神经吻合后吻合神经能否存活，以及是否具有神经功能。本术式属于整形美容的一种，对颜面部外观要求较高的患者有部分改善面瘫的可能。

第十节 外伤性脑脊液漏、颅内积气、脑积水

一、外伤性脑脊液漏

脑脊液经由鼻腔、耳道或开放创口流出，是颅脑损伤的严重并发症，可导致颅内感染，其发生率为 2%~9%。脑脊液漏是因为颅骨骨折的同时撕破了硬脑膜和蛛网膜，以致脑脊液由骨折缝裂口经鼻腔、外耳道或开放伤口流出，使颅腔与外界交通，形成漏孔，同时，空气亦能逆行逸入造成颅内积气。

（一）手术适应证

因颅底骨折而引起的急性脑脊液鼻漏或耳漏，经非手术治疗持续 4 周以上不愈者，或愈后多次复发 4 周以上不愈者。

（二）手术禁忌证

1. 经非手术治疗未愈少于 4 周者。
2. 患者全身情况差或有其他脏器严重疾患。

（三）术前准备

术前行头颅 MRI 脑脊液水成像，明确漏口部位。

（四）手术要点、难点及对策

1. 脑脊液鼻漏修补术

（1）开颅手术：术前必须认真做好漏孔的定位，确定漏口位置之后，可行患侧或双侧额部骨瓣开颅。首先应通过硬脑膜外探查，按术前疑及的部位将硬脑膜自额窦后壁、眶顶、蝶嵴或筛板区小心分离。凡漏孔所在处常见硬脑膜增厚并陷入骨折缝中，应尽量靠近颅骨分离、剔下漏孔，勿使漏口扩大。颅骨破孔处的软组织电灼后推入骨缝内，若为窦壁则推入窦腔，再行骨蜡或医用凝胶封闭颅骨裂口。然后，密切缝合或修补硬脑膜上的破孔，通常多用颞肌筋膜、骨膜或帽状腱膜作为修补片，缝合务求严密完善。若漏口较大或经硬

脑膜外有困难时，即可瓣状切开硬脑膜，抬起额叶底部经硬脑膜下直接查寻颅前窝底部的漏口。通常漏孔多位于筛板区、额窦后壁、鞍内或鞍旁，偶尔也可能发生在过度气化的蝶骨大翼部。有漏孔的地方，蛛网膜与脑组织常突向患处，局部有粘连及胶质增生，有时还可见到炎性肉芽组织，甚至有脓肿形成。在良好隔离的情况下，先将黏附在漏孔处的脑组织分离、抬起，再将漏口部炎性组织刮净、电凝止血。漏孔不大的可以用肌肉片蘸医用胶填堵，其上再用手术区可利用的硬脑膜、脑镰、骨膜、颞肌筋膜或帽状腱膜，平铺在漏口上，然后严密缝合或用医用胶贴牢、压紧。若颅底骨质缺损较大，则常须经硬脑膜内、外探查，根据发现决定修补硬脑膜破口及颅骨缺损的手术方法。一般多采用组织片铺盖黏合硬脑膜内面破口，再以较大的带蒂颞肌及筋膜瓣于硬脑膜外面修补，以提高成功率。然后将医用凝胶与骨屑或肌肉碎块混合填堵颅骨缺损处。若颅骨缺损与鼻旁窦相通，则应先刮除窦内黏膜，再用肌肉块填塞窦腔，然后粘堵骨孔。严密缝合伤口各层，不放引流。术后应降低颅内压并选择强力抗生素治疗。

（2）经鼻蝶入路：可参见神经内镜手术。

2. 脑脊液耳漏修补术　术前必须查明耳漏的具体部位，由颅中窝骨折累及鼓室盖，使脑脊液直接进入中耳腔经破裂耳鼓膜流至外耳道，属迷路外耳漏，因颅后窝骨折累及迷路，使蛛网膜下隙与中耳腔交通者，属迷路内耳漏。两者手术入路不同。采用颞枕骨瓣开颅可修补颅中窝耳漏，以外耳乳突为中心做颞部弧形皮瓣，骨瓣基底尽量靠近颅中窝。先经硬脑膜外循岩骨前面探查鼓室盖区有无漏孔，若无漏孔即应改经硬脑膜下探查，切勿过多向颅中窝内侧分离，以免损伤岩大浅神经、三叉神经、脑膜中动脉及海绵窦。发现漏孔后，封堵及修补方法如上述。若属岩骨后面骨折，此入路尚可兼顾颅后窝，即沿岩骨嵴后缘切开天幕，注意勿损伤岩上窦及乙状窦，将天幕翻开即可探查岩骨后面的漏孔，其位置多在内听道稍外侧，局部常有小脑组织及蛛网膜突入，较易识别。此处漏孔较难缝补，一般均以肌肉或筋膜片蘸医用胶粘堵，其上再加带蒂肌肉覆盖固定。术毕严密缝合头皮各层，不放引流。术后应降低颅内压，并选择强力抗生素治疗。另外，对迷路内耳漏亦可经枕下开颅入路进行岩骨后面漏孔的修补。

（五）术后监测与处理

常规开颅术后监测，加强抗感染治疗。

（六）术后常见并发症的预防与处理

术后较常见并发症为颅内感染，因此术后需加强抗感染治疗，可使用能透过血脑屏障的头孢曲松钠等药物。另外脑脊液漏还可能继续存在，一般均采用头抬高30°卧向患侧，使脑组织沉落在漏孔处，以利于贴附愈合。同时应清洁鼻腔或耳道，避免擤鼻、咳嗽及用力屏气，保持大便通畅，限制液体入量，适当给予减少脑脊液分泌的药物，如乙酰唑胺（醋氮酰胺），或采用甘露醇利尿脱水。必要时也可行腰椎穿刺术引流脑脊液，以减少或停止脑脊液漏，使漏孔得以愈合。有85%以上的脑脊液鼻漏和耳漏患者，经过1~2周的姑息治疗而获愈。

（七）临床效果评价

只要术中漏口没有遗漏，修补牢固，脑脊液漏再发生的可能性就较小，但也不排除需多次行修补的病例。鼻漏可先行经内镜手术，若效果欠佳，再考虑行开颅手术。

二、外伤性颅内积气

外伤性颅内积气又称为外伤性气颅，其发生率约为颅脑损伤的 9.7%，均因颅底骨折累及鼻旁窦或乳突气房而致，因此常合并有脑脊液漏。外伤性颅内积气必须满足两个条件：颅底骨折，以及骨折邻近部位硬脑膜破裂。若只有颅底骨折，而无硬脑膜破裂，空气不能进入颅内。由于颅底硬脑膜与骨质粘连紧密，因此大多数情况下，颅底骨折一般伴随有硬脑膜破裂，空气经骨折线进入颅内之后，可分布于硬脑膜外、硬脑膜下、蛛网膜下隙、脑实质内或脑室内，以单侧多见，少数可引起双侧积气。

通常颅内少量积气，临床上多无颅内压增高征象，主要表现仅有恶心、呕吐、头痛等刺激症状，如果同时伴有脑脊液漏和颅内感染则可出现脑膜刺激症状。若引起颅内积气的裂孔具有单向活瓣的特点则可使颅内积气不断增加而形成张力性颅内积气，临床上有颅内压增高及脑组织受压的表现，严重时可引起脑疝。

颅内积气的治疗依情况而定，对于开放性颅脑损伤或火器性脑穿透伤伴有颅内积气时，应一次彻底清创，排空积气，妥善修复硬脑膜。对大量张力性颅内积气的患者，必须尽早钻孔排气，任何迟疑和观望都是危险的，患者可以因为打个喷嚏而使颅内压急骤升高，从而引起脑疝甚至死亡。

（一）手术适应证

张力性颅内积气的患者。

（二）手术禁忌证

1. 无张力性颅内积气倾向患者。
2. 患者全身情况差或有其他脏器严重疾患。

（三）术前准备

术前需多次头颅 CT 检查对比，以明确是否存在张力性颅内积气，同时可行钻孔点定位。

（四）手术要点、难点及对策

根据颅内积气部位，在颅内积气最厚处行颅骨钻孔引流术。手术可采用局部麻醉，颅骨钻一孔，切开硬脑膜一小孔后，即有气体从硬脑膜破口处逸出，术中可尝试予生理盐水注入气颅腔内以代替气颅腔。为防止术后颅内积气复发，可放置一根引流管。

（五）术后监测与处理

术后主要监测有无颅内积气复发，需定期复查头颅 CT，同时引流袋高度应高于脑室平面 15cm 以上，以防人为性颅内积气出现。若颅内积气消失，早日拔管。

（六）术后常见并发症的预防与处理

术后较常见并发症为颅内感染，需加强抗感染治疗，早期选用以能透过血脑屏障的头孢曲松钠等药物，后期若出现颅内感染，根据培养结果选用敏感抗生素。

（七）临床效果评价

对于少量的无张力性散在积气，除给予抗菌治疗预防感染外无须特殊处理，气体常能自行吸收；而对伴有脑脊液漏的复发性颅内积气，应按脑脊液漏的修补原则，及时手术。

三、外伤性脑积水

外伤性脑积水分为急性或慢性两种。自外伤后数小时至 2 周之内发生者均为急性脑积水，多因血块直接阻塞脑脊液循环通路或因蛛网膜被红细胞阻塞所致，进行性颅内压增高显著，临床较为常见。外伤后 3 周乃至半年甚至 1 年以上发病者为慢性脑积水，这类患者常有蛛网膜增厚纤维性变、室管膜破坏及脑室周围脱髓鞘等病理改变，常以脑脊液吸收障碍为主。

（一）急性外伤性脑积水

1. 手术适应证　在外伤急性期内脑室明显扩大，意识障碍进行性加重；或好转后进行性加重；脑脊液压力大于 200mmH$_2$O；出现明显生命体征改变。

2. 手术禁忌证　患者全身情况差或有其他脏器严重疾患。

3. 术前准备　头颅 CT 检查，凝血功能测定，各指标在正常范围。

4. 手术要点、难点及对策　可采用局部麻醉或全身麻醉，同时可采用开颅钻孔脑室外引流或微创锥颅脑室外引流。一般只需钻一孔，以右侧额角穿刺为主。手术要点为穿刺部位在冠状缝前，朝双耳假想连线中点方向穿刺入脑室即可。

5. 术后监测与处理　术后行神经外科常规意识、瞳孔及生命体征监测及抗癫痫治疗。引流袋放置于脑室平面以上 15cm，防止过度引流。

6. 术后常见并发症的预防与处理　术后复查头颅 CT，了解有无穿刺道出血，加强原外伤的治疗。加强脱水、消水肿降低颅内压。待急性期度过后，早日拔除引流管。拔管前需夹闭引流管 24 小时以上，若患者出现不能耐受夹管，可能需重新放置引流管，或出现慢性脑积水，需待脑脊液性状符合手术条件后行脑室分流术。

7. 临床效果评价　急性外伤性脑积水行脑室外引流术主要是为了降低急性脑积水后颅内高压致呼吸、心搏骤停等危险情况。一般手术效果尚可，大部分患者术后脑积水可得到缓解，部分迁延至慢性。

（二）慢性外伤性脑积水

慢性外伤性脑积水多以外伤后蛛网膜颗粒被含铁血黄素阻塞，导致脑脊液吸收障碍所致，多数表现为交通性脑积水。手术治疗有脑室 - 心房分流术、脑室 - 腹腔分流术、脑室 - 矢状窦分流术和脑室 - 腰大池分流术，均在后续脑积水的章节中有重点介绍。

第十一节　颅骨缺损

颅骨缺损大都因开放性颅脑损伤或火器性穿透伤所致，部分患者是因手术减压或患病颅骨切除而残留骨缺损，近年来由于对重型颅脑损伤颅内压较高的患者多行去骨瓣减压手术，因而人为的巨大颅骨缺损也为数不少。

颅骨缺损的治疗是施行颅骨修补成形术，但对于手术时机、方法和选用材料及适应证与禁忌证均须认真考虑，特别是患者要求修补颅骨缺损的目的，希望解决什么问题。因为单纯的颅骨修补成形术对脑外伤后功能性症状、精神障碍和外伤性癫痫等表现的治疗效果是难以预测的。颅骨缺损修补的时机，应视患者的全身和局部情况而定，如在单纯凹陷性骨折做塌陷骨片摘除后，即可同期一次手术完成修补术，但是对于开放性颅脑损伤或去骨瓣减压所致颅骨缺损，则应在术后伤口愈合 3~6 个月内，考虑颅骨修补成形术。倘若手术伤口发生感染，修补手术至少应推迟到伤口愈合半年以上再考虑。

一、手术适应证

1. 颅骨缺损直径大于 3cm 者。
2. 缺损部位影响美观者。
3. 引起长期头晕、头痛等症状难以缓解者。
4. 脑膜 - 脑瘢痕形成伴发癫痫者（需同时行痫灶切除术）。
5. 严重精神负担影响工作与生活者。

二、手术相对禁忌证

1. 通常颅骨缺损小于 3cm² 者多无症状；施行颞肌下减压术或枕下减压术后，有肥厚的肌肉及筋膜覆盖并在缺损区可以形成坚韧的纤维性愈合层，起到原有颅骨对脑的保护作用，在临床上亦无任何症状者，无须手术治疗。
2. 对初期清创不彻底、局部已感染、颅内存在病灶及颅内压增高的患者，暂勿行颅骨修补成形术。
3. 部分全身情况差、神经缺损严重、不能生活自理者，或缺损区头皮菲薄有大片瘢痕者及局部感染者（如头皮癣等），勿急于修补，待条件成熟后再考虑成形手术。

三、术前准备

术前行头颅CT三维成像检查，经计算机模拟后可以生成经电脑塑形的钛合金修补材料。目前临床较流行的主要为钛合金的修补材料。若颅骨缺损面积较大，术前可酌情考虑备血。全身麻醉手术术前8小时内需禁食水。

四、手术要点、难点及对策

1. 一般情况下均可按原手术瘢痕切开皮肤，但极少部分情况下原手术切口位于皮瓣中央，或呈放射状切口（可能因原外伤伤口原因），需重新设计手术切口，设计的手术切口需充分保证皮瓣基蒂各部的血液供应，以防止术后出现头皮坏死。

2. 切开头皮时切开部位下有颅骨处可尽量切至颅骨，无颅骨处需注意切皮的深度，宁可多切几次，勿因一次切皮过深导致切开硬脑膜，甚至损伤硬脑膜下脑组织。

3. 分离皮瓣时要注意皮瓣的厚度，皮瓣过薄容易出现术后修补材料外露，皮瓣过厚易损伤深面的硬脑膜。

4. 额骨颧突处肌肉要尽量进行分离，以保证修补材料的贴附性。至于其他部位的肌肉是否需要分离，需根据术前准备钛钉的长度而定，若备有较长的钛钉，则可不必过多分离或少分离；若没有准备钛钉，则需充分分离肌肉以保证修补材料固定牢靠。

5. 因电脑塑形材料使颅骨成形手术变得相对简单，故术中无须再对修补材料进行塑形。

6. 在皮瓣或皮肌瓣分离完成后，应对皮缘周围进行充分游离，以保证有足够空间置入修补材料，同时以避免术后修补材料因随着时间延长不断摩擦皮肤而出现皮肤破溃。

7. 手术创面行止血及消毒后，根据硬脑膜塌陷的程度，若硬脑膜塌坠较明显，可在硬脑膜上预留两根七号缝线，以备术后行硬脑膜悬吊在钛网上用，以缩小硬脑膜下积血的空间。

8. 用塑形的修补材料覆盖在缺损区，四周用钛钉固定在颅骨上即可。钛钉固定不是越多越好，但必须保证固定后钛网不能活动，不能有突起，且特别是颞部或者颧弓的钛网边缘弧度与皮肤肌肉弧度一致，或稍偏向颅骨。

9. 术毕，应全层缝合头皮，放引流，适当加压包扎。

五、术后监测与处理

术后按开颅手术常规行监测1~2天，复查头颅CT，了解有无脑组织损伤及出血。若引流量过多，引流管可适当放置至48小时。

六、术后常见并发症的预防与处理

1. 颅骨修补较少导致术后癫痫出现，若术后损伤脑组织，需常规抗癫痫治疗。

2. 出现钛网下硬脑膜下积血或积液无须特殊治疗，待其慢慢吸收即可。

3. 伤口感染或伤口愈合不全发生较少，若出现，可予换药处理及抗感染治疗，若出现明显钛网露出，则需行钛网取出。

4. 术后伤口疼痛等症状，需对症治疗至其逐渐恢复。

七、临床效果评价

颅骨修补成形术可以归为神经外科整形手术一类，故术后效果均可。患者容易出现冬冷夏热等症状，且不能暴晒，这是由于修补材料的金属性质所致。随着材料技术的进步，高分子材料或者陶瓷类材料的引进或许可以改变这一缺陷。

（余光宏）

参 考 文 献

段国升，朱诚，1994. 手术学全集：神经外科卷. 北京：人民军医出版社.

江基尧，1998. 介绍一种国外临床常用的标准外伤大骨瓣开颅术. 中华神经外科杂志，14(6): 381-382.

王忠诚，2005. 王忠诚神经外科学. 武汉：湖北科学技术出版社.

周定标，2013. 颅脑损伤 // 陈孝平，汪建平主编. 外科学. 第 8 版. 北京：人民卫生出版社.

Aarabi B, Simard JM, 2009. Traumatic brain injury. Curr Opin Crit Care, 15(6):548-553.

Bizhan A, David C, Christopher M, et al, 2009. Dynamics of subdural hygroma following decompressive craniectomy: a comparative study. Neurosurg Focus, 26 (6): 1-11.

Gean AD, Fischbein NJ, 2010. Head trauma. Neuroimaging Clin N Am, 20(4):527-556.

Hijaz TA, Cento EA, Walker MT, 2011. Imaging of head trauma. Radiol Clin North Am, 49(1):81-103.

Li LM, Timofeev I, Czosnyka M, et al, 2010. Review article: the surgical approach to the management of increased intracranial pressure after traumatic brain injury. Anesth Analg, 111(3):736-748.

Lee KS, Bae WK, Bae HG, et al, 2000. The fate of traumatic subdural hygroma in serial computed tomographic scans. J Korean Med Sci, 15 (5): 560-568.

Mori K, Maeda M, 2000. Delayed magnetic resonance imaging with Gd-DTPA differentiates subdural hygroma and subdural effusion. Surg Neurol, 53: 303-311.

Risdall JE, Menon DK, 2011. Traumatic brain injury. Philos Trans R Soc Lond B Biol Sci, 366(1562):241-250.

第二章 颅内肿瘤

第一节 神经上皮性肿瘤

一、胶质瘤

（一）手术适应证

1. 临床和影像学资料不能获得确切诊断的患者。

2. 毛细胞型星形细胞瘤 ①发生于儿童或青少年的小脑半球肿瘤；②幕上毛细胞型星形细胞瘤；③肿瘤巨大或囊性肿瘤有导致脑疝的可能；④阻塞脑脊液循环通路；⑤用于治疗难治性癫痫；⑥为了推迟辅助性治疗及对儿童的副作用，尤其是年龄小于 5 岁的患儿；⑦小型肿瘤的侵袭性不如大型肿瘤，可能更适合早期手术治疗。

3. 对于大多数浸润生长的大脑半球胶质瘤外科手术无法治愈，这类肿瘤许多不能完全切除，但在可能的情况下完全切除可改善预后。

（二）手术禁忌证

1. 广泛的优势脑叶的胶质母细胞瘤。

2. 双侧侵犯明显的病变（如巨大蝶形胶质瘤）。

3. 老年或合并其他系统疾病，身体状况较差的患者。

4. Karnofsky 功能状态评分低的患者。

5. 复发性胶质母细胞瘤。

（三）术前准备

1. 大体遵循颅脑手术的常规术前准备 积极协助完善心、肝、肾功能及凝血功能检查，常规进行心电图、X 线胸片、MRI 等检查，常规备皮、备血，进行术前讨论，对手术中有可能出现的困难及术后预后进行讨论，并向家属讲明，以取得家属的理解。

2. MRI 平扫＋增强 +MRS MRI 可以确定肿瘤的位置及周围毗邻结构，增强 MRI 可以显示肿瘤强化的情况，并有可能显示肿瘤内外的血管分布，T_2 加权像或者 Flair 成像可以显示肿瘤水肿及侵袭程度，亦有可能显示肿瘤内外血管的分布。

3. fMRI 可以评估肿瘤周围大脑皮质的功能，为语言区、感觉区及运动区的定位提供信息。

4. DTI 可以了解纤维束与肿瘤确切的解剖关系。

5. 磁共振三维时间飞跃法成像（3D-TOF-MRA） 可以显示豆纹动脉及其与肿瘤的毗邻关系。

（四）手术要点、难点及对策

根据胶质瘤类型、部位、恶性程度等的不同，其相应的临床特征、手术要点、难点及对策亦有不同。笔者对下述几种常见的情况进行了概述。

1. 多形胶质母细胞瘤的手术方法 多形胶质母细胞瘤是胶质瘤中恶性程度最高、预后最差的肿瘤，国际上报道其中位生存期为 7~8 个月。但此类肿瘤患者在笔者所在科室经过手术再辅助放疗和化疗，其中位生存期已提高至 1.5~2.0 年。具体做法：①首先必须有一个完美的手术切除。手术方案即在 MRI 平扫加增强的引导下，手术过程中尽最大可能将肿瘤切除至正常脑组织边界。手术的原则就是尽最大可能切除肿瘤，尽最大可能保留神经系统功能。②在尽量切除肿瘤的前提下，尽量、尽早行肿瘤的放疗和化疗。化疗是主要的，替莫唑胺胶囊（蒂清或泰道）是最好的化疗药物。放疗以适形调强放射治疗为主，在 MRI 或 CT 引导下扩大至脑组织边界 2~3cm 范围放疗是有效的。③此类患者术后肿瘤复发，多在局部复发。要定期复查 MRI 平扫加增强，若有小的复发，要尽快行伽玛刀治疗或再次手术治疗。④必须与家属沟通，告知患者病情的演变及可能的生存期，取得家属的支持。

2. 颅内大型胶质瘤的手术方法 颅内大型胶质瘤的定义：颅内胶质瘤最大径＞5cm 及累及多个脑叶的肿瘤，称为大型胶质瘤。该类胶质瘤大多为低级别胶质瘤，因其累及多个脑叶，患者术后脑功能障碍的概率增加。该类肿瘤多呈膨胀性生长，最后多与脑室周围结构有关，术后多有脑室穿通，易产生颅内局部积液及皮下积液。大型胶质瘤的生长方式：①膨胀性生长；②沿纤维束浸润性生长；③沿血管外膜浸润。因此，大型胶质瘤术前建议弄清楚肿瘤的立体方位、血管分布及正常纤维束的走向。术中应注意的步骤：①确立皮质的切开部位；②应用超声吸引装置，尽量将肿瘤切至正常脑组织边界；③在超声吸引的前提下，尽量保留较粗大的血管，尽管有可能是肿瘤血管；④肿瘤周围有功能的正常脑组织，应尽量保留，术后患者可能有功能障碍，但也有可能恢复。

最困难的手术莫过于岛叶胶质瘤扩展至额叶、丘脑及颞叶。肿瘤切除的范围不仅要精确，而且对正常脑血管的保护非常重要，特别是侧裂区大脑中动脉的穿通支，应最大限度地予以保护。

颅内大型胶质瘤患者在尽最大可能切除肿瘤组织后行化疗是有效的，应依据肿瘤切除多少决定术后是以放疗还是以化疗为主。一般而言，对于肿瘤切除较彻底的患者，可以考虑既要化疗，又要放疗；而对于肿瘤切除不彻底，患者肿瘤主要沿纤维束浸润的患者，手术彻底切除会影响到患者的神经功能，这样的患者无疑手术不彻底，术后放疗不仅会增加水肿的机会，加重脑损害，同时亦有肿瘤变性升级的风险，对于此类患者，应以化疗为主，不主张放疗。

颅内大型胶质瘤由于手术切除的不彻底性，术后极易复发，但复发后即使行第二次手术治疗，其难度也比第一次手术相对容易些。最困难的步骤在于血管的保护，而纤维束的推挤不是很严重，因第一次手术已将大部分肿瘤切除，为复发肿瘤的切除腾出了空间。

3. 脑回胶质瘤的手术方法　脑回胶质瘤是指胶质瘤发展的早期，肿瘤尚未沿纤维束及血管外膜侵及相邻脑回的胶质瘤。该类肿瘤的发现，多是因为肿瘤本身的致癫痫作用而引起，因而其首发症状多是癫痫，由此行头部 MRI 检查而发现。由于该类肿瘤多位于肿瘤发生发展的早期，一般而言肿瘤都较小，且级别不高。对于此类肿瘤而言，一般采用颅内小病灶的精确定位，而将其发生肿瘤的脑回一并切除，多可治愈。术后不必行放疗和化疗，只定期观察即可。

该类胶质瘤患者没有必要等待观察，宜尽早施行手术，其原因：①该类肿瘤多较局限，尚未沿纤维束及血管外膜浸润，切除后不易复发；②该类肿瘤多数级别不高，易取得好的疗效；③若等待的过程中，其侵及相邻脑回或沿纤维束蔓延，则手术切除后将加重神经功能障碍，且易复发。

4. 复发胶质瘤的手术方法　复发胶质瘤再次手术，已是大势所趋，但第二次手术常面临一个难题，即是以保护神经功能为主还是以切除肿瘤为主。此类患者常提出要求，既要切除肿瘤，又要保护神经功能，而在医疗上，这种要求常又达不到，医生会提出以功能换取生命的延长，若是患者不同意，这常要求姑息性手术，术后加以放疗和化疗。因此复发胶质瘤患者多要制订个性化的治疗方案，以求得功能与生命的统一。

5. 低级别胶质瘤的手术方法　对于低级别胶质瘤，会更激进地切除肿瘤，而高级别胶质瘤的切除则比较保守。与高级别胶质瘤相比，显微全切低级别胶质瘤所带来的好处会更多，生存期也会更长一些。有些 1 级胶质瘤可以通过全切而治愈。低级别胶质瘤肿瘤组织本身亦与高级别胶质瘤不同，其颜色通常比周围脑组织稍白一些，可以略有弹性，而切除时出血也不多。此外，它不包含坏死组织，但肿瘤自身可能是囊性的。

手术入路及开颅方式的选择以良好显露肿瘤为目的。对于接近皮质的肿瘤，必须充分显露整个肿瘤及其边界。而对于深部的肿瘤，开颅必须保证能够到达整个肿瘤，因为手术的目的是尽量全切肿瘤。当然，胶质瘤都是浸润性生长，这就不可避免地会有一些肿瘤细胞残余。如果肿瘤位于一个相对安全的部位，如额叶前部及颞极，可以切除肿瘤边界之外几厘米的脑组织。当然，如果肿瘤位于功能区，还是应该紧邻肿瘤边界切除。

硬脑膜剪开后应首先释放脑脊液，待脑组织塌陷后便于操作，在大型肿瘤切除时尤应如此。脑组织的塌陷不仅有助于更好地显露肿瘤，也有助于进入大的脑池而进一步释放脑脊液。清楚了解肿瘤的边界、范围和周围的解剖结构后才能开始切除肿瘤。切除肿瘤时应尽量沿着脑沟、脑回等自然的解剖界面进行，并保留过路血管。双极电凝并切断皮质的血管，结合吸引器逐渐进入脑沟，沿着肿瘤边界边电凝边吸除肿瘤组织。超声吸引刀可能有助于低级别胶质瘤的切除，因为低级别胶质瘤血供并不丰富。但是，在使用超声吸引刀时应避免损伤大的动脉和静脉。有时候，为了更好地达到肿瘤的边界需先行瘤内减压。当肿瘤的主体部分被整块或分块切除后，再行肿瘤边界部分的切除，此后应进一步严格检查瘤腔，尽量避免残留，最终使瘤腔壁看起来和正常脑组织差不多。肿瘤切除后，严格止血，瘤腔壁上以速即纱覆盖，最后行常规关颅。

6. 高级别胶质瘤的手术方法　对于高级别胶质瘤，手术治疗只是整个治疗过程的一部分。目前的治疗原则是术中尽可能切除强化的病灶，术后行放疗或化疗。每个病例都将被神经肿瘤学组进行讨论，神经肿瘤学组由神经外科医师、神经放射学专家、神经病学专家、神经病理学专家和神经肿瘤学专家共同组成。手术本身的目的是切除肿瘤，但同时需要减少神经系统并发症的发生，因为术后神经功能障碍可能缩短患者的生存期。目前，在许多医疗中心，对于高级别胶质瘤的手术治疗多以适度的内减压为目的。而在笔者所在医院，如果决定手术治疗，将尝试所有的技术，在保留肿瘤周围结构的同时尽最大可能提高强化灶的切除率。但对于肿瘤深在的老年患者，只能做立体定向活检，之后进行放疗和化疗。

手术入路的选择以能最充分显露肿瘤为原则。高级别胶质瘤通常比低级别胶质瘤的血供丰富，这在制订手术方案的时候应该注意。术中可以通过释放脑脊液、肿瘤内减压或释放肿瘤内部的囊液而获得更大的操作空间。刚切开肿瘤时的出血，多由肿瘤外围的病理性血管引起，肿瘤中心部位通常无血供，而多为坏死和囊变。血供丰富的肿瘤组织常比周围脑组织色泽更暗或偏红，而坏死的部分则多为黄色并可能含有静脉血栓。恶性胶质瘤血供丰富而有明显的出血倾向，这就限制了术中超声吸引刀的应用。为此，我们在切除肿瘤的时候通常用右手持钝头双极连续电凝肿瘤，而左手持吸引器反复轻轻吸除肿瘤。利用这种技术可以达到更好的止血效果。

对于浅表的高级别胶质瘤，切除的方式与动静脉畸形相似，应该沿着肿瘤边界连续电凝止血，如非减压所需则应尽量避免进入肿瘤的中心部位，这样就能保证较少的出血。然而，对于位于功能区或皮质下的肿瘤，则采用不同的切除方式，直接进入肿瘤，并由内向外切除肿瘤，并尽可能少地牵拉周围功能区组织。连续使用双极电凝可以保证较少的出血，而始终在肿瘤组织内部操作则不易造成新的神经功能缺损。靠近肿瘤边缘的操作是比较棘手的，因为和低级别胶质瘤一样，胶质瘤的浸润性生长方式必然导致肿瘤组织的残留。但一旦肿瘤的强化部分被切除后，创面多不再出血，此时周围组织便类似于正常白质了。现在，有条件的医疗单位用 5-ALA 结合合适的显微镜成像系统的应用有助于确认肿瘤强化灶的边界。与低级别胶质瘤的手术原则一样，所有的过路血管都应保留。尽最大所能将肿瘤切除后，严格止血，肿瘤壁上以速即纱覆盖。常规逐层关颅。对于接受二次手术并接受过放疗的患者，因为头皮萎缩变薄，术后皮下积液和脑脊液伤口渗漏的发生概率很高，为此，皮下组织和皮肤的缝合要更为仔细。通常，我们会推迟拆线时间，甚至要等数周待伤口愈合后才能拆线。

（五）术后监测与处理

1. 手术后应将患者送往 ICU 监护 24~48 小时。

2. 脑水肿严重者可予脱水药或地塞米松等。

3. 患者麻醉苏醒后，立即进行神经功能评估，并做好记录，如出现神经功能缺损，需进一步分析原因，疑为颅内血肿形成者，须立即行 CT 检查或直接送手术室开颅探查，清除血肿。

4. 全身麻醉术后应注意电解质改变（1 次/天）和 24 小时出入量检测，尤其是不能进食或进食差，可能存在下丘脑损伤等。有异常者至少每天两次监测电解质变化。

（六）术后常见并发症的预防与处理

1. 癫痫　肿瘤累及运动、感觉皮质或手术前有癫痫发作史的患者，手术中和手术当天，需静脉应用抗癫痫药物，预防癫痫发作。手术后第 1 天患者可进食后恢复手术前的抗癫痫治疗方案。手术后抗癫痫治疗至少 3 个月，无癫痫发作者可逐渐减少药量，直到停止用药。手术前有癫痫病史的患者，抗癫痫治疗时间应适当延长，一般建议 1 或 2 年。

2. 下肢血栓和肺栓塞　老年患者或短期内不能下床活动的患者应注意预防下肢血栓和肺栓塞。其相关治疗包括应用注射用低分子肝素钙和弹力袜等。

3. 脑脊液漏　术后有脑脊液漏可能者，可取头高位，腰椎穿刺持续引流 2~3 天；出现脑脊液漏时可持续 5~7 天，一般可自愈。若脑脊液漏仍不缓解，应考虑二次手术修补漏口。

4. 脑膜炎　表现为术后发热伴颈项强直，脑脊液细胞总数和白细胞计数均增高。细菌培养对判定炎症性质有意义，但要注意使用抗生素可造成培养的假阴性。无菌性脑膜炎激素治疗有效；细菌性脑膜炎给予抗感染治疗；持续腰椎穿刺脑脊液引流也有一定帮助。

（七）临床效果评价

影响手术效果的因素包括肿瘤大小、部位、生长方式、病理类型、手术切除范围、术后并发症发生与否等。对于高级别胶质瘤，应结合术后病理结果，制订包括放疗和化疗在内的全面的治疗方案。

（张方成）

二、室管膜瘤

室管膜瘤是神经胶质瘤中相对少见的一种，来源于脑室与脊髓中央管的室管膜细胞或脑内白质室管膜细胞巢的中枢神经系统肿瘤，多位于脑室系统。肿瘤容易堵塞脑脊液循环通路而导致脑积水，一经发现，手术治疗是首选方案。目前手术入路的选择取决于肿瘤的大小、位置及是否位于优势半球等多种因素。本部分内容重点阐述侧脑室和第四脑室内肿瘤的手术治疗方法。

（一）经前纵裂胼胝体入路

1. 手术适应证

（1）临床症状明显且经影像学检查确诊为侧脑室肿瘤。

（2）肿瘤位于侧脑室前角和体部。

2. **手术禁忌证**　患者患有严重全身系统性疾病。

3. **术前准备**　除一般手术的常规准备外，术前还应进行下述准备。

（1）完善术前影像学检查（CT/CTA、MRI/MRA、DSA 等），了解肿瘤的大小、位置、起源、供血情况、室间孔与肿瘤的关系、脑室扩大程度等，必要时行介入血管栓塞治疗术。

（2）术前科室讨论患者病情及制订手术方案。

（3）完善手术同意书、重大报批单及知情同意书等医疗文书的签字。

（4）术前立体定向引导或术中神经导航可用于确定手术入路的选择及手术路径。

（5）麻醉：气管插管下全身麻醉。

（6）监护：心电监护、脉搏血氧饱和度等。

4. **手术要点、难点及对策**

（1）体位及切口：患者取仰卧位，头抬高 20°~30°，头架固定，于左侧或右侧额部做冠状或马蹄形切口。

（2）骨瓣形成：以冠状缝为中心做右额部游离骨瓣，其内缘过中线。

（3）由胼胝体进入侧脑室："U"形剪开硬脑膜并翻向中线，游离右侧额叶与上矢状窦及大脑镰，注意保护进入上矢状窦的回流静脉，必要时可用双极电凝离断 1~2 分支。分开左右两侧扣带回，显露胼胝体及两侧大脑前动脉。在胼胝体上方两侧胼周动脉间切开胼胝体 2~3cm 进入，向前达到胼胝体膝部，并顺利到达侧脑室前部。通常情况下先打开病变侧进行手术操作，必要时打开透明隔进入对侧侧脑室。当牵拉侧脑室壁时，应当注意脑压板的力度，防止切入内囊及丘脑等危险区域。

（4）肿瘤切除：进入侧脑室后，若室间孔通畅，则先用棉片将孔堵住，防止血性液体流入脑室系统。双极电凝处理肿瘤表面的血管，若肿瘤较小可活动，则可电灼切断肿瘤基底部，将肿瘤完整切除；若肿瘤较大，基底宽，可先行瘤内切除，肿瘤体积变小后再沿着肿瘤周边分离，分块切除或超声吸引（CUSA）吸除，交替进行至肿瘤全切。肿瘤血供主要来自脉络丛和脑室旁组织，切除过程中逐一电凝切断。注意肿瘤的回流静脉，多向内侧至大脑内静脉，小心电凝离断。

（5）关颅：妥善止血后，反复冲水未见渗血。脑室内放置引流管，分层缝合硬脑膜、肌肉、皮下组织及皮肤。

5. **术后监测与处理**

（1）密切关注生命体征和瞳孔变化。

（2）监测心、肺功能及尿量改变。

（3）纠正水、电解质紊乱。

（4）止血。

（5）脱水。

6. **术后常见并发症的预防与处理**

（1）术中避免损伤脑室内静脉，以免发生术后脑肿胀、静脉性梗死等严重后果。

（2）术中避免切开胼胝体过长，以免产生术后轻偏瘫或记忆丧失等。

（3）关颅前尽量除去术中用于压迫止血的明胶海绵，不要将其留置在脑室内，以防止术后发生发热。

（4）术中使用温生理盐水反复冲洗血凝块或残留血液直至清亮，彻底冲洗也可以防止术后发生脑室炎和脑膜刺激征。

（二）经额中回皮质入路

1. 手术适应证

（1）临床症状明显且经影像学检查确诊为侧脑室肿瘤。

（2）肿瘤位于侧脑室前角向外侧或上外侧生长的肿瘤。

2. 手术禁忌证　患者患有严重的全身系统性疾病。

3. 术前准备　同经前纵裂胼胝体入路。

4. 手术要点、难点及对策

（1）体位：患者取仰卧位，头架固定，头稍偏向健侧。

（2）骨瓣形成：骨窗位于额叶中部。

（3）由额中回进入侧脑室：弧形剪开硬脑膜，定位额中回皮质部，双极电凝烧灼皮质后用脑穿针穿入侧脑室，释放少量脑脊液，再由此孔向两侧沿脑回方向切开额中回 3cm 进入侧脑室。若位于优势半球，切口应止于额下回表达性语言中枢及中央前回前方。

（4）肿瘤切除：操作同经前纵裂胼胝体入路。

（5）关颅：妥善止血后，反复冲水未见渗血。脑室内放置引流管，分层缝合硬脑膜、肌肉、皮下组织及皮肤。

5. 术后监测与处理

（1）密切关注生命体征和瞳孔变化。

（2）监测心、肺功能及尿量改变。

（3）纠正水、电解质紊乱。

（4）止血。

（5）脱水。

6. 术后常见并发症的预防与处理

（1）术中避免损伤脑室内静脉，以免发生术后脑肿胀、静脉性梗死等严重后果。

（2）关颅前尽量除去术中用于压迫止血的明胶海绵，不要将其留置在脑室内，以防止术后发生发热。

（3）术中使用温生理盐水反复冲洗血凝块或残留血液直至清亮，彻底冲洗也可以防止术后发生脑室炎和脑膜刺激征。

（三）经顶叶皮质入路

1. 手术适应证

（1）临床症状明显且经影像学检查确诊为侧脑室肿瘤。

（2）肿瘤位于侧脑室体后部及三角区内。

2. 手术禁忌证 患者患有严重的全身系统性疾病。

3. 术前准备 同经前纵裂胼胝体入路。

4. 手术要点、难点及对策

（1）体位：患者取仰卧位，头架固定，头稍偏向健侧。

（2）骨瓣形成：骨窗位于顶上小叶中部，中央后回后方。

（3）由顶上小叶进入侧脑室：弧形剪开硬脑膜，翻向中线侧，避开可能的大脑上静脉。在顶间沟内做 3cm 的矢状皮质切口，逐渐向深层分离可显露脉络丛并可见三角区内外侧静脉。

（4）肿瘤切除：该区肿瘤的血供来自脉络膜后外动脉，手术操作同经前纵裂胼胝体入路。

（5）关颅：妥善止血后，反复冲水未见渗血。脑室内放置引流管，分层缝合硬脑膜、肌肉、皮下组织及皮肤。

5. 术后监测与处理

（1）密切关注生命体征和瞳孔变化。

（2）监测心、肺功能及尿量改变。

（3）纠正水、电解质紊乱。

（4）止血。

（5）脱水。

6. 术后常见并发症的预防与处理

（1）术中避免损伤脑室内静脉，以免发生术后脑肿胀、静脉性梗死等严重后果。

（2）关颅前尽量除去术中用于压迫止血的明胶海绵，不要将其留置在脑室内，以防止术后发生发热或脑积水。

（3）术中使用温生理盐水反复冲洗血凝块或残留血液直至清亮，彻底冲洗也可以防止术后发生脑室炎和脑膜刺激征。

（4）同向偏盲：避免视放射纤维损伤。

（5）下丘脑损伤：术中避免过度牵拉。

（四）经后纵裂胼胝体入路

1. 手术适应证

（1）临床症状明显且经影像学检查确诊为侧脑室肿瘤。

（2）肿瘤位于侧脑室枕角及三角区内。

2. 手术禁忌证 患者患有严重的全身系统性疾病。

3. 术前准备 同经前纵裂胼胝体入路。

4. 手术要点、难点及对策

（1）体位：仰卧位，头架固定，头向前上抬高30°。

（2）骨瓣形成：骨窗位于顶枕部，过上矢状窦，前缘在中央后回后方。

（3）由胼胝体进入侧脑室：弧形剪开硬脑膜，翻向中线侧，避开可能的回流静脉，但要离断位于中央沟静脉后进入上矢状窦的桥静脉。分离大脑半球与大脑镰，解离胼胝体上方的蛛网膜，显露大脑前动脉远端分支，为达到侧脑室三角区，必须在胼胝体后上部的扣带回上做一斜向前方的切口，经胼胝体压部外侧，正巧在胼胝体上方进入侧脑室三角区。本入路应保持在大脑内静脉和大脑大静脉结合点的外侧，以免术中损伤导致较严重的神经功能障碍。

（4）肿瘤切除：手术操作同经前纵裂胼胝体入路。

（5）关颅：妥善止血后，反复冲水未见渗血。脑室内放置引流管，分层缝合硬脑膜、肌肉、皮下组织及皮肤。

5. 术后监测与处理

（1）密切关注生命体征和瞳孔变化。

（2）监测心、肺功能及尿量改变。

（3）纠正水、电解质紊乱。

（4）止血。

（5）脱水。

6. 术后常见并发症的预防与处理

（1）术中避免损伤脑室内静脉、大脑大静脉及大脑内静脉，以免发生术后脑肿胀、静脉性梗死，昏迷等严重后果。

（2）术中避免切开胼胝体过长，以免发生术后轻偏瘫、记忆丧失、言语或书写困难等。

（3）关颅前尽量除去术中用于压迫止血的明胶海绵，不要将其留置在脑室内，以防止术后发生发热或脑积水。

（4）术中使用温生理盐水反复冲洗血凝块或残留血液直至清亮，彻底冲洗也可以防止术后发生脑室炎和脑膜刺激征。

（5）术中防止过度牵拉，以免损伤下丘脑等。

（五）经颞中回皮质入路

1. 手术适应证

（1）临床症状明显且经影像学检查确诊为侧脑室肿瘤。

（2）肿瘤位于侧脑室颞角和侧脑室三角区肿瘤向颞角发展者。

2. 手术禁忌证　患者患有严重的全身系统性疾病。

3. 术前准备　同经前纵裂胼胝体入路。

4. 手术要点、难点及对策

（1）体位：患者取仰卧位，垫高患侧肩部，头向健侧偏转60°左右。

（2）骨瓣形成：外耳道上方6cm左右，骨窗必须低，小心乳突气房，向前向后分别到耳前3cm左右和耳后星点区。

（3）由侧颞中回皮质进入脑室：弧形剪开硬脑膜，翻向上侧，于视放射前部的颞中回皮质切开，显露颞角。皮质切开时应避免伤及桥静脉，尤其是 Labbé 静脉。打开颞角将显露脉络丛、脉络膜前动脉及后外动脉进入脉络丛的分支。沿伞状打开脉络膜体，不要损伤穿过脉络膜的血管，将它们与脉络丛一起向上牵开，这样可以在适度牵拉颞叶的情况下显露脉络膜前、后动脉、基底静脉。

（4）肿瘤切除：手术操作同经前纵裂胼胝体入路。

（5）关颅：妥善止血后，反复冲水未见渗血。脑室内放置引流管，分层缝合硬脑膜、肌肉、皮下组织及皮肤。

5. 术后监测与处理

（1）密切关注生命体征和瞳孔变化。

（2）监测心、肺功能及尿量改变。

（3）纠正水、电解质紊乱。

（4）止血。

（5）脱水。

6. 术后常见并发症的预防与处理

（1）术中避免损伤脑室内静脉，以免发生术后脑肿胀、静脉性梗死等严重后果。

（2）关颅前尽量除去术中用于压迫止血的明胶海绵，不要将其留置在脑室内，以防止术后发生发热。

（3）术中使用温生理盐水反复冲洗血凝块或残留血液直至清亮，彻底冲洗也可以防止术后发生脑室炎和脑膜刺激征。

（4）术后常规应用抗癫痫药物 2 个月，预防癫痫发作。

（六）经枕下正中入路

1. 手术适应证

（1）临床症状明显且经影像学检查确诊为第四脑室肿瘤。

（2）梗阻性脑积水症状严重伴（无）意识障碍。

（3）小脑受压致共济失调。

（4）脑干受压表现。

（5）后组脑神经麻痹。

2. 手术禁忌证 患者患有严重的全身系统性疾病。

3. 术前准备 同经前纵裂胼胝体入路。

4. 手术要点、难点及对策

（1）体位及切口：患者取坐位或侧卧位，头架固定。自枕外粗隆至第 2 颈椎沿正中直切口切开头皮。

（2）骨瓣形成：切开皮肤，用单极电凝刀小心分离肌肉附着点，用牵开器牵开肌肉，在寰椎两旁有椎动脉，注意予以保护。在枕骨鳞部钻孔一枚，铣下骨瓣后，咬除寰椎后弓，减压更加充分。

（3）由小脑下蚓部进入第四脑室："Y"形剪开硬脑膜，翻向两侧及上方。用脑压板向两旁牵开小脑扁桃体，电凝后切开小脑下蚓部，进入第四脑室。

（4）肿瘤切除：应用 CUSA 将肿瘤囊内切除，待肿瘤体积缩小后，便可很好地显示第四脑室底部，辨认中脑水管的尾部开口，应用双极电凝将肿瘤自上髓帆的起始处分离，最后清除残余肿瘤。因室管膜瘤通常起源于第四脑室底部，其腹侧面与脑室底部粘连紧密，可允许部分残留。

（5）关颅：妥善止血后，反复冲水未见渗血。脑室内放置引流管，分层缝合硬脑膜、肌肉、皮下组织及皮肤。

5. 术后监测与处理

（1）密切关注生命体征和瞳孔变化。

（2）监测心、肺功能及尿量改变。

（3）纠正水、电解质紊乱。

（4）止血。

（5）脱水。

6. 术后常见并发症的预防与处理

（1）术中避免损伤第四脑室底部面、听神经核等，以免造成术后面瘫、听力障碍等神经功能障碍。

（2）术中不宜将小脑蚓部切开过长，以免术后发生小脑性缄默。

（3）关颅前尽量除去术中用于压迫止血的明胶海绵，不要将其留置在脑室内，以防止术后发生发热。

（4）术中使用温生理盐水反复冲洗血凝块或残留血液直至清亮，彻底冲洗也可以防止术后发生脑室炎和脑膜刺激征。

（5）对侧同向偏盲：术中避免过度牵拉枕叶，损伤视觉中枢。

三、脉络丛乳头状瘤

脉络丛乳头状瘤（PCP）源于脑室脉络丛上皮细胞，与室管膜瘤具有相同的胚胎起源。可发生于脉络丛上皮或脑室壁胶质细胞，多具有分泌脑脊液的特性，一般生长缓慢，极少发生恶变。肿瘤容易堵塞脑脊液循环通路而导致脑积水，一经发现，手术全切是首选方案。目前手术入路的选择取决于肿瘤的大小、位置，以及是否位于优势半球等多种因素。本部分内容重点阐述第三脑室内肿瘤的手术治疗方法。

（一）经额叶皮质入路

1. 手术适应证

（1）肿瘤位于第三脑室前部。

（2）肿瘤阻塞室间孔伴有脑积水者。

2. 手术禁忌证

（1）肿瘤经室间孔突入双侧侧脑室。

（2）第三脑室后部肿瘤。

3. 术前准备　除一般手术的常规准备外，术前还应进行下述准备。

（1）完善术前影像学检查（CT/CTA、MRI/MRA、DSA 等），了解肿瘤的大小、位置、起源、供血情况、室间孔与肿瘤的关系、脑室扩大程度等，必要时行介入血管栓塞治疗术。

（2）术前科室讨论患者病情及制订手术方案。

（3）完善手术同意书、重大报批单及知情同意书等医疗文书的签字。

（4）术前立体定向引导或术中神经导航可用于确定手术入路的选择及手术路径。

（5）麻醉：气管插管下全身麻醉。

（6）监护：心电监护、脉搏血氧饱和度等。

4. 手术要点、难点及对策

（1）体位与切口：患者取仰卧位，头向对侧倾斜15°，取起自发际内沿中线向后至冠状缝后3cm再向外前的马蹄形切口。一般取非优势半球，皮瓣翻向面侧。

（2）骨瓣形成：后内侧孔位于冠状缝后1~2cm，内前孔向前8cm，外侧孔距中线8cm，可取游离骨瓣。

（3）进入脑室：弧形剪开硬脑膜，翻向中线，勿损伤引流入矢状窦的桥静脉，于中央前沟前2~3cm切开额上沟的蛛网膜，长3~4cm，沿脑沟向深部分离，亦可电凝切开额中回，纵行分离进入，若是优势半球，额下回后部的语言中枢，切口处的脑皮质用湿的脑棉片保护。皮质下的白质可用脑压板自持牵开，进入额角可见丘纹静脉、隔静脉及脉络丛集合于室间孔。第三脑室肿瘤多伴有室间孔扩大，如果室间孔不大，可在室间孔前上缘电凝切开一侧穹窿柱，切口扩大到透明隔即可进入第三脑室。

（4）肿瘤切除：进入第三脑室后首先可了解肿瘤的质地、血肿。若质地稍韧，先电凝肿瘤表面的包膜，瘤内分块切除肿瘤组织，肿瘤体积缩小后再仔细分离肿瘤壁，分块完全切除肿瘤。体积较大的肿瘤在未充分减压的情况下，切勿用力牵拉肿瘤壁，急于显露肿瘤基底，以免肿瘤深部血管撕裂，引起难以控制的大出血。肿瘤不能全切的应尽量打通脑脊液的循环通路，必要时可切开透明隔形成1cm左右的瘘口。

（5）关颅：妥善止血后，反复冲水未见渗血。脑室内放置引流管，分层缝合硬脑膜、肌肉、皮下组织及皮肤。

5. 术后监测与处理

（1）密切关注生命体征和瞳孔变化。

（2）监测心、肺功能及尿量改变。

（3）纠正水、电解质紊乱。

（4）止血。

（5）脱水。

6. 术后常见并发症的预防与处理

（1）术中避免损伤脑室内静脉，以免发生术后脑肿胀、静脉性梗死等严重后果。

（2）关颅前尽量除去术中用于压迫止血的明胶海绵，不要将其留置在脑室内，以防止术后发生发热或脑积水。

（3）术中使用温生理盐水反复冲洗血凝块或残留血液直至清亮，彻底冲洗也可以防止术后发生脑室炎和脑膜刺激征。

（4）偏瘫：术中避免损伤中央前回。

（5）记忆力丧失：避免损伤两侧穹窿柱。

（6）癫痫：围手术期应用抗癫痫药。

（7）丘脑损伤：术中避免脑室内过度牵拉。

（8）下丘脑损伤综合征：第三脑室壁要谨慎保护。

（二）经顶叶皮质经侧脑室三角区入路（Van Wagenen 入路）

1. 手术适应证

（1）肿瘤位于第三脑室后部肿瘤。

（2）肿瘤阻塞室间孔伴有脑积水者。

（3）复发的第三脑室后部肿瘤。

2. 手术禁忌证

（1）肿瘤向颅后窝延伸。

（2）第三脑室前部肿瘤。

3. 术前准备　除一般手术的常规准备外，术前还应进行下述准备。

（1）完善术前影像学检查（CT/CTA、MRI/MRA、DSA 等），了解肿瘤的大小、位置、起源、供血情况、室间孔与肿瘤的关系、脑室扩大程度等，必要时行介入血管栓塞治疗术。

（2）术前科室讨论患者病情及制订手术方案。

（3）完善手术同意书、重大报批单及知情同意书等医疗文书的签字。

（4）术前立体定向引导或术中神经导航可用于确定手术入路的选择及手术路径。

（5）麻醉：气管插管下全身麻醉。

（6）监护：心电监护、脉搏血氧饱和度等。

4. 手术要点、难点及对策

（1）体位与切口：患者取左侧卧位，头稍俯屈，取右侧顶部皮瓣切口，向前至中央后沟，沿中线向后至枕叶前部，皮瓣翻向外侧。

（2）骨瓣形成：内侧骨孔靠近矢状窦，外侧孔距中线 6~7cm，钻 4 孔，铣下骨瓣。

（3）进入脑室：弧形剪开硬脑膜，翻向矢状窦，分离切开右侧顶枕沟的蛛网膜，前缘至中央后沟后方 1~2cm，切开长 4~5cm，沿中央沟向深部分离至扩大的侧脑室。

（4）显露肿瘤：到达侧脑室后部和三角区，认清脉络丛球和侧脑室下角的后部，用湿棉片将下角后部和体部填塞好，防止术中血液流入侧脑室系统其他部位，增加术后脑膜刺激征反应。于三角区将脉络丛球电凝后予以切除，然后将三角区内侧壁切开探查，此区相当于松果体旁的扣带回，肿瘤体积较大时，可见内侧壁被肿瘤压迫而膨隆，用吸引器吸除脑组织后可见肿瘤组织。

（5）切除肿瘤：用脑棉片保护好周围的脑组织，防止手术操作时损伤周围的结构，同时防止血液流入脑室系统。先电凝肿瘤表面的包膜，瘤内分块切除肿瘤组织，或使用 CUSA 将瘤内组织吸除，待肿瘤体积缩小后再仔细分离肿瘤壁，分块完全切除肿瘤。肿瘤不能全切的应尽量打通脑脊液的循环通路。

（6）关颅：妥善止血后，反复冲水未见渗血。脑室内放置引流管，分层缝合硬脑膜、肌肉、皮下组织及皮肤。

5. 术后监测与处理

（1）密切关注生命体征和瞳孔变化。

（2）监测心、肺功能及尿量改变。

（3）纠正水、电解质紊乱。

（4）止血。

（5）脱水。

6. 术后常见并发症的预防与处理

（1）术中避免损伤脑室内静脉，以免发生术后脑肿胀、静脉性梗死等严重后果。

（2）关颅前尽量除去术中用于压迫止血的明胶海绵，不要将其留置在脑室内，以防止术后发生发热或脑积水，脑积水严重者可行侧脑室腹腔分流术。

（3）术中使用温生理盐水反复冲洗血凝块或残留血液直至清亮，彻底冲洗也可以防止术后发生脑室炎和脑膜刺激征。

（4）同向偏盲：避免视放射纤维损伤，切口不要伤及顶下小叶及更下方脑回。

（5）下丘脑损伤：术中避免过度牵拉。

（三）枕下经小脑幕入路（Poppen 入路）

1. 手术适应证

（1）位于第三脑室后部的肿瘤。

（2）肿瘤阻塞室间孔伴有脑积水者。

（3）复发的第三脑室后部肿瘤。

2. 手术禁忌证

（1）肿瘤向颅后窝延伸。

（2）第三脑室前部肿瘤。

3. 术前准备 除一般手术的常规准备外，术前还应进行下述准备。

（1）完善术前影像学检查（CT/CTA、MRI/MRA、DSA 等），了解肿瘤的大小、位置、起源、供血情况，以及室间孔与肿瘤的关系、脑室扩大程度等，必要时行介入血管栓塞治疗术。

（2）术前科室讨论患者病情及制订手术方案。

（3）完善手术同意书、重大报批单及知情同意书等医疗文书的签字。

（4）术前立体定向引导或术中神经导航可用于确定手术入路的选择及手术路径。

（5）麻醉：气管插管下全身麻醉。

（6）监护：心电监护、脉搏血氧饱和度等。

4. 手术要点、难点及对策

（1）体位与切口：患者取俯卧位，头正中。取右侧枕部皮瓣切口，起于枕外隆凸沿中线向上 7~8cm，转向外侧再向下终止于乳突，皮瓣翻向下。

（2）骨瓣形成：骨窗下缘接近窦汇及横窦，中线接近矢状窦，必要时可咬除矢状窦表面的骨质，充分显露矢状窦和横窦的上缘。

（3）以矢状窦及横窦为基底做成两个三角形硬脑膜瓣，翻向矢状窦及横窦，向上外牵开枕叶，直至显露小脑幕游离缘。然后沿直窦右侧 1cm，切开小脑幕，用神经钩抬起小脑幕游离缘，以免剪开小脑幕时伤及前方的滑车神经。向后切至窦汇处，用缝线牵开小脑幕，必要时可楔形剪开一片小脑幕，切开小脑幕前最好先电凝表面血管，切开或撕破蛛网膜显露四叠体池、环池及大脑大静脉。

（4）显露肿瘤：肿瘤位于大脑大静脉的前方，分离蛛网膜时要注意保护汇入此静脉的基底静脉、枕内静脉、两侧大脑内静脉及小脑前静脉。

（5）肿瘤切除：认真分离蛛网膜与大脑静脉，显露好肿瘤后先电凝肿瘤表面的包膜，瘤内分块切除肿瘤组织，或使用 CUSA 将瘤内组织吸除，待肿瘤体积缩小后再仔细分离肿瘤壁，分块完全切除肿瘤。肿瘤不能全切的应尽量打通脑脊液的循环通路。

（6）关颅：妥善止血后，反复冲水未见渗血。小脑幕缝合，分层缝合硬脑膜、肌肉、皮下组织及皮肤。硬脑膜外放置引流管。

5. 术后监测与处理

（1）密切关注生命体征和瞳孔变化。

（2）监测心、肺功能及尿量改变。

（3）纠正水、电解质紊乱。

（4）止血。

（5）脱水。

6. 术后常见并发症的预防与处理

（1）术中避免损伤面、听神经核等，以免造成术后面瘫、听力障碍等神经功能障碍。

（2）术中不宜将小脑蚓部切开过长，以免术后发生小脑性缄默。

（3）关颅前尽量除去术中用于压迫止血的明胶海绵，不要将其留置在脑室内，以防止术后发生发热。

（4）术中使用温生理盐水反复冲洗血凝块或残留血液直至清亮，彻底冲洗也可以防止术后发生脑室炎和脑膜刺激征。

（5）对侧同向偏盲：术中避免过度牵拉枕叶，损伤视觉中枢。

（四）经脉络丛下入路

1. 手术适应证

（1）位于第三脑室中部大型肿瘤。

（2）肿瘤阻塞室间孔伴有脑积水者。

（3）第三脑室肿瘤经室间孔切断一侧穹窿柱入路切除了前半部肿瘤，尚残留后半部肿瘤。

（4）第三脑室后部肿瘤经后方入路切除了肿瘤的后半部分尚残留前半部分肿瘤。

2. 手术禁忌证

（1）肿瘤经室间孔突入双侧侧脑室。

（2）第三脑室后部肿瘤。

3. 术前准备　除一般手术的常规准备外，术前还应进行下述准备。

（1）完善术前影像学检查（CT/CTA、MRI/MRA、DSA 等），了解肿瘤的大小、位置、起源、供血情况，以及室间孔与肿瘤的关系、脑室扩大程度等，必要时行介入血管栓塞治疗术。

（2）术前科室讨论患者病情及制订手术方案。

（3）完善手术同意书、重大报批单及知情同意书等医疗文书的签字。

（4）术前立体定向引导或术中神经导航可用于确定手术入路的选择及手术路径。

（5）麻醉：气管插管下全身麻醉。

（6）监护：心电监护、脉搏血氧饱和度等。

4. 手术要点、难点及对策

（1）体位与切口：同经额叶皮质入路所述。

（2）骨瓣形成：同经额叶皮质入路所述。

（3）进入脑室：同经额叶皮质入路所述。

（4）显露肿瘤：大型肿瘤可经扩大的室间孔看到肿瘤或其前极。按 Hirsch 法，在室间孔处电凝切断丘纹静脉，抬起侧脑室脉络丛，在穹窿体和丘脑内上缘之间的裂隙处，以显微剥离子切开室管膜，并与室间孔后缘连通，进入第三脑室内，可充分显露肿瘤。也可按照 Viale 法，不切断丘纹静脉，在侧脑室脉络丛下，沿丘脑上面与穹窿体之间的脉络裂体部，切开室管膜进入第三脑室内，可见肿瘤，但此法显露的范围有限。

（5）切除肿瘤：同经顶叶皮质经侧脑室三角区入路所述。

（6）关颅：妥善止血后，反复冲水未见渗血。脑室内放置引流管，分层缝合硬脑膜、肌肉、皮下组织及皮肤。

5. 术后监测与处理　同经额叶皮质入路所述。

6. 术后常见并发症的预防与处理　同经额叶皮质入路所述。

053

四、特殊部位胶质瘤：视交叉部胶质瘤

视交叉部胶质瘤是单纯发生于颅内的视神经胶质瘤，发生率为 1/10 万，占颅内肿瘤的 2%~5%，多来源于视神经星形细胞、极形胶质细胞，恶性程度高，可发生于任何年龄，以小儿多见。

（一）手术适应证

1. 肿瘤致使一侧或双侧视力下降或丧失。

2. 影像学检查证实，肿瘤位于视交叉部。

（二）手术禁忌证

患者患严重全身系统性疾病。

（三）术前准备

术前准备除一般手术的常规准备外，还应行下述准备。

（1）完善术前影像学检查（CT/CTA、MRI/MRA 等），了解肿瘤的大小、位置、起源及大脑前动脉等。

（2）术前科室讨论患者病情及制订手术方案。

（3）完善手术同意书、重大报批单及知情同意书等医疗文书的签字。

（4）麻醉：气管插管下全身麻醉。

（5）监护：心电监护、脉搏血氧饱和度等。

（四）手术要点、难点及对策

1. 翼点入路

（1）体位：患者取仰卧位，病侧肩部抬高 15°，头部向健侧转 15°~20°，后仰 10°~15°，使额骨颧突处于手术中心的最高点，术者视线能直视鞍旁。用 Mayfield-Kess 头架固定头部。

（2）皮肤切口：于颧弓上耳屏前 1cm 切开皮肤，切口向上达颞线，再呈弧形转向前，并于发迹内约 1cm 继续切口至中线。颞部切口注意颞部浅筋膜分两层，浅、深层之间含少量脂肪组织，保护颞浅动脉主干。皮肤切口和皮瓣设计可以视情况修改，将皮肤和帽状腱膜全层翻向前。

（3）颞肌的处理：沿额骨颧突切开颞肌附着处，向远心端分离 3~4cm，沿颞肌附着外缘（0.5cm）切开骨膜，另外沿皮瓣基部 1cm 左右平行切开骨膜，额部骨膜两切口相交，呈三角形，逐渐分离至眶缘。

（4）骨瓣及硬脑膜瓣：第一孔在额骨颧额缝之上，颧突之后，第二孔在眶上缘中点，此两孔应尽量接近颅底，第三孔在颞线内冠状缝之后，第四孔在颞骨鳞部，尽量靠颅中窝底，锯开颅骨，取下骨瓣。分离蝶骨嵴硬脑膜，咬除蝶骨嵴，达前床突处，视情况决定是否切除前床突。骨缘钻 4~6 孔，细线悬吊硬脑膜。切开硬脑膜翻向蝶骨嵴方向。

（5）解剖蛛网膜池：抬起额叶，解剖外侧裂池，打开颈内动脉池、终板池、视交叉池、脚间池等颅底蛛网膜池，释放脑脊液，逐步显露病变。

（6）肿瘤切除：对于一侧视力丧失者，术中要仔细分离肿瘤与正常视神经，保护对侧视力，同时注意保护大脑前交通动脉。若肿瘤与正常脑组织（如下丘脑等）或神经粘连紧密，不可强硬分离，以免造成严重损伤。

（7）关颅：妥善止血后，反复冲水未见渗血。分层缝合肌肉、皮下组织及皮肤。

2. 额下入路

（1）体位及切口：患者取侧卧位，床头抬高 10° 左右，颈部过伸 15° 左右，使眶板从垂直位向后倾斜约 45°，使头部高于心脏位置，以利于静脉回流，头架固定。取患侧冠状切口，切口位于发际内 1~2cm。

（2）骨瓣形成：皮瓣向前翻转至眉弓上缘，钻孔时骨瓣前缘应低至颅前窝底。若额窦开放，用骨蜡将其封堵完全，以防颅内感染。

（3）由额叶底部达到视交叉：弧形剪开硬脑膜，将其翻向中线，悬吊硬脑膜于骨窗周围软组织上，注意保护流向矢状窦的引流静脉。脑压板轻轻抬起额叶，不可用力牵拉，防止拉断嗅神经。显露外侧裂，用蛛网膜钩打开蛛网膜池，释放脑脊液。使脑组织自然回缩，待空间合适时，沿侧裂向中线探查，找到视神经，使用脑自持牵开器固定脑组织，不可过深，脑棉片垫于脑压板下方保护额叶底部组织避免损伤。

（4）肿瘤切除：对于一侧视力丧失者，术中要仔细分离肿瘤与正常视神经，保护对侧视力，同时注意保护大脑前交通动脉。若肿瘤与正常脑组织（如下丘脑等）或神经粘连紧密，不可强硬分离，以免造成严重损伤。

（5）关颅：妥善止血后，反复冲水未见渗血。分层缝合肌肉、皮下组织及皮肤。

（五）术后监测与处理

1. 密切关注生命体征和瞳孔变化。
2. 监测心、肺功能及尿量改变。
3. 纠正水、电解质紊乱。
4. 止血。
5. 脱水。
6. 术后常规放疗和化疗。

（六）术后常见并发症的预防与处理

1. 术中不宜用力牵拉额叶脑组织，以免术后脑出血、脑挫裂伤。
2. 术后常规使用抗癫痫药物，防止术后癫痫发生。
3. 术中注意保护下丘脑等重要脑组织，避免术后出现尿崩症、嗜睡等症状。
4. 术中注意保护正常视神经，避免术后视力、视野进一步恶化。

（林敏华）

第二节　脑　膜　瘤

脑膜瘤（meningioma）是常见的中枢神经系统良性肿瘤，其发病率占全部中枢神经系统肿瘤的第二位，约为 20%。国人发病率约为 6/10 万，发病年龄以中老年居多，女性发病率高于男性。脑膜瘤起源于蛛网膜帽细胞，肿瘤多呈圆形或类圆形，呈膨胀性生长，与周围组织分界清，多数肿瘤以宽基底与硬脑膜相连。脑膜瘤几乎可发生于硬脑膜的任何位置，常见的发生部位包括大脑镰和（或）矢状窦旁、大脑凸面、颅前窝底、岩斜区、小脑幕、脑室内等。脑膜瘤常见的病理类型包括内皮型、成纤维型、血管型、砂粒型、混合型等。脑膜瘤的治疗主要为手术切除，其他治疗方式如立体定向放射治疗可单独用于治疗部分类型脑膜瘤，或作为手术后的一种有效的辅助治疗方式。除不典型脑膜瘤（WHO Ⅱ级）和间变性脑膜瘤（WHO Ⅲ 级）外，绝大多数脑膜瘤预后良好，不易复发，有文献报道其复发率为 5%~15%。

一、临床表现

1. 颅内压升高　绝大多数脑膜瘤生长缓慢，患者可长期无症状。初期症状可能仅为轻微头痛，当患者出现明显的颅内压升高症状时，肿瘤常已很大。典型的颅内压升高症状为头痛、呕吐、视盘水肿。压迫静脉窦的脑膜瘤，因脑水肿出现更早且严重，颅内压升高症状可更明显。长期视盘水肿可导致视神经萎缩，引起视力下降。

2. 癫痫发作　有文献报道，脑膜瘤引起的最常见症状为癫痫。对于部分患者而言，癫痫可能是唯一的症状。脑膜瘤致癫痫发作的类型包括大发作、局灶性发作、精神运动性发作等。对于某些类型的癫痫如失神发作，诊断常存在一定困难。易引起癫痫发作的脑膜瘤多位于额顶部，压迫大脑皮质。患者脑电图检查可呈现不同程度的异常或边缘状态脑电图。

3. 局灶性神经功能损害　肿瘤压迫运动功能区可导致偏侧肢体肌力下降；位于优势半球的肿瘤可能引起语言功能障碍；颅前窝底脑膜瘤压迫额叶可能导致精神异常；鞍结节脑膜瘤压迫视交叉可导致视力下降和视野缺损；脑桥小脑角区脑膜瘤可压迫第 Ⅴ ～ Ⅸ 脑神经引起面部麻木、面瘫、听力下降、声音嘶哑、饮水呛咳等。

4. 梗阻性脑积水　巨大的脑室外肿瘤压迫脑室系统可导致脑积水，脑室内的脑膜瘤也可引起脑积水。脑积水可加重患者颅内压升高症状，患者出现持续且强烈的头痛，频繁呕吐，甚至可诱发脑疝形成。

5. 其他表现　部分脑膜瘤可侵犯颅骨，引起颅骨增厚，若肿瘤位于大脑凸面，有时可在头皮触及颅骨包块。

二、诊断与鉴别诊断

1. 影像学表现　脑膜瘤在 CT 扫描中常表现为圆形、类圆形等或稍高密度肿块，密度均匀，边界清晰，可伴有钙化，增强可见明显均匀强化，CT 值一般上升 50~100HU。肿瘤以宽基底与硬脑膜相连，可见"脑膜尾"征。肿瘤相邻部位的颅骨可出现增厚、破坏或侵蚀。脑膜瘤在磁共振 T_1 加权像上呈等信号或稍低信号，T_2 加权像上呈等信号或稍高信号，信号均匀，增强可见明显均匀强化。邻近脑组织受压移位，可见"脑回扣压"征。体积较大或生长较快的肿瘤可见瘤周指压状水肿。部分肿瘤可出现坏死、出血或囊变而导致信号不均匀。磁共振静脉造影（MRV）检查可显示邻近肿瘤的静脉窦是否有受压闭塞，数字减影血管造影（DSA）可用于分析脑膜瘤血供情况。

2. 鉴别诊断　脑膜瘤依据其典型的影像学表现，诊断多无困难。部分发生于特定区域的脑膜瘤需与相应部位的好发肿瘤相鉴别，如鞍结节脑膜瘤应与垂体瘤、颅咽管瘤相鉴别，脑桥小脑角区脑膜瘤应与听神经瘤、表皮样囊肿相鉴别。

三、手术治疗

（一）术前评估

术前应详细询问病史，了解患者有无高血压、哮喘、糖尿病、肾病等基础疾病。对高龄患者应重点评估心肺等重要脏器功能。术前常规检查包括血常规、血液生化、凝血功能、心电图、心胸部 X 线等检查。对于静脉窦附近的脑膜瘤，MRV 检查很有必要，可明确有无静脉窦受压或闭塞，为手术方式提供依据。全脑 DSA 检查虽不作为常规检查，但对于了解肿瘤血供情况有重要帮助。对于癫痫发作的患者，脑电图检查可帮助了解病情。

（二）术前准备

患者术前应剃除手术区域头发。术前 12 小时禁食，4 小时禁水。大多数脑膜瘤为富血供的肿瘤，因此术前备血应充分，必要时可做好自体血回输的准备。对于体积巨大，血供非常丰富的肿瘤，术前可用介入手段超选择性栓塞肿瘤供血动脉，可以显著减少手术中出血。对于幕上肿瘤，无论患者术前有无癫痫发作，均应口服抗癫痫药物控制和预防术后癫痫。若患者术前有明显脑水肿或脑积水表现，可应用甘露醇等脱水药物降低颅内压，改善患者症状。术前呕吐频繁的患者，应改善营养状态，纠正水电解质紊乱，可酌情应用止吐药物。对于幕下肿瘤压迫第四脑室致脑积水的患者，术前应行侧脑室穿刺置管引流脑脊液，防止术中打开硬脑膜后幕下压力骤然减低引发小脑幕切迹疝。

（三）脑膜瘤手术切除的 Simpson 分级法

决定脑膜瘤术后复发率的最主要因素是手术切除程度。国际上多采用 Simpson 分级法来评价脑膜瘤的切除程度。Ⅰ级：肿瘤全切除并切除肿瘤累及的硬脑膜和颅骨；Ⅱ级：肿瘤全切除并用激光或电灼肿瘤附着硬脑膜；Ⅲ级：肿瘤全切除，肿瘤附着的硬脑膜没有任何处理；Ⅳ级：部分切除肿瘤；Ⅴ级：单纯肿瘤减压或活检。

在 Simpson 分级的基础上，有学者又提出了 Simpson 0 级切除，即切除肿瘤边缘 2cm 以内的硬脑膜，实践证实这种切除方式较 Simpson Ⅰ级切除有更低的肿瘤复发率。

四、手术要点、难点及对策

（一）大脑凸面脑膜瘤

大脑凸面脑膜瘤的手术相对比较容易，尤其对于体积较小或中等的肿瘤，应以争取 Simpson 0 级切除为目标。根据肿瘤所处的部位设计头皮切口，切口多为弧形或马蹄形，位于发际内。骨窗大小应完全包括肿瘤所在范围，使肿瘤边缘位于骨窗内。对于体积较小的肿瘤，可沿瘤脑界面仔细分离肿瘤，注意保护瘤脑界面处的皮质组织，可边分离边以脑棉片分隔保护正常脑组织。待肿瘤与脑组织完全分离后，完整切除与肿瘤相连的硬脑膜，并可适当切除肿瘤边缘 1~2cm 以内的硬脑膜，减少肿瘤复发。切除后的硬脑膜缺损以人工硬膜一期修复。若肿瘤体积较大，则上述方式操作困难，且可能加重脑组织损伤，此时应先从肿瘤基底部入手，将硬脑膜上与肿瘤相连的血管逐步电凝封闭，并将瘤体与硬脑膜逐步分离。瘤体与硬脑膜彻底分离后，则肿瘤的大部分血供均已断绝，此时分块切除肿瘤，可明显减少出血量。对于受肿瘤侵犯的颅骨应一并予以切除，切除后的颅骨缺损以颅骨修补材料予以修复。

（二）大脑镰及矢状窦旁脑膜瘤

大脑镰及矢状窦旁脑膜瘤是所有部位的脑膜瘤中最常见者。大脑镰及矢状窦旁脑膜瘤虽起源有所差异，而手术入路设计及手术技巧有相似之处。控制术中出血、肿瘤分块切除、保护脑功能是完成肿瘤全切必须遵循的 3 个基本原则。将其手术要点概述如下。

1. 手术入路　多采用经纵裂入路。皮瓣及骨瓣应超出肿瘤各边界 2cm，骨瓣内侧缘应超出矢状窦外侧缘。若肿瘤跨侧生长，则切口应相应扩大以利于从对侧协同切除肿瘤。

2. 肿瘤切除方式　显露肿瘤时应尽量避免矢状窦出血。若蛛网膜颗粒出血，可用明胶海绵贴附止血；若矢状窦破裂，可用缝线快速修补破口，并以蛋白海绵加少量肌肉组织贴附，加压片刻便可止血。对于较小的肿瘤，可从肿瘤与大脑镰相连处分离，电凝基底部硬脑膜，再分离瘤脑界面。对于较大的肿瘤，以分块切除为主，分块切除应尽量在肿瘤包膜内进行，避免损伤正常脑组织和血管，最后沿蛛网膜界面切除瘤壁。分块切除时，应逐步电凝止血的同时切除肿瘤，避免出血过多。对于跨侧肿瘤，先切除较大一侧的肿瘤。若对侧肿瘤体积小，可切开大脑镰，通过大脑镰的缺口切除对侧肿瘤；若对侧肿瘤体积较大，应牵开对侧脑组织显露纵裂，切除肿瘤。切除肿瘤时应注意保护可能位于肿瘤深面的胼周动脉。对于受累的大脑镰，应予以切除。若肿瘤基底与矢状窦相连，则切除肿瘤后电凝矢状窦壁。对于向矢状窦内部生长的肿瘤，有学者提倡切除肿瘤及受侵犯的矢状窦壁并行矢状窦重建，但可能导致难以控制的大出血或术后静脉窦栓塞。

3. 矢状窦及重要静脉的保护　术前行 MRV 检查明确矢状窦及主要引流静脉的情况十分必要。若矢状窦已经闭塞，则术中在闭塞部位结扎矢状窦并切除肿瘤是有可能实现的；若矢状窦未完全闭塞，则需仔细保护矢状窦，避免矢状窦破裂出血或术后血栓形成。术前应结合 DSA 及 MRV 仔细辨认肿瘤的血供及与肿瘤伴行的正常血管，不可贸然损伤辨认不清的血管。术中对于脑组织的牵拉不可过度，否则可能损伤皮质引流静脉，引起术后严重的脑组织水肿；若肿瘤巨大难以充分显露，可考虑切除部分脑组织以利于显露，这比离断皮质引流静脉更加合理，对患者损害也更小。位于非功能区的皮质静脉若明显阻碍手术操作，可予以阻断。对于中央沟静脉的保护须非常仔细，中央沟静脉一旦损伤，则患者常出现明显的对侧肢体偏瘫。术前应通过 MRV 明确中央沟静脉的走行，以及与肿瘤的关系，若肿瘤包绕中央沟静脉，则应在中央沟静脉的前后方分别切除肿瘤。保持术野处于最高位，有利于静脉回流及减少出血。

（三）颅前窝底脑膜瘤

1. 手术入路　颅前窝底脑膜瘤的手术入路比较多样，应根据肿瘤的大小、具体部位、与周围神经血管的关系等因素综合决定。原则是应尽可能接近颅前窝底，尽可能显露肿瘤基底部及肿瘤各面，易于分辨和保护重要的神经血管结构，对脑组织牵拉较小。可选择的手术入路包括下述几种。

（1）经前纵裂入路：适用于肿瘤位于中线区域者，但单纯的前纵裂入路对于肿瘤基底部显露不佳，因此多联合额下入路或翼点入路。

（2）单侧额下入路：适用于偏向一侧的嗅沟区脑膜瘤或向颅前窝底发展的鞍结节脑膜瘤，其优点为操作简单，只牵拉单侧额叶，对侧额叶和嗅神经可免受损伤。

（3）冠状切口双侧额下入路：适用于体积较大的嗅沟区脑膜瘤，肿瘤向两侧均有发展，此入路的优点为显露范围较广，有较充分的操作空间。

（4）翼点入路：适用于局限于鞍区的鞍结节脑膜瘤，此入路的优点为可解剖侧裂池释放脑脊液，降低颅内压，以利于肿瘤显露，还可较清晰地分辨肿瘤与视神经、颈内动脉、动眼神经的关系，并且不易损伤嗅神经。

（5）额下 - 翼点联合入路：对于肿瘤广泛侵及颅前窝底的情况，可选用此入路。

（6）扩大经鼻内镜入路：适用于前床突、鞍结节、鞍旁、蝶骨平台等鞍区肿瘤的切除，其创伤小，且可直接处理肿瘤基底部。

2. 肿瘤切除方式　肿瘤的显露对于肿瘤切除程度而言至关重要。有学者将鞍区脑膜瘤的手术显露程度进行分级：Ⅰ级，肿瘤自然显露，基本无须牵拉脑组织便将肿瘤切除；Ⅱ级，对脑组织间断性略加牵拉，去除牵拉后，局部组织外观与未牵拉部位无异；Ⅲ级，牵拉处脑组织有伤痕；Ⅳ级，脑损伤较明显或呈不同程度肿胀。良好的肿瘤显露应达到Ⅰ或Ⅱ级标准。切除肿瘤时应尽可能先处理肿瘤基底部，切断肿瘤的血供。处理体积较大的肿瘤时，可先行瘤内切除，待肿瘤部分减压体积缩小后，再分离切除残余瘤壁，分离肿瘤与周围神经血管时需格外小心，避免损伤。颅前窝底肿瘤常伴有颅底硬脑膜和颅骨的侵蚀及破坏，原则上应尽可能切除受侵犯的硬脑膜和颅骨，并行颅底重建，若肿瘤基底巨大，侵犯范围较广，则可酌情保留基底部薄层肿瘤组织，避免颅底重建困难而导致脑脊液漏、继发颅内感染或脑组织疝出。

3. 神经及血管的保护　嗅沟区脑膜瘤主要侵犯嗅神经。对于偏向一侧的嗅沟脑膜瘤，可采用单侧额下入路，并且尽可能辨认并保护嗅神经，尤其是保护对侧嗅神经免于受损。采用翼点入路切除肿瘤时，牵拉额叶不应过度，脑压板前端距离中线 1~2cm，可避免嗅神经损伤。鞍区血管及神经集中，此部位肿瘤可能推挤或包绕视神经、颈内动脉及分支等，肿瘤包膜上也可有视神经、下丘脑的穿支血管分布，因此手术需非常谨慎。处理肿瘤包膜时，严格沿肿瘤与蛛网膜之间的间隙分离，肿瘤包膜上的血管，若穿入肿瘤则为肿瘤的滋养血管，可电凝离断，若沿肿瘤表面绕行，则勿轻易损伤。对于包绕在肿瘤内部的血管，若肿瘤质地较软，可用超声吸引器吸除血管周围肿瘤组织，若肿瘤质地坚硬，则宁可残留少量肿瘤组织于血管表面，切勿损伤血管造成大出血或血管闭塞。在邻近血管神经的部位操作时，双极电凝器功率应适当调低，且电凝过程中需不断滴入生理盐水降低局部温度。防止热传导造成神经损伤和血管痉挛。对于侵入海绵窦的肿瘤，若肿瘤只是附着于海绵窦的外侧壁、上壁，力争全切除肿瘤，切开过程中需注意保护脑神经。

若肿瘤长入窦腔内，则常与脑神经粘连紧密，强行切除肿瘤容易损伤脑神经，因此只姑息性切除部分肿瘤。

4.颅底重建　肿瘤完全切除后，探查颅前窝底。若鼻窦开放，则以浸透庆大霉素和活力碘的明胶海绵填塞，以骨蜡封闭瘘口。对于较小的骨质缺损，不需修复骨质，只需将硬脑膜严密缝合即可。对于较大的骨质缺损，应以钛合金板修复缺损，恢复颅底正常结构，并取颞肌筋膜或骨膜修补硬脑膜缺损。颅底重建应达到下列标准：消除死腔，在颅腔与鼻腔、鼻旁窦、口咽部间建立永久性屏障，以促使伤口愈合，防止颅内积气和颅内容物疝出；选择合适的材料严密修复硬脑膜，必要时修复颅底骨缺损，以防止发生脑脊液漏和颅内感染；手术入路应尽量有利于病灶切除，并获得较满意的整容、美容效果；不影响术后复查有无肿瘤复发。

（四）岩斜区脑膜瘤

1.手术入路

（1）颞下经岩骨前入路（Kawase 入路）：在颞下入路的基础上磨除岩椎前部。其要点是以颧弓根部为中心，磨除颧弓上缘，咬除颞鳞至平颅中窝底水平，磨除岩椎前部，切开小脑幕。此入路可显露鞍旁、海绵窦、同侧环池、脚间池、鞍上池、中斜坡、脑桥小脑角区等部位，其优点是显露岩斜区充分，操作空间大，对颞叶牵拉轻微，Labbé 静脉损伤概率低，对动眼神经和脑干的显露较好，对于同时向鞍区、颅中窝底和脑桥小脑角区发展的巨大岩斜区肿瘤，可联合切除颧弓，以获得更好的肿瘤显露效果。

（2）乙状窦前入路：有学者认为，此入路是处理岩斜区肿瘤的适宜入路，其优势在于对小脑、颞叶的牵拉轻微，容易处理肿瘤基底、阻断肿瘤血供，到达斜坡距离较其他入路最短，可多角度直视脑干腹侧面，乙状窦、Labbé 静脉不受影响；但其缺点也同样明显，手术耗时长、创伤大，破坏迷路会导致同侧听力丧失，开放乳突气房容易导致颅内感染和脑脊液漏等。

（3）枕下乙状窦后入路：对于斜坡型的岩斜区肿瘤有良好的显露效果，该入路通过脑桥小脑角池，显露中上岩斜区，岩斜区外侧部视野显露较满意。然而，深部区域及幕上视野显露不佳，在此入路的基础上联合磨除内听道上结节并切开小脑幕，可增加对幕上岩斜区及颅中窝的显露，但对脑干腹侧及深部斜坡的显露仍不佳，Samii 将此入路称为经乙状窦后内听道上入路，有学者认为，经乙状窦后内听道上入路可以将乙状窦后入路的手术野扩大显露到颅中窝的中线部、上斜坡侧方，并可显露 Meckel 腔内三叉神经，是切除主体位于颅后窝，同时累及颅中窝的岩斜区肿瘤的良好途径。

（4）联合入路：乙状窦前和乙状窦后入路的联合适用于累及全斜坡的肿瘤，通过前者可鉴别外侧的脑神经，应用后者鉴别内侧靠近脑干的脑神经。乙状窦前入路联合经岩骨前方入路可切除扩展到颅中窝、颅后窝的病变。联合颞下耳前入路、颞下窝入路，提供了舌咽神经、迷走神经和颈静脉球的显露。与远外侧入路联合并磨除枕髁的外 1/3，向下延伸显露枕下三角和寰椎后弓，可切除枕骨大孔处的病变。

2.手术操作要点　由于岩斜区的解剖关系复杂，重要的神经血管密集，因此这一部位脑膜瘤手术有一定难度与风险。有国外文献报道，岩斜区脑膜瘤的手术全切率仅为30%~40%，而脑神经功能障碍的发生率可达20%以上。因此，有学者认为，岩斜区脑膜瘤手术治疗的首要目标是脑干减压及尽可能恢复神经功能，而并非追求肿瘤全切。岩斜区脑膜瘤的手术处理除了保护好神经血管以外，同其他脑膜瘤的处理原则是一样的，即首先离断其供血，而后分块切除。大型肿瘤则采用边离断肿瘤基底边分块切除的方法。对于与神经、血管和脑干粘连紧密的肿瘤，可先尝试分离，难以分离者不必勉强全切肿瘤。手术操作应尽可能轻柔，避免过度牵拉脑组织。沿蛛网膜界面分离可减少神经血管的损伤。若脑组织压力过高影响手术操作，术中可静脉滴注甘露醇或过度换气以使颅内压下降，也可穿刺侧脑室释放脑脊液。

（五）小脑幕脑膜瘤

1. 手术入路　根据肿瘤的生长部位不同，可选择不同的手术入路。

（1）幕上脑膜瘤：幕上前部脑膜瘤可选择扩大翼点入路，幕上侧方脑膜瘤可选择颞下入路，幕上后方脑膜瘤可选择枕叶下幕上入路。

（2）幕下脑膜瘤：肿瘤位于小脑后方可选择幕下小脑上入路（Krause入路），位于幕下侧方可选择枕下乙状窦后入路。

（3）哑铃型脑膜瘤：可选用幕上、下联合入路。

2. 手术操作技巧　术中充分打开脑池释放脑脊液可使脑组织塌陷，有利于显露。若颅内压仍较高，术中可行腰椎穿刺引流脑脊液降低颅内压。术中应尽可能早地切开小脑幕（在肿瘤边缘环形切开小脑幕或大脑镰，以保留部分与肿瘤伴行的静脉或静脉窦），尽早阻断肿瘤血供，减少出血，根据需要切开一侧或双侧小脑幕。但是如果直窦闭塞，小脑幕静脉扩张明显，尽量不要切开小脑幕，以免引起静脉回流障碍。术中充分显露肿瘤与周围结构的关系，尽量采用锐性分离，避免盲目电凝，可有效减少神经血管的损伤。

3. 静脉窦保护　术前应行MRV及DSA了解静脉窦受压及闭塞情况。若肿瘤贴附于静脉窦壁生长而未侵入窦腔内，可将肿瘤仔细分离并予以全切除；若肿瘤已致静脉窦完全闭塞，则可结扎静脉窦并切除肿瘤；若肿瘤侵入静脉窦内而未完全闭塞静脉窦，则需权衡手术风险：若受累的横窦为较粗的优势侧，则不可使其闭塞，可选择放弃全切肿瘤保证静脉窦的完整性，或切除后行静脉窦重建；若受累的横窦较细，则多数情况下可选择结扎后切除肿瘤。

（六）脑室内脑膜瘤

1. 手术入路　脑室内脑膜瘤多数位于侧脑室三角区，其手术入路可选择下述三种。

（1）颞中回入路：于颞中回的中1/3处起始，横向后1/3处切开皮质4~5cm，经扩大的颞角进入侧脑室三角区。颞中回入路的优点是不易致视放射损伤，能避免损伤角回和缘上回，但有可能损伤感觉性语言中枢。

（2）顶枕入路：在大脑纵裂旁开3~4cm，中央沟后方1cm至顶枕沟纵向切开顶叶4~5cm，直达侧脑室三角区。该入路在感觉区后方、角回和缘上回上方操作，避免损伤角回和缘上回，正对肿瘤表面，对脑组织的破坏小。缺点是不利于优先处理肿瘤基底部血供。

（3）额中回入路：起源于室间孔附近的肿瘤可选用此入路。

2.手术操作技巧　牵开皮质的动作要轻柔，不可过度牵拉，否则易损伤丘脑和内囊膝部。显露肿瘤的同时要保护好脑室及脑室旁静脉系统，防止深静脉血栓形成而引起的术后神经功能缺损。对于体积较小、在脑室内活动度较大的肿瘤，可先显露和处理肿瘤基底部，然后完整切除肿瘤；对于体积较大的肿瘤，可先行瘤内减压，分块切除肿瘤，再逐步剥离瘤壁；若肿瘤包绕重要血管或与脑室壁粘连紧密，则不必勉强追求完全切除。切除过程中，可用脑棉片填塞于室间孔，防止出血流向对侧脑室和第三、四脑室。彻底止血后用大量生理盐水冲洗脑室腔，脑室内不放置明胶海绵，避免术后脑积水形成。侧脑室脉络丛可部分电凝，以减少术后脑脊液的分泌。

（林　宁）

第三节　垂体腺瘤

垂体腺瘤是一种常见的颅内肿瘤，其年发病率女性为 7/10 万人，男性为 2.8/10 万人。据国外文献报道，尸检和影像学检查提示垂体腺瘤的人群发病率为 17%~23%。在颅内肿瘤中，垂体腺瘤的发病率仅次于脑胶质细胞瘤，居第二位，约占颅内肿瘤的 20%。垂体腺瘤为良性肿瘤，起源于垂体前叶（腺垂体）。通常生长缓慢，主要症状表现为头痛、视功能障碍、内分泌功能紊乱及并发糖尿病、高血压、心脏病、骨质疏松等症状，严重者可以导致劳动力丧失，甚至死亡。近年来垂体腺瘤的诊治手段及疗效不断提高，但是其发病机制尚不明确。

一、手术适应证

（一）经蝶窦入路

1.垂体泌乳素腺瘤

（1）药物治疗效果欠佳。

（2）不能耐受药物治疗。

（3）拒绝服用药物治疗。

（4）肿瘤巨大伴明显视力视野障碍。

2.垂体 ACTH 腺瘤　明确诊断后，手术治疗是首选方法。

3.肢端肥大症　外科手术是首选治疗方法。

4.垂体无功能微腺瘤　可以随诊观察。

5.垂体大腺瘤

（1）垂体泌乳素腺瘤：伴垂体卒中或囊性变，药物治疗效果不佳者。

（2）有视神经视交叉受压者，即使没有内分泌异常或视野缺损，但视觉结构可能会受到损伤，也需要手术治疗。

6.急性和迅速的视力或其他神经功能恶化　可能意味着视交叉缺血、出血或肿瘤梗死（垂体卒中），失明通常需要急诊手术减压。

7.诊断不明确的患者　手术治疗可以获得病变组织用于病理诊断。

（二）经颅入路

大多数垂体腺瘤可以采用经蝶窦入路手术，但在某些情况下应该考虑开颅手术，具体为下述两种情况。

1.蝶鞍扩大不明显，肿瘤主要位于鞍上，尤其是肿瘤被鞍膈孔束紧，肿瘤呈"哑铃"形。

2.向前、中颅底生长，且大于鞍内部分的肿瘤。

二、手术禁忌证

1.患者全身状况不能耐受手术。

2.活动性颅内或者鼻腔、蝶窦感染。

三、术前准备

1.明确诊断　有关内分泌学检查、视力、视野和眼底检查，常规摄蝶鞍正侧位相，以了解蝶鞍形态，蝶窦气化情况；常规增强 CT 或 MRI，了解肿瘤大小、密度或信号、形态、伸展方向。

2.经蝶窦入路者应检查鼻腔，术前应用抗生素液滴鼻，清洁口腔，术前一天剪鼻毛，开颅者手术当天剃发。

四、手术要点、难点及对策

（一）经颅入路

1.经额底入路　适用于肿瘤大部分位于鞍上，未侵及第三脑室前部者，但视交叉前置者显露困难。

（1）手术操作

1）患者予以气管插管下全身麻醉。患者取仰卧位，上半身抬高20°，头部后仰15°～30°，于双侧额部发际内做冠状头皮切口或单侧额部切口。

2）颅骨钻孔、游离骨瓣、切开硬脑膜、悬吊硬脑膜并固定。

3）开放相关脑池、释放脑脊液，使脑组织回缩，抬起额底，直至鞍结节，辨认视神经和视交叉。

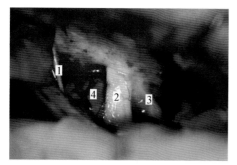

图 2-3-1　经额底入路显示肿瘤与周围结构
的解剖关系

1. 右侧嗅神经；2. 右侧视神经；3. 右侧颈内动脉；
4. 肿瘤

4）从视交叉间隙、视神经与颈动脉间隙切除肿瘤，鞍内部分切除后鞍上扩展的部分可降至鞍内，相继切除；分块切除视交叉后下方肿瘤，最后切除上方残留肿瘤（图 2-3-1）。

5）肿瘤切除后，反复冲洗术野，双极电凝及止血材料止血。严密缝合硬脑膜，骨瓣复位固定，依次缝合头皮各层，无菌敷料覆盖，术毕。

（2）注意事项

1）摆放体位时床头高足低，头部后仰 15°～30°，额部钻孔尽量靠近颅前窝底，使额叶在术中受到的牵拉最小。

2）额窦开放时用剥离子将额窦黏膜尽量去除，以混有抗生素粉剂的骨蜡封闭额窦。

3）在显露鞍区肿瘤前，可以通过解剖周围脑池或术前放置腰部蛛网膜下隙引流管缓慢释放脑脊液，以减低颅内压。

4）在抬起额叶时，可以将额底外侧部分抬起；勿损伤嗅结节及前穿质附近额叶脑组织，避免患者术后出现意识障碍。

5）如视交叉前置，可采用经额颞入路或经颈内动脉 - 视神经间隙切除肿瘤。

6）肿瘤本身并不形成瘤壁，术中所见的瘤壁实际上是肿瘤周围的正常结构及周围的蛛网膜，特别是垂体受肿瘤推移积压而成。

7）切除蝶鞍后上方、入路同侧、前方的肿瘤时，可以用神经内镜帮助观察并切除肿瘤。

2. 经纵裂入路　适用于肿瘤大部分位于第三脑室前部，充满鞍上池，未侵入第三脑室者。

3. 经胼胝体入路　适用于肿瘤侵入第三脑室和（或）侧脑室，脑积水明显，以及视交叉下方和鞍内部分肿瘤显露不佳者。

4. 经侧脑室入路　适用于肿瘤侵入侧脑室，室间孔明显梗阻，对鞍内显露不好者。

5. 经翼点入路　适用于肿瘤向鞍旁、颅中窝底生长，并向鞍后发展者。

（1）手术操作：经翼点入路垂体腺瘤切除术是近年采用较多的手术入路，优点是通过打开侧裂池，利用额颞叶之间的间隙进入鞍区，对脑组织的机械性牵拉较轻，不易损伤嗅神经。

1）体位：患者取仰卧位，头部偏向手术对侧 30°。

2）于额颞部做弧形切口，依次切开头皮各层，剪开颞浅筋膜，分离颞肌，骨膜下分离肌皮瓣并翻向面侧固定。

3）颅骨钻孔，关键孔位于额骨颧突处，以铣刀铣开骨瓣，磨钻磨除蝶骨嵴外侧。

4）以蝶骨嵴为中心弧形剪开硬脑膜。

5）解剖外侧裂，放出脑脊液，显露大脑中动脉及分支，显露出颈内动脉床突上段及大脑前动脉、大脑中动脉分叉处。打开颈内动脉池及周围脑池，释放脑脊液，使颅内压进一步降低。

6）观察鞍区肿瘤及肿瘤毗邻关系。选择视交叉前间隙、视神经颈内动脉间隙、颈内动脉动眼神经间隙及动眼神经外侧间隙中较大者开始进行手术操作，按顺序先行鞍内后行鞍上肿瘤瘤内切除。

7）肿瘤切除完毕后，以大量生理盐水冲洗术野，可以用双极电凝电灼及止血材料贴敷压迫止血后，缝合硬脑膜及头皮各层，术毕。

（2）注意事项

1）在摆放体位时，使头部向对侧偏斜并轻度后仰，以使额叶在重力作用下自然下垂；同时额骨颧突钻孔必须贴近颅底，减少脑压板牵拉。

2）解剖侧裂时应遵循自额叶由外向内解剖，将大脑中动脉及其分支牵向颞侧；入侧裂的静脉如果妨碍分离可以电灼后切断，以利于显露术野。

（二）经蝶窦入路

经蝶窦入路常为首选入路，适用于各种类型的垂体微腺瘤、垂体大腺瘤；各种类型的垂体巨大腺瘤并向鞍上或鞍后上生长，轻度向鞍上前方及鞍旁两侧者；视交叉前置者；肿瘤向蝶窦生长、向后生长侵入鞍背、斜坡者；出现脑脊液鼻漏者；巨大肿瘤侵入海绵窦甚至累及海绵窦入颅中窝者既可以行扩大经蝶窦入路手术，也可以一期行经蝶窦部分或大部切除肿瘤，以改善视力，为二期开颅手术做准备。

1. 手术步骤

（1）术前准备

1）患者取仰卧位，上半身轻度抬高，颈部轻度过伸（图2-3-2）。

2）气管插管于口腔左侧固定；消毒铺巾，双侧角膜以红霉素眼药膏保护后再用无菌贴膜封闭保护。

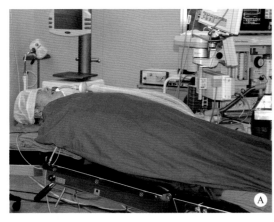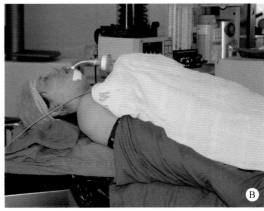

图 2-3-2　患者取仰卧位，手术床头高足低 20°～30°，头部再后仰 20°～30°

3）面部、口唇、下颌、颈部消毒，铺巾包头。

4）长纱填塞口咽。

5）鼻腔以黏膜消毒剂如络合碘等进行消毒。

（2）手术过程

1）术者一般位于患者右侧。

2）肾上腺素棉片收缩鼻甲扩大术野，收缩黏膜减少出血。

3）以剥离子沿鼻中隔及中鼻甲之间进入，确定蝶窦开口位置（图2-3-3A），然后置入牵开器。

4）切开鼻中隔右侧根部黏膜，黏膜下分离，将鼻中隔左侧黏膜向左侧推开，置入牵开器。

5）确认蝶窦前壁，向两侧扩大蝶窦侧壁；确认鞍底位置，去除蝶窦黏膜，以骨凿和（或）磨钻去除鞍底骨质（图2-3-3B）。

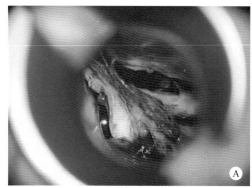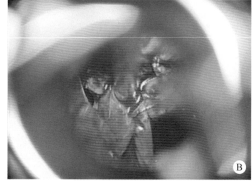

图 2-3-3　参考术前头颅侧位相和 MRI 所示，确定鞍底位置

6）以钩刀或11号刀片垂直切开硬脑膜。

7）用不同角度和长度的垂体腺瘤显微刮匙、取瘤钳和吸引器切除鞍内肿瘤；使鞍上肿瘤逐步下降至鞍内，直至鞍膈下降满意为止（图2-3-4）。

8）瘤腔内以生理盐水或温盐水冲洗；瘤腔内和（或）蝶窦内可以填塞明胶海绵，鞍底硬脑膜切缘处可以用人工硬脑膜贴敷。

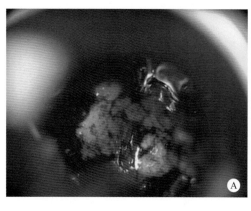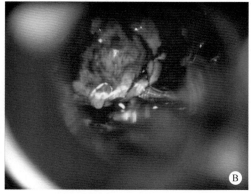

图 2-3-4　如果肿瘤质地较软而且位于鞍底，切开硬脑膜后肿瘤常可自行涌出，用不同角度和长度的刮匙按顺序刮除肿瘤，同时注意保护正常垂体组织

9）在撤出牵开器后，将已切开及进行黏膜下分离的右侧鼻中隔右侧蝶窦开口附近的鼻黏膜推回原位，然后进行鼻腔内油纱填塞。

2. 注意事项

（1）合理进行鼻腔黏膜收缩，使术野显露清晰。注意对于高血压患者进行鼻腔黏膜收缩时可能使血压升高。

（2）切开鼻中隔根部黏膜后，在鼻中隔根部及蝶窦开口附近分离黏膜时要尽量保持黏膜完整，减少渗血，才会有清晰手术野和顺畅入路。

（3）严格保持正中入路，勿偏移，以免损伤鞍旁重要血管神经。

（4）必要时，使用C形臂（图2-3-5）或神经导航（图2-3-6）确认蝶鞍定位，防止误损伤颅前窝、额叶、斜坡和脑干等颅内重要组织。

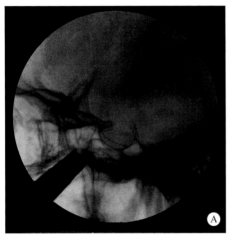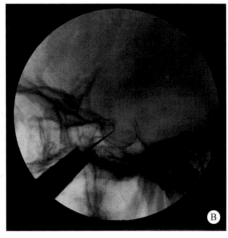

图 2-3-5 术中应用C形臂定位鞍底，可见鼻牵开器正对着鞍底（A）；刮匙刮除肿瘤过程中，通过C形臂定位刮匙的位置（B）

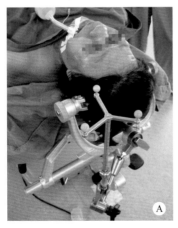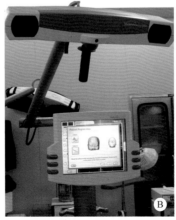

图 2-3-6 固定 Mayfield 定位头架后，进行导航的注册

A. 固定 Mayfield 定位头架；B. 导航注册

（5）鞍底开骨窗选位和硬脑膜切开时大小要适度，动作要轻巧，以防损伤鞍膈、海绵窦和颈内动脉。

（6）注意鞍内组织结构变异情况，如观察不清，切勿盲目钳夹及动用刀剪；如发现颈内动脉突入鞍内，一定要设法避开，以免损伤大动脉引起大出血；遇海绵间窦出血要及时止血。

（7）在鞍内刮、吸、切除肿瘤，动作要轻柔，切勿损伤海绵窦、鞍膈、鞍上重要脑组织、神经和血管组织。

（8）鞍内止血要彻底，渗血多者应放置引流。

（9）鞍内、蝶窦内填塞脂肪组织要适度，过多脂肪易滑向鞍上，形成新的压迫；而过少要滑向蝶窦腔内使防脑脊液漏、止血等无效。

五、术后监测与处理

1. 注意垂体功能低下，适当补充激素。

2. 密切观察尿崩症及水、电解质紊乱，及时纠正。给予氢氯噻嗪，必要时可以用去氨加压素。

3. 术后 1~3 天拔鼻腔填塞纱条，如用可吸收棉片则不用拔除。

4. 注意脑脊液鼻漏，若出现则须卧床，使用抗生素，必要时可以腰部蛛网膜下隙引流或行脑脊液漏修补术。

六、术后常见并发症的预防与处理

1. 开颅手术并发症　下丘脑功能障碍、颅底血管损伤、垂体前叶及后叶功能暂时或永久障碍、术后视功能障碍加重。

2. 经蝶窦入路并发症　垂体功能低下，脑脊液鼻漏，鞍内血肿，鼻出血（假性动脉瘤破裂出血），尿崩症（绝大多数为一过性），水、电解质紊乱，眼肌麻痹，鼻中隔穿孔，嗅觉下降等。

七、临床效果评价

垂体腺瘤手术效果良好率一般是 60%~90%，但也有较高的复发率。术后需定期随诊观察临床症状，做内分泌学和放射学检查。垂体腺瘤的复发与手术切除不彻底、肿瘤侵蚀性生长、累及硬脑膜、海绵窦或骨组织、垂体细胞增生等因素有关。垂体无功能微腺瘤即使不进行治疗预后仍良好。

（王任直）

第四节　颅咽管瘤

颅咽管瘤是一类位于颅内蝶鞍区或鞍旁的中枢神经系统良性肿瘤。颅咽管瘤起源自胚胎时期颅咽管的残存上皮组织或 Rathke 囊（釉质型），或由胚胎时期口凹的残存鳞状上皮细胞化生而来（鳞状乳头型）。通常隐匿起病，大多数患者就诊时有神经系统症状（头痛、视力视野损害）和内分泌紊乱。每年新诊断出的颅咽管瘤发生率为（0.13~2）/10 万人。性别和种族对于颅咽管瘤发病率无影响。颅咽管瘤患者的年龄分布呈双峰趋势，5~14 岁儿童与 65~74 岁老年人发病率最高。在儿童群体中，颅咽管瘤占所有肿瘤的 5%，占鞍区或鞍旁肿瘤的 50%。

一、临床表现

颅咽管瘤大多生长缓慢，症状常隐匿发生，从症状出现到确诊通常需 1~2 年时间。常见的症状如下述几项。

1.颅内压升高　头痛、恶心和呕吐多由于肿瘤本身的占位效应或继发的脑积水引起。脑积水多由于室间孔、第三脑室或中脑导水管阻塞引起。

2.内分泌紊乱　内分泌功能通常受抑制，如甲状腺功能低下、直立性低血压、侏儒症、尿崩、阳痿和闭经。但同样可能有内分泌功能亢进的表现，如儿童性早熟，或者发生于成人的肥胖症。

3.视力视野损害　最常见的视野损害是由于视交叉受压导致的双眼颞侧偏盲，但部分患者可有同向偏盲、视盲点扩大及视神经萎缩和视盘水肿。

4.其他的临床表现　包括化学性脑膜炎（囊液破入到蛛网膜下隙导致）、癫痫、尿崩症、智力发育缓慢、情绪不稳及淡漠。

二、诊断与鉴别诊断

（一）诊断

1.影像学　典型的颅咽管瘤影像学表现是位于鞍区或鞍旁的囊实性占位，伴有钙化。肿瘤可位于鞍上（75%）、鞍内（5%）或同时侵犯鞍上及鞍内（20%）。鞍上型颅咽管瘤又可依据肿瘤与第三脑室及视交叉的关系而分为不同的亚型。肿瘤钙化在 CT 图像上显示最明确，而 MRI 则能够更精确地勾画出肿瘤轮廓，并反映肿瘤和下丘脑的关系，因此 MRI 常被用作手术规划的依据。磁共振血管造影（MRA）不仅能够显现出包绕肿瘤的血管，更能够为肿瘤与血管畸形的鉴别提供依据。

2.内分泌学检查　包括生长激素、甲状腺激素、黄体生成素和卵泡刺激素的检查，这些检查应与血皮质醇水平检查共同进行，同时还应测定尿比重。另外，骨龄测定及针对年轻女性的卵巢超声检查也同样有帮助。最理想的状态是在术前即纠正患者的所有内分泌功能紊乱，至少应纠正低皮质醇血症及尿崩症。

3.眼科学检查　视力和视野检查对判断病情是必要的，此外还可以进行眼底检查，以发现视盘水肿或视神经萎缩。

4.组织学检查　颅咽管瘤细胞较小，呈上皮样结构，镜下可见大量微囊腔，其他表现包括透明样变及钙化结构、角化物胶原、异物性巨细胞及偶尔可见胆固醇结晶。

（二）鉴别诊断

颅咽管瘤的诊断主要依据患者的临床表现（神经系统和内分泌系统症状）和影像学表现（蝶鞍区钙化的囊实性占位），确诊需要依靠组织学检查。

鉴别诊断主要包括以下几个方面。

1.先天性畸形　蛛网膜囊肿和 Rathke 囊肿。

2.其他肿瘤　垂体腺瘤、转移瘤、脑膜瘤、表皮样和皮样囊肿、下丘脑 - 视神经胶质瘤、下丘脑错构瘤、畸胎瘤等。

3.感染性或炎性包块　嗜酸性肉芽肿、淋巴细胞性垂体炎、肉样瘤病、梅毒及结核。

4.血管畸形　颈内动脉动脉瘤或前交通动脉瘤、动静脉畸形等。

三、手术适应证

无禁忌证的患者均应手术。

四、手术禁忌证

年老体弱、有严重的重要器官疾病、出凝血功能障碍、感染性疾病未能控制。

五、术前准备

（一）一般性准备

1.入院行血常规及血生化检查、血垂体激素检查、心电图和胸片检查。另外，上述的辅助检查是必做项目。

2.术前口服抗癫痫药和糖皮质激素。

3.针对术前检查出的症状和体征行对症处理，如视力下降给予神经营养药，尿崩症给予去氨加压素，电解质紊乱予以纠正等。

（二）术前评估

1. 病情　术前是否有尿崩症、电解质紊乱、癫痫、垂体激素水平很低、视力极度受损，以及是否合并有其他器官疾病或糖尿病等。

2. 影像学

（1）瘤组织含钙化较多、实体肿瘤为主者手术困难。肿瘤起源于第三脑室底部者较其他部位困难。

（2）按肿瘤对下丘脑侵犯的程度，分为0~2级，0级表示肿瘤没有侵犯下丘脑；1级表示下丘脑受压上抬，但下丘脑仍可见；而2级表示下丘脑受压严重以至于难以从影像学上分辨。术前分级越高，则术后致残的可能性越高，二者显著相关。因此有学者建议，对于0级或1级的肿瘤，可以尝试全切除，而对于2级的肿瘤，可以行肿瘤部分切除，与下丘脑关系密切的肿瘤组织不必强行切除。

（3）按肿瘤起源分型

1）鞍内型颅咽管瘤

MRI：①蝶鞍显著扩大，鞍内有钙化；②矢状位的薄层扫描显示，视交叉位于肿瘤上方；③大型肿瘤可显示第三脑室底部轮廓因肿瘤挤压而变形，向后上移位，显示肿瘤在脑室外（图2-4-1）。

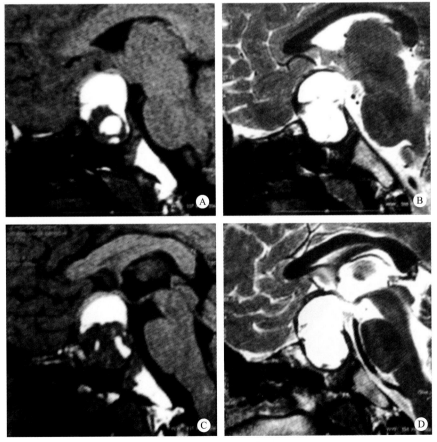

图 2-4-1　鞍内型颅咽管瘤患者 MRI

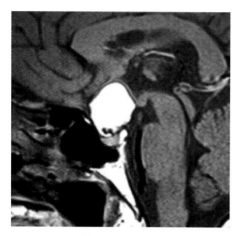

图 2-4-2　鞍上型颅咽管瘤患者 MRI

术中可见：①肿瘤表面有鞍膈覆盖；②肿瘤与垂体柄、漏斗之间有鞍膈存在；③肿瘤实体与钙化主要在扩大的蝶鞍之内。

2）鞍上型颅咽管瘤

MRI：①鞍上肿瘤，蝶鞍不扩大；②矢状位的薄层扫描显示视交叉位于肿瘤上方；③大型肿瘤可显示第三脑室底部轮廓受肿瘤挤压而变形，向后上移位，显示肿瘤在脑室外；④肿瘤与垂体柄伴行（图 2-4-2）。

术中可见：①肿瘤表面仅覆盖蛛网膜；②肿瘤与垂体柄相伴；③肿瘤切除后见到完整鞍膈。

3）室下型颅咽管瘤

MRI：①鞍上肿瘤，蝶鞍不扩大；②矢状位或轴位的薄层扫描显示视交叉显著前移，位于肿瘤前方；③肿瘤在视交叉的后方，可占据脚间窝（图 2-4-3）。

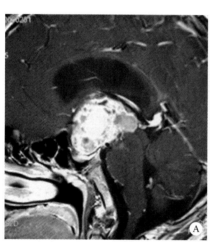
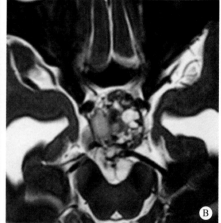

图 2-4-3　室下型颅咽管瘤患者 MRI

术中可见：①视交叉极度前置；②终板膨隆增宽，肿瘤在终板之下；③视束向前外移位；④肿瘤切除后可见第三脑室底部完整。

4）室前型颅咽管瘤

MRI：①肿瘤位于第三脑室，早期体积不大已有显著脑积水；②冠状位的室间孔层面，见肿瘤占据全部第三脑室，并有"向侧脑室内膨隆"的特征（图 2-4-4）。

术中可见：①经侧脑室见到极度扩大的室间孔；②肿瘤塞满室间孔向脑室方向膨隆；③肿瘤表面为菲薄的囊膜。

注：以上分型由朱贤立、赵洪洋、吕健研究提出。

肿瘤按起源分型有利于判断肿瘤对患者的生命和神经功能影响，例如：①视觉障碍以鞍上型颅咽管瘤较为突出，视交叉或视神经不但受到来自下方肿瘤的压迫，还要受到上方

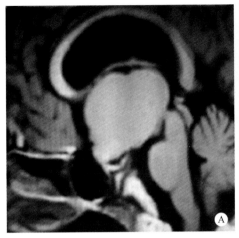
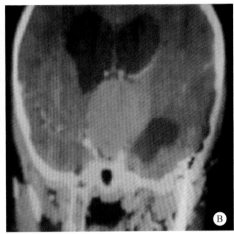

图 2-4-4 室前型颅咽管瘤患者 MRI

的大脑前动脉的紧勒；②鞍内型颅咽管瘤常引起内分泌障碍导致儿童发育停滞，鞍上型颅咽管瘤常致早期尿崩症；③室下型和室前型颅咽管瘤的视觉和内分泌障碍都相对较轻，与肿瘤大小不成比例。室前型颅咽管瘤由于室间孔的较早堵塞，脑积水导致颅内压增高的表现常是首发症状。室下型颅咽管瘤的脑积水出现较迟，颅内压增高症状相对较轻。

六、手术要点、难点及对策

颅咽管瘤手术可分为经颅和经蝶两种手术入路，以下分别叙述。

（一）经颅手术

1.翼点入路 是颅咽管瘤最为经典和最常用的入路（图 2-4-5），可以通过视交叉间隙（间隙 1）、视神经颈内动脉间隙（间隙 2）、颈内动脉动眼神经间隙（间隙 3）、终板（间隙 4）、视束大脑中动脉间隙（间隙 5）等对肿瘤进行分离切除（图 2-4-6）。这一入路适合于鞍内型、鞍上型和室下型的颅咽管瘤。

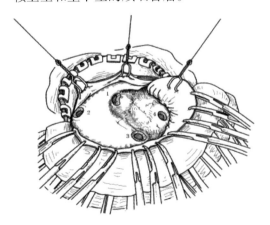
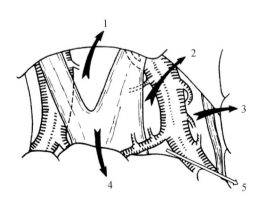

图 2-4-5 标准翼点入路骨窗范围　　　　图 2-4-6 通过各间隙可对肿瘤进行分离切除

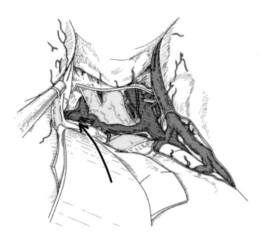

图 2-4-7　翼点入路外侧裂的开放和松解

（1）头位：根据肿瘤起源和占据的位置在标准翼点入路头位的基础上调整，鞍内型用标准翼点入路即可，鞍上型头多后仰 10°，室下型头多后仰 15°~25°。

（2）解剖：按顺序依次解剖外侧裂池（要求见到游离的大脑中动脉）、颈内动脉池、视交叉池和对侧相应池，需打开终板时，外侧裂需解剖得更长一些（图 2-4-7）。

对较小的肿瘤，可一次游离和摘除肿瘤；对较大肿瘤先行囊内切除（特别是实体和钙化组织），然后断离肿瘤起源处，最后游离肿瘤包膜，将肿瘤取出。肿瘤起源一般均在下丘脑 - 垂体轴上，要尽可能保护该区的正常组织以维护患者术后的正常内分泌功能。在分离包膜时，因包膜周围有增生的胶质易于与正常组织分离，所以，要沿着包膜分离，有时部分肿瘤不在视野内，可通过牵拉分离包膜的技术将整个肿瘤取出。对鞍内型的肿瘤，因肿瘤上壁与鞍膈紧密粘连，故宜将覆盖肿瘤的鞍膈一并切除。方法是先经视交叉间隙从前床突鞍膈前缘切开，向左至海绵窦，然后沿后床突、鞍背切开，再从右侧视神经颈内动脉间隙切开鞍膈近海绵窦处，并在视神经下与前后鞍膈切口汇合，形成鞍膈的环形切开，达到切除下方肿瘤的目的，在可能的情况下，应将鞍内肿瘤顺肿瘤包膜切除。有时，肿瘤侵及视神经鞘内，这时还需打开视神经管，彻底清除肿瘤。

在视交叉前置的情况下，视交叉很容易被误认为肿瘤而受到损害。在正常情况下，两侧视神经以反 "\/" 字呈现在手术者眼前，如呈现在手术者眼前的是一个正 "/\" 字形的双侧视神经景象，要警醒这不是视神经而是视束，它们的前端正是视交叉。因此，在没有明确视神经、视交叉、颈内动脉等重要结构前，不要贸然尝试切除肿瘤。

（3）切除肿瘤时，电凝和器械容易误伤的重要结构

1）视神经、视交叉和视束：除了上述视交叉被误伤的情况，视神经特别是入路侧的视神经更易受伤，如在分离视神经与肿瘤粘连时，在视神经与颈内动脉间隙，器械进出对视神经的牵拉和机械摩擦、电凝的直接损伤、电凝蒸汽的灼伤均可造成术后视力下降和失明。应对措施是使用最低电凝强度，减少电凝频度，短促电凝，尽量减少对视神经的牵拉，器械进出时避免接触视神经，以薄的脑棉片铺在视神经表面。在需要切开终板时，应从入路侧平行视束做切口，锐性沿视交叉和对侧视束切开终板，在分离和切除肿瘤时，始终注意对侧视束完整，并注意不对其产生牵拉作用。切开终板后的操作，应尽量不用电凝，被迫使用时，用低电凝强度、短时和电凝后及时冲水。

2）颈内动脉：颈内动脉的牵拉、摩擦、必要和不必要的电凝均易引起动脉壁损伤而造成动脉瘤样突起，引起术中或术后出血，特别在肿瘤复发行再次手术时，导致致死性出血。对应措施是在颈内动脉侧壁垫上薄的脑棉片，减少对颈内动脉的触碰，避免不必要的电凝，选用尖的、裸露短的电凝镊。

3）大脑前动脉和前交通动脉：同上所述，在切除肿瘤过程中，除可能造成动脉瘤样突起外，如肿瘤较大或较硬，在强行拖出分离好的肿瘤时，易发生视神经的损伤，更严重的是引起上述血管的撕裂大出血和术后严重的脑梗死。为避免上述情况的发生，应分块取出大的钙化组织，在拖出肿瘤遇到阻力时，不要强行拉出，而应做进一步游离后再试行拉出，若仍不能拉出肿瘤，则分块切除取出肿瘤。脑压板的不当牵拉也是血管损伤的重要原因，特别在需要切开终板时更是如此，除了用脑棉片保护上述血管外，手术全程均要注意血管受牵拉的程度。

4）下丘脑：在肿瘤为鞍上型和室下型时，通过翼点入路有时不能直视到肿瘤与下丘脑的分界，因此，部分操作是凭手感和经验，所谓的"盲区操作"，应先用神经剥离子沿肿瘤包膜向前推肿瘤，然后边牵拉包膜边用吸引器或神经剥离子挡住下丘脑，直至肿瘤完全从合适的间隙取出。

5）垂体柄：因其为下丘脑垂体轴的重要连接结构，保护其结构和功能完整成为手术的目标之一，也是术后患者内分泌功能是否正常的关键所在。但颅咽管瘤起源多与垂体柄相关，因此，垂体柄均会有不同程度的肿瘤浸润，只有少数情况下可看到完整无损的垂体柄，大多数情况下垂体柄总是被肿瘤大部取代，此时手术者通常要权衡是留下携带有少量肿瘤组织的垂体柄去冒复发的风险，还是切除受侵的垂体柄而让患者忍受术后尿崩症、垂体功能低下的并发症。这主要依据手术者的经验和术中肿瘤和垂体柄的具体情况作出不同处理。

（4）在打开终板，分离肿瘤后部时应垫入脑棉片将肿瘤及手术区与第三脑室隔开以防肿瘤残渣、血液、囊液流进第三脑室。

（5）翼点入路所能显示的范围如图 2-4-8，图 2-4-9 和图 2-4-10 所示较大颅咽管瘤也能通过翼点入路彻底切除。

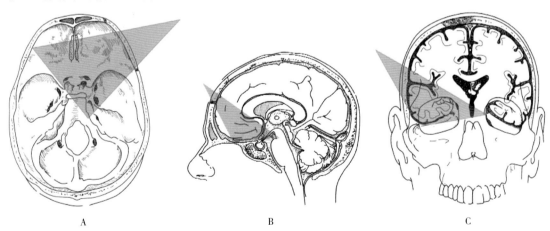

A   B   C

图 2-4-8   翼点入路在轴位（A）、矢状位（B）、冠状位（C）所能显露的手术野

2. 经额下入路   常用的是发际内冠状切口，依据肿瘤偏向选择右侧或左侧骨瓣开窗，骨窗下缘平眉弓，内侧近中线（图 2-4-11）。手术要点是切开硬脑膜后不要试图向上牵拉额叶，而是应先打开侧裂池释放脑脊液，待脑松弛后，再向上牵拉额叶，显露视交叉区，切除肿瘤技术见前述。如肿瘤侵入蝶窦内，尚可在鞍结节处做硬脑膜瓣，钻骨进入蝶窦清除肿瘤，

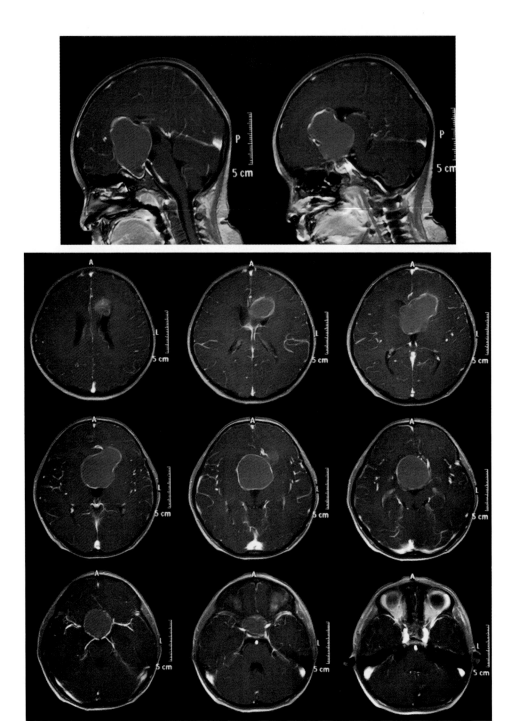

图 2-4-9 颅咽管瘤术前

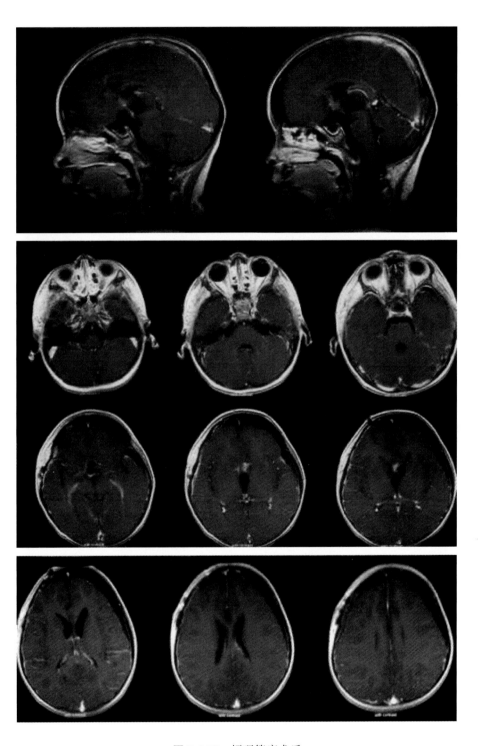

图 2-4-10　颅咽管瘤术后

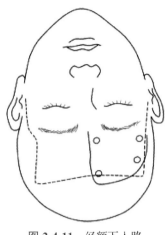

图 2-4-11 经额下入路

术后以自体脂肪和筋膜填入，缝合硬脑膜瓣。

此入路适合于鞍内型和鞍上型肿瘤，但不适合于室前型和室下型肿瘤，对巨大颅咽管瘤也不便选此入路。

当肿瘤较小时，可通过额下锁孔入路切除肿瘤。在眉弓处做横行切口，并做直径 2.0~2.5cm 骨瓣，利用锁孔器械打开侧裂池、视交叉池，切除肿瘤技术同上述（图 2-4-12）。

3. 经额纵裂入路　适用于鞍内型、鞍上型及室下型颅咽管瘤。患者取仰卧位，头皮切口同额下入路。切开硬脑膜后，开放外侧裂池，脑组织松弛后，沿纵裂分离两侧额叶，显露视神经、视交叉，肿瘤常将视交叉和大脑前动脉及前交通动脉顶向后上方，在纵裂向后分离到胼胝体膝，注意勿伤及此处的双侧胼周动脉。大多数鞍上颅咽管瘤的表面覆盖的是蛛网膜，因此与周围神经和血管粘连不紧，易于游离开，对较小的肿瘤可分离其与下丘脑和垂体柄的粘连后整体取出，并且保护垂体柄完整的概率很高。如肿瘤位于第三脑室前部，通过此入路打开终板，可在直视下分离肿瘤后界，切除肿瘤的技术和要重点保护的结构如前所述（图 2-4-13）。

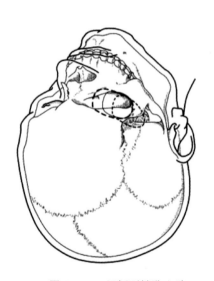

图 2-4-12　经额下锁孔入路

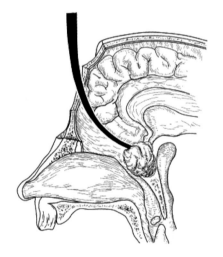

图 2-4-13　经额纵裂入路

4. 经胼胝体入路　适用于室前型颅咽管瘤，即肿瘤主体位于第三脑室内，该入路能在直视下分离和切除肿瘤。患者取仰卧位，在头皮中线发际内 5cm 处做马蹄形或钩形切口，皮瓣翻向额侧，可做三角形或矩形骨瓣开颅（图 2-4-14）。因此型颅咽管瘤多有较明显的脑积水的表现，剪开硬脑膜后，如颅内压高，则不可强行用脑压板牵拉脑组织而造成不必要的脑损伤，可先穿刺脑室，放出脑脊液，使脑组织易于牵开。从回流静脉少的地方，用脑压板从纵裂把额叶牵开，初学者有时会把胼缘动脉误认为胼周动脉。在纵裂底部，双侧胼周动脉位于白色的胼胝体上方，从两侧胼周动脉之间切开胼胝体 2.0~2.5cm，可经扩大的侧脑室室间孔看到肿瘤（经胼胝体侧脑室室间孔入路）（图 2-4-15~图 2-4-18），也可进入透明隔间隙向下分离到穹窿，再分开两侧穹窿进入第三脑室（经胼胝体穹窿间入路，图 2-4-19）。在分离肿瘤后壁时，宜垫入脑棉片以防止肿瘤残渣和血块向后堵塞第三脑室导水管。在放出囊液和囊内肿瘤切除后，沿肿瘤壁分离肿瘤，并予以切除。肿瘤有时与第三脑室前方的神经和血管结构粘连紧密，应细心分离，估计不能分离的不必强求。与经胼胝体侧脑室室间孔入路和经胼胝体穹窿间入路相比，经皮质侧脑室入路（图 2-4-20）的手术视野更大，对较大肿瘤更合适，但术后癫痫的发生概率高于前两者。

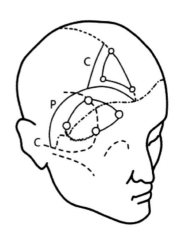

图 2-4-14　标准翼点入路和经胼胝体入路的头皮切口及骨窗范围

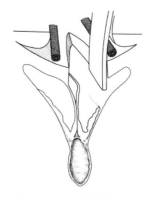

图 2-4-15　经胼胝体入路

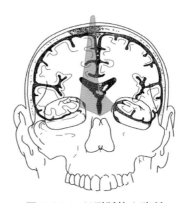

图 2-4-16　经胼胝体入路所能显露的视野

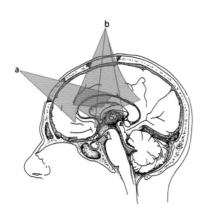

图 2-4-17　选择不同的胼胝体部位所能显露的手术区域

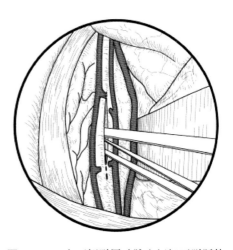

图 2-4-18　在两侧胼周动脉之间切开胼胝体

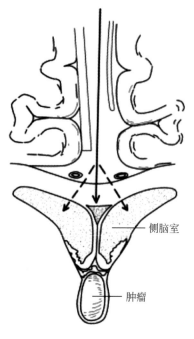

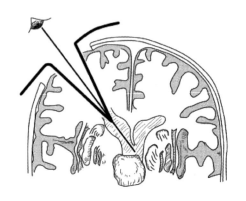

图 2-4-19　经胼胝体穹窿间入路　　　　　图 2-4-20　经皮质侧脑室入路

此入路要重点避免损伤的神经、血管组织结构：在纵裂牵拉脑组织时，因颅内压高可能损伤旁中央小叶和胼缘动脉，导致患者术后出现小便功能障碍、偏瘫；在分开两侧胼周动脉，切开胼胝体、脑压板深入牵开的过程中，有可能损伤胼周动脉致患者偏瘫和意识障碍。胼胝体切口过长、穹窿损伤会引起记忆缺失等；室间孔周围丘纹静脉的损伤可致丘脑水肿；下丘脑和丘脑的神经核团损伤可致体温、内分泌、水和电解质紊乱、癫痫、上消化道出血和昏迷。当肿瘤与 ACA、ACoA 粘连紧密时，血管的损伤可引起严重后果。牢记这些要点，掌握肿瘤切除技术，应能取得良好疗效。

5. 经胼胝体 - 翼点联合入路　当肿瘤较大，特别是从鞍内到第三脑室均为肿瘤占据时，需要选择联合入路，因为翼点入路和胼胝体入路基本覆盖了颅咽管瘤最常生长的部位，两种切口相邻，两种入路可以一次手术完成，头皮切口和骨窗范围见图 2-4-14。当判断哪种入路有可能一次切除肿瘤时，就应先做这一入路。

（二）经口、鼻蝶入路

1. 经口鼻蝶入路　此入路随着经鼻蝶入路的普及和技术改进，已渐少用。对鞍内型特别是侵入蝶窦内的颅咽管瘤适用。在唇下两尖牙间牙龈上方近黏膜处做横切口，分别沿两侧鼻腔骨内侧和底面分离骨膜和鼻黏膜。沿鼻中隔软骨和梨状骨分离骨膜和黏膜直达蝶窦前壁。将 Hardy 扩张器沿鼻中隔插入分离后的鼻腔达蝶窦前壁撑开，在显微镜下去除鼻中隔，找到蝶窦开口。用高速金刚钻磨开蝶窦前壁，剥离蝶窦黏膜，磨除蝶窦内骨隔，显露鞍底，若鞍底位置不能确定，需用 X 线机定位。金刚钻磨开鞍底，形成至少 1cm 直径骨窗，"十"字形切开硬脑膜，再切开肿瘤包膜，分块切除肿瘤，如能牵拉分离肿瘤包膜容易，可将整个肿瘤拖出；如不能完整分离肿瘤取出，可用刮匙做包膜内肿瘤刮除，尽量将肿瘤更多清除。若肿瘤未能全部切除，又无脑脊液漏可不修补颅底，使残瘤分泌物引流出；若有脑脊液漏，需用脂肪及筋膜填塞蝶窦和蝶鞍并封以生物胶；若术后仍有脑脊液漏，可行腰大池持续引流，如 3~4 周仍不能停止脑脊液漏，需行修补术。

2. 经鼻蝶入路　因显微镜下和神经内镜下的鼻蝶入路基本相似，这里以神经内镜下的入路阐述，特别提倡双人四手的双鼻孔入路。患者取仰卧位，头后仰 15°，鼻腔消毒后，沿中鼻甲和鼻中隔间插入浸有副肾上腺素的脑棉片，以增加手术通道的空间。蝶窦开口是术中重要的解剖标志，也是第一个要找到的标志，它一般位于蝶窦隐窝内，在鼻中隔和上、中鼻甲根部之间。从蝶窦开口内侧至鼻中隔弧形切开鼻黏膜，显露鼻中隔骨性部分并去除，显露整个蝶窦前壁。用高速磨钻由蝶窦开口向周围磨除蝶窦前壁，清理出蝶窦黏膜，磨除窦内骨性分隔。此时大多可见到弧形的鞍底，在磨鞍底前应估计视神经、颈内动脉、海绵窦的位置及与肿瘤的关系。鞍底骨窗应有 1.5~2.5cm，"十"字形切开硬脑膜，再切开肿瘤包膜，分块切除肿瘤，如能牵拉分离肿瘤包膜容易，可将整个肿瘤拖出；如不能完整分离肿瘤取出，可用刮匙做包膜内肿瘤刮除，尽量将肿瘤更多清除。

若扩大入路，将鞍结节和蝶骨平台打开，尚可用于鞍上型颅咽管瘤的切除，但术中和术后都要重视脑脊液漏的可能，给予积极有效的处理。

若肿瘤未能全部切除，又无脑脊液漏，可不修补颅底，使残瘤分泌物引流出；若有脑脊液漏，需用脂肪及筋膜填塞蝶窦和蝶鞍并封以生物胶；若术后仍有脑脊液漏，可行腰大池持续引流，如 3~4 周仍不能停止脑脊液漏，需行修补术。

七、术后常见并发症的预防与处理

术后常见并发症主要有电解质紊乱、尿崩症、高热、癫痫、消化道出血、意识障碍、内分泌紊乱、营养问题等。

（一）电解质紊乱

1. 低钾血症　常为尿崩症和补钾不足所致。

2. 高钾血症　常与肾功能受损或补钾过多有关。

3. 低钠血症　是中枢神经系统疾病继发的一种常见的水盐代谢紊乱。一般情况下，继发的低钠血症与下列因素有关。

（1）医源性：患病后使用大剂量脱水剂和利尿剂，如激素、甘露醇、高渗葡萄糖、呋塞米等，使大量钠离子从尿中排出。

（2）补液中不含钠离子或含量少，以及钠摄入不足。

（3）呕吐时从胃肠道丢失过多。

（4）中枢性低钠血症：可分为两类，脑性盐耗综合征（CSWS）和抗利尿激素分泌失调综合征（SIADH）；两者常规生化指标相同，临床表现相似，但治疗原则相悖；如不能正确加以区分，采取针对性治疗，常会导致患者病情加重，甚至造成严重脑水肿，危及生命。

1）CSWS：是由于尿钠丢失，而导致低钠血症和细胞外液量减少，中心静脉压降低伴随体重减轻的一种综合征。临床特点是低钠血症（血清 $[Na^+] < 120mmol/L$）、排钠过多（无法阻止钠盐由尿大量流失），对补充盐分反应良好。其发生原因为中枢神经系统病损致使心钠素（ANP）或脑钠素（BNP）对肾脏神经调节功能紊乱，从而造成肾小管对钠的重吸收障碍。

2）SIADH：是由于 ADH 分泌增多，导致体内水分增加，出现低钠血症，尿渗透压高于血渗透压，低钠而无脱水，中心静脉压增高的一种综合征。

中枢性低钠血症在中枢神经系统疾患中并不少见，29% 的蛛网膜下隙出血急性期和 35% 的垂体瘤经蝶入路切除术后患者会发生低钠血症。鞍区肿瘤术后 CSWS 发生率高达 81.1%。重型颅脑损伤患者发生 CSWS 占 71%。

SIADH 和 CSWS 在临床表现上极相似，都以低钠血症和低血浆渗透压造成的神经系统症状为主；可出现精神异常和意识改变，表现为烦躁、表情淡漠，精神萎靡、嗜睡，直立性头重脚轻和晕厥。部分患者有腹胀、腹泻、恶心、呕吐，重者惊厥或死亡。体征表现为肌无力、腱反射迟钝、巴宾斯基征阳性、抽搐、昏迷；已经昏迷的患者，则意识障碍加重，对刺激反应更差。CSWS 还可见直立性低血压、体重下降、眼眶凹陷、黏膜干燥、无腋下流汗及心悸，而浮肿少见。SIADH 还可见尿量过少，无水肿或脱水征。

SIADH 的诊断依据：血清 $[Na^+] < 120mmol/L$；低血浆渗透压，血浆渗透压 $< 270mmol/L$；高尿钠，尿钠 $> 20mmol/24h$；尿渗透压高于血浆渗透压；甲状腺、肾上腺与肾功能正常；周围组织无水肿或脱水。

CSWS 与 SIADH 的鉴别：CSWS 与 SIADH 的区别在于后者血容量增加，血浆 ADH 增高，而 ANP、BNP 并不增高。鉴别困难时可采用诊断性补液治疗或限制性液体治疗，补液治疗若患者症状改善，则为 CSWS；补液治疗若患者症状无改善，则为 SIADH。在患者病情许可的条件下，应用限制性液体治疗，若血浆渗透压升高，尿钠排出减少，则为 SIADH；若患者症状加重则为 CSWS。

SIADH 是因水潴留而产生的稀释性低钠血症，治疗上主要是纠正低钠血症和防止体液过多。其治疗必须做到以下几点，①严格控制水的入量：成人入量 $< 1000ml/d$，儿童入量 $< 10ml/（kg·d）$，使体内水呈负平衡；②补钠：低血钠伴尿钠小于 20mmol/24h 时，可适量给予补充钠盐，但病情严重者（血清 $[Na^+] < 120mmol/L$）伴昏迷时，应积极补充高渗盐水，同时给予呋塞米；③应用抑制 ADH 分泌的药物：目前发现有下列药物，可以抑制 ADH 分泌，如乙醇、苯妥英钠、锂、秋水仙碱、长春新碱、去甲金霉素等，以治疗 SIADH，但在应用上述药物时应注意有些药物本身可引起或加重 SIADH，促甲状腺释放激素（TRH）可抑制 ADH 的合成和释放，对 SIADH 有治疗作用。纠正激素失衡可用 ACTH 25U 肌内注射，每天 2 次。

CSWS 是尿排钠增多所致的低钠血症，治疗主要是维持正常水盐平衡，给予补液治疗。CSWS 患者应予以充分补钠、补水，补钠量根据缺钠程度而定。由于缺钠时又多伴有血容量不足，因此首先需快速补足血容量，提高血浆渗透压，以改善微循环，可静脉或口服补充等渗或高渗盐液，根据低钠血症的严重程度和患者耐受程度选择单独或联合应用。①轻度或中度缺钠者，先给予钠缺失量的一半，再加每天钠的生理需要量，所需液体用等渗葡萄糖盐水；②重度缺钠者，一般先补给浓度为 30g/L 的高渗盐水 200~300ml，治疗过程中每天严密监测血钠、尿钠及 24 小时尿量，待血钠、尿钠均恢复正常后，继续巩固 3 天。可根据血清钠缺失量在钠盐补充充足的情况下使用盐皮质激素，可以促使血钠浓度的恢复。治疗过程中，需要特别注意补充钠液的速度。低钠血症的纠正过程中可能出现神经系统并发症：快速纠正慢性严重低钠血症可引起中央脑桥和脑桥外脱髓鞘病变；快速纠正急性低钠血症（< 24 小时）可迅速导致脑桥中央髓鞘溶解。高渗盐液补液速度以每小时 0.7mmol/L，24 小时小于 20mmol/L 为宜。

中枢性低钠血症是中枢神经系统疾病临床上常见的最严重的代谢紊乱之一，正确的诊断和治疗对于患者的预后具有重要意义。大多数中枢性低钠血症是 CSWS 所致，它与 SIADH 的主要区别是血容量降低；二者在临床上并不能截然分开，需要细致分析和动态临床观察，才能作出更切合实际的判断，继而施行合理的治疗，其发病机制有待于进一步研究，而更为敏感和特异的监测指标也有待于发现。

4. 高钠血症　为血液浓缩表现，严重时可出现意识障碍，一般通过限制钠、氯，补足液体及治疗尿崩症可改善，长期顽固的高钠高氯血症，单用限钠补液方法收效不佳者，加用小剂量口服抗利尿剂有望见效。

（二）尿崩症

成人若每小时尿量大于 160ml，尿比重 < 1.005，应视为发生尿崩症，须应用抗利尿剂，注意出入量平衡，维持外周循环稳定，必要时监测中心静脉压。应用抗利尿剂前，须了解血电解质情况，须排除低钠血症及 SIADH 后，才可应用垂体后叶素等制剂，垂体后叶素每次 5~10U（首次 2.2~5.0U），有效剂量可控制尿量 6~8 小时，去氨加压素（弥凝）每片 0.1mg，1~2 片每 8 小时一次、每 12 小时一次或每天 1 次。尿崩期间的补液量，可按每小时的尿量来确定饮水量或鼻饲水量。常规的静脉输液量成人为 1500~2000ml/d，约相当于由皮肤、呼吸道丢失的水量。

其他电解质的补充：钾的补充按每 1000ml 尿量补充 1g 氯化钾来估算，大部分应由口服或鼻饲给入，由静脉补充的氯化钾为 2g/d，氯化钠为 4g/d，通过血电解质监测再予以调整。

（三）高热

头颈部物理降温，控制室温在 20~25℃，物理降温必须以不引起寒战与畏寒为度，监测中心体温，不必强行控制在正常或低于正常，目标是避免高热，也避免用冬眠药，以免影响神志观察，丧失咳嗽反射、口渴反应和饮水功能。

（四）癫痫

术前口服抗癫痫药（苯妥英钠或丙戊酸钠）3 天，术毕立即肌内或静脉注射抗癫痫药，推荐使用丙戊酸钠，注射用药与以后的口服用药非同一药时，须重叠 1~2 天（剂量），如从未发生过抽搐，出院后继续口服 1 个月即可停药，术前或术后有抽搐发作，诊断为癫痫的患者，须长期服药，进行正规的抗癫痫治疗。

（五）消化道出血

术后常规地应用 H_2 受体拮抗剂（如雷尼替丁 0.4g）或质子泵抑制剂（如奥美拉唑 40mg），每天静脉滴注一次，可有助于减少消化道出血。

（六）意识障碍

术后常见导致意识障碍的原因：手术损伤下丘脑、颅内血肿、脑水肿、急性梗阻性脑积水、水和电解质紊乱、激素替代治疗不足。因此术后一旦出现意识变差，除了须立即做 CT 检查以确定有无颅内血肿、脑水肿和脑积水以外，还须从血电解质监测和激素用药等多方面寻找原因。

术后即昏迷的患者，其预后差，是手术损伤的结果；而术后意识清醒的患者，如果预后差，多为术后处理不当所致。

（七）内分泌功能低下

地塞米松治疗，用法如下述介绍。

（1）术前 3~5 天，0.75mg，口服，每天 3 次。

（2）手术开始前，5~10mg，肌内注射或静脉注射，

（3）术中，5~10mg，肌内注射或静脉注射。

（4）术后第 1~3 天，5mg，静脉注射，每 6 小时一次。

（5）术后第 4~6 天，5mg，静脉注射，每 12 小时一次。

（6）术后第 7~9 天，1.5mg，口服，每天 3 次，

（7）术后第 10~12 天，0.75mg，口服，每天 3 次。

（8）术后第 13~15 天，0.75mg，口服，每天 2 次。

（9）术后第 15 天后改用泼尼松龙，5mg，口服，每天 1 次，1~2 周停药。以后根据血液检测结果决定是否给予糖皮质激素、甲状腺激素和性激素。对出现精神差或意识障碍者，应考虑激素不足。一部分患者尚需转至内分泌科、妇产科或泌尿外科就诊，以决定是否需用甲状腺激素、性激素及有关生育功能的治疗。

（八）营养问题

意识障碍不能自行进食者，宜及早采用鼻饲，进行正规的肠内营养支持，除须有足够热量外，还须有充足蛋白质、维生素及微量元素等。成人从每天 500~1000kcal[①]开始，分次注入，注意观察患者的消化道功能，逐渐增量，待完全适应后，可增至每天 1800~2000kcal以上至正常需要量。肠内营养尚未完全适应阶段，不足的热量由静脉营养，如静脉滴注脂肪乳剂混合液等来补充。

---

① 1kcal=4.184kJ。

（九）辅助治疗与复查

出院后对有肿瘤残余者进行放射治疗（直线加速器），定期复查内容包括 MRI、CT、视力、视野、内分泌、血电解质等检查。时间要求：2 年内每 3 个月复查一次，2 年后每半年复查一次，5 年后每年复查一次，超过 10 年。

（赵洪洋）

第五节　胆　脂　瘤

胆脂瘤也称表皮样囊肿或珍珠瘤等，好发于脑部和耳部，发病率为全脑肿瘤的 0.5%~1.8%，可多发，最常见于脑桥小脑角区域。颅内胆脂瘤生长缓慢，常沿颅底向蛛网膜下隙、脑的裂隙部位扩展，只有在生长较大的时候才表现出临床症状。一旦出现临床症状并经检查发现肿瘤时，肿瘤已侵及脑沟、脑池和深部的腔隙，造成脑组织的移位，包裹脑神经和血管。

一、临床表现

不同部位的表皮样囊肿表现不同。

1. 脑桥小脑角的表皮样囊肿　约 70% 的患者以三叉神经痛起病。根据临床表现又分为单纯三叉神经痛型、脑桥小脑角肿瘤型（多以耳鸣，头晕，面肌抽搐及第Ⅶ、Ⅷ脑神经受累等脑桥小脑角综合征为主要表现）和颅内压增高型。

2. 颅中窝的表皮样囊肿　主要表现为患者三叉神经麻痹症状，如面部感觉减退，咀嚼肌无力等。50% 的患者可形成骑跨于颅中窝、颅后窝型。

3. 鞍区的表皮样囊肿　常以患者进行性视力减退、视野缺损为早期的临床表现，内分泌障碍较少见，个别可出现性功能障碍、多饮、多尿等垂体功能不足及下丘脑损害征。

4. 脑实质内的表皮样囊肿　患者可出现癫痫发作、肢体轻偏瘫和感觉障碍等。

5. 脑室内的表皮样囊肿　多位于侧脑室三角区及体部，早期可无明显症状，随着囊肿增大，可出现波动性或阵发性头痛，当阻塞脑脊液循环通路时出现颅内压增高症状。

6. 松果体区的表皮样囊肿　晚期主要表现为颅内压增高和双眼上视困难、瞳孔对光反射消失、调节反射存在等 Parinaud 综合征。

7. 颅骨胆脂瘤　常偶然发现，颅骨表现隆起多年，触之橡胶感，无压痛，可移动或固定。

二、诊断与鉴别诊断

CT 可呈低密度或混杂高密度影。MRI：T_1 加权像多呈低信号，T_2 加权像、液体衰减反转恢复脉冲序列（Flair）呈高信号，部分 T_1 加权像及 T_2 加权像呈高低混杂信号。病灶形态不规则，轮廓光整或呈分叶状。不论 CT 或 MRI，表皮样囊肿增强后通常无强化。当肿瘤信号与脑脊液信号相似时，应用 Flair 扫描，表皮样囊肿不被抑制，呈现出高信号，而被抑制的脑脊液呈低信号。

表皮样囊肿应注意与下列疾病相鉴别：

（1）蛛网膜下隙囊肿：其信号强度与脑脊液相同，且囊肿内信号均匀一致，轮廓光整。鉴别困难时可做 Flair 或弥散加权成像（DWI）。表皮样囊肿在 Flair 或 DWI 上呈高信号，与低信号的蛛网膜下隙囊肿不同。

（2）皮样囊肿：又称囊性畸胎瘤，起源于外胚层及中胚层组织，好发于颅后窝或鞍上中线部位，其内含脂肪，甚至可有毛发、骨骼、牙齿等，囊壁或肿瘤内常有钙化。

（3）囊性颅咽管瘤：好发于鞍区，以鞍上多见，囊壁有钙化，CT 上有高密度影。因囊内含蛋白，在 MRI T_1 加权像上呈高、低混杂信号。MRI 增强检查囊壁有强化。

（4）听神经瘤囊变：肿瘤常呈囊实性，MRI 增强后囊壁或实质性部分有明显的强化，常伴有内听道扩大和听神经增粗。

三、手术适应证

颅内胆脂瘤的治疗以手术切除为原则，因囊肿包膜是生长最活跃的部分，手术中应争取全切除。对那些与周围组织粘连较轻的囊肿，尤其是第四脑室的囊肿，尽量做到全切除。

四、手术禁忌证

1. 颅内胆脂瘤病灶小、部位深且没有明显临床症状，可持续影像学观察随访。
2. 年老体弱、合并有严重的重要器官疾病患者。
3. 有出凝血功能障碍、感染性疾病未能控制者。

五、术前准备

1. 术前准备同一般开颅术前准备。
2. 对于脑桥小脑角的表皮样囊肿，可以选择乳突后小切口，切口以乳突沟为标志，骨窗直径为 4cm，可较好地显露并切除肿瘤。位于小脑外侧或脑桥小脑角较大的肿瘤，则可以选择枕下乙状窦后入路，骨窗扩大至直径 6~8cm；对于位于脑桥小脑角并向脑干腹侧延伸生长的肿瘤，可以选择 Kawase 入路。

六、手术要点、难点及对策

表皮样囊肿多表现为质软、珍珠样、边界不规则的球形肿块，肿瘤包膜菲薄，并与蛛网膜多处粘连。术中可先切开肿瘤被膜实施内减压，用剥离器或刮匙将瘤内容物清除干净，再分离被膜。当被膜与脑干、椎基底动脉、脑神经粘连紧密而难以分开时，可残留部分被膜，但需用双极电凝弱电流破坏被膜内的鳞状上皮层。无论被膜是否能够切除完全，肿瘤内的角化物质必须清除彻底，并防止播散到蛛网膜下隙，以免引起严重的无菌性脑膜炎。在彻底清除一个区域的表皮样囊肿后，再移向另一区域，以避免遗留下小的囊壁残余。手术最后，应详细检查手术区域内的每一个角落，反复冲洗手术野，以确保清除残留的肿瘤细胞。对于少数瘤体体积巨大的表皮样囊肿，且包膜与脑干、脑神经和重要的血管紧密粘连者，不必强行剥离与切除，以免危及生命和出现严重并发症。即使表皮样囊肿未能完全切除，患者也有较长的生存期。

神经内镜辅助下行颅后窝表皮样囊肿切除。首先按常规显微神经外科手术操作，以肿瘤核心部位选择入路，显微镜下尽可能切除病变的绝大部分，对于显微镜下难以显露的部分，借助神经内镜（30°硬性镜和弹性软镜）探查病灶的残留部分，用相应的可塑形成角的吸引器、剥离子等特殊器械分离并切除残余的肿瘤。术中尽可能避免强力牵拉脑组织，充分利用切除部分肿瘤后带来的腔隙发挥神经内镜成角、广角、三维等特点。切除病变后用含肾上腺皮质激素的盐水反复冲洗，清除肿瘤胆固醇结晶或肿瘤残渣，防止无菌性脑膜炎的发生。

七、术后常见并发症的预防与处理

1. 无菌性脑膜炎和脑室炎　最常见，是液化的囊内容物进入蛛网膜下隙或脑室内刺激脑组织引起，发生率为10%~40%，多数患者在术后1~2周内发生。早期手术和显微手术行肿瘤全切除是预防本并发症的根本措施，一旦发生本并发症可采用大剂量激素及抗生素，并腰椎穿刺放液或腰椎穿刺置管行脑脊液持续引流。多数经上述治疗后1~4周内恢复正常。

2. 脑积水　主要因反复脑膜炎或脑室炎所致，可采取对症治疗，炎症控制后可考虑行脑室 - 腹腔分流术。

3. 慢性肉芽肿性蛛网膜炎　由于囊内容物反复排入蛛网膜下隙，刺激蛛网膜形成慢性肉芽肿，可给予大剂量激素及对症治疗。

4. 继发性神经功能障碍　囊内容物外溢，引起脑神经周围纤维化，经压迫导致神经功能障碍，如出现轻微面瘫或面部麻木等。

5. 恶性变　较为少见，成为鳞状上皮癌，多次手术反复复发可发生癌变，尤其是脑桥小脑角表皮样囊肿。当手术切除表皮样囊肿后，没有达到预期的目的或者病情迅速恶化者，应考虑恶性变。其可随脑脊液广泛播种性转移。

6. 自发性急性动脉性出血　术后5~20天发生，其发生率约占颅后窝上皮样囊肿手术的5%。可能原因为术前局部动脉长年受化学物质的慢性刺激，术后无菌性炎症反应破坏了动脉血管壁引起继发性出血，也可能为肿瘤切除后，局部架空的动脉搏动过程中发生出血。

7. 耳鸣　严重者可影响患者的正常生活。

8. 剥离肿瘤被膜与脑神经的粘连　术后出现脑神经损伤症状，表现为后组脑神经症状，如声嘶、咽部异物感、呛咳等。

第六节　皮样囊肿

皮样囊肿是少见的先天性肿瘤，多见于儿童，常发生在颅后窝，如第四脑室、小脑蚓部、垂体和脑桥。临床进展较慢，常当出现颅内压增高症状或囊肿破溃而发生无菌性脑膜炎时才得到诊断。皮样囊肿与上皮样囊肿的主要差别在于皮样囊肿的壁较厚，除有复层鳞状表皮覆盖外，内有较多纤维组织及真皮层及皮肤附件，如汗腺、皮脂腺及毛囊等。

一部分患者头颅平片可有钙化灶，头部 CT 扫描除部分可见钙化外，其余表现与上皮样囊肿相似。皮样囊肿患者 MRI 的 T_1、T_2 加权像呈高信号，或高、低混杂信号。

一、手术适应证

患者如有颅内压增高症状、神经功能障碍并伴有反复的脑膜炎病史的需行手术治疗。

二、手术禁忌证

手术禁忌证同本章第五节胆脂瘤。

三、术前准备

术前准备同一般开颅术前准备。

四、手术要点、难点及对策

手术应包括肿瘤包膜全切除。第四脑室内的皮样囊肿内容物的切除较容易，但因肉芽肿反应引起的囊壁与周围神经、血管等结构的粘连，增加了全切第四脑室内皮样囊肿的难度和风险。对于囊肿生长在颅后窝和四叠体区的皮样囊肿，在病变表面的头皮上可见有皮肤窦道，呈条索状，可通过颅骨上的小孔与颅内的皮样囊肿相连通，有皮肤窦道者，应同时一并切除。

五、术后常见并发症的预防与处理

术后主要并发症为颅内感染或脑膜炎，处理同本章第五节胆脂瘤相应内容。

第七节 脊 索 瘤

脊索瘤起源于胚胎残留的脊索组织，出生后残余的脊索组织可演变成肿瘤。脊索瘤好发于颅底蝶枕部和骶尾部，脊柱型次之（约 15%）。

一、临床表现与分型

脊索瘤可发生于任何年龄，以 20~60 岁多见，颅底脊索瘤常起自斜坡中线，在硬脑膜外缓慢浸润生长，沿中线向前可侵犯鞍区，向后可压迫脑干，向侧方侵入海绵窦，向下可突入鼻腔或咽后壁，也可穿越硬脑膜向颅内生长。脊索瘤通常病程较长，表现为持续加重的或不定期的弥漫性头痛。

根据脊索瘤的临床表现可分为：

（1）斜坡型：主要表现为一侧的第Ⅵ～Ⅺ脑神经损害症状，同时可伴有对侧的锥体束损害症状。

（2）鞍旁型：主要以外展神经受累为主的第Ⅲ～Ⅵ对脑神经损害症状。

（3）鞍内型：表现为视力减退、视野缺损及垂体功能紊乱，并可有内分泌改变。

脊索瘤患者的临床症状复杂，主要表现为头痛及视力障碍。持续的钝性头痛与肿瘤对颅底骨质长时间的浸润破坏有关，其他的症状如吞咽困难、饮水呛咳、言语不清、构音不良、视物模糊、行走不稳、面神经瘫痪、耳聋等均与瘤组织对邻近脑神经的损伤有关。颅中窝型肿瘤主要表现为第Ⅲ～Ⅵ脑神经麻痹，其中尤以外展神经麻痹多见。肿瘤压迫或侵入海绵窦时可能出现海绵窦综合征。斜坡 - 颅后窝型肿瘤常有双侧锥体束征、眼球震颤、共济失调和脑神经麻痹。向脑桥小脑角发展者，出现第Ⅴ～Ⅷ脑神经损害症状。累及颈静脉孔区者，后组脑神经麻痹。鼻（口）咽型肿瘤常导致鼻塞、鼻出血、下咽和通气困难等症状，鼻（口）咽腔检查可能见到肿物。混合型肿瘤巨大，累及范围广泛，可因受累部位不同而出现相应的症状和体征。

二、诊断与鉴别诊断

根据发病缓慢、病程较长、多发性脑神经损害等临床表现，结合肿瘤所在部位，明显的骨质破坏及 CT、MRI 等影像学检查所见，脊索瘤的诊断多无困难。CT 扫描可见肿瘤形态不规则、分叶或结节状、肿瘤边缘增强呈蛋壳样钙化、病灶周围有不同程度的骨质破坏。MRI 检查：T_1 加权像呈等信号或低信号，T_2 加权像呈不均匀的高信号占位病变。

虽然有时需与垂体瘤、脑膜瘤、神经鞘瘤等鉴别，但除侵袭性垂体瘤外，这些肿瘤很少会像脊索瘤一样引起斜坡鞍区广泛的骨质破坏。比较困难的是如何与鼻咽癌、颅底软骨性肿瘤和巨细胞瘤等鉴别。尤其是软骨肉瘤，其起源、临床和影像学表现、病理学特征与脊索瘤十分相似，以至于有些学者将软骨型脊索瘤与黏液样软骨肉瘤视为同一病变。

三、手术适应证

颅底脊索瘤因位置深在，常围绕重要解剖结构，具有侵袭性生长和易复发的特性。虽然放疗被广泛应用于脊索瘤的治疗，但近年来多项研究表明，脊索瘤对放疗不敏感。因此手术治疗是脊索瘤的主要治疗方法，提高斜坡脊索瘤全切率是患者获得良好预后的关键。

四、手术要点、难点及对策

对于鞍区和中上斜坡型肿瘤，影像学检查提示，肿瘤向颅底鼻咽方向扩展，鞍上或颅内扩展部分呈囊性变者，可以选择鼻蝶窦入路；对于向鞍结节及额叶底部生长的肿瘤，可磨除鞍结节、筛窦后壁及蝶骨平台骨质，应注意避免损伤视神经管；对于向外侧海绵窦及颞叶底部生长的肿瘤，由于肿瘤向侧方生长，侵入并包绕海绵窦，可先部分磨除海绵窦腹侧骨质，在海绵窦内侧壁剪一小口，如无新鲜血液流出，则纵行扩大切开前内侧海绵窦腹侧壁，小心切除海绵窦内肿瘤。

对于肿瘤侵袭鞍旁、鞍后者配合使用神经内镜，收到较好的疗效。神经内镜投照视野宽广可以成角监视，放大深部细微结构，内镜下可以进一步磨除显微镜管状视野周边的骨性结构或切除管状视野外的肿瘤，进一步了解被肿瘤推移、侵蚀后的颅底神经、血管结构，并加以保护。

对于术中发现颅底硬脑膜破损，有清亮脑脊液流出者，常规取股部阔筋膜和肌块修补重建颅底，并行腰大池穿刺置管引流 3~7 天。

发生在颅底的脊索瘤，肿瘤靠近脑干，显露困难，很难完全切除，所以手术后常复发，患者预后很差。由于该肿瘤细胞对射线不甚敏感，故放疗效果也不理想。

五、术后常见并发症

术后常见并发症包括肿瘤残留、脑神经损伤、脑脊液漏和颅内感染。

第八节　血管外皮细胞瘤

血管外皮细胞瘤（hemangjopericytoma，HPC）又名血管周细胞瘤，是一种少见的血管性肿瘤，颅内 HPC 占颅内肿瘤不到 0.5%。颅内 HPC 是中枢神经系统中的一种不常见且有着高度复发转移倾向的肿瘤，容易误诊为脑膜瘤。目前认为颅内 HPC 来源于脑膜间质的毛细胞血管外皮细胞。与脑膜瘤相比，颅内 HPC 发病率较低、复发率较高，属于恶性肿瘤，因而 2000 年 WHO 中枢神经系统肿瘤分类将 HPC 归于单独的一类"间叶组织来源、非脑膜上皮细胞"肿瘤中。

一、临床表现

HPC 临床表现类似于颅内脑膜瘤，HPC 大多数位于脑实质外、小脑幕上，与脑膜关系密切。症状和体征无特异性，取决于病灶的部位和大小，常表现为头痛、肢体乏力和癫痫发作等。

二、诊断与鉴别诊断

颅内 HPC 与脑膜瘤在影像学上的表现相似。颅内 HPC 影像学特点：CT 表现同脑膜瘤非常类似，病变位于脑外。MRI 表现较为复杂，T_1 加权像上呈等信号或稍低信号，T_2 加权像上呈等信号或稍高信号。肿瘤形态可呈分叶状或瘤周有"蘑菇样"小结节，瘤组织内可见丰富血管流空信号和血窦样结构，有时可见"鹿角样"的血管流空影。多数 HPC 与硬脑膜关系紧密，可以表现出"鼠尾征"。肿瘤强化比脑膜瘤更明显，这也能够证明肿瘤的血运比较丰富，与血管有着密切的关系。

通常认为颅内 HPC 的基底较脑膜瘤小，而且颅内 HPC 极少出现钙化灶。如果表现有骨质破坏、病灶内出现坏死区和不均匀强化更有可能是颅内 HPC，呈分叶状形态更提示了 HPC 生长较快，并具有侵袭性生长的恶性生长特点。但颅内 HPC 还是经常误诊为源于脑膜的其他肿瘤，特别是非典型性脑膜瘤。^{1}H 磁共振波谱分析（MRS）有助于颅内 HPC 和脑膜瘤的鉴别诊断。由于颅内 HPC 和脑膜瘤的肌酐含量不同，在磁共振波谱分析上可以表现出特征性的回波变化。

在病理学上颅内 HPC 的典型表现是多细胞形态、核不典型和"鹿角样"血管改变。免疫组织化学，颅内 HPC 只表达间叶组织的标志物波形蛋白（vimentin），而不表达上皮膜抗原（EMA）。大多数 HPC 的 CD34 标记为阳性，而脑膜瘤的 CD34 标记均为阴性。

三、手术适应证

无禁忌证的患者均应手术。

四、手术要点、难点及对策

目前 HPC 的治疗方法主要包括手术切除结合术后放疗。颅内 HPC 的局部复发和远处转移的比例高，较脑膜瘤更具有侵袭性。因而在手术时应争取肿瘤完全切除。在术中应尽量先行肿瘤瘤内分块切除以减小肿瘤的体积，从而为显露肿瘤的基底和控制肿瘤供血血管出血创造条件。

手术过程要求彻底切除，切除的程度与再次复发的时间间隔有直接关系。术后一旦复发，如果发现及时且肿瘤较小则主张尽早伽玛刀立体定向放疗。统计表明，85%~91%的中枢神经系统HPC患者在术后15年后复发，64%~68%的患者肿瘤可出现转移，发生转移后，患者平均生存时间为2年。因此在第一次手术切除后进行积极的放疗，可以明显地减少HPC的局部复发并且延长患者的生存期。在低级别的复发性HPC中，积极的再次手术和放疗有助于控制局部肿瘤的生长并延长患者的生存期。

（杨　林）

第九节　神经纤维肿瘤

来源于神经鞘膜细胞的神经鞘瘤与神经纤维瘤均属于中枢神经系统良性肿瘤，临床上一般不将其严格区分。神经鞘瘤最多见于前庭神经，也见于三叉神经，少见于舌咽神经、副神经、舌下神经。其分布范围多见于脑桥小脑角区、颅中窝、鞍旁、颅后窝、枕骨大孔区等部位。颅内神经鞘瘤多为单发，有完整包膜，呈膨胀性生长，一般不侵犯载瘤神经的纤维束。随着颅底外科应用解剖和显微神经外科技术、神经导航、神经电生理监测、神经内镜等技术的发展，其手术切除率、载瘤神经和邻近神经保护均有显著提高，病死率明显降低。

神经纤维肿瘤的治疗以外科手术切除为主，伽玛刀也可选择，部分患者可以随诊观察。

一、听神经瘤

听神经瘤绝大部分为前庭神经鞘瘤，极少部分为发生于耳蜗神经的耳蜗神经鞘瘤。

（一）手术适应证

除极少数无明显症状的微小听神经瘤可以随诊观察外，绝大多数均可选择手术切除，以全切除为最终目标。

（二）手术禁忌证

1. 患者全身情况差或有其他脏器严重疾患，不能耐受长时间手术。
2. 患者已到肿瘤晚期，脑功能严重受损。

（三）术前准备

1. 术前有梗阻性脑积水、严重颅内压增高者，可在开颅前2~3天做脑室外持续引流。
2. 术前应积极纠正可能存在的水、电解质紊乱，改善全身状况。
3. 坐位患者术前常规检查心电图、心脏B超和心功能；并行患侧内听道CT薄层扫描。

4. 手术野局部剃发。

5. 备血。

6. 准备神经电生理电极及面神经刺激器（检测线路正常及消毒）。

7. 术前甲紫或记号笔手术侧标记枕外隆突、横窦及乙状窦体表投影、星点位置。

（四）手术要点、难点及对策

1. 枕下乙状窦后外侧经内耳孔入路切除听神经瘤　适用于各期听神经瘤。

（1）体位及切口

1）体位

坐位：患者全身麻醉后，弹性绷带包扎双侧下肢。从足根部开始，沿小腿向大腿方向缠绕，直至大腿根部。头部上三钉固定头架，单钉置于手术侧，双钉置于对侧。头架固定后，由手术者或者助手双手保护患者头架使头居于正中。神经电生理医师安装神经电生理电极并用薄膜胶纸固定。调节手术床高度及头侧和足侧背板角度。调整角度前将软垫置于臀部下方，防止长时间手术后皮肤压疮。首先头低足高，然后升高头侧背板；如此反复形成半坐位或坐位。注意，在此过程中，体位改变要缓慢，并与麻醉医师一起注意患者的心率和血压的变化。高龄患者如出现血压下降、心率变快，则暂缓升床，待血压、心率恢复正常后再变换体位。患者变为坐位后，手术者双手托举患者下颚及后枕部使颈部脊柱伸展，再使头部略向前屈，使下颌骨距离胸骨柄两横指，防止压迫颈静脉和气管。头部向患侧旋转30°，使耳后及乳突位于术野中央（图2-9-1）。此体位优点：血液和脑脊液因重力自然下流，不会积聚于术野及切口内，手术野干净，有利于手术操作；容易辨识术野解剖结构。缺点：小脑重力下坠容易导致患侧岩静脉过度牵拉损伤；术后容易形成颅内积气；有形成静脉空气栓塞的可能；长时间操作，术者舒适性差。

側卧位：患者取仰卧位，全身麻醉后上三钉固定头架。神经电生理医师安装神经电生理电极并用薄膜胶纸固定。由麻醉医师和巡回护士配合，由仰卧位变换为侧俯卧位（面部朝向肿瘤所在侧的对侧）。胸部枕垫距离腋窝一横指距离，防止臂神经丛受压；头略下倾，

093

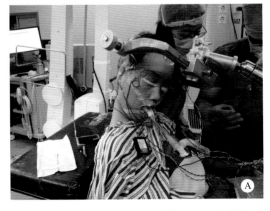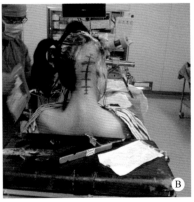

图 2-9-1　坐位手术体位摆放

使患侧乳突处于术野中央。头部略高于心脏水平；患侧肩部略向对侧倾斜，弹性绷带向足部拉伸患侧肩部并固定，使手术侧颈部伸展，不影响术者显微镜下操作（图2-9-2）。此体位优点：有利于保护岩静脉；术者操作时较为舒适；术后不易形成颅内积气；可避免空气栓塞的危险。缺点：术野易积血，影响手术操作；辨识术野解剖可能不符合习惯。

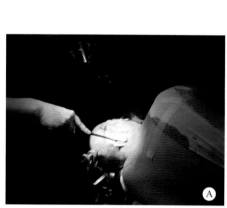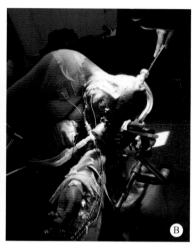

图 2-9-2　侧卧位手术体位摆放

2）皮肤切口：手指触摸患侧乳突外侧沟，以乳突外侧沟旁开一横指做半弧形切口，切口长度6~10cm。切口上端达耳郭后上缘1.5cm，下端达胸锁乳突肌内侧。切开枕部帽状腱膜及颈部皮肤皮下脂肪，上头皮夹以利于止血，乳突牵开器牵开。电刀切开颈部肌肉包括斜方肌、头夹肌、头半棘肌、头长肌等。不必分离枕骨底部水平脊髓以下的肌肉。切开颈部肌肉时注意胸锁乳突肌及前方的颈动脉三角，深部肌肉切开时注意枕动脉及其伴行的静脉，防止不必要的出血。到达寰枕关节时，注意椎动脉变异，避免损伤，措手不及；乳突外侧沟肌肉有时会有静脉导血管进入骨孔，牵开肌肉时导血管撕裂出血，此时可用骨蜡封闭出血。

3）骨窗：星点下方钻一孔，显露横窦和乙状窦交汇处下缘；乳突外侧沟后方钻一孔显露乙状窦后缘，铣刀开瓣，骨窗大小3cm×5cm，骨窗上缘达横窦下缘，外侧达乙状窦后缘，下缘接近枕骨大孔，内侧近中线。常有1或2支导静脉穿越颅骨进入横窦、乙状窦；铣刀开瓣前先用神经剥离子将硬脑膜和窦壁从颅骨内板上游离，防止铣刀撕破窦壁。如乙状窦后缘与骨质粘连紧密，可用磨钻打薄骨质，再用咬骨钳咬除窦壁上薄层骨质以策安全；磨除部分乳突气房骨质，注意磨开的乳突气房一定用骨蜡封闭严实，防止脑脊液鼻漏。磨除乙状窦外侧和基部的乳突气房，增加了脑桥小脑角的视野角度（至少30°），从此方向到达肿瘤后部直线距离最短，对小脑半球的牵拉最小。寰椎后弓不必切除，也不必向中线侧枕骨大孔方向扩大骨窗。

4）硬脑膜切开：主要有下述两种切开方式。

　　沿乙状窦后缘和横窦下缘 0.5cm 弧形剪开硬脑膜（弧口朝向中线），下达枕骨大孔缘，上止于横窦与乙状窦交汇处内侧 1~2cm，再垂直于交汇处剪开硬脑膜达窦壁边缘，丝线向外侧和上方牵开硬脑膜；此种方式有利于显露和观察岩静脉，侧卧位时更为有利。

　　沿乙状窦后缘 0.5cm 弧形剪开硬脑膜（弧口朝向乙状窦），下达枕骨大孔缘，上止于横横窦与乙状窦交汇处窦壁边缘，丝线向外侧牵开。这种方式，有利于防止坐位时小脑半球下坠。

　　（2）肿瘤切除：采用两端相向汇聚法显微外科切除听神经瘤。这一技术的特点就是，利用瘤 - 面神经、听神经蛛网膜界面，首先磨开内听道，切除内听道内肿瘤，显露内听道底端面神经。然后听神经瘤瘤内减压，再充分利用减压产生的空间分离瘤 - 脑界面，再分离肿瘤脑干界面，寻找面神经出脑干处。从内听道和脑干两处瘤 - 脑界面两端汇聚相向而行，利用蛛网膜界面边切除肿瘤边分离瘤 - 面神经界面，最后全切瘤，保留面神经。该方法以瘤内切除、牵拉瘤壁为主，不需用力牵拉小脑和脑干，同时术中采用神经电生理监测等手段包括脑干诱发电位、体感诱发电位、面神经刺激等辅助监测脑干功能，能最大限度保留面神经并减少对脑干的牵拉。

　　具体步骤：脑压板向内上方轻抬小脑半球，自持牵开器固定。打开小脑延髓外侧池，释放脑脊液；释放脑脊液后小脑半球自动回缩，棉片保护小脑半球，调整脑压板，沿颅后窝外侧向小脑脑桥探查。接近内耳孔时，可发现肿瘤。显露肿瘤后部及内听道后上唇，显微钩钩开肿瘤表面蛛网膜。听神经瘤多呈灰紫色或灰褐色，肿瘤有退变，囊性变者呈黄褐色。有时肿瘤表面与蛛网膜粘连或由脑脊液积蓄形成囊肿。小型听神经瘤可先显露肿瘤下极附近后组脑神经、上极附近三叉神经，再开始磨开内听道后上唇（图 2-9-3A）；大型、巨大型听神经瘤无法首先显露上下极邻近脑神经，可直接磨开内听道上唇。15 号圆刀片沿内听道后上唇切开覆盖的硬脑膜，神经剥离子将硬脑膜推向内听道口，电灼止血。根据术前内听道 CT 决定内听道后上唇磨除的长度、深度及宽度。磨除后上唇至内听道底，长度以远离半规管安全距离为宜，宽度达内听道最大径即可，磨除深度达内听道硬脑膜即可（图 2-9-3B）。使用磨钻时，注意降温，同时避免挤压肿瘤，防止面神经、听神经的机械损伤和热损伤。打开内听道后上唇后，由内听道口向内听道底方向剪开肿瘤外层硬脑膜。面神经刺激器确定内听道内面神经的空间位置，然后用小肿瘤钳切除靠近内听道底的肿瘤，直至显露面神经（图 2-9-3C），提起肿瘤残端向内听道口分离肿瘤面神经蛛网膜界面至内听道口，棉片止血并保护。CUSA 超声、吸引器、活检钳或刮匙切除内听道口肿瘤，注意不要打穿瘤壁。向脑干侧方向推进并瘤内切除，保留薄层瘤壁。瘤内切除瘤组织越多，肿瘤包膜塌陷越好，越有利于肿瘤切除和分离瘤壁和瘤 - 脑界面。肿瘤钳向脑干外侧方向缓慢牵拉瘤壁，小吸引器头分离脑干与肿瘤蛛网膜界面直至显露面神经出脑干端（图 2-9-3D）；肿瘤上极与下极分离及切除方法同此，直至显露上方岩静脉、三叉神经、展神经，下方第Ⅸ ~ Ⅺ后组脑神经。游离上极时必须先电凝由小脑上动脉至肿瘤的分支，并予以切断。分离脑干端瘤 - 脑界面时，注意保护各种动脉、静脉，尤其是过路血管，不要轻易电灼，直到反复确认该血管为进入肿瘤的血管才可电灼处理。此时，内听道和脑干两端面神经均已显露，在神经电生理监测下可以两端相向汇聚进行面神经与肿瘤界面分离和肿瘤切除，牵拉瘤壁时可能对脑干有影响，如听觉脑干诱发电位的波形和波幅改变，此时应暂缓操作，待波形、波幅恢复正常后再进行操作。直至内听道外肿瘤全部切除。内听道底内残余肿瘤可以用拐形单株钩刮出。内听道切除肿瘤过程中注意避免损伤内听动脉。少数患者，当肿瘤已从囊内基本切除后，由于其内侧面与脑干粘连紧密或嵌入脑干内时，有时极难分离，如强行剥离，将加重脑干损伤，可术中留下薄薄一层，并用小功率电凝，以破坏瘤组织。囊性听神经瘤与脑干、脑神经的粘连较紧，界面不清，特别需要术中仔细辨认。切除肿瘤瘤壁时，尽量保留脑干侧蛛网膜，尽可能分离肿瘤瘤壁上的蛛网膜。

肿瘤切除后，仔细止血，显微镜下辨识各组织结构包括神经、动脉、静脉结构是否完整连续、肿瘤是否残留、脑池是否有凝血块、小脑半球脑组织是否挫伤。缩小显微镜倍数，取颈部切口皮肤脂肪数块，置于内听道后上唇开口处，生物胶封闭加固，防止脑脊液鼻漏发生（图2-9-3E）。坐位手术时，手术者可请麻醉医师按压双侧颈内静脉至少15秒，观察有无静脉性出血（图2-9-3F）。

严密缝合硬脑膜，如硬脑膜皱缩，缺口较大，可用人工硬脑膜覆盖缺口。再次检查乳突气房骨蜡封闭是否严密。游离骨瓣回置骨窗，钛连接片或可吸收颅骨锁固定。逐层关颅。根据情况决定是否放置皮下引流管。

（3）注意要点

1）内听道磨除：内听道口的大小取决于肿瘤在内听道内的扩张程度，有的为大喇叭口，有的为小喇叭口。术前的内听道薄层CT扫描有助于判断内听道口磨开的宽度、深度、长度。内听道口后上唇硬脑膜弧形切开，推向内听道口。当从内听道口磨除骨质时，翻入内听道的硬脑膜可以当作保护内听道内容物的保护套。在磨除骨质时，先磨一个宽的浅沟，而不是一个窄的深沟。注意颈静脉球高位，术前一定仔细读内听道CT片，在颈静脉孔方向不要磨除过多骨质。向内听道外侧方向磨除骨质时，注意距离耳蜗、半规管安全距离。磨除内听道前，术野所有的棉片均应取出，可从无菌手套上剪一小片乳胶片覆盖在脑桥延髓内侧、小脑半球外侧，防止磨出的骨质骨屑进入蛛网膜下隙。

2）注意面神经与肿瘤的关系：大部分患者面神经被肿瘤推移挤压向肿瘤的前下方，少部分面神经位于肿瘤包膜后方，前者采用上述两端相向汇聚法切除肿瘤；后者磨开内听道前需用面神经刺激器确定面神经是否在肿瘤背侧，如面神经位于肿瘤背侧，则磨开内听道时，需缓慢轻柔并冲水降温，避免热灼伤和机械挤压面神经；切除肿瘤宜从内听道口底端开始，寻找肿瘤包膜与面神经界面注意避开面神经，从面神经的上、下方向进入肿瘤内部。先做囊内切除，待空间变大后，进一步游离肿瘤包膜与面神经界面，逐渐向内听道口方向推进。在内听道口移行进入内听道处，用神经剥离子将面神经推向肿瘤上方，再切除内听道内肿瘤。脑干侧肿瘤切除方法同此。

3）处理肿瘤上极时，注意显露保护三叉神经及其出脑干端、岩静脉及其分支，巨大肿瘤时，此处会有粘连，小心分离蛛网膜界面，可用小的脑棉片将三叉神经从肿瘤包膜上分离下来，粗大岩静脉进入岩上窦前有2~3支分支静脉汇入，也需极力保护。文献报道，岩静脉电灼后因静脉回流障碍，约有15%的手术患者会出现小脑半球、脑干的静脉回流障碍

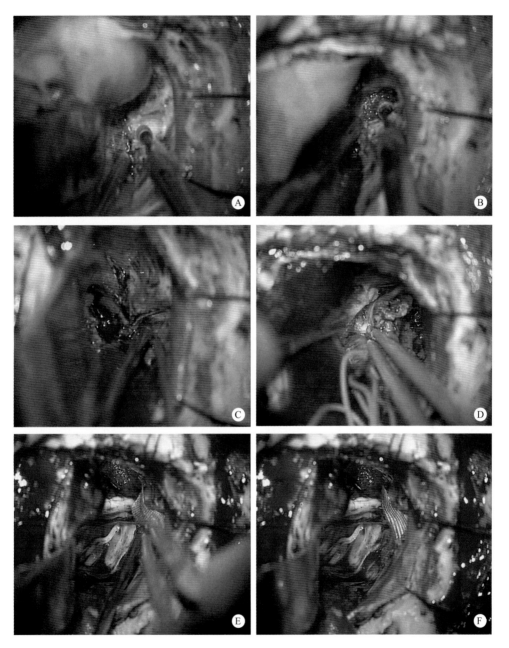

图2-9-3　高速磨钻磨开内听道后上唇(A)；完全打开内听道后上唇,靠近内听道底(B)；切除内听道内肿瘤,
显露内听道内肿瘤下方的面神经（C）；分离肿瘤与脑干桥延沟内侧面的界面（D）；肿瘤完全切除后,
自体脂肪及生物胶封闭磨开的内听道骨质（E）；麻醉医师按压双侧颈内静脉后,观察手术野有无活动性
出血（F）

性出血, 导致严重并发症, 患者预后不佳。巨大肿瘤可能挤入四叠体池、环池、脚间池,
因此分离肿瘤上极时, 尽量最大范围瘤内切除减压, 留下薄薄瘤壁, 便于显露、分离滑车
神经、动眼神经、小脑上动脉、脑桥中静脉、基底静脉等结构, 并予以安全保护。

4)处理肿瘤下极时,注意显露保护后组脑神经及肿瘤前下方的面神经、小脑前下动脉、小脑后下动脉、基底动脉和椎动脉及其分支。小脑前下动脉常在面神经、听神经之间形成袢。

5)处理脑干侧肿瘤壁(桥延沟区域)时,应充分利用蛛网膜界面,分离脑干组织与瘤壁间隙,直至显露面神经出脑干端和展神经出脑干端。有时肿瘤内侧面与脑干粘连紧密或嵌入脑干内,极难分离,如强行剥离,将加重脑干损伤。术中可暂时旷置,待周边肿瘤切除后,用肿瘤钳撅除或CUSA小心吸除。如脑干侧静脉损伤出血,不宜电灼止血,可用明胶海绵压迫,再用脑棉覆盖,一般都能安全止血。分离桥延沟肿瘤界面时,有很多分支血管,有的血管进入肿瘤,有的为过路血管,虽与肿瘤粘连紧密,但不进入肿瘤,尤其是动脉血管。AICA和PICA发出的经过桥延沟供应脑干的穿支,有的为基底动脉脑桥支,若电凝之,可出现脑桥缺血梗死,导致严重并发症,如患者术后昏迷不醒、植物人等。

6)由脑干端分离肿瘤包膜与面神经界面接近内听道口时,注意斜向上进入Dorello管的展神经。伴随面神经进入内听道口的内听动脉也应小心注意保护。

7)极少数患者面神经穿行肿瘤内部,切除肿瘤时,可在面神经刺激器的辅助下,最大限度保留面神经,并可遗留少许肿瘤,待以后处理。

8)手术须在蛛网膜层面操作,尽量使蛛网膜完好地黏附在脑组织表面,目的是保护好脑干及小脑。在剥离肿瘤囊壁与神经粘连过程中,应牵拉的是囊壁而并非神经,牵拉力度要适中,且应采取锐性分离方式,以保护好神经的供血血管。

9)若面神经横断,两断端可分辨,无神经缺损则以9-0缝合线行端端吻合,或是用明胶海绵做支架,面神经断端相连,生物胶粘合于明胶海绵上。

2.经颅中窝入路切除听神经瘤　适用于小听神经瘤,局限于内听道内。

(1)体位及切口

1)体位:患者取仰卧位,头转向对侧,并略抬高头部使两外耳道连线与水平线垂直,三钉头架固定头部。

2)皮肤切口:切口一为耳前颧弓上"S"形皮肤切口,长6~8cm。切口中心位于耳郭上端前方约1.5cm;切口二为耳轮角前方0.5cm做垂直切口,下端起自颧弓根,向上延长约7~8cm,避开颞浅动脉主干。乳突牵开器牵开肌肉及皮肤,显露颞骨鳞部。

3)骨窗:靠近颅中窝底颅骨钻孔,咬骨铅或磨钻扩大骨窗,或者铣刀形成骨窗;骨窗大小约4cm×4cm;骨窗2/3位于外耳道前方,1/3位于外耳道后方;骨窗下缘接近颅中窝底。

(2)内听道显露:神经剥离子分离颞骨岩部硬脑膜并逐步深入。分离至前下方找到硬脑膜中动脉及其入颅处的棘孔,作为硬脑膜分离的前界;再向后方剥离,显露弓状隆起,进一步游离可见硬脑膜上岩上窦和岩骨嵴。显微镜下辨认弓状隆起、岩浅大神经。内听道通常在弓状隆起的前内侧,前方为岩浅大神经。沿两外耳道连线方向磨除内听道上壁骨质,直至看到白色的内听道硬脑膜,再向内游离可见到略带蓝色的颅后窝硬脑膜。神经剥离子探查内听道明确其走向,进而磨除内听道上壁的全部骨质。若弓状隆起太高,可沿内听道轴线方向磨一小槽,看清楚内听道底部后,再磨除内听道上壁并扩大。向内侧显露面神经管开口。

（3）肿瘤切除：沿内听道后壁轴线切开硬脑膜，内听道口和底部横行切开，硬脑膜翻向前。探查肿瘤与面神经、前庭上神经、前庭下神经、耳蜗神经关系；借助面神经刺激器识别面神经。单株分离器分离肿瘤与面神经、耳蜗神经的蛛网膜界面，然后游离显露肿瘤上下极。为避免神经损伤，可先行瘤内切除，待瘤壁变薄时，再切断肿瘤与前庭神经移行处。分离靠近内听道口肿瘤界面时，注意保护面神经、听神经间的小脑前下动脉襻。

（4）关颅：仔细止血，取切口皮肤自体脂肪填塞磨开的内听道上壁骨质，并用生物胶加固。复位骨瓣并固定，肌肉下方置管引流，分层缝合肌肉及皮肤各层。

（5）注意要点

1）应正确寻找、辨认内听道硬膜袖套，方法有两种：一是 House 法，沿岩浅大神经（GSPN）向后追踪膝状神经节（位于内听道外侧面），以辨认面神经外迷路段的起源；二是做一 GSPN 与弓状隆起夹角（120°）的角分线以估计内听道的位置。也可两法兼用。如条件允许，术前可借助 MRI 或 CT 标记内听道口，术中借助神经导航确定磨开内听道的位置。

2）传统的显露内听道方法：House 法，抬起颞叶底部硬脑膜后，辨认重要解剖标志：棘孔、岩浅大神经、弓状隆起、岩骨后缘及岩上窦。寻岩浅大神经向后外方找到面神经裂孔，沿面神经裂孔寻岩浅大神经向外向后磨除骨质显露膝状神经节，再磨出迷路段面神经，将骨质磨成蛋壳样薄，直至内听道口。

3）内听道口骨质的磨除：应由前到后磨除 270°，同时应显露颅后窝硬脑膜 2cm。内听道底部磨除骨质角度应小于 90°。找到内听道底部的垂直嵴，再磨除蛋壳样骨质，显露出硬脑膜，沿外侧切开硬脑膜。

4）应自内听道底端分离肿瘤，找出肿瘤与面神经、耳蜗神经的分离界面，逐渐向内侧分离直至到达内听道口。此时应注意找到并保护小脑前下动脉，此动脉可能被肿瘤推至脑桥小脑角区，也可能成为襻状突入内听道，需小心谨慎。术中发生出血时，出血容易进入颅后窝，止血难于处理，引起严重后果。

5）切除肿瘤时，应分小块切除，避免牵拉面神经，前庭上神经、前庭下神经纤维一并切断，防止术后持续头晕、不稳感。

（五）术后监测与处理

1. 手术结束后，患者不急于拔出气管导管，可在麻醉复苏室观察，有效控制血压，防止波动。等患者完全清醒后再拔出气管导管。

2. 患者转入神经外科重症监护病房（NICU），进行生命体征包括呼吸、心率、血压、脉搏血氧饱和度的实时监测。

3. 注意患者术后呼吸功能的观察。听神经瘤手术常累及脑干，当延髓呼吸及心血管中枢受损时，影响循环和呼吸功能。尤其是呼吸功能，出现呼吸浅而慢，血压下降，脉搏弱而速，进而发展成为呼吸循环衰竭，导致患者死亡，故应加强呼吸功能观察。尤其要注意观察呼吸节律、频率、深浅、快慢等，并注意保持呼吸道的通畅。

4.注意患者术后的神志变化、瞳孔直径、光反射变化。患者如出现意识状态变差，瞳孔不等大、脉搏血氧饱和度下降、血压升高、心率变快等异常状况，应立即急诊行头部 CT 扫描，了解是否有张力性气颅、手术部位出血、小脑或脑干出血、脑干缺血或梗死。

5.如患者突然出现烦躁不安、呼吸困难、发绀、血压下降、脉搏细弱、甚至触不到，怀疑有空气肺栓塞，应急查心电图、动脉血气、D- 二聚体、胸部 X 线平片。病情严重时应立即气管插管，并请呼吸科会诊，给予呼吸机辅助通气。

（六）术后常见并发症的预防与处理

1.**脑脊液鼻漏**　引起的原因首先多由磨开内听道后，岩骨气房较发达，术中未能满意封闭所致；其次，为入路操作时，磨开乳突气房后未能满意封闭所致。如出现脑脊液鼻漏，可先行非手术治疗，包括使用脱水剂，改变头部体位，使漏口处于最高位、预防感染等；如以上措施不能停止脑脊液鼻漏，则需再次手术探查漏口并修补。可以使用骨蜡、自体脂肪封闭漏口，生物胶加固。

2.**颅内血肿**　包括手术部位出血、小脑半球出血、脑干出血、硬脑膜外出血、硬脑膜下出血。手术部位出血量不多且脑干受压不明显时，可暂时药物治疗；如出血量继续增多，则需再次手术开颅清除血肿；小脑半球出血应早期积极再次开颅清除血肿；硬脑膜外、硬脑膜下出血多由于颅钉刺破硬脑膜血管或是坐位手术时脑脊液引流过多，颅内负压引起桥静脉撕裂引起。如意识障碍加重、头部 CT 扫描提示出血量多，也应积极手术清除血肿；如出血量不多且未见进展，未见明显意识改变，则可行药物治疗并严密观察。极少数患者术后 24 小时内手术区域出血，意识改变迅速并出现脑疝征象。紧急情况下，可局部消毒，床边拆除皮肤肌肉缝线，敞开硬脑膜，快速减压，待生命体征稳定后再送手术室进一步清除血肿和创面止血，以期挽救患者的生命。

3.**后组脑神经功能障碍**　大型、巨大型听神经瘤，由于肿瘤长期挤压后组脑神经使之受压变薄并发生粘连，手术中分离这些神经时，易造成神经损伤，术后出现声音嘶哑、语言音量变小，饮水咳呛、进食困难；查体可见患侧软腭上抬无力、患侧耸肩无力。如术后出现以上症状及体征，可早期上鼻胃管，鼻饲流质饮食，避免饮水咳呛，引发肺部感染；早期大剂量甲泼尼龙 500mg/d，冲击治疗 3~5 天，静脉使用神经营养药物，酌情使用脱水药物减轻神经水肿。

4.**颅内感染**　由于听神经瘤手术时间相对较长，术后发生颅内感染的风险较高。多出现在术后 3~5 天，患者出现头部不适、头痛、头胀、发热、颈项强直；查血液分析，可见白细胞总数增高、中性粒细胞比例增高。如怀疑颅内感染，可先行腰椎穿刺，脑脊液常规生化检查及细菌培养，如脑脊液细胞总数、白细胞数增高，蛋白增高、糖降低，则高度提示颅内细菌感染；脑脊液细菌培养阳性则直接确诊。可选用透血脑屏障敏感抗生素静脉治疗，同时可连续腰椎穿刺释放脑脊液或是腰椎穿刺腰大池置管引流脑脊液。

5.**患侧角膜溃疡**　大型、巨大型听神经瘤手术，可能损伤面神经，甚至面神经完全离断；同时即便手术中面神经解剖保留，术后功能不一定保留，仍然可能导致完全或不全性面瘫；患者出现患侧闭眼困难，极易导致角膜溃疡，最终导致患侧眼失明。如术后出现闭眼不全，宜早期保护眼角膜。轻度眼睑闭合不全者，术后每天用温湿毛巾清洗双眼，清醒时每天点滴抗生素眼药水保持角膜湿润。重度眼睑闭合不全患者除白昼用眼药水滴眼外，夜间睡眠时用眼膏涂抹角膜，并可用蝶形胶布粘合上下眼睑，防尘保湿。恢复期患者练习眨眼。严重患者可早期行患侧上下眼睑缝合。

6. 小脑挫伤　长时间手术、脑压板反复调整、脑压板牵拉过度、小脑动脉血管痉挛等因素，容易导致小脑挫伤及水肿，严重时出现出血或梗死。根据术中小脑牵拉情况，决定关颅时是否去除颅后窝骨瓣；术后使用脱水剂；如骨瓣已经还纳固定的患者出现意识障碍、复查头部 CT 提示有四脑室受压变形、脑干受压等征象，则需再次开颅去除骨瓣以策安全。

7. 术后脑脊液循环障碍　术前有梗阻性脑积水的患者，肿瘤切除术前可先行侧脑室枕角穿刺脑脊液外引流术，降低幕上压力，防止幕上幕下压力差增大，引起脑疝，待术后梗阻性脑积水解除后，再拔除外引流管；如术后患者因脑脊液吸收障碍发生交通性脑积水，则可行脑室 - 腹腔分流术。

8. 脑膜炎　分为细菌性及无菌性脑膜炎，经引流释放脑脊液及抗生素均可治愈。术后积极腰椎穿刺引流释放血性脑脊液对及早发现治疗脑膜炎、减少粘连避免脑积水、减轻血性刺激引起的头痛及减轻切口漏均有帮助。

9. 肺部感染　听神经瘤周围的脑神经和脑干受压，以及术中的牵拉或术后反应性水肿，多有不同程度的后组脑神经功能障碍，表现为吞咽功能障碍、构音障碍、咳嗽反射、吞咽反射减弱或消失，加之全身麻醉气管插管刺激，气管黏膜水肿，分泌物不能及时排出，呕吐物易被误吸而并发肺部感染。术后应多鼓励患者咳痰，取健侧卧位或俯卧位，保持呼吸道通畅；超声雾化吸入稀释痰液，使之易于咳出；对呼吸困难、痰多不易吸出者应及时气管切开。选用有效的敏感抗生素对症治疗，对长期发热的患者进行痰培养，根据培养结果选用敏感的抗生素。同时加强营养，改善全身状况，加强护理。

10. 皮肤切口感染、脑脊液漏等　预防皮肤切口脑脊液漏的关键在于枕部、颈部肌肉及皮肤的分层缝合。一定要层次分明、缝合严密，同时切口严格消毒，防止皮肤及皮下感染；如出现切口脑脊液漏，在确定无感染的前提下，缝合漏口皮肤，必要时腰椎穿刺或腰大池引流脑脊液，同时加强营养支持治疗。

预防皮肤切口感染，关键在于术前的严格消毒铺巾。超时、超长手术时，术中及时使用抗生素；术后及时检查切口、更换敷料。如出现切口部位局部感染，则应对切口进行无菌清创，去除缝线等异物，切口敞开换药；如切口皮下感染且有积脓可能，则应再次手术清除污染区域的人工脑膜、止血纱布、缝线等，给予 3% 过氧化氢溶液、庆大霉素盐水、稀释的活力碘溶液、生理盐水反复清创，并置引流管，严密分层缝合皮肤各层。术后静脉使用敏感抗生素。

11. 其他　包括肢体活动障碍、平衡障碍、偏瘫失语。给予患者神经营养药物治疗、物理康复治疗及高压氧舱治疗等。

（七）临床效果评价

1. 肿瘤全切率　肿瘤全切与多种因素密切相关，如肿瘤大小、生长方向、肿瘤血供、肿瘤与面神经的关系、肿瘤与脑干桥延沟粘连的紧密度等因素密切相关。一般而言，采用两端相向汇聚法显微外科切除听神经瘤能够做到肿瘤全切，文献报道，肿瘤全切率100%。肿瘤与桥延沟粘连紧密甚至嵌顿入脑桥，则全切困难；面神经完全被肿瘤包绕，则全切也困难（图2-9-4A~图2-9-4H）。

2. 面神经解剖保留　面神经损伤是大型听神经瘤显微外科手术治疗最常见的并发症，能否完整保留面神经的功能是评价听神经瘤手术治疗效果的主要指标。听神经瘤手术切除的目的除完整切除肿瘤外，还需要最大限度地减少手术并发症以提高术后患者的生存质量，其中术中保存面神经解剖结构的完整是听神经瘤切除的最为关注的内容。面神经能否完整保留与肿瘤大小、术者的显微手术技巧、面神经监测仪的应用明显相关。术中应用面神经监测仪，实时监测面神经功能，是提高面神经保存率的关键因素。早期辅助定位面神经的走行及与肿瘤的关系，使面神经能早期得以保护，特别在面神经与肿瘤粘连处分辨出面神经有重要价值（图2-9-4I~图2-9-4J）。

3. 面神经功能保留

（1）面神经的功能评估依据House-Brackmann（HB）分级标准评定。

Ⅰ级：面神经支配区域内所有功能正常。

Ⅱ级：轻度功能障碍，可见轻度的功能障碍或连带运动，静止时双侧对称，运动时前额运动功能良好，眼睑用很小的力即可闭合，口角左右轻度不对称。

Ⅲ级：中度功能障碍，双侧面部可见明显但无严重的外形损害，可见明显的肌肉连带运动、挛缩或瘫痪侧面神经的痉挛，但不严重，静止时双侧对称，运动时前额轻到中度运动，眼睑用力可完全闭合，口角有轻度的下垂。

Ⅳ级：中重度功能障碍，有明显可见的面肌瘫痪，外形损伤，静止时双侧对称，运动时前额无运动，眼睑完全不能闭合，口角轻度的运动。

Ⅴ级：重度损害，仅有轻微可见的运动，静止时双侧不对称，运动时前额无运动，眼睑完全不能闭合，口角轻微运动。

Ⅵ级：完全麻痹，面神经支配区域无运动。

（2）影响手术中面神经功能保留的因素：神经和肿瘤的粘连程度；肿瘤的大小；肿瘤对面神经的侵袭；术者的局部解剖知识和经验；术中对面神经的血供损伤；过多使用电凝，导致热损伤；术中机械性损伤；接受过放疗；复发肿瘤，二次手术；是否应用面神经监测等。

研究显示，直径>5cm者远比直径<5cm者面神经功能恢复差。巨大肿瘤将面神经拉长、推挤移位、压薄，其变薄程度及术后功能恢复均与肿瘤大小有关。巨大肿瘤对面神经长期的压迫使其变脆弱，接近损伤阈值，故术中轻微损伤即可引起功能障碍。

（3）术后面神经损伤的物理康复治疗：早期物理康复治疗对面神经麻痹的恢复是有效的，能使面神经恢复得更快更好。特别是对面神经功能Ⅳ级及以上的病例，其效果更加显著。

4. 耳蜗神经解剖保留率　听神经瘤发生于近内听道处前庭神经的施万细胞，故术中耳蜗神经保留完好者，术后听力可保留，甚至部分患者由于切除肿瘤解除压迫刺激，术后听力有所提高。

听力能否保留与患者肿瘤大小、生长部位、术前听力水平、术中监测等多种因素相关。

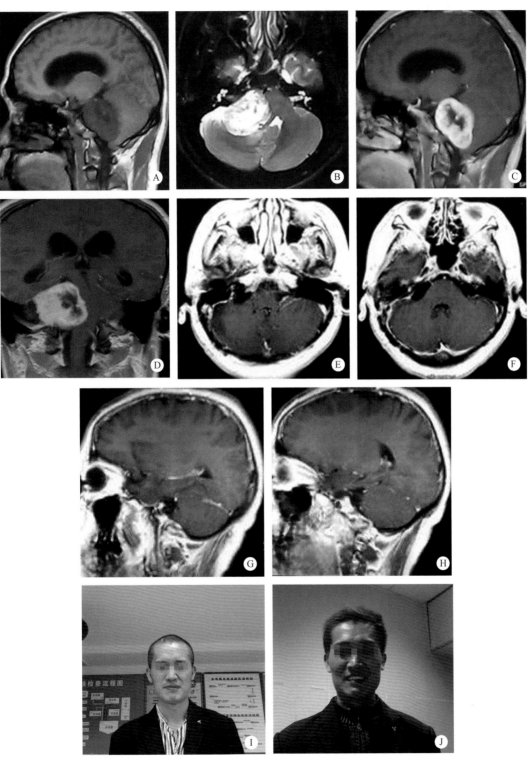

图 2-9-4 术前、术后 MRI 平扫和增强扫描，术后面部表情及面部活动情况

A~D. 术前 MRI；E~H. 术后 MRI；I. 术后 1 周；J. 术后一年

一般认为肿瘤直径小于 2cm、术前有实用听力（即纯音听力好于 50 分贝、言语分辨率大于 50%）、肿瘤未侵犯内耳道底者才有可能保存听力，对肿瘤直径大于 2cm 者不应考虑听力保存问题。

对术前有听力的患者肿瘤可不必全切而应尽量保留听力；术前无听力的患者应尽量全切肿瘤而不做无谓保留耳蜗神经的努力。有研究报道，1000 例患者中耳蜗神经解剖保留 68%，其中 732 例术前有听力。文献报道，女性、小肿瘤、术前听力功能较好及病史短者术后功能保留率较高。

二、三叉神经鞘瘤

起源于三叉神经的神经鞘瘤较少见。临床表现取决于病变的部位，但均伴有三叉神经痛和面部感觉迟钝，其他症状包括头痛、头晕、视物模糊、复视，耳鸣、肢体感觉障碍，以及咬合无力、颞肌和咬肌萎缩、肌力下降、声音嘶哑、吞咽困难等其他脑神经受损表现，也可有行走不稳、肢体无力等脑干及小脑受损症状。

由于三叉神经与脑桥小脑角、岩尖、海绵窦之间紧密的解剖关系，同时肿瘤常累及其他脑神经特别是动眼神经、滑车神经、面神经、听神经，使三叉神经鞘瘤的全切成为困难和棘手的问题。手术入路的选择需要个体化对待。

三叉神经鞘瘤的治疗根据肿瘤大小和部位的不同可以采取不同的治疗方式。位于海绵窦区的直径小于 3cm 的三叉神经鞘瘤可以选择立体定向伽玛刀治疗。未侵及海绵窦或较少侵及海绵窦的三叉神经鞘瘤可行手术切除。

（一）手术适应证

除极少数无明显症状的小于 3cm 的三叉神经鞘瘤可以伽玛刀治疗外，绝大多数均可选择手术切除，以全切除为最终目标。

（二）手术禁忌证

1. 患者全身情况差或有其他脏器严重疾患，不能耐受长时间手术。
2. 患者已到肿瘤晚期，脑功能严重受损。

（三）术前准备

1. 术前有梗阻性脑积水、严重颅内压增高者，可在开颅前 2~3 天做脑室外持续引流。
2. 术前应积极纠正可能存在的水、电解质紊乱，改善全身状态。
3. 手术野局部剃发。
4. 备血。
5. 脑干受压严重患者应准备神经电生理电极及面神经刺激器（检测线路正常及消毒）。
6. 神经内镜器械消毒。
7. 手术前可行腰椎穿刺置管腰大池引流，术中利于脑组织牵拉显露。

（四）手术要点、难点及对策

1. 经枕下乙状窦后外侧入路切除三叉神经鞘瘤　适用于肿瘤大部分位于小脑幕下，小部分跨过岩尖进入颅中窝的患者；禁用于中耳乳突有化脓性炎症；年老体弱、严重心血管疾病或糖尿病患者。

（1）体位：同听神经瘤坐位手术。

（2）皮肤切口：同听神经瘤手术皮肤切口。

（3）硬脑膜切开：沿乙状窦后缘和横窦下缘 0.5cm 处弧形剪开硬脑膜（弧口朝向中线），下达枕骨大孔缘，上止于横窦与乙状窦交汇处内侧 1~2cm，再垂直于交汇处剪开硬脑膜达窦壁边缘，丝线向外侧和上方牵开硬脑膜。

（4）显露及切除肿瘤：脑压板向内侧牵开小脑半球，进一步探查显露肿瘤后部，打开小脑脑桥侧池，释放脑脊液。探查肿瘤下极，显露后组脑神经，予以妥帖保护，分离肿瘤与脑干之间的蛛网膜界面。先行肿瘤瘤内切除，待形成一定操作空间后，分离肿瘤瘤壁与内听道界面，显露面神经、听神经及外侧上行的展神经；向内侧牵拉薄层瘤壁，显露三叉神经出脑干端及小脑上动脉、基底动脉脑桥支；进一步显露肿瘤上方的岩静脉。瘤内切除，分离瘤壁，再瘤内切除，分离瘤壁，如此反复，直至岩尖下方将幕下肿瘤切除。靠近天幕缘时，注意伴行的滑车神经。小部分肿瘤跨过岩尖到达颅中窝，显微镜直视下不能达到，可采用神经内镜技术，在 30°、70° 内镜的辅助下，切除岩尖前方的肿瘤。肿瘤切除后严格止血，观察术野有无活动性出血。麻醉医师可双手按压双侧颈静脉 15 秒，观察有无静脉性出血。严密缝合硬脑膜，分层缝合肌肉及皮肤各层。

（5）注意要点

1）分离瘤壁与脑干侧蛛网膜界面时，注意保护重要的血管，尤其是过路血管，小脑上动脉及基底动脉脑桥支供应脑桥的穿支血管，被肿瘤推挤至上方的岩静脉也要极力保护。听觉脑干诱发电位有助于保护脑干，如在分离脑干侧界面时，波形改变，波幅降低，应暂停手术，待波幅波形恢复正常后再行显微操作。

2）分离肿瘤外侧面尤其是内听道附近时，注意显露和保护面神经和听神经，展神经位于面神经和听神经的前方向上方走行，经 Dorello 管进入岩骨硬膜及前方海绵窦，术中也应仔细辨别保护。

3）滑车神经出中脑背侧紧贴天幕缘下方绕过中脑进入海绵窦，巨大肿瘤与小脑幕粘连严重，分离肿瘤壁与天幕硬脑膜时，容易损伤患侧滑车神经。肿瘤全切后，探查如发现滑车神经离断，可用蛋白海绵做载体，将离断滑车神经置于蛋白海绵上，用生物胶将两断端吻合。

4）若岩静脉进入乙状窦处由于过度牵拉而发生撕裂出血时，此时破口电凝效果不佳，并会使破口扩大，可用蛋白海绵压迫，生物蛋白胶止血。即便有小的破口，岩静脉也应尽全力保护，此时可用止血材料压住破口出血，生物蛋白胶喷涂固定。

5）分离脑干界面时，如出现静脉性出血，可用蛋白海绵或是止血纱压迫止血，切忌盲目电凝，造成脑干损伤。

2. 经 Kawase 入路切除三叉神经鞘瘤　①适应证：肿瘤骑跨岩尖，大部分位于小脑幕上，小部分位于幕下。②禁忌证：年老体弱；严重心血管疾病或糖尿病患者；患者全身情况差或有其他脏器严重疾患，不能耐受长时间手术；患者已到肿瘤晚期，脑功能严重受损。③相对禁忌证：对面神经和听神经水平或桥延沟以下显露较差，对伴下斜坡侵犯的较大肿瘤全切率低，不适于广基底肿瘤。

（1）体位：患者取侧卧位，头部上抬略高于心脏水平，下垂 10°~15°；或者仰卧位，头侧旋 45°、下垂 15°，三钉头架固定，术前腰椎蛛网膜下隙置管，术中持续外引流。

（2）皮肤切口：做额颞开颅。跨颧弓根部起于耳屏前方，弧形向后向上发际内中线旁 1cm（图 2-9-5A），皮、肌瓣一同翻向前下。前部显露颧弓根部颞骨，后方显露道上嵴（图 2-9-5B）。

（3）骨窗：颧弓根部颞骨钻孔，道上嵴钻孔，铣刀常规做骨瓣，骨窗大小约 4cm×5cm，颞鳞下部可用磨钻磨至颅中窝底。

（4）显露及切除肿瘤

1）在硬脑膜外轻轻抬起颞叶，在棘孔处电灼后剪断脑膜中动脉，向内剥离显露卵圆孔，显露并辨识岩浅大神经、岩浅小神经，向后显露岩骨嵴和弓状隆起。

2）用高速磨钻磨除 Glasscock 三角内的骨质，显露颈内动脉（ICA）岩骨段。ICA 岩骨段水平部恰位于颅中窝底三叉神经节及下颌神经之后，常可通过 ICA 裂孔观察到，注意保护。

3）沿此骨窗继续磨除 Kawase 三角骨质，此时应注意寻找辨认其下方的内听道硬脑膜袖套，由外向内磨去内听道顶。在保留听力的前提下，磨去位于 ICA 和内听道夹角内的耳蜗基底转折部的皮质骨，以获得最大限度的显露。磨除 Kawase 三角外 1/4 的骨质至岩下窦的深度，以显露颅后窝硬脑膜。

4）在颞叶底面前后方向切开硬脑膜，垂直该切口做"丁"字形切开，沿颅中窝底向颅后窝硬脑膜延长，岩上窦用银夹予以夹闭、切断或是用 Kawase 钳缝扎后切断。

5）切开小脑幕至切迹缘，并将颅后窝硬脑膜切开至 Kawase 三角深部。该入路的视窗上至后床突和动眼神经，下至面神经水平，可充分显露肿瘤（图 2-9-5C）。

6）切除肿瘤：利用 CUSA 分块切除肿瘤。

7）关颅：取自体脂肪填塞磨开的岩骨骨质，生物胶加固。缝合硬脑膜，还纳骨瓣，钛钉连接片固定颅骨游离骨瓣，缝合肌肉及皮肤。

（5）注意要点

1）手术者一定要充分和熟练地掌握岩骨的解剖：Glasscock 三角的边界，即外侧边为棘孔与面神经管裂孔的连线；内侧边为岩浅大神经；底边为三叉神经下颌支（下颌神经）。Kawase 三角的边界，即外侧边为岩浅大神经；内侧边为岩骨嵴；底边为弓状隆起。

2）硬脑膜外抬起颞叶显露时可先切断岩浅大神经，以免因不留意牵拉其分支而损伤膝状神经节引起面瘫。但术前有眼神经（三叉神经第 1 支）损害或术中可能有三叉神经损伤者，切勿切断岩浅大神经，防止术后发生角膜溃疡。

3）注意保护颞底桥静脉：经岩骨入路需涉及下述三组颞底桥静脉。横窦组：引流血液至小脑幕外侧部，Labbé 静脉属于该组；小脑幕组：引流血液至小脑幕中部，包括颞底中

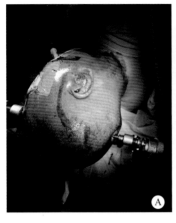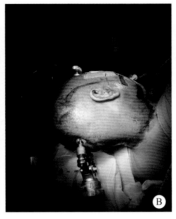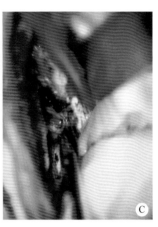

图 2-9-5　左侧卧位，头部上抬，略高于心脏水平，下垂约 10°~15°（A、B）；切开小脑幕切迹缘后，
切除幕下肿瘤（C）

后部静脉；岩部组：引流血液至岩上窦周围。在经岩骨入路中，岩部组桥静脉限制颞叶的牵拉移动，易受损伤。因此，术中不仅要保护好 Labbé 静脉，尚需格外注意保护颞底岩部桥静脉，以减少静脉并发症。

4）注意保护 Labbé 静脉：术前采用腰椎穿刺时置管，待打开骨瓣后释放脑脊液，或脑室穿刺引流放出脑脊液降低颅内压，术中采用过度换气、静脉滴注甘露醇等措施。当颞叶抬高困难时，可将 Labbé 静脉游离 1.0~1.5cm，用明胶海绵保护，这样可使颞叶进一步抬高而不致损伤 Labbé 静脉。如果颞叶上抬仍有困难，宁可将 Labbé 静脉以前的颞下回切除，也要保留 Labbé 静脉。

5）由于三叉神经常被肿瘤推挤至上外侧紧贴岩上窦，易产生三叉神经损伤。先切开小脑幕，在显露了三叉神经并以棉片保护后，再切断岩上窦。应辨认岩静脉注入岩上窦的位置，尽量使小脑幕切口在岩静脉的前方，不影响其引流。剪开小脑幕至靠近幕缘时，应位于滑车神经进入幕缘的后方，并用小棉片推移使滑车神经与小脑幕缘分离，避免滑车神经损伤。

6）Kawase 入路产生脑脊液漏的可能部位包括岩尖气房、颞部骨瓣后下方的乳突气房、岩尖磨除过度向前内侧开放蝶窦。因此在手术中要注意岩骨气房的封闭和避免过度磨除岩尖。肿瘤切除后，可用自体脂肪填塞磨开的骨质区域，生物胶加固，防止脑脊液漏。

（五）术后监测与处理

1. 手术结束后，患者不急于拔出气管导管，可在麻醉复苏室观察，有效控制血压，防止波动，待患者完全清醒后再拔出气管导管。

2. 患者转入神经外科重症监护病房，进行生命体征实时监测，包括呼吸、心率、血压、脉搏血氧饱和度等。

3. 注意患者术后的神志变化、瞳孔直径、光反射变化。患者若出现意识状态变差、瞳孔不等大、脉搏血氧饱和度下降、血压升高、心率增快等异常状况，应立即急诊行头部 CT

107

扫描，了解是否有张力性气颅、手术部位出血、小脑或脑干出血、脑干缺血或梗死。

4. 患者若突然出现烦躁不安、呼吸困难、发绀、血压下降、脉搏细弱（甚至触不到），则怀疑有可能发生了空气肺栓塞，应急查心电图、动脉血气、D-二聚体、胸部 X 线平片。病情严重时应立即气管插管，并请呼吸科医师会诊，给予呼吸机辅助通气。

（六）术后常见并发症的预防与处理

1. 主要并发症为脑神经功能障碍

（1）动眼神经麻痹：表现为双侧瞳孔不等大，患侧瞳孔较健侧大，光反射消失，眼球活动受限，不能内收、下视，患者视物出现复视、重影。

（2）面神经损伤：表现为患侧面瘫，患侧闭眼困难甚至露白，嘴角向健侧歪斜，额纹变浅甚至消失，鼻唇沟变浅或消失。

（3）耳蜗神经损伤：听力减退或消失。

（4）三叉神经损伤：患侧面部感觉减退或消失，患侧咬肌萎缩。

（5）展神经损伤：患侧眼球不能外展，双眼向患侧凝视时出现复视、重影。如术中发现神经离断，且两侧断端可以相连则可用生物胶粘合两侧断端，术后给予神经营养药物及物理康复治疗。如术中两侧断端相距较远，无法吻合，则待术后 2~4 周内做神经吻合包括面-副神经、面-舌下神经、面-膈神经吻合；也可取一段小腿外侧腓浅神经术后 3~6 个月时做颅内脑干端和颅外乳突面神经吻合，而疗效有待确定。

2. 脑脊液漏　岩骨气房、乳突气房较发达，打开后术中未能满意封闭；岩尖磨除过度向前内侧开放蝶窦，未能满意封闭。如出现脑脊液鼻漏，可先行非手术治疗，包括使用脱水剂，改变头部体位，使漏口处于最高位、预防感染等；如以上措施不能停止脑脊液鼻漏，则需再次手术探查漏口并修补，可以使用骨蜡、自体脂肪封闭漏口，生物胶加固。

3. 颅内感染　由于三叉神经鞘瘤手术入路和肿瘤切除时间较长，术后发生颅内感染的风险较高。术后出现脑脊液漏，发生感染的概率增加。如怀疑颅内感染，可先行腰椎穿刺，脑脊液常规生化检查及细菌培养。脑脊液细菌培养阳性则直接确诊。治疗可静脉给予透血脑屏障敏感抗生素，同时可连续腰椎穿刺释放脑脊液或是腰大池置管引流脑脊液。

4. 颅内出血　手术野迟发性出血，血肿量较小时，可行药物治疗并严密观察；若出血量大，脑干受压，意识障碍，应紧急手术清除血肿。

5. 脑积水　术后发生脑积水，在无感染情况下可行脑室-腹腔分流手术。

（七）临床效果评价

1. 肿瘤全切率　肿瘤全切与多种因素密切相关，如肿瘤大小、生长方向、肿瘤血供、肿瘤与面神经的关系、肿瘤与脑干桥延沟粘连的紧密度等。妨碍肿瘤全切除的因素包括肿瘤显露不充分、侵蚀海绵窦及与脑干粘连紧密等。若术中不能全切除肿瘤，则应在安全的前提下，尽可能多切除肿瘤。残余肿瘤可以行伽玛刀治疗。

2. 肿瘤邻近的脑神经解剖保留是评价术后临床疗效的指标之一。应争取所有脑神经解剖保留，并通过物理康复手段如高压氧舱治疗等最大限度地恢复神经功能。

三、其他脑神经肿瘤

神经鞘瘤多发生于感觉神经，颅内脑神经仅视神经和嗅神经无鞘膜细胞覆盖，故不发生神经鞘瘤，其他脑神经均可发生。其中，听神经瘤和三叉神经鞘瘤为常见，其他脑神经肿瘤单发且少见，包括发源于后组脑神经（舌咽神经、迷走神经、副神经）的神经鞘瘤及舌下神经鞘瘤。

舌咽神经鞘瘤表现为同侧咽反射减弱或消失，可伴有听力减退；迷走神经鞘瘤表现为颈静脉孔综合征；副神经鞘瘤表现为斜方肌痛、胸锁乳突肌萎缩、感觉迟钝；舌下神经鞘瘤主要表现为舌肌萎缩并可伴有其他邻近神经受损症状，肿瘤较大时可出现脑干受压症状。目前治疗以手术切除为主。肿瘤体积较小、患者年老体弱、伴有脏器疾患、不能耐受手术者，可考虑立体定向伽玛刀治疗。

（一）手术适应证

患者绝大多数均可选择手术切除，以全切除为最终目标。

（二）手术禁忌证

1. 患者全身情况差或有其他脏器严重疾患，不能耐受长时间手术。
2. 患者已到肿瘤晚期，脑功能严重受损。

（三）术前准备

1. 术前有梗阻性脑积水、严重颅内压增高者，可在开颅前 2~3 天做脑室外持续引流。
2. 术前应积极纠正可能存在的水、电解质紊乱，改善全身状态。
3. 坐位患者术前常规查心电图、心脏 B 超、心功能；舌下神经鞘瘤患者术前行 CT 颈静脉孔区扫描以了解骨质破坏情况及颈静脉球与肿瘤关系。
4. 手术野局部剃发，范围包括颈部和头部背面。
5. 备血。
6. 准备神经电生理电极及神经刺激器（检测线路正常及消毒）。
7. 术前用甲紫或记号笔于手术侧标记枕外隆突、横窦及乙状窦体表投影、星点位置。
8. 术前 30 分钟静脉滴注广谱抗生素。

（四）手术要点、难点及对策

1. 经枕下乙状窦后外侧入路切除颈静脉孔区神经鞘瘤　适用于肿瘤位于脑桥、延髓、上颈髓的外侧或腹外侧的患者。

（1）体位及监测：坐位或侧卧位，同听神经瘤。麻醉后，神经电生理医师埋藏电极进行监测，包括脑干诱发电位监测、体感诱发电位监测及后组脑神经监测。舌下神经鞘瘤患者需在患侧舌肌插入电极；舌咽神经鞘瘤患者需在同侧软腭插入电极；副神经鞘瘤患者需在斜方肌、胸锁乳突肌插入电极。

（2）手术入路：与听神经瘤入路略有不同，本入路需咬开枕骨大孔后缘和寰椎后弓，应注意观察和保护椎动脉，少数患者椎动脉出第一颈椎椎间孔向内进入枕骨大孔时会有变异。

（3）肿瘤切除：应尽量先行瘤内减压，再分离瘤壁和周围脑组织蛛网膜界面，最大限度地减少对延髓及上颈髓干扰和邻近神经的牵拉，电灼止血时，使用小功率，避免延髓和神经的热损伤；小心辨识小脑后下动脉、椎动脉及其分支并小心保护。

2. 枕下远外侧入路切除颈静脉孔区神经鞘瘤　适用于肿瘤位于脑桥、延髓、上颈髓的腹侧的患者。

（1）体位及监测：坐位或侧卧位，一般坐位用于全身情况较好者，头向中线旋转，使病变侧乳突偏向中线，头略前倾；情况较差者可采用侧卧位，病变侧朝上，头稍向病变对侧倾斜，前屈 $10°$ ，抬高床头以减少静脉出血。同时患侧肩部用弹性绷带向足部牵拉以利于颈部伸展。三钉头架固定之前，神经电生理技师埋藏电极进行监测，包括体感诱发电位监测，面神经、听神经神经电生理监测。舌下神经鞘瘤患者需在患侧舌肌插入电极；舌咽神经鞘瘤患者需在同侧软腭插入电极；副神经鞘瘤患者需在斜方肌、胸锁乳突肌插入电极。

（2）皮肤切口和肌层显露：皮肤切口从乳突尖下 6cm 处沿颈侧乳突后部向上，外耳肩部向中线后转向枕骨嵴，也可以从乳突尖上方 4cm，乳突内侧 2.5cm 处切开皮肤，略呈弧形沿胸锁乳突肌后方向下至 C_4 水平。皮肤切口可以根据病变及手术的不同而变化。分离皮下组织、肌肉筋膜。于乳突端切断胸锁乳突肌，注意胸锁乳突肌乳突附着处要保留一定肌肉，待关闭手术时缝合胸锁乳突肌。然后从乳突和枕骨附着处切断头夹肌、半棘肌和肩胛提肌，显露出上、下斜肌和上直肌。切断肌肉时注意避开枕动脉。

（3）显露椎动脉：椎动脉位于上、下斜肌深面。显露枕下颅骨、枕骨大孔、寰椎、寰椎侧块，在寰椎、枢椎之间沿下斜肌下缘和 C_2 腹侧支显露椎动脉垂直部。椎动脉位于 C_2 前后根的汇合处，可沿神经根寻找。椎动脉总是位于神经根的腹侧，下斜肌的下缘，此处有丰富的静脉丛围绕椎动脉。C_1 横突较其他颈椎横突要长，可在下颌角与乳突尖之间触及，也是显露椎动脉的标志。如果病变位于枕骨大孔或是其上部，需要将椎动脉从寰椎横突孔中游离，沿椎板和侧块在骨膜下分离，使椎动脉从 C_1 椎板的椎动脉切迹内游离，一直到其进入枕骨大孔后方硬脑膜处，必要时可将硬脑膜孔打开，将椎动脉牵向外侧，以利于切除前方病变。应注意观察和保护椎动脉，少数患者椎动脉出第一颈椎椎间孔向内进入枕骨大孔时会有变异。

（4）骨切除：牵开肌肉并分离出椎动脉后，可根据病变的位置和范围进行骨切除。后枕部钻孔，铣刀开颅，磨钻磨除骨质。打开枕骨大孔及寰椎后弓，如肿瘤主体位于枕骨大孔以上，还需切除部分乳突，显露乙状窦、横窦和颈静脉球。显露此区时，常见粗大的髁后静脉汇入颈静脉球，可电凝后切断或明胶海绵填塞止血。枕骨髁和 C_1 侧块切除的指征：硬脑膜下肿瘤，如脑膜瘤、神经鞘瘤、胆脂瘤等，可不必切除或仅部分切除（最多切除 1/2 枕骨髁、C_1 外侧块和后 2/3 小关节）；硬脑膜外病变，如脊索瘤、颈静脉球瘤、颅颈畸形等，可切除大部分至一侧颈枕关节。切除部分枕骨髁不必移位椎动脉，术后也不必植骨；若切除范围过大甚至全切除者，则需移位椎动脉，术后需移植自体髂骨行单侧枕颈融合和固定术。骨融合前，颈部的稳定性仍差，此期间可用脖套限制颈部活动。

（5）硬脑膜切开：有两种方式，一是在椎动脉进入硬脑膜处内侧切开硬脑膜，不打开椎动脉进入硬脑膜的孔。硬脑膜用缝线牵向外侧，可直视硬脑膜下的神经血管结构和病变；二是环绕椎动脉进入硬脑膜的孔处剪开硬脑膜，上下延长硬脑膜切口，可将椎动脉完全游离。

（6）肿瘤切除：脑压板略微牵开小脑，即可充分显露位于下脑干和上颈髓腹侧的肿瘤。副神经和脊髓并行走行于后根和齿状韧带之间。舌下神经位于椎动脉后方，切断上两个齿状韧带后可显露更大的腹侧空间。切除肿瘤前，首先明确肿瘤的颅内血管供应，分辨清椎动脉、脊髓前动脉和小脑后下动脉（PICA），应尽早阻断肿瘤的血供，然后行肿瘤瘤内切除，寻找蛛网膜界面，分离瘤壁。尽量避免牵拉邻近的神经和血管。术中神经电生理监测有利于保护脑干功能和脑神经。如术中显示波形、波幅改变应暂停手术，待恢复正常后再进行操作。

（7）关颅：彻底止血后，严密缝合硬脑膜，如有缺损，可用人工脑膜材料修补，并用生物胶加固封闭，严密缝合肌肉和皮肤。

（8）注意要点：研磨枕骨髁内侧时，注意骨质密度的改变。如注意到从网状骨质变成皮质骨时，预示着已到达舌下神经管的轮廓界线。术中尽可能精细操作避免各种理化因素对延髓的刺激，防止延髓摆动。

（五）术后监测与处理

1. 患者转入神经外科重症监护病房，进行生命体征实时监测，包括呼吸、心率、血压、脉搏血氧饱和度等。

2. 注意患者术后呼吸功能的观察，当延髓呼吸及心血管中枢受损时，可影响循环和呼吸功能，尤其是呼吸功能，进而发展成为呼吸循环衰竭，导致患者死亡。故应加强呼吸功能观察，尤其要注意观察患者呼吸节律、频率、深浅、快慢等，并注意保持呼吸道的通畅。

3. 注意患者术后的神志变化及瞳孔直径、光反射变化。患者如出现意识状态变差、瞳孔不等大、脉搏血氧饱和度下降、血压升高、心率变快等异常状况，应立即急诊行头部CT扫描，了解是否有张力性气颅、手术部位出血、小脑或脑干出血、脑干缺血或梗死。

4. 术后保留患者的气管导管直至可确切评估后组脑神经损伤程度及功能。若有延髓和后组脑神经损伤，则应行气管切开持续数周，必要时接呼吸机辅助通气。

5. 酌情考虑腰椎穿刺置管持续脑脊液引流，防止假性脑脊膜膨出。

6. 静脉丛可能成为出血和空气栓塞的来源；乳突导静脉破裂出血也可能导致空气栓塞。若患者突然出现烦躁不安、呼吸困难、发绀、血压下降、脉搏细弱（甚至触不到），则怀疑有可能发生了空气肺栓塞，应急查心电图、动脉血气、D-二聚体、胸部X线平片。

7. 手术时间较长，颅内感染的风险增加。监测患者体温，必要时查脑脊液常规生化及细菌培养。

8.术后患者吞咽功能障碍，可尽早应用鼻胃管，鼻饲流质饮食。

（六）术后常见并发症的预防与处理

1.术后新增脑神经损害　包括永久性、暂时性动眼神经损害（视物复视）、三叉神经损害（患侧面部感觉减退或加重、角膜溃疡）、暂时性和永久性面神经损害（面瘫）及滑车神经损害。暂时性脑神经损害经过各种康复手段（包括物理康复）可于术后3个月内恢复至术前状况。

2.颅内迟发出血　术中严格止血，术后严密观察神志、瞳孔，必要时行头部急诊CT扫描，如出现颅内血肿，神志改变，则应紧急手术清除血肿。

3.颅内感染　术前消毒铺巾及手术操作应严格无菌要求，术前、术中使用抗生素，如出现发热、头痛、脑膜刺激征，应行腰椎穿刺检查，脑脊液常规生化及细菌培养，根据药敏试验选用敏感抗生素治疗，必要时行腰大池持续引流。

4.脑脊液漏　术中应仔细修补硬脑膜、骨质磨开的部位，可以用骨蜡和生物胶封闭。皮肤及皮下缝合严密。如出现脑脊液漏，可先对症治疗，包括加强营养、脱水治疗、合适体位、腰大池引流等；如以上措施无效，则应再次手术修补漏口。

5.脑积水　可行腰椎穿刺，如脑积水无缓解，可行脑室-腹腔分流术。

6.椎动脉损伤　多由于术中动脉壁损伤或滋养血管栓塞引起，可行脑血管造影确诊。如已确诊，可行介入栓塞治疗。

7.其他　如脑干栓塞、偏身运动和感觉障碍、切口感染等。

（七）临床效果评价

舌下神经鞘瘤是一种良性肿瘤，原则上应全切肿瘤。舌下神经管外口紧邻颈内静脉和后组脑神经，此处位置深在，操作空间有限，对该部位肿瘤处理仍有困难，使用神经导航和神经内镜有助于肿瘤切除。国外文献报道的全切病例多为单纯颅内型病例，颅内外混合型肿瘤难以完整切除。对于混合型舌下神经鞘瘤可以在完全切除颅内及椎管内肿瘤后辅以伽玛刀治疗颅外部分肿瘤，伽玛刀治疗的长期疗效还需随访。

四、神经纤维瘤病

神经纤维瘤病根据基因变异和临床表现不同主要分为Ⅰ型神经纤维瘤病（NF-Ⅰ）和Ⅱ型神经纤维瘤病（NF-Ⅱ）。

NF-Ⅰ以皮肤牛奶咖啡斑、皮肤和周围神经多发神经纤维瘤为特征，在中枢神经系统主要侵犯星形胶质细胞和神经细胞，表现为视神经胶质瘤、错构瘤、灰质异位和巨脑回等。

NF-Ⅱ是临床少见的常染色体显性遗传性疾病，又称双侧听神经瘤病。发病率为1/60 000，其致病基因NF-Ⅱ位于22号染色体长臂，编码一种细胞膜相关蛋白Merlin。NF-Ⅱ发病年龄较轻。患者除有双侧听神经瘤外，还可伴有皮肤、皮下组织、周围神经的多发性神经纤维瘤，有时还伴有颅内和脊髓的神经纤维瘤、脑膜瘤、室管膜瘤、胶质瘤、神经鞘瘤或伴有各种先天性畸形，如青少年晶状体后囊膜下白内障。

NF-Ⅱ不但是一种独特而罕见的病种，而且是由遗传因素决定的全身性疾病，目前尚难治愈。其治疗方案应根据肿瘤的大小、位置、患者的年龄和听力情况而定，需要多学科的相互协作与综合治疗，包括显微手术治疗、立体定向放射治疗及化学药物治疗。

（一）治疗原则

1. 最小限度的神经损伤及最大限度地保证患者生命安全。
2. 保存面神经功能。
3. 保留有用的听力。

（二）治疗方法的选择

1. 对于病灶直径＜1cm且无任何神经功能障碍的患者，动态观察、随访可能更适宜；文献报道，低剂量伽玛刀治疗，对长期控制较小肿瘤有明显效果。对于肿瘤直径＜3cm或复发性听神经瘤，若患者对手术切除肿瘤存有顾虑，可施行立体定向放射外科治疗，既可较好地抑制肿瘤生长，同时也可满意地保留面神经和听神经功能。

2. 双侧听神经瘤的治疗关键在于保留面神经的功能和听力，原因在于双侧永久性面瘫和失聪将导致患者不能正常生活。如患者已出现严重颅内压增高，以及脑干及后组脑神经严重受压，危及患者生命的情况下，可考虑手术。

（三）手术治疗的原则

手术至少保留一侧的面神经和听神经功能。术式和手术耳的选择非常重要，应依据术前听力、肿瘤大小、年龄及患者的要求等进行选择。合适的手术入路及手术耳的选择可以顺利地切除肿瘤，同时减少并发症。若双侧听神经瘤大小相当，则应先切除听力稍差一侧的肿瘤，待确定手术侧面神经和听神经功能后，再考虑是否做对侧肿瘤切除；若双侧肿瘤大小相差悬殊，一侧占位巨大、压迫脑干，则先切除肿瘤较大侧以解除占位效应；若首次手术后听力保留，则可于手术后6个月或1年后再次手术切除对侧肿瘤；若首次手术后听力完全丧失，则应严密观察、随访对侧肿瘤的生长情况，必要时可行立体定向放射治疗或手术切除。肿瘤切除时可不必全切，行包膜下切除，达到足够减压效果即可。

（四）手术入路的选择

手术切除常用的入路：迷路入路、颅中窝入路和乙状窦后枕下入路，三者各有利弊。迷路入路是到达听神经瘤的最直接途径，但手术视野相对较小，且由于内耳的破坏，无法保存残余听力；经颅中窝入路可以充分显露内听道的耳蜗神经、面神经、前庭神经和内耳的供应血管，有利于保护耳蜗神经和迷路动脉，但这种入路视野狭小，骨性标志不易识别，脑桥小脑角的解剖结构显露差，出血不易控制，颞叶牵拉明显，所以该入路有较大的局限性；乙状窦后枕下入路显露范围广，有利于显露和分离肿瘤与脑干、内听道之间的界面，适合各种大小的听神经瘤切除。

（五）术后常见并发症的预防与处理

对于手术后双侧听力明显受损者，目前国外采用多通道听觉脑干植入术（ABI）或听觉中脑植入术（AMI），由于耳蜗核与耳蜗螺旋神经节细胞之间的神经元联系中断，所以人工电子耳蜗植入效果并不理想。多通道听觉脑干植入术是在手术切除听神经瘤后，将多个电极置于第四脑室侧隐窝内耳蜗神经核表面，直接刺激脑干耳蜗核复合体的听神经元产生听觉，手术后患者能够获得有效听觉，从而提高生活质量。

（六）临床效果评价

NF-Ⅱ患者术后很难保留良好听力，因为NF-Ⅱ肿瘤多质地坚硬、包膜欠完整、血供丰富，肿瘤对面神经和听神经多为包裹而非推挤，故术后面神经和听神经的保留率明显低于常规听神经瘤。

（符　荣）

第十节　松果体区肿瘤

松果体区肿瘤包括松果体细胞瘤、神经胶质瘤、脑膜瘤、脂肪瘤、畸胎瘤、上皮样囊肿和皮样囊肿，此区最常见的肿瘤为生殖细胞瘤，以下以此为代表阐述。

颅内生殖细胞瘤是发生于儿童和成人的一组异质性病变。其发病率因地域而异：在西方国家的统计数据中，颅内生殖细胞瘤占全部中枢神经系统肿瘤的0.4%~3.4%，而在日本和亚洲东部地区，此类肿瘤的发病率要高5~8倍。男性患生殖细胞瘤的概率约为女性的两倍。这种男性发病率占优势的情况在松果体区生殖细胞瘤更为常见，而鞍上区的生殖细胞瘤则多见于女性。生殖细胞瘤的好发年龄段为青少年期，生殖细胞瘤诊断时的年龄通常为10~21岁，而非生殖细胞瘤性生殖细胞肿瘤发病年龄则更提前。

一、临床表现

颅内生殖细胞瘤的临床表现取决于其生长部位、肿瘤大小及患者年龄。松果体区的生殖细胞肿瘤，无论何种组织学类型，最常表现为脑积水、一系列典型的眼征（Parinaud综合征：两眼不能同向上视，两侧瞳孔散大或不等大，光反应迟钝或消失，调节反射存在）、意识不清、锥体束征及共济失调。非生殖细胞瘤性生殖细胞肿瘤患者在诊断时常肿瘤更大，神经系统症状也更严重（脑积水、视力和视野损害发生率更高）。

鞍上型生殖细胞瘤常表现出下丘脑和垂体功能障碍，常见为尿崩症、性发育迟缓、垂体功能低下和（或）生长发育迟缓。35%的鞍上型肿瘤患者发病初期6个月无明显症状，对于这类患者，从症状初发到确立诊断的时间常延长，尤其当首发症状表现为单纯的尿崩症、单纯性生长发育迟缓或青春期到来延迟。松果体区肿瘤患者出现性早熟的原因目前仅部分明确，这种症状仅见于 5% 的患者。部分性早熟患者可有 β-HCG 和黄体生成素水平升高，而绒毛膜癌比其他亚型的肿瘤更常见于性早熟患者。单纯松果体区肿瘤的患者也可能出现尿崩症，有学者认为，出现尿崩症意味着在第三脑室底部也存在肿瘤组织，尽管影像学上可能显示不出。

二、诊断与鉴别诊断

在大多数情况下，明确诊断需依靠活检。CT 与 MRI 对监测松果体区及鞍上区占位均十分敏感。近 70% 的松果体区生殖细胞瘤伴有钙化，颅骨平片可显示松果体钙化，这在 10 岁以下的正常儿童非常少见，因此可作为诊断肿瘤的有用线索。

1. X 线检查　X 线片中松果体的钙化对区别生殖细胞肿瘤的亚型有参考意义。重点观察肿瘤有无钙化、骨骼及牙齿等结构。

2. CT　检查肿瘤所引起的侧脑室、第三脑室及邻近脑池的压迫变形可为肿瘤的解剖部位提供明确的依据。尤其对肿瘤的钙化及脑室扩大或移位情况 CT 检查可提供重要的资料。不同亚型的生殖细胞肿瘤有其特有的表现，结合临床可作出诊断。在 CT 扫描中胚生殖细胞瘤呈现界线不清楚的不规则中等密度区；增强扫描病变密度明显增高，界线也显示得更清楚；成熟的畸胎瘤在普通 CT 扫描中呈现边界明确的肿块，并有程度不一的低密度区，不规则的钙化斑点及骨结构。

3. MRI 检查　MRI 三维扫描可全面显示肿瘤与周围重要脑组织及神经血管的关系；对软组织有较高的对比度；增强扫描可清晰显示脑和脊髓的转移灶；此外，对肿瘤分期，手术方式选择及放疗时机的把握都具有重要指导意义。

4. 脑脊液脱落细胞学检查　脑脊液检查可有蛋白质浓度及细胞数的少量增加。约 60% 的患者脑脊液内细胞学检查可获得阳性结果。其为早期可疑病例提供了简便的诊断方法。

5. 肿瘤标志物　采用免疫组织化学方法测定血清及脑脊液中的肿瘤标志物是近年来诊断的一种新动向，颅内原发的生殖细胞瘤中只有成熟的畸胎瘤目前没有用以鉴定的标志物，其他各亚型都有各自的标志物，当测得的血清内标志物水平高于脑脊液时，表明患者颅内生殖细胞瘤很可能是继发于身体其他部位的；如测得脑脊液内水平高于血清，则表明颅内肿瘤是原发的。目前临床常用的是甲胎蛋白和 β-HCG。

肿瘤标志物监测被用来诊断特定的生殖细胞瘤。单纯性的 β-HCG 升高常提示绒癌，而 β-HCG 轻度升高则不具有特异性，可见于混合性生殖细胞瘤、绒癌或松果体区的其他恶性肿瘤。

生殖细胞瘤与非生殖性生殖细胞瘤在神经影像学上的表现非常相似，难以区分，因此组织活检或特定的肿瘤标志物检查对于确立诊断是必需的。对于松果体区的生殖细胞瘤，神经影像学检查很难将其彻底与松果体母细胞瘤、松果体细胞瘤或胶质瘤相区分。混合性生殖细胞瘤通常比单纯性生殖细胞瘤具有更强的侵袭性。松果体区畸胎瘤常可见脂肪成分及大片钙化，借此可将其与其他肿瘤区分。

以往诊断松果体区肿瘤性质的一种常见的非手术方式是对肿瘤进行放射治疗，观察肿瘤对放疗的反应。对怀疑生殖细胞肿瘤的患者给予 2000Gy 的射线治疗，若肿瘤体积缩小，则生殖细胞瘤的诊断基本成立；若肿瘤对射线治疗无反应，则推荐进行活检。需要注意的是，尽管生殖细胞瘤对于放射反应性良好，但是其他类型肿瘤如松果体母细胞瘤对于射线也具有反应。

松果体区生殖细胞瘤应与该区的松果体细胞瘤、上皮样及皮样囊肿、血管畸形、胶质瘤等相鉴别。鞍区的生殖细胞瘤应与巨大垂体瘤、颅咽管瘤、鞍区脑膜瘤、第三脑室内肿瘤、黏液囊肿、脊索瘤及骨软骨瘤等相鉴别。

三、手术适应证

无严重器质性疾病，除术前已确诊为生殖细胞瘤者，松果体区肿瘤多为显微手术的适应证，对确诊为生殖细胞瘤者，应行放射治疗，如患者家属有手术意向，也可行显微手术。

四、手术禁忌证

有广泛颅内转移，以及患严重器质性疾病不能耐受手术者。

五、术前准备

1. 血常规、血生化、心电图、胸片、出凝血时间。
2. 其他检查见诊断与鉴别诊断。

六、手术要点、难点及对策

（一）常用的显微手术入路

1. 枕下经小脑幕入路（Poppen 入路）　对肿瘤主体位于小脑幕上者较为适宜。患者取坐位或俯卧位，右枕做马蹄形切口，皮瓣翻向下，枕部横窦上方开颅，内侧达矢状窦，下方显露横窦，剪开硬脑膜形成两个三角瓣，各翻向内侧和下方，如颅内压高，可先穿刺侧脑室枕角。脑压板牵开枕叶在距直窦 1cm 处切开小脑幕，直至游离缘。在切除肿瘤时，注意勿伤及大脑内静脉和大脑大静脉。

2. 幕下小脑上入路（Krause 入路）　适用于肿瘤主体位于小脑幕下者。患者取坐位，枕部正中入路开颅，骨窗上至横窦，向下打开枕骨大孔，电凝切断小脑上方的桥静脉，电凝切断小脑中央静脉，显露四叠体池。打开四叠体池后可见肿瘤后部。如肿瘤不大，可沿肿瘤外缘游离肿瘤，完整切除。如肿瘤较大，可先切肿瘤中心，然后游离外缘，争取完整切除，在游离外缘时特别小心勿伤及基底静脉、大脑内静脉，若肿瘤与上述静脉粘连，不必苛求全切。

3. 经胼胝体 - 透明隔 - 穹窿间入路　适用于肿瘤主要位于第三脑室中后部，特别是四叠体和松果体后表面正常的情况。患者取仰卧位，额部做马蹄形切口，骨窗内侧至矢状窦，后缘至冠状缝。剪开硬脑膜，翻向内侧，牵开额叶，沿纵裂进入，小心分开胼周动脉，纵行切开胼胝体 2.0~2.5cm，可见透明隔，分开两层透明隔，进入穹窿之间向下剥离，进入第三脑室顶部。注意肿瘤两侧的大脑内静脉，若不慎损伤出血，宜用脑棉片、明胶海绵或止血纱布按压止血，不应用电凝止血。

（二）其他入路

1. 经额皮质侧脑室入路（Egolov 入路）　经额皮质造瘘进入侧脑室，切开室间孔后缘，即可见到第三脑室中肿瘤。

2. 侧脑室三角区入路（van Wagenen 入路）　主要用于肿瘤较大且偏于一侧者。颞顶开颅，沿三角区侧脑室穿刺点进入，打开脑室即可见隆起的侧脑室壁，要十分小心位于肿瘤深部的大脑内静脉。

3. 顶枕经胼胝体入路（Dandy 入路）　此入路因常损伤大的引流静脉而致术后脑水肿和偏瘫，目前少用。

4. 经额皮质 - 侧脑室脉络膜下入路（Subchoroida 入路）　在额叶皮质进入侧脑室额角，脉络膜下切开进入第三脑室。

七、放射治疗和化学治疗

放射治疗是生殖细胞肿瘤患者的一项重要治疗手段，而对于某一类型的生殖细胞瘤治疗所需的剂量和疗程也没有完全一致的意见，尤其当辅以化学治疗时更是如此。化学治疗一直是睾丸和卵巢生殖细胞瘤的治疗方式之一，但直到最近才被整合到颅内生殖细胞瘤的治疗方案中。有学者在放射治疗的前后加用化学治疗药物，最近也有学者尝试在手术后单用化学治疗。

八、临床效果评价

目前对于生殖细胞瘤的治疗缺乏大规模前瞻性研究，大多数学者在治疗选择上倾向于将生殖细胞瘤与非生殖细胞瘤性生殖细胞瘤区分对待。尽管几乎所有的生殖细胞瘤都不同程度地对放射治疗有反应，并且大部分对化学治疗敏感，手术、放射治疗和化学治疗在治疗这类病变中各自所占的角色仍存在争议。

生殖细胞瘤的预后与其在颅内的位置无明显关系，而与其组织学类型关系密切。总体来说，生殖细胞瘤预后良好，5 年内肿瘤无进展生存（progression-free survival）率约为 90%。

与生殖细胞瘤良好的预后不同，非生殖细胞瘤性生殖细胞瘤的预后较差，混合性生殖细胞瘤、胚胎癌和卵黄囊瘤等肿瘤的 5 年生存率为 40%~70%。近年来有报道称，更加激进的综合治疗方式可能可获得较好的预后，尤其对于混合性生殖细胞瘤。大部分涉及畸胎瘤的研究，样本量都较小，而且常不区分成熟性畸胎瘤和非成熟性畸胎瘤。成熟性畸胎瘤似乎具有相对较好的预后，而非成熟性畸胎瘤预后较差，5年生存率50%~70%。

（赵洪洋）

第十一节 脑干肿瘤

脑干肿瘤是临床较为少见的颅内肿瘤，其起源于中脑、脑桥、延髓，脑干肿瘤以神经胶质细胞瘤多见，其次是血管网状细胞瘤和海绵状血管瘤。

成人脑干胶质瘤分为弥散内生型、局限型和恶性胶质瘤；儿童脑干胶质瘤分为弥散内生型、局限型、背侧外生型和神经纤维瘤病Ⅰ型伴发脑干胶质瘤。肿瘤位置和生长方式决定了患者的临床表现，幼儿常表现为经常呕吐，或仅仅表现为发育迟缓，学龄儿童因脑积水而导致视力下降，同时有脑神经受累表现。

血管网状细胞瘤来源于中胚层血管内皮细胞的胚胎细胞残余组织，为富含血管的良性肿瘤。血管网状细胞瘤多发生于成年人，中枢神经系统的血管网状细胞瘤主要位于幕下，其次位于脑干及脊髓，其中79%脑干血管网状细胞瘤发生于延髓。多由延髓背侧长出并向第四脑室发展，也可完全生长在延髓内。延髓背侧血管网状细胞瘤的首发症状仍以头痛、头晕、肢体麻木、无力为主要表现。

颅内海绵状血管瘤的发病率为0.4%~0.6%，其中脑干海绵状血管畸形占颅内海绵状血管畸形的9%~35%，好发部位依次为脑桥、中脑、脑桥延髓结合部。血管网状细胞瘤来源于中胚层血管内皮细胞的胚胎细胞残余组织，为富含血管的良性肿瘤。发病年龄为30~40岁，男女比例为2∶1。

一、手术适应证

1.脑干胶质瘤　主要治疗方法为手术、放射治疗和化学治疗。主要的手术适应证：①肿瘤相对局限或肿瘤囊性变；②全身状况能耐受手术，手术风险能被接受的脑干肿瘤；③对于病灶界线不清、弥散性生长的肿瘤，可以通过立体定向活检或开颅活检来明确诊断，指导放射治疗和（或）化学治疗。

2.脑干海绵状血管瘤　手术适应证：①病变靠近脑干表面或为外生型；②病变再出血并引起神经功能障碍进行性加重；③出血范围已超出病灶；④病灶内部出血伴显著占位效应。

3.脑干血管网状细胞瘤　手术适应证：①内生局限型，肿瘤为实质性或有囊变，位于脑干内，分界清晰，病灶相对局限；②外生型肿瘤，肿瘤突出脑干生长，边界较清晰。

二、手术禁忌证

1. 肿瘤体积小，无明显神经系统功能障碍者。
2. 肿瘤晚期，病灶边界不清并广泛浸润多个脑干部位。
3. 患者全身情况差，呼吸、循环中枢已经出现衰竭。

三、术前准备

1. 常规 CT 和 MRI 检查，明确肿瘤的部位、大小及范围。MRI 检查是诊断脑干胶质瘤的重要手段，其特殊序列如磁共振波谱（MRS）、灌注加权成像（PWI）、弥散加权成像（DWI）、弥散张量成像（DTI）等相关技术的应用，提高了诊断的准确率，并可提示肿瘤与上下行纤维的关系。MRS 反映肿瘤代谢情况，可用于鉴别肿瘤与其他病变。对于血供丰富的肿瘤，行脑血管造影检查，了解供血血管，必要时行术前栓塞治疗。

2. 颅内压增高者，可以术前行脑室外引流。

3. 经口咽入路者，术前 3 天清洁口腔。

4. 其他同一般开颅术前准备。

四、手术要点、难点及对策

根据肿瘤在脑干的具体部位选择相应入路及脑干组织最薄的位置，依据不同部位可以分别选择颞下入路、乙状窦前入路、乙状窦后入路、后正中入路。对位于一侧大脑脚的肿瘤采用颞下入路可以得到很好的显露；对脑桥上部并位于腹侧的肿瘤多采用乙状窦前入路，从脑干腹侧最薄处切开；乙状窦后入路用于脑桥偏一侧的肿瘤；脑桥及延颈髓背侧的肿瘤采用后正中入路。

显露肿瘤后在最接近脑干表面处切开。对于不同性质的肿瘤，采用不同的切除方式，应该在保留神经功能的前提下尽量全切除肿瘤，减轻对脑干神经纤维束和神经核团的手术损伤。

脑干胶质瘤应该在保留神经功能的前提下尽量全切除。术中采用脑干诱发电位进行监测，有利于减少和减轻脑干损伤。如肿瘤有囊性变，应先抽出囊液。胶质瘤多呈灰褐色或紫褐色，质地软，在显微镜下多能分清肿瘤组织与正常脑干界线，应严格从瘤内切除，不可超过肿瘤之外，避免损伤肿瘤周围的正常脑组织。小的渗血点以棉片或明胶海绵压迫止血，不可用双极电凝。血管网状细胞瘤或海绵状血管瘤应沿肿瘤边界操作，完整切除病灶。如脑脊液循环不能通畅，应做脑室外引流或脑室 - 腹腔分流。枕部肌肉应分层严密缝合，以免形成假性囊肿或脑脊液漏。术中发现乳突气房已开放者应严密封闭，以避免脑脊液漏和颅内感染。对于弥散型生长的肿瘤，应该通过立体定向活检或开颅活检来明确诊断，指导放射治疗和化学治疗。

根据头颅 MRI，延髓背侧血管网状细胞瘤分为 3 型，即实质型、小结节大囊型及大结节小囊型。根据不同的分型，可采用不同的手术方式。实质型与囊实型血管网状细胞瘤的手术治疗通常具有不同难度，大结节小囊型及小结节大囊型血管网状细胞瘤的手术一般均较实质型相对容易，囊实型肿瘤手术可同时切除囊变和结节。对于瘤结节很小、较难寻找的病例，为防止瘤结节残留导致复发，可采用超声辅助先行寻找结节，然后逐渐切除。延髓背侧血管网状细胞瘤多以实性为主伴有半月形小囊，肿瘤位于室管膜下，与延髓有明显界线，即在肿瘤与延髓之间有一明显的胶质增生带，手术要严格按照膜外操作技术在胶质增生带进行，注意保护肿瘤被膜及瘤周组织。手术中常见肿瘤呈紫红色，表面血管怒张，于肿瘤表面看到的大血管多为静脉引流血管，不可先行处理，动脉血管多位于腹侧，需先行处理。

对肿瘤体积巨大的实质型血管网状细胞瘤，采取先行栓塞供血动脉，待 1 周后再予显微手术切除的方法。

五、术中监测与处理

脑干听觉诱发电位在手术中具有预警作用，其生理变异小，很少受外界干扰，且能恒定引出，因此，术中观察脑干听觉诱发电位潜伏期和波幅的变化可监测听神经和脑干的功能。要点如下：①术中必须认真操作，避免牵拉对脑干功能造成的损伤；②任何不同于基线的变化应引起高度注意，特别是在手术关键时刻，如变化持续存在或加重，应立即停止操作，以免加重脑干神经结构的损伤；③术中结合肌电图、诱发肌电图能较全面地保护脑神经功能；④联合体感诱发电位和运动诱发电位监测也可以较好地反映感觉及运动系统功能；⑤核团刺激技术对于确定脑干安全进入区有一定意义，通过刺激器定位核团，进而确定安全的脑干进入点，可以避免不必要的神经损伤。

六、术后常见并发症的预防与处理

1. 脑干损伤，术后昏迷、中枢性呼吸循环衰竭。

2. 脑干水肿引起四肢强直性发作。

3. 中枢性高热。

4. 胃、肠应激性溃疡，消化道出血。

5. 脑神经损伤　中脑肿瘤患者可能出现单侧或双侧上眼睑下垂，脑桥肿瘤患者可能出现单侧或双侧外展和双侧面神经麻痹，延髓肿瘤患者可能出现吞咽困难。

6. 继发性呼吸道感染。

（杨　林）

第十二节　血管网状细胞瘤

一、概述

血管网状细胞瘤是一种脑血管性肿瘤，又称血管母细胞瘤。

二、病因

病因不明，部分血管网状细胞瘤患者有家族史，WHO 将其归为来源未明肿瘤。

三、发病机制与病理

血管网状细胞瘤是由于中胚叶和上皮组织在整合期间发生障碍，血管和实质之间持续缺乏整合所致。

血管网状细胞瘤依据病理分为 4 型：①毛细血管型，以毛细血管为主，常有巨大囊腔；②细胞型，少见，以网状内皮细胞为主，血管极少，无囊肿形成；③海绵型，主要成分为口径大小不同的血管或血窦；④混合型，以上几种类型的混合。

四、临床表现

患者发病早期可无明显临床症状，以后可出现如下症状：①颅内高压症状，如头痛、恶心呕吐、视盘水肿等表现；②小脑症状，如共济失调、步态不稳等表现；③脑干症状，表现为感觉减退、共济失调、吞咽困难、反射亢进等；④ VHL 病，表现为全身多脏器的肿瘤或囊肿，有家族性、多发性、多器官特征；⑤红细胞增多症，少数患者可表现为红细胞计数及血红蛋白增高。

五、辅助检查

1.CT　囊性肿瘤典型 CT 显示：大囊内有小的瘤结节影，瘤结节和实性肿瘤呈等密度影，边缘欠清晰。实质性肿瘤 CT 显示类圆形不均匀密度影。

2. MRI　建议行 MRI 薄层（2mm）扫描，以判断肿瘤为单发或多发，以免遗漏较小的病变。肿瘤 T_1 加权像呈等信号；T_2 加权像呈高信号，并可见肿瘤周围水肿带或小的血管流空影，增强后瘤结节呈均匀增强。

3. 脑血管造影　包括 MRA、CTA、DSA，造影检查多见小脑后下动脉或小脑上动脉供血的异常肿瘤染色；当 MRI 显示有明显血管流空效应者，做 DSA 检查可显示血管团和供血动脉，肿瘤血供极其丰富时还可做供血动脉栓塞治疗。

六、诊断与鉴别诊断

颅内血管网状细胞瘤绝大部分发生在幕下，成人有小脑肿瘤症状及颅内压增高，且有下列表现，应考虑诊断为血管网状细胞瘤。

1. 家族中已证实有血管网状细胞瘤患者。
2. 有真性红细胞增多症和高血色素症。
3. 眼部发现视网膜血管瘤。
4. 腹部脏器发现肝血管瘤、多囊肾、胰腺囊肿等。
5. 影像学检查有典型表现者。

术前应与胶质瘤、转移瘤、蛛网膜囊肿等相鉴别。

七、治疗

（一）手术适应证

外科手术仍是目前治疗该病的主要方法。

（二）手术禁忌证

禁止行立体定向穿刺或活检，以免发生难以控制的出血。

（三）术前准备

1. 对于瘤体较大的实质性肿瘤，且供血丰富者，充分备血。
2. 术前行 DSA、CTA 和 MRA 检查，以了解肿瘤的供血情况，对供血异常丰富者，可考虑超选择性肿瘤供血血管栓塞术，以减少术中出血和提高手术安全性。
3. 肿瘤与脑干粘连紧密者，术前应准备脑干诱发电位，术中适时对脑干功能进行监测。

（四）手术要点、难点及对策

1. 由于肿瘤实体及囊壁结节不断分泌囊液，因此将肿瘤实体或囊壁结节进行手术全切是治愈本病的关键。
2. 以胶质增生带为界线分离肿瘤，一旦误入肿瘤内部或分块切除，极易导致灾难性出血。
3. 对于小的或多发病变，术中应用立体定向技术、神经导航、超声等，有助于术中寻找肿瘤结节，以免遗漏、做到全切病变。
4. 手术应遵循类似脑动静脉畸形（AVM）的手术切除原则，先处理供血动脉，再处理引流静脉。
5. 明确肿瘤供血动脉及回流静脉后，从供血动脉的最近处，用较小功率双极电凝，由浅至深，以点带面，逐一切断供血动脉，待引流静脉由鲜红色转暗红色，瘤体张力变软，体积缩小后，再切断引流静脉。

6. 在切除肿瘤后，少数患者可能发生正常灌注压突破综合征（NPPB），此时对于出血难以控制者，可控制性降压，术中血压维持在（90～100）/（60～70）mmHg 为宜，但控制时间不宜过长，否则术后易发生缺血性脑损害，尤其是老年患者。

7. 术中在严密监护重要生命体征的同时，用脑干诱发电位适时对脑干进行动态监测，以胶质增生带为界线分离肿瘤。术中不断使用生理盐水冲洗术腔，减轻热效应对脑干及重要血管的损伤。

8. 保护脑干的滋养血管是手术成功的关键，尤其是小脑前下动脉发出脑干的穿支。术中对邻近脑干的实质性肿瘤，如与脑干无明显粘连，小心仔细地分离肿瘤，在保护脑干的滋养血管的前提下，力争全切除；若肿瘤与脑干或第四脑室底粘连紧密，不必强行切除，以免损伤脑干的滋养血管，引起严重的并发症；对残留的肿瘤，术后可行伽玛刀治疗。

9. 神经内镜具有直径小、景深大、深部照明好、观察精细、创伤小的优点，通过立体定向方法定位，将神经内镜置入肿瘤的囊腔内，在囊腔内壁寻找瘤结节并切除，必要时使用不同角度的镜头进一步探查术区以免遗漏。

（五）常见并发症的预防与处理

1. 主要有大出血　术前应充分备血，并行血管造影检查，对供血异常丰富者，可考虑超选择性肿瘤供血血管栓塞术，以减少术中出血，分离肿瘤时以胶质增生带为界线进行分离。

2. 对于小的或多发病变，以免遗漏，力争做到全切病变。

3. 脑干功能衰竭　用脑干诱发电位适时对脑干进行动态监测，以胶质增生带为界线分离肿瘤，术中不断使用生理盐水冲洗术腔，减轻热效应对脑干及重要血管的损伤，保护脑干的滋养血管，若肿瘤与脑干或第四脑室底粘连紧密，不必强行切除。

第十三节　颅内转移瘤

一、概述

颅内转移瘤是较为常见的颅内恶性肿瘤，占全部颅内肿瘤的 3.5%~10.0%，且发病率有逐年上升的趋势，其中肺癌是最常见的原发病。除肺癌外，乳腺癌、结直肠癌、肝癌等都是较为常见的颅内转移瘤原发病。就发病部位而言，颅内转移瘤多位于幕上，或同时累及幕上和幕下。

二、临床表现

颅内转移瘤患者最常见的临床表现是颅内压升高，大多数患者出现头痛、呕吐、视盘水肿等表现。除此之外，局灶性神经功能障碍也很常见，如偏瘫、偏侧感觉障碍、失语等。也有部分患者可能无明显自觉症状，或仅仅有体力、体重下降，精神变差等非特异性表现。

三、诊断

头部 MR 增强扫描是诊断颅内转移瘤的最主要方式。其较 CT 检查能更准确地显示病灶，特别是微小病灶和颅后窝病变，MR 波谱分析对于鉴别肿瘤性质也可提供重要帮助。全身 PET-CT 扫描除可显示颅内病灶外，还可用于寻找原发病灶和其他颅外转移灶，最终确诊依靠病理学检查。

四、手术治疗

手术治疗在颅内转移瘤的治疗中所扮演的角色还存在争议。有学者认为，单纯手术切除对颅内转移瘤患者生存期没有明显作用，但这并不能据此否定手术治疗在颅内转移瘤治疗中的价值。大多数学者认为，对于合理选择的病例，手术治疗结合全脑放射治疗或者立体定向放射治疗可显著提高颅内转移瘤患者生活质量，延长生存期。

（一）手术适应证

1. 颅内压增高症状明显者，手术切除肿瘤可迅速缓解症状。
2. 对于诊断不清者可以明确组织学诊断。
3. 手术切除是对放射治疗不敏感肿瘤治疗的有效方法。
4. 对于单发转移瘤且原发病灶已切除者，一般状况良好的患者应尽快手术。
5. 患者全身情况尚可，对于颅后窝的转移瘤、肿瘤占位效应及瘤周水肿可引起颅内压显著增高者，手术指征可适当放宽。

（二）手术禁忌证

1. 患者全身情况差或有其他脏器严重疾患，不能耐受手术。
2. 严重凝血功能障碍未纠正。

（三）术前评估

术前应详细询问病史，了解患者有无高血压、冠状动脉粥样硬化性心脏病、糖尿病等基础疾病。术前常规行血常规、血液生化、凝血功能、心电图、心胸部 X 线等检查。术前 MR 增强扫描 + 波谱分析可明确肿瘤的大小、部位、数目等信息。全脑 DSA 检查虽不作为常规检查，但对于了解肿瘤血供情况可提供帮助。对于癫痫发作的患者，脑电图检查可帮助了解病情。

（四）术前准备

术前禁饮食，术区备皮、备血。对于幕上肿瘤，无论患者术前有无癫痫发作，均应口服抗癫痫药物控制和预防术后癫痫。若患者术前有明显脑水肿或脑积水表现，可使用甘露醇等脱水药物降低颅压，改善患者症状。术前呕吐频繁的患者，应改善营养状态，纠正水、电解质紊乱，可酌情应用止吐药物。对于幕下肿瘤压迫第四脑室致脑积水的患者，术前应行侧脑室穿刺置管引流脑脊液，防止术中打开硬脑膜后，幕下压力骤然减低，引发小脑幕切迹疝。

（五）手术要点、难点及对策

颅内转移瘤多数发生在大脑中动脉瘤供血的颞顶枕交界区附近，如中央前回、中央后回、颞中回、颞上回和角回等功能区，开颅术前在神经导航和超声的帮助下能精确定位病灶，减少脑组织暴露，特别是位于功能区的肿瘤。

1. 将硬脑膜四周悬吊好，以防手术减压后硬脑膜剥离。如颅内压高，可行过度换气或静脉滴注甘露醇降低颅内压，之后切开硬脑膜，硬脑膜基底通常位于静脉窦一方。

2. 确定肿瘤位置，目前多采用神经导航或者术中脑超声波探查。术中切开硬脑膜前后，用已消毒的超声波探头，探测可疑部位，这样可以清晰地显示肿瘤的位置及距皮质的深度，此法极其准确可靠。在没有神经导航或者脑超声波探测仪的情况下，最简单的办法是脑室针进行穿刺，穿入肿瘤后，有质地不同的感觉，如韧、硬、抵抗的感觉，而突破感多见于囊变者，有异样感觉可抽吸部分组织，根据肉眼或病理探查确认是否为肿瘤组织。

3. 根据肿瘤生长部位不同，选择不同的手术入路。皮质下病灶最好直接切开脑皮质沿胶质增生带全切肿瘤；位于脑沟深部或两侧的肿瘤直接打开脑沟，经脑沟入路切除肿瘤，减少对皮质损伤；位于白质深部的肿瘤可通过皮质或脑沟入路切除。位于岛叶的肿瘤需经外侧裂入路切除，特别是位于功能区的肿瘤，术前 MR 的 DTI 神经纤维束成像，有助于减少神经功能障碍发生。

4. 切除肿瘤的过程中，需要沿着肿瘤的假包膜即胶质增生带完整切除肿瘤。

（六）术后常见并发症的预防与处理

1. 术后血肿　多发生在术后 48 小时内，表现为意识状态恶化，出现新的神经系统体征，如对侧肢体运动障碍，及时复查 CT 可确诊。预防办法是术中应彻底止血，止血时患者的血压不能低于平时血压的 90%。术中先电灼止血，然后再剪断，应尽量切除肿瘤。

2. 脑水肿　临床表现与术后血肿有时难以鉴别。脑水肿高峰期多在术后 2~3 天。原因可能为术中操作粗糙，牵拉用力过大而致使严重脑挫伤，以及损伤过多的引流静脉。术后脑水肿经脱水和肾上腺皮质激素治疗，一般可缓解，如病情继续恶化，应考虑去骨瓣减压。

第十四节　头皮肿瘤

一、头皮血管瘤

血管瘤为起源于血管的良性肿瘤，可发生于全身皮肤，也可见于肝、脑等脏器及肌肉组织。按照外形和结构分为毛细血管瘤、海绵状血管瘤、蔓状血管瘤三类。

（一）临床表现

1.毛细血管瘤　又称草莓状痣，多见于女婴，常有自限性，一年以内长到极限后常自行停止或消失。直径 2~3cm，高出皮肤，呈草莓状分叶，边界清晰，质软。

2.海绵状血管瘤　常在出生不久后发生，成人较少见，损害多见于睑裂附近，随着年龄增长而增长，局部隆起，边界不清晰，呈紫红色，压之可缩小，放手后恢复成原状，瘤体较大时可有沉重感或隐痛，还可伴有血小板减少症和紫癜。

3.蔓状血管瘤　由粗大的迂曲血管构成，外观呈蚯蚓状或条索状，大多属于静脉血管，也可有动脉或动静脉瘘。其常发生在皮下或肌肉内，也可侵犯颅骨，范围较大，触之柔软，有膨胀和搏动感，可在皮下滑动，有弹性，压迫后瘤体可缩小，松手后恢复原样，听诊可闻及吹风样杂音。

（二）治疗方式

1.毛细血管瘤　由于具有自限性，可暂时观察数年，若不消退或影响美观可采用 5% 鱼肝油酸钠溶液或 1%~10% 硫酸盐溶液注射于血管底部，也可采用硬化剂注射、激光治疗等，手术适用于瘤体较大者，但留有瘢痕。

2.海绵状血管瘤　治疗以手术切除为主，但是对于较大肿瘤术前应该行血管造影，了解确切范围，以利于术中控制出血将其彻底切除。

3.蔓状血管瘤　宜尽早施行手术，术前需做血管造影，了解头皮血管瘤是否与颅内有沟通，便于术前做好充分准备，必要时行一侧颈外动脉结扎或在瘤周做头皮全层连续缝扎，范围较大者，术前还需要植皮。

二、神经纤维瘤

头皮的神经主要由来自枕区的枕神经，以及颞区、额区的耳颞神经末梢分支。肿瘤可发生于头皮各部位，或发自神经干或起源于神经末梢，但均依附于上述神经。因此，神经纤维瘤可包括神经鞘瘤和神经纤维瘤，前者由鞘细胞组成，后者为特殊软纤维。按照病理分为神经纤维瘤、多发性神经纤维瘤病、神经鞘瘤。

（一）临床表现

神经纤维瘤，男性发病略高于女性，除多发性神经纤维瘤病以外，肿瘤多为单个，生长缓慢，常无症状，需与头皮纤维瘤、脂肪瘤相鉴别，如果有疼痛，还应与平滑肌瘤、血管球瘤、小汗腺瘤等相鉴别。

（二）治疗方式

神经纤维瘤均以手术治疗为主，若影响美观或疼痛感明显者宜尽早施行手术，头皮神经纤维瘤切除与肿瘤在四肢者不同，无须顾及功能障碍，因此一般可彻底切除，对巨大肿瘤则应该尽量减少术中失血。

三、基底细胞癌

基底细胞癌好发于头面部，多见于户外工作者和老年人，是皮肤癌最常见类型之一。肿瘤起源于皮肤或附件尤其是毛囊的基底细胞，是一种低度恶性肿瘤，发展缓慢，呈浸润性生长，很少有血行或淋巴道转移。

（一）临床表现

基底细胞癌早期表现为局部皮肤略隆起，淡黄色或粉红色小结节，仅有针头或绿豆大小，呈半透明结节，质地较硬，表皮菲薄，伴有毛细血管扩张，但无疼痛或压痛。病变位于深层者，经数月或数年后出现鳞片状脱屑，反复溃疡、渗血。主要表现类型有结节溃疡型、浅表型、局限硬皮病样或硬化型、瘢痕性、色素性基底细胞癌。

（二）诊断与鉴别诊断

基底细胞癌表面有明显结痂或鳞屑时，应与寻常疣、角化棘皮瘤和鳞癌等相鉴别。基底细胞癌边缘内卷，有毛细血管扩张，色泽呈褐色。

（三）治疗

基底细胞癌生长缓慢，很少发生淋巴结转移，预后较好。其对放射线敏感，故一般采用放射治疗。对于病灶直径 > 1cm 者，手术仍是主要疗法，必要时可结合放射治疗联合应用。浅表、较小的基底细胞癌，在局部麻醉下先用 3~4mm 大小刮匙刮除周边和基底残余瘤组织，最好用电凝烧灼。当肿瘤深入到颅骨时，应将累及的颅骨甚至硬脑膜一并切除，再做修复与植皮手术。

四、鳞状细胞癌

鳞状细胞癌起源于表皮或附件，如皮脂腺导管、毛囊、汗腺管等的角质形成细胞，多见于老年男性，好发于头皮、面部、颈和手背等暴露部位。病因包括紫外线、化学因素、种族因素、癌前期皮肤病、瘢痕等。

（一）临床表现

早期为一小的丘疹，结节状或疣状突起，淡红色，表面粗糙，生长迅速，易破溃并向周围浸润，多见于头顶部。临床形态有下述两种。

（1）菜花型：起初为浸润型小斑块、小结节或溃疡，之后呈乳头状或菜花样隆起，质硬，表面可见毛细血管扩张，此型以面部和四肢多见。

（2）深在型：起初为淡红色坚硬结节，表面光滑，逐渐增大，中央出现脐样凹陷，周围有新结节形成，破溃后形成火山样溃疡，边缘隆起外翻，质硬，溃疡底面高低不平，创面有污垢坏死组织和脓样分泌物，散发恶臭。可有早期区域性淋巴转移，也可经血液转移。

（二）国际 TNM 分期

鳞癌 TNM 分期见表 2-14-1。

表 2-14-1　国际 TNM 分期

T　肉眼所见原发病灶

　Tis 上皮内癌

　T0 初发肿瘤

　T1 肿瘤最大直径为 2cm 以下

　T2 肿瘤最大直径为 2cm 以上，5cm 以下（浸润至真皮浅层）

　T3 肿瘤最大直径为 5cm 以上（浸润至皮肤深层）

　T4 肿瘤侵犯至其他组织（软骨、肌肉、骨骼）

N　肉眼所见淋巴结转移

　N0 未扪及淋巴结

　N1 扪及同侧所属淋巴结

　N2 扪及两侧淋巴结，同侧淋巴结固定

　N3 扪及两侧淋巴结，对侧淋巴结固定

M　有无远处转移

　M0 无远处转移

　M1 有远处转移

以上分类中，处于 N0M0 者很少引起死亡，处于 N1M1 者预后不良。

（三）治疗

1. 手术治疗　头皮鳞癌宜采用一次手术切除，切口应距肿瘤周边 1~2cm，深度则应按照肿瘤侵犯程度来确定，原则是尽可能做广泛根治。未侵及颅骨者，做头皮全层切除，已经侵犯颅骨者应切除颅骨并扩大到正常颅骨 1cm，若累及板障和内板，则切除范围还应该更大。缺损较大者应该做植皮术，有患侧枕部、耳后和颈部淋巴结转移者，也行清除术。术后还应该辅助放射治疗。

2. 放射治疗　凡不适合手术或者有手术禁忌者，应行放射治疗。

五、肉瘤

头皮肉瘤起源于皮下组织，比起源于头皮的癌少见，分为纤维肉瘤、横纹肌肉瘤、脂肪肉瘤、平滑肌肉瘤四种类型。

（一）临床表现

1. 纤维肉瘤　肿瘤一般多见于四肢和躯干，而发生于头部者，则以枕颈部和眼眶部多见。患者多为中年人。开始为局部出现硬而无痛的结节，随后生长迅速，隆起明显并压迫头皮，使其萎缩发生溃疡，触之质地较硬，不活动，不痛，有胀感。

2. 横纹肌肉瘤　多见于青少年，胚胎性横纹肌肉瘤患者则多为 10 岁以下的儿童，肿瘤质硬不活动，发展迅速，常显著侵袭颅骨，肿瘤血供丰富。

3. 脂肪肉瘤　以中老年多见，常无明显临床症状，或偶有压痛，肿瘤呈浸润性生长，质地较软，不活动，可累及头皮和颅骨，少数患者局部有外伤史。

4. 平滑肌肉瘤　主要发生于皮肤和皮下组织，发生于头皮罕见，多见于中老年人，男性与女性的复发率相近，肿瘤呈圆形或结节状，浸润性生长，但边界清晰，可有假包膜，切面呈灰红色、鱼肉样，可有液化囊变和出血坏死。

（二）治疗方式

肉瘤均以手术切除为主，采用根治性手术，手术应该连同肿瘤表面的假包膜一并切除，避免将其撕破，术后再辅助放射治疗和化学治疗，预后较差。

第十五节　颅骨骨瘤

颅骨骨瘤是一种常见的良性肿瘤，特点是生长缓慢、无痛、广基，与周围颅骨分界常不清晰。其可以发生于颅骨的任何部位，以额骨和顶骨多见。骨瘤常为单发，也有多发或聚发于一处者，有的患者可同时伴有身体其他部位的肿瘤。

一、手术适应证

1. 骨瘤生长较快或较大。
2. 有神经系统症状体征者。
3. 部分患者因美容也可手术切除。

二、手术禁忌证

已停止生长的骨瘤可不做处理。

三、术前准备

1. 完善常规检查，了解患者对手术和麻醉的耐受情况。
2. 行头颅 CT、MRI 检查以利于术前明确有无颅内侵犯。

四、手术要点、难点及对策

1. 对限于外板的骨瘤，只需凿平或磨平即可，残留的基底可给予电灼灭活。
2. 大的、累及颅内的骨瘤则需行骨瓣切除，酌情行颅骨修补术。
3. 对累及鼻窦的骨瘤如已引起鼻窦阻塞应行手术切除，额窦骨瘤采用经额下硬脑膜外入路切除；筛窦骨瘤可经眶或经眶板入路切除。本病手术预后良好。

五、术后常见并发症的预防与处理

术后常见并发症主要有术后感染，预防主要在于术中严格的无菌操作。

第十六节　颅内黑素瘤、脂肪瘤、颈静脉球瘤

一、颅内黑素瘤

（一）概述

颅内黑素瘤分为原发性黑素瘤和转移性黑素瘤，恶性度极高。

（二）临床表现

临床表现无特征性，病变部位皮肤有黑色素斑或黑痣，颅内主要为头痛、恶心、呕吐、癫痫、偏瘫、精神症状、脑神经损伤症状。

（三）诊断与鉴别诊断

本病发病率低，临床无特征性表现，神经影像学诊断不具备特异性。检查注意皮肤及脏器是否伴发黑变病，脑脊液细胞学检查有一定意义，但阳性率低。

（四）手术适应证

传统上认为本病以手术治疗为主，配合放疗和化疗。

（五）手术禁忌证

颅内及全身多发转移及严重恶病质者。

（六）术前准备

1.完善常规检查，了解患者对手术和麻醉的耐受情况。

2.注意检查皮肤脏器是否伴发黑变病，行头颅 CT、MRI 及脑脊液细胞学检查以利于术前明确诊断。手术切除皮肤原发灶。

（七）手术要点、难点及对策

1.病变浅表局限时，应尽量将肿瘤全切除。

2.肿瘤与其邻近脑组织粘连紧密，不易分离，宜将周围脑组织一并切除。

3.若病变范围广泛，应去除骨瓣减压。

4.合并脑积水者，行脑室 - 腹腔分流手术，但有腹腔转移可能。

总体而言，本病恶性度、复发和转移率均较高，预后差。

二、脂肪瘤

（一）概述

颅内脂肪瘤是中枢神经组织胚胎发育异常所致的脂肪组织肿瘤。颅内脂肪瘤很少引起临床症状，是临床上很少见的一种颅内肿瘤。绝大多数病灶位于脑中线附近，其中最常见部位是胼胝体区；小部分位于第三脑室下部、脑干、小脑、基底核、四叠体区、侧脑室或脑桥小脑角区。

颅内脂肪瘤常合并有其他中枢神经系统先天性畸形，如胼胝体缺失、脊柱裂、颅骨中线部位局限性缺损或脊膜脊髓膨出，以胼胝体缺失常见；也可同时合并有先天性脑神经异常。由于脂肪瘤多发生在中轴附近且常合并神经管闭合不全畸形，因此，许多学者认为此病的病因是胚胎发育迷乱、神经管闭合不全所致。

（二）诊断与鉴别诊断

根据其好发部位、CT 上脂肪样低密度区及 MRI 上 T_1 及 T_2 加权像均为高信号，诊断多能确立。本病尚需要与皮样囊肿、表皮样囊肿、畸胎瘤、蛛网膜囊肿、慢性血肿、颅咽管瘤、胼胝体胶质瘤等相鉴别。

（三）手术适应证

1. 引起梗阻性脑积水者，可行分流手术。

2. 肿瘤体积大，有明显临床症状，如鞍区脂肪瘤引起视力和视野损害者，脑桥小脑角脂肪瘤引起耳鸣和耳聋者。

（四）手术禁忌证

1. 脂肪瘤组织中弥散分布着致密的纤维组织，其胶质性包膜与周围脑组织粘连紧密，即使采用显微手术，也难以分离出肿瘤，不易达到全切除的目的。

2. 颅内脂肪瘤所表现出的非特异性症状、体征，并非是脂肪瘤本身引起的，多为伴发的其他畸形引起，肿瘤切除后，不能圆满地改善症状。

3. 颅内脂肪瘤生长缓慢，几乎不形成致命性颅内压升高，如无临床症状，可以观察。

（五）术前准备

1. 完善常规检查，了解患者对手术和麻醉的耐受情况。

2. 行头颅 CT、MRI 检查以利于术前明确诊断。

（六）手术要点、难点及对策

1. 由于肿瘤与周围脑的密切关系和富含血管，手术难度较大，很难做到肿瘤完整切除，且术后有较多的并发症。

2. 术中常发现肿瘤与周围脑组织粘连紧密；位于胼胝体的脂肪瘤，胼胝体缺失，肿瘤常将大脑前动脉包绕，使切除困难。手术使用超声吸引器（CUSA）易于将脂肪组织吸除，且可保留较大血管的完整使其不易受损，但是不易将脂肪瘤内的纤维隔吸除，此点限制了肿瘤的切除；另外，当吸引器频率过高，且纤维隔很厚时，可产生较高的热量而损伤周围正常脑组织。

（七）术后常见并发症的预防与处理

术后常见并发症主要有肿瘤与周围脑组织粘连引起的术后神经功能缺失，预防主要是术中精细的操作和术后的神经功能康复治疗。

三、颈静脉球瘤

（一）概述

颈静脉球瘤是指起源于颈静脉球体外膜及沿迷走神经耳支和舌咽神经鼓室支等部位分布的副神经节肿瘤。该病属于良性肿瘤，但由于其位置特殊、血供丰富，瘤体较大时可侵犯周围结构，表现出恶性潜能。

（二）病因

目前病因不明，有学者认为与后天基因突变有关，多为散发，有家族发病倾向。

（三）临床表现

早期局限于鼓室者可出现与脉搏一致的搏动性耳鸣、进行性耳聋和耳内胀满感，压迫同侧颈部血管可使耳鸣短暂减弱或消失，多有头晕等症状，随后可有外耳道反复出血、耳鸣、进行性耳聋，后期有耳部疼痛、面瘫、面部麻木、复视等。肿瘤位于颈静脉孔附近，可出现后组脑神经损害症状，如声音嘶哑、饮水呛咳、患侧软腭麻痹、咽反射消失等。肿瘤累及颅中窝和颅后窝时，部分患者可有颞叶、小脑和脑干受损症状，可出现共济失调和走路不稳。晚期肿瘤侵入颅内广泛，则出现颅内压增高症状，甚至脑疝而亡。部分肿瘤具有神经内分泌功能，可出现心动过速，血压升高、头疼、多汗、心悸、代谢紊乱等表现。

（四）检查

1. 实验室检查　功能性颈静脉球瘤 24 小时尿香草扁桃酸、血三甲基肾上腺素、儿茶酚胺和 5- 羟色胺的浓度明显升高。

2. 耳镜检查　早期鼓膜呈蓝色，鼓气耳镜向外耳道加压使鼓膜与肿瘤相贴，可见肿物与脉搏搏动一致，进一步加压，肿瘤受压颜色转白而停止搏动，即 Brown 征。若鼓膜已穿孔，外耳道可见血性或脓血性分泌物，红色息肉状物突出于外耳道，触之易出血。

3. 头颅 X 线平片　可见颈静脉孔扩大，骨质破坏；当肿瘤较大时，可有岩尖、颅中窝、枕骨大孔及内听道骨质改变。

4. 头颅 CT　可见颈静脉孔扩大，边缘骨质虫蚀样破坏，范围大时颅底骨质也有不同程度的破坏。颈静脉孔区或中耳内等呈现稍高密度软组织影，增强后明显均一强化。骨窗像可见肿瘤附近部位骨质破坏。

5. MRI　从矢状位、冠状位、轴位三维方向观察肿瘤形态及与相邻结构关系。肿瘤 T_1 加权像呈等信号，T_2 加权像呈高、低混杂信号影，轮廓不规则，增强后明显强化，边界清晰。直径较大的肿瘤（一般大于 2cm）内出现血管流空现象，"胡椒盐"征，为颈静脉球瘤的特征性表现。

133

6. 脑血管造影 造影可见动脉早期肿瘤异常染色，供血动脉明显增粗，多为咽升动脉，因该血管在其他肿瘤难以显影，为本病特征；实质期肿瘤呈湖状、巢状或分叶状染色；静脉期同侧乙状窦末端、颈静脉球及其近端颈内静脉不显影，提示受压闭塞或瘤栓占位；也可见相邻静脉窦回流受阻、血流缓慢。

（五）诊断与鉴别诊断

1. 诊断 根据患者搏动性耳鸣、进行性耳聋及后组脑神经损害为主的症状，结合耳镜检查及头颅 CT 所示颈静脉孔区骨质破坏和占位征象，可考虑颈静脉孔区病灶，若 MRI 见"胡椒盐"征、脑血管造影见动脉早期异常染色，有助于本病诊断。

2. 鉴别诊断

（1）颈静脉孔区血管病变：包括颈静脉孔外凸性裂开畸形、颈静脉球进入下鼓室内、颈内动脉走行异常等。以上病变均局限于中耳内，头颅 CT 显示颅底各骨孔位置正常，无骨质虫蚀性破坏。

（2）丰富血管性肿瘤：常见有神经鞘瘤、皮样和表皮样囊肿、软骨肉瘤等，这些肿瘤也可表现为舌后 1/3 味觉减退（舌咽神经），声带及软腭麻痹（迷走神经），斜方肌及胸锁乳突肌力弱（副神经）的颈静脉孔综合征。除皮样或表皮样囊肿以外，这些肿瘤 CT 扫描都可显示高密度影。

（3）脑膜瘤：可发生在颅底的颈静脉孔区，CT 扫描和血管造影时，可有类似颈静脉球瘤的征象，但脑膜瘤可见密集钙化，肿瘤边缘骨质增生和硬化明显，脑膜瘤还可见"脑膜尾"征。

（4）颞骨肉瘤：常表现为大范围的颅骨破坏，病程短，早期即有多发性脑神经损害，无颈静脉球瘤脑神经受损的先后顺序。

（六）治疗

应根据病变范围结合患者的年龄、健康状况、术后生活质量等因素综合考虑治疗方法，主要方法有手术、观察和放疗等。

1. 手术适应证 手术切除是颈静脉孔区肿瘤的主要方法。但是由于部位深在、解剖关系复杂、血运丰富、邻近重要结构，该区域仍然是神经外科难度最大的手术之一。

2. 手术禁忌证 凡病变范围广泛、难以手术切除、手术切除不满意或全身情况差不允许手术者。

3. 术前准备

（1）完善常规检查，了解患者对手术和麻醉的耐受情况。

（2）应根据病变范围结合患者的年龄、健康状况、术前脑神经损害情况、术后生活质量等因素综合考虑治疗方法，血运丰富者，术前先行血管内介入栓塞治疗。

（3）充分备血。

4. 手术要点、难点及对策

（1）手术治疗：颈静脉球瘤的首选方法为彻底手术切除。根据肿瘤的部位、侵犯范围，参照临床分期（Fisch），可采用不同的手术方法。

1）局限于鼓室内的小型肿瘤可采用耳科手术入路，如耳道入路或耳后入路。

2）肿瘤体积较大涉及颈静脉孔区则需要采用颅底手术入路，分为三条入路。①外侧方入路：用于已侵犯岩骨段颈内动脉的大中型颈静脉球瘤，通过乳突切除从后外侧到达颈静脉孔区。②后侧方入路：包括枕下乙状窦后入路、远外侧及经髁入路等，适用于以肿瘤颅内部分占优势的患者。③前方入路：颞下窝入路为最主要的手术入路，此基础上可联合外侧入路，用于 Fisch 分型 B 型或 C 型肿瘤，特别适用于肿瘤沿着颈动脉岩骨部或咽鼓管侵及岩尖并长入中颅底的患者。

适宜的手术入路选择应遵循以下原则：避免损伤重要神经血管结构的前提下最大程度地显露术野、切除肿瘤。为此术前应综合考虑肿瘤类型、侵及范围、周围结构受累程度、听力、神经功能及术者经验，选择最佳手术入路，以期达到最好的治疗效果。

（2）放射治疗：凡病变范围广泛、难以手术切除、手术切除不满意或全身情况差不允许手术者，均可采用放射治疗。肿瘤较小或不适合手术的患者，伽玛刀可以较好地控制肿瘤，同时也是术后肿瘤残留或复发的重要治疗手术。

（3）介入治疗：术前栓塞可降低术野的出血，降低功能性颈静脉球瘤儿茶酚胺的释放。许多学者主张术前血管栓塞治疗，最好在术前 1 天行栓塞。对于那些因为自身条件不能接受手术治疗的患者，介入治疗也是一种姑息治疗方式。

（七）临床效果评价

由于部位深在、解剖关系复杂、血运丰富、邻近重要结构，该区域仍然是神经外科难度最大、最富有挑战的手术之一。

（姚东晓）

参 考 文 献

蔡振通，1989. 显微神经外科学．北京：中国医药科技出版社．

陈贵杰，钟东，唐文渊，等，2013. 听神经瘤显微神经外科手术中内听道后上壁的处理及临床疗效分析．第三军医大学学报，35(16): 1740-1743.

陈立华，陈凌，Samii A, 等，2008. 枕下乙状窦后 - 内听道上入路显微手术切除岩斜区脑膜瘤．中国耳鼻咽喉颅底外科杂志，24(12): 893-896.

陈鑫，张永利，唐震，等，2008. MR 弥散、灌注、波谱成像在单发脑转移瘤与恶性胶质瘤鉴别诊断中的价值．实用放射学杂志，24(11): 1450-1453.

成磊，袁贤瑞，2012. 岩静脉的临床意义．中华神经外科疾病研究杂志，11(6): 570-572.

段国升，朱诚，1994. 手术学全集：神经外科卷．北京：人民军医出版社．

冯世宇，卜博，余新光，等，2012. 硬膜外入路处理中颅窝 - 海绵窦区三叉神经鞘瘤．中华外科杂志，51(12): 1099-1103.

胡增春，魏明海，尹剑，等，2014. 62 例听神经瘤显微手术疗效及并发症分析．临床医学，36(4): 360-364.

黄海能，赵邦，黄华东，2002. 重型颅脑外伤后中枢性低钠血症的特点与诊治．中国综合临床，(7): 638-639.

贾桂军，张俊廷，吴震，2005. 岩骨尖区巨大哑铃型三叉神经鞘瘤的诊断及治疗．首都医科大学学报，26(4):

400-402.

李文良, 朴颖哲, 李鹏, 等, 2010. 手术在新诊断的脑转移瘤治疗中的作用. 中国神经肿瘤杂志, 08(4): 249-255.

李旭琴, 考宏盛, 隋全英, 1999. 后颅窝血管网状细胞瘤手术死亡原因探讨. 中华神经外科杂志, 15(6): 393.

李泽福, 徐启武, 车晓明, 等, 2004. 中后颅窝型三叉神经鞘瘤的手术治疗. 中国临床神经科学, 12(1): 54-55.

梁超, 2012. 岩斜区脑膜瘤的治疗现状与进展. 重庆医学, 41(30): 3223-3225.

梁勇, 周良辅, 毛颖, 1997. 5 例舌下神经鞘瘤诊断与治疗. 临床神经科学, 5(3): 170-171.

刘希光, 李爱民, 李宁, 等, 2009. 侧脑室内脑膜瘤的诊断和显微手术治疗. 卒中与神经疾病, 16(1): 47-49.

毛庆, 刘艳辉, 孙鸿, 等, 2004, 经额中回 - 侧脑室 - 脉络裂入路显微手术切除第三脑室前部肿瘤. 中国微侵袭神经外科杂志, 9(4): 145-147.

牟永告, 蒋小兵, 杨群英, 等, 2010. 脑转移瘤 1448 例临床资料分析. 中国神经肿瘤杂志, 08(3): 154-159.

祁晋清, 袁先后, 郭国炳, 等, 2002. VHL 相关性和散发性中枢神经系统血管母细胞瘤. 中国临床神经外科杂志, 7(2): 69-71.

史玉泉, 刘承基, 1996. 神经外科手术图解. 南京: 江苏科学技术出版社.

谭齐家, 何理盛, 2006. 颅内脑膜瘤诊断与治疗的现状及进展. 福建医药杂志, 28(2): 109-112.

王汉东, 史维新, 杭春华, 等, 2005. 小脑幕脑膜瘤的手术治疗. 中华神经外科杂志. 21(1): 39-41.

王立根, 郭艳, 章翔, 等, 2002. 颅内转移瘤的治疗. 中华神经外科疾病研究杂志, 1(3): 216-219.

王忠诚, 1998. 神经外科学. 武汉: 湖北科学技术出版社, 25: 699-708.

伍洪昊, 李美华, 罗穆云, 2006. Kawase 入路中岩斜区暴露范围的应用解剖学研究. 江西医学院学报, 46(4): 55-59.

夏国庆, 王东晓, 崔建军, 2005. 颈静脉孔区副神经鞘瘤一例. 中华神经外科杂志, 21(10): 584.

修波, 黄红云, 刘宗惠, 等, 2002. Kawase 入路切除上斜坡区肿瘤中. 华神经外科杂志, 18(2): 74-76.

许恩喜, 张恒柱, 严正村, 等, 2014. 颞下锁孔硬膜下 Kawase 入路的内镜解剖学研究, 19(2): 117-120.

杨李轩, 柯春龙, 张弩, 等, 2011. 颅中后窝哑铃型三叉神经鞘瘤的显微外科治疗. 中华显微外科杂志, 34(4): 333-334.

袁贤瑞. 方加胜, 1995. 鞍区脑膜瘤手术显露程度分级与评估. 湖南医科大学学报, 20(3): 238-240.

张俊廷, 2000. 岩斜区脑膜瘤的显微外科治疗. 中华神经外科杂志, 16(5): 292-294.

张明宇, 毕长龙, 陈若琨, 等, 2009. 前颅窝底脑膜瘤的手术治疗与颅底重建术. 中国现代医学杂志, 19(5): 709-712.

张喜安, 漆松涛, 张嘉林, 等, 2010. 改良颞下经岩骨入路显微外科切除岩斜坡区肿瘤 20 例. 中华神经外科杂志, 26(1): 65-67.

张增良, 2000. 脑膜瘤致癫痫的临床和病理研究. 立体定向和功能性神经外科杂志, 13(4): 197-199.

章翔, 1999. 神经系统肿瘤学. 北京: 军事医学科学出版社.

赵金城, 2005. 颅底显微手术学. 天津: 天津科技翻译出版社.

周良辅, 1998. 神经外科手术图解. 上海: 上海医科大学出版社.

周良辅, 2001. 现代神经外科学. 上海: 复旦大学出版社.

周良辅, 杜固宏, 毛颖, 等, 2004. 脑干血管母细胞瘤的诊断和治疗. 中华神经外科杂志, 20(2): 127-131.

Yasargil MG, 著. 2007. 显微神经外科学. 凌锋, 鲍遇海, 译. 北京: 中国科学技术出版社.

Barr LC, Skene AL, Thomas JM, 1992. Metastasectomy. Br J Surg, 79: 1268-1274.

Bindal RK, Sawaya R, Leavens ME, et al, 1993. Surgical treatment of multiple brain metastases.J Neuro Surg, 79: 210-216.

Cairncross JG, Posner JB, 1983. The magament of brain metastase. //Walker, MD. Oncology of the nerve system. Boston: Martinus Nijhoff, 341-377.

Cai JN, Wang GL, Yi J, 2003. Clinical analysis of the syndrome of inappropriate antidiuretic hormone secretion after brain injury. Chin J Traumatol, 6(3): 179-181.

Cole CD, Gottfried ON, Liu JK, et al, 2004. Hyponatremia in the neurosurgical patient: diagnosis and management. Neurosurg Focus, 16(4): 9-11.

Conway J, Chou D, Clatterbuzk RE, et al, 2001. Hemangioblastomas of the CNS in von Hippel-lindau syndrome and spordic disease .Neurosurgery, 48(1): 55-63.

Damaraju SC, Rajshekhar V, chandy MJ, 1997. Validation study of a central venous pressure-based protocol for the management of neurosurgical patients with hyponatremia and natriuresis. Neurosurgery, 40: 312-317.

Diringer M, Ladenson PW, Stern BJ, et al, 1988. Plasma atrial natriuretic factor and subarachnoid hemorrhage. Stroke, 19(9): 1119-1124.

Ellis S, 1995. Severe hyponatremia: complications and treatment. QJM, 88: 905-909.

Kamoi K, Toyama M, Takagi M, et al, 1999. Osmo regulation of vasopressin secretion in patients with the SIADH associated with central nervous system disorders. Endocrinol J, 46(2): 269-277.

Kurokawa Y, Uede T, Ishiguro M, et al, 1996. Pathogenesis of hy ponatremia following subarachnoid hemorrhage due to ruptured cerebral aneurysm. Surg Neurol, 46: 500-508.

Kinjo T, al-Mefty O, Kanaan I, 1993. Grade zero removal of supratentorial convexity meningiomas. Neurosurgery, 33(3): 394-399; discussion 399.

Lagerwaard FJ, 1999. Identification of prognostic factors in patients with brain metastases: a review of 1292 patients. Int J Radiat Oncol Biol Phys, 43(4): 795-803.

Levin ER, Gardner DG, Samson WK, 1998. Natriuretic peptides. New Engl J Med, 339(5): 321-328.

Levy ML, 1997. Comment on "validation study of a central venous pressure-based protocol for the management of neurosurgical patients with hyponatremia and natriuresis". Neurosurgery, 40: 17-21.

Lieu AS, Howng SL, 2000. Intracranial meningiomas and epilepsy: incidence, prognosis and influencing factors. Epilepsy Res, 38(1): 45-52.

Little, KM, Friedman AH, Sampson JH, et al, 2005. Surgical management of petroclival meningiomas: defining resection goals based on risk of neurological morbidity and tumor recurrence rates in 137 patients. Neurosurgery, 56(3): 546-559; discussion 546-559.

Mewasingh L, Aylett S, Kirkham F, et al, 2000. Hyponatremia associated with lamotrifgine in cranial diabetes insipidus. Lancet, 356: 656-660.

Moses AM, Miller M, Streeten DHP, 1994. Disorder of the neurohypophysis. Harrisons Principles of Internal Medicine, 13: 1921-1926.

Murota T, Symon L, 1989. Surgical management of medullary hemangioblastomas of the spinal cord: a report of 18 cases.Neurosurgery, 25(S): 699-708.

Natarajan, SK, Sekhar LN, Schessel D, et al, 2007. Petroclival meningiomas: multimodality treatment and outcomes at long-term follow-up. Neurosurgery, 60(6): 965-979; discussion 979-981.

Oh MS, Kim HJ, Carroll HJ, 1995. Recommendations for treatment of syndromatic hyponatremia. Nephron, 70: 143-150.

Posner JB, 1992. Magament of brain metastase. Rev Neurol (Paris), 148: 477-487.

Sperduto, PW, Chas ST, Sneed PK, et al, 2010. Diagnosis-specific prognostic factors, indexes, and treatment outcomes for patients with newly diagnosed brain metastases: a multi-institutional analysis of 4, 259 patients. Int J Radiat Oncol Biol Phys, 77(3): 655-661.

Sze G, 1990. Detection of brain metastases: comparison of contrast-enhanced MR with unenhanced MR and enhanced CT. AJNR Am J Neuroradiol, 11(4): 785-791.

Taylo SL, Tyrrell B, Wilson CB, 1995. Delayed onset of hyponatremia after transsphenoidel surgery for pituitary yadenomas. Neurosurgery, 37(1): 649-653.

Watabe R, Shibate K, Hirase N, et al, 2000. Angiotropic B-cell lymphoma with hemophagocytic syndrome associated with syndrome of inappropriate secretion of antidiuretic hormone. Ann Hematol, 799(10): 581-584.

Wang C, Zhang J, Liu A, et al, 2001. surgical management of medullary hemangioblastomas .Report of 47 ceses. Surg Neurol, 56(4): 218-226.

Wise FL, Soriano SG, Ferrari L, 2004. Perioperative management of diabetes insipidus in children. J Neurosurg Anesth, 16(3): 220-225.

第三章 脑血管病

第一节 颅内动脉瘤

颅内动脉瘤（intracranial aneurysm）是颅内动脉壁的局限性异常突起。尸检发现率为0.2%~7.9%。其发病率为5%。儿童动脉瘤占2%。动脉瘤性蛛网膜下隙出血（subarachnoid hemorrhage，SAH）发病多见于55~60岁，大约20%的SAH病例发生在15~45岁。动脉瘤破裂出血是SAH的首位病因，占SAH的75%~80%。在脑血管意外中，颅内动脉瘤破裂出血所占比例仅次于脑血栓和高血压脑出血，居第三位。

因动脉瘤破裂出血具有很高的致残率和病死率，以及易反复出血的特性，所以对动脉瘤性SAH患者，在病情允许下，应尽快进行外科治疗，防止动脉瘤再次破裂出血，降低患者致残率和病死率。外科治疗包括直接手术夹闭动脉瘤颈和血管内栓塞动脉瘤腔。

一、手术时机选择

颅内破裂动脉瘤的治疗时机同患者的病情分级，以及动脉瘤的位置、形态和直径等密切相关，而且必须与动脉瘤的自然史相权衡。手术前分级便于判断动脉瘤病情，选择造影和手术时机，评价疗效。目前国际上对SAH常采用Hunt-Hess分级方法（表3-1-1）。对Ⅰ、Ⅱ和Ⅲ级患者应及早进行脑血管造影和手术治疗；Ⅳ级和Ⅴ级患者只行CT除外血肿和脑积水，待病情稳定后，再行造影检查和治疗。

表 3-1-1　蛛网膜下隙出血 Hunt-Hess 分级

分级	描述
0 级	未破裂动脉瘤
Ⅰa 级	无急性脑膜 / 脑反应，但有固定神经功能缺失
Ⅰ 级	无症状，或有轻微头痛和颈项强直
Ⅱ 级	头痛较重，颈项强直，除脑神经麻痹外无其他神经症状
Ⅲ 级	嗜睡或有局灶性神经功能障碍
Ⅳ 级	昏迷、偏瘫，早期去大脑强直和自主神经功能障碍
Ⅴ 级	深昏迷、去大脑强直，濒危状态

注：若有严重的全身性疾病（如高血压、糖尿病、严重的动脉硬化、慢性阻塞性肺疾病）及动脉造影上显示严重的血管痉挛则增加1级。

破裂动脉瘤的手术依据手术时间可分为"早期手术"（SAH 后 ≤ 48~96 小时）和"晚期手术"（通常 SAH 后 10~14 天以上）。在 SAH 后的 4~10 天（血管痉挛期）手术效果较差，不如早期或晚期手术效果好。随着手术技术的不断完善和 NICU 的发展，以及动脉瘤易反复破裂的特点，目前对破裂动脉瘤手术治疗的时间分期概念逐渐在淡化，而是强调根据手术前患者的 Hunt-Hess 分级、动脉瘤的位置和手术医生的能力，尽早手术治疗，防止动脉瘤再次破裂出血。

二、手术适应证

对于所有的破裂动脉瘤患者，Hunt-Hess 分级 ≤ Ⅲ级、特别是动脉瘤多次出血、动脉瘤造影有增大趋势、后交通动脉瘤引起的动眼神经麻痹、SAH 后形成大的血肿有占位效应患者，在无明确的手术禁忌证时，均应积极手术治疗。对 Hunt-Hess 分级Ⅳ级患者，有学者认为再出血的危险和病死率均较高，所以对分级高的患者也应早期手术，因为从临床角度否决手术可能会导致一些可能预后较好的患者放弃治疗。

三、手术禁忌证

除患者全身状况差，不能耐受手术者外，手术禁忌证常是相对的，如下述情况急性期不宜手术治疗，建议延期手术治疗。

1. Hunt-Hess 分级Ⅴ级的患者，建议保守治疗，如病情好转，可再考虑手术治疗。

2. 由于动脉瘤巨大或位置不佳使得夹闭困难，需要手术中脑组织松弛者（如基底动脉分叉或基底动脉中段动脉瘤，巨大动脉瘤等），建议非急性期手术治疗。

四、术前准备

（一）辅助检查

1. CT 扫描　可以明确是否有蛛网膜下隙出血，是否合并脑内血肿和脑积水等，同时可以确定出血的主要区域或位置，这对确定多发动脉瘤中责任动脉瘤的诊断至关重要。CT 脑血管造影（CTA）因快速、安全，在临床的应用逐渐增多。

2. 脑血管造影　是脑动脉瘤诊断的金标准。对所有自发性蛛网膜下隙出血的患者均应积极检查，明确出血原因。

3. 腰椎穿刺　对 CT 阴性而临床高度怀疑蛛网膜下隙出血的患者可以进行腰椎穿刺检查，以明确诊断。

（二）蛛网膜下隙出血的治疗

蛛网膜下隙出血的治疗目的是为其病因的治疗提供可能。

1. 一般性治疗　患者绝对卧床，有条件者应在 ICU 观察，监测意识、血压、脉搏、呼吸等生命体征，给予镇静、镇痛、脱水、激素、通便等对症治疗，应用降压药物控制高血压。

2. 可预防性给予抗癫痫药物，特别是大脑中动脉动脉瘤和合并脑内血肿患者。

3. 防治脑血管痉挛可应用钙通道阻滞药等，如尼莫地平等。

五、手术要点、难点及对策

动脉瘤手术的目的是预防动脉瘤破裂出血。动脉瘤手术的要点是通过夹闭动脉瘤瘤颈将动脉瘤排除在血液循环以外，同时尽可能保持载瘤动脉畅通，最大限度地保护正常脑组织和神经。常用的手术方式有动脉瘤夹闭、动脉瘤孤立、载瘤动脉近端夹闭和动脉瘤加固术等，其中动脉瘤夹闭是治疗的金标准。

（一）手术夹闭动脉瘤

1. 麻醉 脑动脉瘤手术应采用气管插管下全身麻醉。

2. 手术入路 最常采用的手术入路是额颞（翼点）开颅。对于绝大部分前循环动脉瘤、基底动脉顶端和大脑后动脉 P1 段动脉瘤均可以采用此入路；此外也可采用额外侧、额眶颞入路和眶上眉弓入路；对于大脑前动脉 A2 段及以远的动脉瘤则选择纵裂入路；对大脑后动脉 P2、P3 段动脉瘤可以采用颞底或 Kawase 入路，对小脑后下动脉动脉瘤和椎动脉动脉瘤可以采用枕下后正中、CPA 或远外侧入路。

3. 降低脑张力 动脉瘤手术入路常利用脑沟和脑裂等自然间隙，以减少损伤，如侧裂、纵裂和额底等，为了避免对脑组织的过度牵拉，要求有充分的脑松弛，常用的方法有下述几种。

（1）过度换气。

（2）脑脊液引流：便于降低脑组织张力，提供干净的术野，同时去除血液及血液降解产物。具体技术手段包括脑室外引流（对于急性 SAH 后脑积水的患者可于术前安置，或者术中放置）、麻醉诱导后行腰大池外引流及术中脑池引流脑脊液。

（3）利尿药：应用甘露醇和（或）呋塞米。

4. 动脉瘤的分离和显露 术中动脉瘤的分离和显露是至关重要的一步。术前术者必须充分阅读患者的影像资料：①脑血管造影是最重要的影像资料，特别是 3D 图像，通过 DSA 影像术者可了解动脉瘤的位置、大小和方向，以及动脉瘤同周围神经血管的相对关系，可以降低手术分离中动脉瘤破裂可能。如向前下生长的前交通动脉瘤，在手术分离中，应缓慢分离，抬起额叶底面同视神经的粘连，以降低手术中动脉瘤破裂的可能。②磁共振和 CT 影像可以了解脑血管造影影像之外的信息，如动脉瘤是否合并瘤内血栓，动脉瘤壁是否有钙化，动脉瘤周围是否有血肿存在，额窦的大小等。

在分离显露动脉瘤的过程中，为防止动脉瘤破裂，应首先显露载瘤动脉的近端，已备术中必要时临时阻断载瘤动脉。然后沿载瘤动脉从近向远端分离，直到显露动脉瘤，动脉瘤的分离显露重点是动脉瘤瘤颈，而不是动脉瘤的整体，这样可以降低动脉瘤的术中破裂可能。分离显露动脉瘤和其周围结构应尽可能采用锐性分离，避免钝性分离。

5. 动脉瘤夹闭　动脉瘤瘤颈的成功夹闭是动脉瘤治疗的关键。夹闭前应充分显露动脉瘤瘤颈（注意这里强调显露动脉瘤瘤颈，而不是动脉瘤整体），根据动脉瘤瘤颈的形态和直径，以及动脉瘤同术者之间的空间角度关系，选择适宜的动脉瘤夹（包括形状，长度）。在夹闭前应充分了解动脉瘤夹持器和动脉瘤夹之间的吻合性，避免夹闭过程中意外的发生，如动脉瘤夹无法充分张开，动脉瘤夹和夹持器无法分离等。动脉瘤夹闭过程中术者应根据动脉瘤颈的宽窄，使动脉瘤夹充分张开，避免动脉瘤夹腿损伤动脉瘤和瘤颈。动脉瘤夹腿应缓慢送到动脉瘤瘤颈的两侧，注意动脉瘤夹的送入深度，过浅造成动脉瘤颈夹闭不全，过深有可能夹闭损伤深部的血管和神经。动脉瘤夹夹闭的位置应在动脉瘤的瘤颈部，紧靠载瘤动脉，夹闭位置过近可能造成载瘤动脉的狭窄或闭塞，而过远可能出现动脉瘤瘤颈残留。夹闭过程应缓慢，避免快速夹闭造成动脉瘤瘤颈撕裂。

对于颅内多发动脉瘤夹闭中，应优先处理夹闭责任动脉瘤，其次是由深到浅，避免相互干扰。

6. 临时阻断载瘤动脉　为防止手术中动脉瘤破裂，在分离显露和夹闭动脉瘤时，常会使用临时阻断夹阻断载瘤动脉的近端，甚至同时阻断载瘤动脉的近远端，降低动脉瘤张力，降低动脉瘤的破裂风险。应用时需注意以下几点：①对于严重粥样硬化的动脉，阻断应慎重。②临时阻断动脉瘤夹和永久性动脉瘤夹的最主要的区别是张力不同，不能用永久性动脉瘤夹替代临时阻断动脉瘤夹，因前者可能损伤动脉的内膜。③阻断时间，虽然脑细胞对缺氧的耐受程度相近，但每一位患者的侧支循环能力是不同的，同样的阻断时间可能对不同的患者造成不同的预后。所以应尽可能地减少阻断时间，降低手术后的并发症的发生。建议在手术中采用神经电生理监测技术，实现高度个体化的治疗。

7. 术中动脉瘤破裂的预防和处理　术中动脉瘤破裂的发生率为18%~40%不等，一旦发生，患者的病残率及病死率高达30%~35%。手术中动脉瘤破裂可以发生在开颅、分离和夹闭过程中。

（1）术中动脉瘤破裂的预防

1）预防疼痛反应诱发的高血压：在上头架及切皮时保持足够的麻醉深度；可在皮肤切口上考虑使用局部麻醉药。

2）在分离动脉瘤时，一定要了解动脉瘤的生长方向，避免在牵拉脑组织时造成动脉瘤破裂。

3）在清除动脉瘤周围血肿时，应掌握清除血肿的程度和深度，因血肿同动脉瘤的破口密切相关，过度清除血肿可能造成动脉瘤破裂。

4）显露动脉瘤时尽量采用锐性分离，避免钝性分离。

5）显露动脉瘤的重点是动脉瘤瘤颈，而不是动脉瘤的整体，因动脉瘤破裂90%以上发生在瘤颈，所以分离瘤颈是十分危险的。

6）动脉瘤的夹闭过程中，应充分显露动脉瘤瘤颈，否则有可能在夹闭过程中造成动脉瘤夹损伤动脉瘤瘤颈或瘤体，再就是夹闭过程应缓慢，避免动脉瘤瘤颈撕裂。

7）分离显露动脉瘤时，可以考虑临时阻断载瘤动脉，降低动脉瘤张力，减少动脉瘤破裂可能。

（2）术中动脉瘤破裂的处理：手术中一旦发生动脉瘤破裂，手术者必须保持镇静，保持脑板的位置，迅速清除术野的积血，阻断载瘤动脉的近端，夹闭动脉瘤。

1）保持手术野的清晰：一旦发生动脉瘤破裂，保持脑板位置，避免脑组织回位至关重要。如果脑组织回位，则可能造成脑组织急性膨出。用 1 或 2 支粗头吸引器迅速清除手术野积血，注意吸引器一定要放置在动脉瘤出血的附近。最有效的方法，就是将吸引器放置在动脉瘤的破口处，甚至直接放置在动脉瘤内，这样才可能有效地清除手术野的积血，显露解剖关系。也可请助手临时用镊子阻断出血动脉的近端或用手压迫同侧的颈内动脉，减缓出血。

2）阻断载瘤动脉和夹闭动脉瘤：清除手术野的积血后如果未完全显露动脉瘤，则建议阻断载瘤动脉，进一步分离显露，然后夹闭动脉瘤。如果已经完全显露动脉瘤，则可以继续夹闭调整动脉瘤夹，夹闭动脉瘤。

3）若发生急性脑膨出，应迅速切除膨出的脑组织，显露手术野，控制载瘤动脉，夹闭动脉瘤。

（二）颅内动脉瘤的术中辅助技术

1. 电生理监测技术　神经电生理学主要研究神经系统感受外在或内在刺激过程中产生的生物电活动。自 1924 年德国精神病专家 H. Berger 首先从头皮描记了人类完整的生物电活动以来，对神经系统电生理的研究已经走过了 90 余年。目前术中常用的电生理学检查诱发电位有视觉诱发电位（visual evoked potential，VEP）、脑干听觉诱发电位（brainstem auditory evoked potential，BAEP）、躯体感觉诱发电位（somatosensory evoked potential，SSEP）及运动诱发电位（motion evoked potential，MEP）。神经电生理监测具有动态、实时、微创、灵敏等诸多优点，除了受到广大医学科研工作者的青睐外，也受到了临床医生的重视。

（1）SSEP：指给予周围神经或皮肤足够电刺激、磁刺激或生理性刺激等，神经冲动沿感觉神经传导通路至大脑皮质感觉区（中央后回）记录到的电位变化，从而判断感觉传导通路的完整性。一般认为，N20 波幅与顶叶的躯体感觉诱发电位反应密切相关，N20 峰值较其参考值降 30% 是由缺血因素造成，N20 峰值较其绝对值下降 50% 以上提示区域脑血流（rCBF）已下降至 12~16ml/（100g·min）。上肢及下肢 SSEP 分别反映大脑中动脉及大脑前动脉供血区域的血流情况。反映某一脑主要动脉供血区域的 SSEP 在该动脉暂时阻断后发生的变化可协助神经外科医师更改手术策略，避免缺血性损伤的发生。所以 SSEP 可作为脑组织缺血预警信号。在动脉瘤夹闭术中的缺血性事件是引发术后功能障碍甚至死亡的重要原因。而 SSEP 与区域脑血流存在重要关系，这使得 SSEP 成为评估缺血程度的重要手段，但 SSEP 亦存在假阴性情况。

（2）MEP：是利用直接或经颅电或磁刺激大脑皮质或脊髓，使锥体细胞轴突产生一个去极化的动作电位，这个动作电位可沿皮质脊髓束下降到 α 运动神经元和肌肉，并可以在沿着运动传导通路的多个位点或骨骼肌上记录到。MEP 发生变化可视为锥体束发生缺血性事件的信号，发现 MEP 变化后及时调整治疗方案可防止不可逆性的锥体束损伤。术中 MEP 消失提示术后出现持久的严重运动功能障碍的可能性显著增大。

多数专家学者建议动脉瘤术中联合应用 MEP 及 SSEP 监测。当 SSEP 或 MEP 发生变化时，首先应中止显微神经外科操作以促进脑血流障碍恢复（图 3-1-1）。

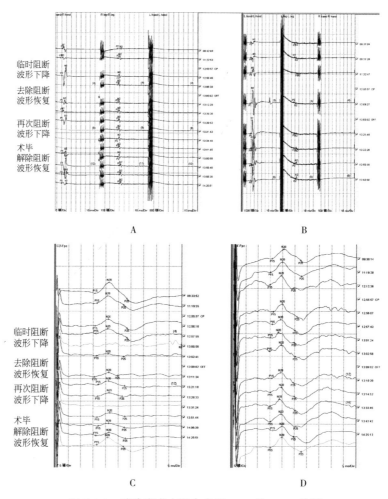

临时阻断
波形下降

去除阻断
波形恢复

再次阻断
波形下降

术毕
解除阻断
波形恢复

图 3-1-1　动脉瘤术中联合应用 MEP 及 SSEP 监测

2. 手术中近红外光吲哚菁绿造影（ICGA）　吲哚菁绿（ICG）是一种近红外激发荧光的三碳菁染料。2002 年国外有学者首次报道应用该项技术于脑动脉瘤手术中。ICG 在静脉注射后 1~2 秒几乎全部同球蛋白结合，在人体内由肝排泄，不能被小肠吸收代谢，半衰期为 3~4 分钟。ICG 的推荐剂量为 0.2~0.5mg/kg，最大日用量不超过 5mg/kg。术中应用时，在显露载瘤动脉和动脉瘤后，启动显微镜荧光系统，然后将溶解于 5ml 生理盐水中的 ICG 25mg，采用外周或深静脉单次注射，当染料经血管到达近红外光（NIR）照射的目标区域，手术者通过监视屏可以观察到诱发出的 ICG 荧光影像。在动脉瘤夹闭后再次行荧光造影。荧光影像通过摄像机可以记录动脉、毛细血管和静脉血管期，图像被实时记录在硬盘中，以便术者可以通过录像回放反复观察动脉瘤夹闭情况和载瘤动脉是否有狭窄或闭锁，同时 ICGA 能实时发现显露范围内的细小穿通动脉在动脉瘤夹闭前、后是否闭塞，且 ICGA 不需要手术室处于黑暗中进行（图 3-1-2）。

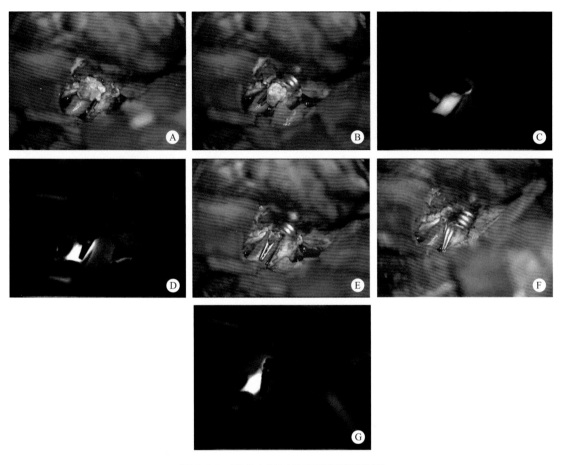

图 3-1-2　手术中近红外光吲哚菁绿造影

3. 术中数字减影脑血管造影检查（DSA）　手术中 DSA 可以及时发现动脉瘤的夹闭情况和载瘤动脉通畅度，为调整动脉瘤夹位置提供信息，是诊断动脉瘤夹闭程度和载瘤动脉是否通畅的最好方法，但术中 DSA 设备比较昂贵、费时、相对技术比较复杂，需要神经介入人员配合，而且有一定的放射性污染。另外，造影本身有一定的并发症，因此限制了其在手术中的使用。文献报道，术中 DSA 相关并发症的发生率为 7%~9%。近期研究表明，由于手术中 DSA 的分辨率比较低，不能显示细小的穿通动脉，虽然术中 DSA 提示需要调整动脉瘤夹，仍然有 33% 的患者发生脑卒中。

4. 术中微血管多普勒（microvascular Doppler ultrasonography，MDU）　术中 MDU 提供了一种无创的血流动力学检查方法，特别是对一些主要穿支动脉的监测要优于术中和术后 DSA。该方法操作简单、无创、可以反复多次使用，但它只能对手术中显露的血管进行检测，对于动脉瘤颈部的残留无法有效观察，而且国际上对于监测颅内血管尚缺乏统一的正常值范围。

六、术后监测与处理

患者手术后通常在手术室或麻醉恢复室内拔除气管导管，平稳的苏醒和气管导管的拔除对于避免血压升高、咳嗽和肌肉用力都很重要，这些因素可能导致术后出血。所有患者手术后应进入重症监护病房，特别是一些高危的病例。

1. 一般性治疗　术后应常规严密观察患者基本生命体征（呼吸、脉搏和血压等）和神经外科体征（意识水平、瞳孔和肢体语言等）的变化。

2. 对症处理　应常规给予患者输液等支持和对症处理，吸氧24小时或更长时间。对于烦躁的患者可以应用镇静药。

3. 防治脑血管痉挛　预防性早期应用钙通道阻滞药等扩血管治疗方法。

4. 血压的管理　不建议控制性降压。

5. 预防癫痫　对围手术期的患者可以应用抗癫痫药物，特别是大脑中动脉动脉瘤和脑内血肿患者。

6. 手术后24小时内应复查头颅CT，了解颅内情况，

7. 术后1~2周行DSA或CTA检查，评估载瘤动脉通畅程度、动脉瘤夹闭情况及血管痉挛相关病情。

七、术后常见并发症的预防与处理

脑血管痉挛（cerebral vasospasm）是颅内动脉瘤破裂后蛛网膜下隙出血的严重后果。对进行颅内动脉瘤夹闭或切除术的患者来说，术后脑血管痉挛也将持续一段时间。手术是否进一步诱发了脑血管痉挛，能否在术中对可能出现的脑血管痉挛进行防治，是神经外科医师关注的焦点，也是临床工作中的难点问题之一。脑血管痉挛本身并无典型的特异性临床症状和体征。一般在自发性SAH后3~5天，如果出现意识状态的恶化，伴随新出现的局灶定位体征，如偏瘫、偏身感觉障碍、失语，以及颅内压增高的表现（如头痛、呕吐等），需高度怀疑脑血管痉挛的可能性。

数字减影血管造影是脑血管痉挛诊断的"金标准"，可清晰显示脑血管各级分支。其缺点是有创伤、价格昂贵、操作较为复杂、不可能在SAH后多次重复检查。

经颅多普勒超声血流检测（TCD）是目前检测脑血管痉挛的一种常用方法。如果TCD发现局部脑血管的血流速度增快，提示存在血管痉挛导致的血管狭窄。TCD的主要优点是无创伤、操作简便、价格便宜、可连续多次重复检测。TCD可用于动态检测血管痉挛的病程及评价治疗效果。

对于脑血管痉挛的治疗应以预防为主，对于存在脑血管痉挛高危因素的患者，如术前即存在SAH，CT显示基底池、纵裂、双侧侧裂广泛积血及脑室内出血，即使血管造影未发现脑血管痉挛、患者暂时没有临床症状，仍需给予预防性治疗，并加强病情监测。具体治疗措施的原则包括改善血流动力学参数、恢复脑血管自我调节机制、维持有效血容量、

保持有效脑灌注、控制颅内压及预防脑水肿等。一般性防治措施的两个核心环节是血压和液体（血容量及电解质平衡）的管理。

升高血压、扩容和血液稀释是脑血管痉挛后改善血流动力学参数的三项有效的治疗措施，合称为高动力疗法（hyperdynamic therapy，HDT，或称作 3H 治疗）。其疗效得到大多数临床医师的公认，但具体实施的操作方法和观察指标不尽一致，如果标准掌握不好，可能适得其反。目前一般采用的具体措施为：①如果采用 3H 治疗，必须有加强监护措施，即相应的动脉压、中心静脉压、血常规、生化等动态监测手段。②升高动脉压应该在颅内动脉瘤手术或栓塞治疗成功之后开始，根据患者基础血压水平，收缩压可维持在 140~200mmHg 水平，根据临床症状改善程度加以调整。常用的升压药物为多巴胺，也可考虑采用多巴酚丁胺或肾上腺素。③扩容治疗必须监测中心静脉压，维持在 8~10mmHg。④血液稀释治疗可选用胶体溶液，降低血细胞比容至 30%~35%，同样必须有相应的监测手段。在使用 3H 治疗时，要注意相应的并发症，例如，升高血压可增加心肌工作负荷，导致心肌缺血；循环容量增加可能导致肺水肿、血管源性脑水肿、低钠血症；血液黏度下降，血小板聚集能力减低可能诱发出血等。

通过阻止血管平滑肌细胞钙异常内流来减少脑血管痉挛的发生和严重程度，是临床防治脑血管痉挛的最常用的方法。国内外多项循证医学研究结果均证实，钙通道阻滞药能够降低血管痉挛所致的缺血性神经功能损伤，减少患者病死率，改善总体预后。在各种钙通道阻滞药中，目前临床推荐使用的主要是尼莫地平。这是一种具有颅内血管高度选择性的第 2 代二氢吡啶类钙通道阻滞药，对于颅内血管以外的其他血管扩张作用较弱。

八、临床效果评价

影响颅内动脉瘤预后的因素是多方面的，包括发病前患者的全身状态，动脉瘤破裂的程度和动脉瘤的本身特性，手术前患者的临床分级、治疗时机、手术前（中）再次出血及是否合并严重的合并症等。

第二节　颅内血管畸形

颅内血管畸形是一组先天性脑血管性疾病，目前临床上最常采用的分类是 1966 年 McCormick 等根据大宗尸检结果制订的分类方法，主要分为 4 种类型：动静脉畸形（arteriovenous malformation，AVM）；海绵状血管畸形（cavernous malformation，CM），也称海绵状血管瘤（cavernous angioma）；静脉畸形（venous malformation，VM）和毛细血管扩张症（telangiectasis），其中颅内 AVM 是临床上比较常见的一种严重威胁青中年的脑血管性疾病。AVM 和 CM 的主要治疗方法是外科手术治疗。现就其外科治疗重点及难点做简要论述。

一、脑 AVM 切除术

（一）适应证和禁忌证

脑 AVM 的治疗目的是预防出血、消除盗血、控制癫痫和保留功能。目前治疗的方法主要有手术切除、血管内栓塞治疗、立体定向放射治疗、综合治疗和保守治疗等。目前手术治疗仍然是最主要的方法，但手术治疗对外科医师是一种挑战，特别是对巨大的弥散型 AVM，所以手术前全面和详细的评估，是决定手术治疗成败的关键。

1. 手术前评估　现临床常用的手术评估方法是采用 Spetzler-Martin 分级，该分级是 1986 年由 Spetzler 和 Martin 提出，根据 AVM 的大小、位置和引流方式进行分级。① AVM 直径 < 3cm 为 1 分，3~6cm 为 2 分，直径 > 6cm 为 3 分；② AVM 位于非功能区为 0 分，位于功能区为 1 分；③ AVM 表浅静脉引流为 0 分，深部静脉引流为 1 分。然后根据 AVM 直径大小，是否在功能区，有无深部静脉引流三项得分相加的结果评定数值定级，级别越高手术难度越大，预后越差。完全位于功能区的巨大或累及下丘脑和脑干的 AVM 视为 6 级，危险性极大。2011 年 Spetzler 和 Ponce 对该分级进行了修正，将 1 级和 2 级归为 Spetzler-Ponce A 级，建议手术治疗，将 3 级归为 Spetzler-Ponce B 级，建议综合治疗，将 4 级和 5 级归为 Spetzler-Ponce C 级，建议保守治疗（除严重出血、顽固性癫痫和合并动脉瘤的患者）。

此外，手术前还应考虑以下因素：①是否合并动脉瘤；②血流量：高或低；③年龄；④既往出血病史；⑤畸形团的界线是否清晰；⑥全身状况等。

2. 手术时机　除非合并巨大颅内血肿的 AVM，需要急诊手术抢救患者生命外，其他 AVM 手术通常为择期手术。而且对于合并巨大颅内血肿的 AVM 患者，手术原则是仅清除血肿，抢救患者的生命，不强调切除畸形血管，待几周后，脑组织水肿已消失、残存的血肿溶解和脑组织自我调节功能恢复后，经行脑血管造影等检查后全面了解脑 AVM，再择期手术。没有准备的急诊手术，切除 AVM 是非常危险的。

（二）术前准备

手术前除了要全面了解患者对手术和麻醉的耐受情况外，对于脑 AVM 病灶本身也应尽可能地全面了解，手术前常规行 MRI 及 DSA 检查确定病变部位、大小、弥散程度、主要供血动脉的来源和走行位置、主要引流静脉的引流方向和数量及是否合并颅内出血。除了常规 MRI 检查外，对于累及或者邻近功能区的 AVM 患者还可以行功能磁共振（fMRI）和磁共振弥散张量成像（DTI），这是目前在术前了解患者皮质功能区和深部传导束的最佳影像学方法。

对手术前有癫痫发作的患者应进行脑电图检查。在手术前常规应用抗癫痫药物，尤其是既往有癫痫病史、大脑凸面 AVM 和颅内血肿的患者。另外，术者应对手术中出血进行评估，必要时备血等。

（三）手术要点、难点及对策

1. 麻醉 患者常规采用气管插管下全身麻醉。若手术中采用神经电生理监测，麻醉医师不仅要对手术中出现的血压变化、出血及凝血异常等进行及时的调整和纠正，保证手术的顺利进行，而且还要注意神经电生理监测中需要的一些麻醉特殊调整和改变，如麻醉中避免应用肌肉松弛药物等，使术中神经电生理得到顺利的实施。

2. 体位 正确的体位和手术入路选择是手术治疗中关键的第一步。头位取决于 AVM 的部位和手术者的入路要求。采用头架固定头位是必要的，如术中需行血管造影，应采用射线可透性头架。头位固定于心脏水平以上有利于静脉回流，旋转头部的角度不要太大，以防压迫颈静脉。一般对凸面病变，应尽可能固定头位使相关脑表面呈水平，这样才能保证垂直达到畸形病变。对一些特殊体位，头位固定应保证以最小的脑牵拉并利用重力作用来显露 AVM，如后纵裂内 AVM，可以采用患侧卧位，以减少脑牵拉。

3. 头皮切口 设计适宜的皮瓣和骨瓣是手术切除 AVM 非常重要的第二步。一般对于凸面的 AVM 手术切除时更倾向于"大"骨瓣开颅，即骨窗应充分包括病变和供应动脉、引流静脉，直至正常脑组织。大骨瓣开颅可以更好地了解和控制周围血管结构。头部 MRI 对确定头皮切口非常重要。神经导航系统有利于头皮切口、骨瓣及手术入路的设计。

4. 开颅 脑 AVM 的开颅过程至关重要，可能关系到手术的成败。因 AVM 的浅表引流静脉，特别是粗大的引流静脉有可能附着在硬脑膜上，或在进入硬脑膜窦前已穿入硬脑膜。在进行颅骨钻孔和铣刀铣骨瓣前，术者一定要根据手术前的影像资料，尽可能地避开或避免损伤位于硬脑膜上的异常引流静脉，同样在剪开和翻转硬脑膜时也需仔细处理，以免损伤主要的引流静脉和畸形团，造成致命性大出血或急性脑肿胀、脑膨出。对于有些硬脑膜情况复杂的患者，应在显微镜下行硬脑膜剪开。在翻转硬脑膜时应注意有无来自硬脑膜的供血动脉，如有则应在电凝剪断后再翻转硬脑膜。

5. AVM 切除 脑 AVM 手术切除的原则是首先阻断主要的供血动脉，然后沿畸形团的周边分离，逐步阻断细小的供血分支，最后阻断主要引流静脉，切除 AVM。在手术中优先阻断主要供血，可以降低畸形血管团内的张力，使沿畸形血管团周边分离更加容易，减少出血的可能，如果在主要供血动脉没有阻断的情况下，阻断或损失主要的引流静脉，造成畸形团内的高压，可能使畸形血管团的分离工作非常困难。所以手术者在术中准确判断供血动脉和引流静脉至关重要。

对病灶及病灶周围血管性质的判断在切除畸形血管团过程中具有至关重要的意义。畸形血管团相关联血管均不同程度迂曲扩张，且静脉血管动脉化，从外观判断畸形血管团周围的供血动脉和引流静脉一般难度较大。一般与异常动脉相比，静脉的直径更大、壁更薄。术中可通过采用试夹闭方法进行判断，如夹闭该血管后畸形血管团压力升高表明该血管为静脉，否则该血管为动脉；还可以通过用双极电凝轻轻探查血管壁进行判断，若管壁较薄，轻轻用力即可使血管壁塌陷者为静脉，而管壁较厚，夹闭时不易塌陷者则为动脉；若条件允许，手术中可以行荧光造影，可以清晰准确地区分皮质表面的供血动脉和引流静脉；另外，手术中应用多普勒技术，对显露的血管进行探测，可以根据血液的流速判断血管的性质。

而对于皮质下主要供血动脉位置的确定，通常需要依靠手术医师在脑动脉解剖基础上对影像资料充分分析，判断供血动脉可能存在的位置，但误差常比较大。手术中 B 超扫描，可以根据监测血管的频谱、收缩期的峰值速度和阻力指数三项指标，区别异常的供血动脉和正常动脉，使手术医师优先阻断主要皮质下的供血动脉成为可能。现在手术中影像引导系统的应用，使手术中对主要供血动脉位置的确定相对比较容易。术中 B 超、术中导航及术中 ICG 荧光造影三项辅助技术，建议联合应用，取长补短，可以提高手术的效果。

在皮质主要的供血动脉阻断后，应沿畸形的周边切开软脑膜，尽可能从一点进入脑内，寻找 AVM 的边界，然后再开始沿畸形团的周边分离。在畸形血管团周围均存在胶质变性增生带，分离应沿胶质变性增生带操作，尽量靠近畸形团避免损伤正常脑组织。对于来自深部的供血动脉，通常位于脑沟内，应尽可能在靠近畸形血管团处电凝阻断，避免影响周围正常脑组织的供血。在胶质变性增生带中含有大量扩张小血管参与畸形团的供血，在影像检查上难以发现。对于这些异常的血管，必须进行可靠地阻断。双极电凝烧灼是最可靠的止血方式，仅仅靠止血材料压迫止血是十分危险的，很可能在术后甚至手术结束时就会发生严重的出血。胶质变性增生带中的扩张细小的供血血管，较同类正常血管管径扩张，没有明显的肌层，血流速度快，电凝时不易凝固，在电凝时应采用低功率滴水双极，连同血管周围少量脑组织一起反复烧灼，增加凝固的概率。如果采用血管畸形夹可以明显加快手术进度。分离病变时应逐层分离，由浅到深。随着由皮质到白质的逐步深入，AVM 的分离也越来越困难。很多幕上 AVM 底部呈圆锥形，圆锥顶部紧邻或位于脑室壁。深部的供血动脉进入圆锥顶部，来自脑室的供血分支一般位于脑室壁上，血管壁菲薄，流速快，电凝困难，这种情况较难处理，需格外小心。从开始分离病变到完全分离，至少要保留一支主要的引流静脉，待基本切断所有的供血动脉后再最后离断。主要引流静脉的保留可避免畸形内高压，造成分离困难。当深部有主要的引流静脉时，表面的小引流静脉可以阻断。当保留的主要引流静脉由近红色变为蓝色，或用双极临时阻断引流静脉，观察畸形团是否膨胀，如果畸形团无膨胀，这证明供血动脉已全部阻断，这时 AVM 仅与静脉相连，可安全地将其离断，注意引流静脉的离断同样要尽可能靠近病灶。

6.止血　神经外科手术野的干净程度直接关系到手术的效果，所以止血应在手术切除 AVM 的同时就开始。充分有效地止血是手术的重要组成部分。AVM 手术中的止血较困难，需要有充分的耐心。手术中最确切的止血方法是使用双极电凝烧灼，单纯覆盖止血材料压迫止血并不安全。切除 AVM 后应仔细检查 AVM 床，并确切止血。对于止血困难的顽固性出血点，应高度怀疑有残余畸形血管团存在，需仔细检查，防止残留。在高速血流下的深部细小供血动脉，因其管径很细，血管壁结构不全而异常脆弱，使止血非常困难，单纯烧灼易造成血管粘于双极上而断裂出血，建议使用低功率双极，在滴水的情况下连同周围脑组织一起反复多次烧灼。最后，升高平均动脉压，超过患者正常值的 15~20mmHg 15 分钟，检测确认止血效果。彻底止血后，病变残腔充满生理盐水溶液，严密缝合硬脑膜，常规关颅。

（四）术后监测与处理

患者手术后通常在手术室或麻醉恢复室内拔除气管导管，平稳的苏醒和气管导管的拔除对于避免血压升高、咳嗽和肌肉用力很重要，这些因素可能导致术后出血。

所有患者在麻醉苏醒后应进入重症监护病房，特别是一些高危的病例。术后应常规严密观察患者基本生命体征（呼吸、脉搏和血压等）和神经外科体征（意识水平、瞳孔和肢体语言等）的变化。应常规给予输液等支持和对症处理。吸氧 24 小时或更长时间。手术后立即持续给予地塞米松和抗癫痫药。地塞米松在术后几天逐渐减量，围手术期应用抗癫痫药可持续 6~8 周。对巨大动静脉畸形患者为防止术后正常灌注压突破综合征发生，手术后可以采用控制性降压、镇静和延长激素的应用时间。

手术后 24 小时内应复查头颅 CT，了解颅内情况，术后 1~2 周行 DSA 检查确定脑 AVM 切除程度。

（五）术后常见并发症的预防与处理

1. 术后癫痫发作　是当前 AVM 外科治疗后较为常见的并发症。治疗前没有癫痫发作的患者治疗后可出现癫痫发作，部分术前存在癫痫发作患者术后癫痫发作可加重。研究表明，术前癫痫史、病变部位、畸形血管团大小、引流静脉情况及术后水肿等因素是术后癫痫发生的危险因素。

（1）术前癫痫史：存在术前癫痫是术后癫痫发生的高危因素，这可能与畸形血管团周围的隐性出血或含铁血黄素沉着引起病灶周围神经胶质增生从而形成致痫灶有关。远离畸形血管团的部位亦可导致癫痫发作。这可能与脑动静脉畸形发生后脑组织功能区域发生"重构"有关，因此术前通过长程脑电图及功能磁共振检查，并对两者相关区域进行比对，术中在神经导航指导下切除未累及功能区的异常放电区域对减少术后癫痫发作具有重要意义。手术治疗过程中若不能完全去除致痫区域，则容易在手术后发生癫痫发作。

（2）病变部位：研究显示，发生于额顶部的脑 AVM 术后癫痫发生率最高，其次是多部位、颞部及其他部位发生的脑 AVM。有些学者认为，位于前颞叶、后颞叶、后额叶和 Sylvian 区的癫痫发生率最高。也有学者认为额叶与癫痫发作关系密切。一般来说，病灶区脑组织血液供应减少等均可能形成术后异常放电的致痫灶。

（3）畸形血管团大小：研究显示，畸形血管团直径大于 3cm 的患者术后癫痫发生率较直径小于 3cm 者为高，而直径大于 6cm 的特大脑 AVM 病例癫痫发生率更高。这可能是因为越大的 AVM 存在越严重的脑盗血现象，更容易发生自发性血栓形成，造成脑缺血；且畸形血管团越大，其对脑组织的刺激越明显，病变周围的含铁血黄素沉着范围就越广，周围致痫灶越大，从而越容易引起癫痫发作。此外畸形血管团大者供血动脉及引流静脉较多，手术时间长，损伤也大，造成脑缺血及脑水肿的可能性更大。以上因素均使大畸形血管团患者的术后癫痫发生率增高。

（4）引流静脉：研究发现，由浅静脉系统引流比浅、深静脉系统共同引流患者的术后癫痫发生率高。大脑浅静脉包括大脑上静脉、大脑中浅静脉及大脑下静脉，主要引流大脑皮质和皮质下的血液。畸形血管团的回流静脉大多是动脉化的粗大扩张静脉，当其扩张迂曲时，对大脑皮质存在压迫及波动性刺激，容易引起局部脑神经元缺氧坏死，进而使局部脑组织功能障碍，诱发突然放电，引起癫痫发作。术后发生正常脑灌注压突破综合征，以及脑 AVM 切除后血液回流受到影响同时成为引起术后癫痫发作的主要原因之一。

（5）术后脑组织水肿：脑 AVM 术后术区周围指套状或片状水肿对术后癫痫发生有重要影响。术区水肿常引起局部脑组织缺氧，神经元代谢障碍和局部微环境变化，引起神经元异常放电，导致抽搐发作。因此术中操作应尽量轻柔，减少对正常脑组织的牵拉，避免术后重度脑组织水肿的发生。

手术后癫痫发作的治疗同癫痫的治疗原则，应保护好患者，迅速应用镇静药物防止持续状态的发生。

2. 正常脑灌注压突破综合征　是 AVM 术后严重并发症，可以发生在术中、术后数小时或数天内，主要表现是 AVM 周围或远隔部位的脑内出血和严重脑水肿，占手术病例的 3%~4%。其主要发生机制被总结为下述两点。

（1）由于 AVM 盗血，造成畸形血管团周围的脑供血不足，使脑组织慢性缺血。因而这部分血管处于扩张状态，丧失了自动调节能力。一旦 AVM 被切除，或其主要输入动脉被闭塞，原来被 AVM 盗取的血液重新流入慢性扩张的血管，以高流量流入微循环，使病理性扩张的血管不能耐受这种改变，渗出增加而导致出血和水肿。

（2）闭塞性充血：在手术中脑 AVM 的引流静脉被阻断，可能发生相应区域的脑组织的血液回流障碍，出现脑组织充血，出血和水肿。

正常脑灌注压突破综合征应以预防为主，主要包括手术后控制性降压、镇静和延长糖皮质激素应用时间。

3. 术后残留 AVM 出血　AVM 手术后残留是一种比较少见的并发症，但可能造成严重的后果。在手术中严格沿畸形的边界分离，手术止血时对异常反复出血部位的探查，必要时手术中造影和 B 超术中扫描可降低 AVM 的残留发生。一旦手术后发生出血，应根据患者的意识水平和血肿量决定是否立即手术，如果条件允许，应先完善脑血管造影后再进行手术，切除残留的 AVM。

（六）临床效果评价

手术治疗 AVM 可以预防出血、消除盗血和改善癫痫发作。从 2011 年 JAMA 的荟萃临床资料分析显示，AVM 的不同治疗方式中，手术组成功闭塞率 96%，立体定向放射外科组成功闭塞率 38%，栓塞组成功闭塞率 13%；总体治疗每年病死率为 0.68%，手术组病死率为 1.1%，立体定向放射外科组术后病死率为 0.50%，栓塞组术后病死率为 0.96%；总体治疗每年再出血率为 1.4%，手术组术后再出血率为 0.18%，立体定向放射外科组和栓塞组术后再出血率均为 1.7%。所以脑 AVM 的主要治疗方式仍然是手术切除治疗。

二、颅内海绵状血管畸形切除术

颅内海绵状血管畸形（CM）是脑血管畸形的一种，又称海绵状血管瘤，占中枢神经系统血管畸形的 5%~13%。大多数位于幕上，10%~23% 位于颅后窝，常见于脑桥。海绵状血管瘤多为单发，也可多发，后者占 6%~33%。随着 MRI 场强的不断提高和逐渐广泛应用，临床发现许多处于亚临床状态的患者。

（一）适应证

对于海绵状血管畸形是否进行手术干预，同患者的临床表现有着密切的关系，要结合出血的自然史、癫痫发作史、病变体积、位置及手术的风险等方面综合评估，决定是否采取手术治疗。

总的治疗原则：对于无临床症状的病灶，建议临床观察随访；如果病灶进行性增大、伴有进行性神经功能障碍或有反复癫痫发作，建议积极手术治疗；对于有临床症状的单发病灶，特别是病灶反复出血，体积逐渐增大的病灶，或反复癫痫发作（经脑电图定位）的患者应积极手术治疗；对于多发性病灶患者，应手术前进行脑电图检查，确定致痫病灶进行切除，而对于其他的静止性病灶则进行观察随访。

（二）术前准备

1. 全面评估　评估患者全身情况，可否耐受手术和麻醉。

2. 病灶评估

（1）CT：主要表现为脑内边界清楚的结节状、密度稍高、高密度或混杂密度的病灶，注射造影剂后病灶可以轻度强化或不强化（图 3-2-1）。有时出血可以掩盖病灶本身。

（2）MRI：是诊断海绵状血管瘤最敏感的方法，MRI 典型的表现为 T_2 加权像中央混杂信号和周围的低信号环，部分病例可以同时发现合并静脉畸形（图 3-2-2）。除了常规 MRI 检查外，对于累及或者邻近功能区的海绵状血管畸形患者还可以行功能磁共振（functional MRI，fMRI）和磁共振弥散张量成像（diffusion tensor image，DTI）扫描，这是目前在术前了解患者皮质功能区和深部传导束的最佳影像学方法。

153

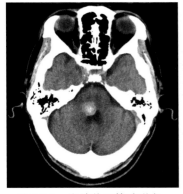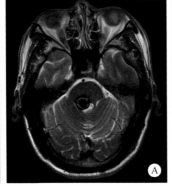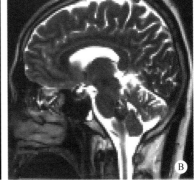

图 3-2-1　海绵状血管畸形在　　　　图 3-2-2　静脉畸形在 MRI 上的表现
　　　　　　CT 上的表现

对于体积比较小或位于功能区的病灶，建议手术中应用无框架神经导航技术，不仅可以对病灶精确定位，而且对重要功能区的病灶通过辅助确定手术入路，以避开功能区和纤维传导束，降低神经功能损伤的危险性。

3. 脑电图　对手术前有癫痫发作的患者应进行脑电图检查。

4.抗癫痫药物 围手术期建议应用抗癫痫药物，特别是既往有癫痫病史患者。

5.脑血管造影 对单纯海绵状血管畸形不建议进行脑血管造影，如合并其他畸形可以考虑。

（三）手术要点、难点及对策

颅内海绵状血管畸形可以发生在颅内的任何位置，体积可以从几毫米至几厘米。对于位于皮质下、位置深、体积比较小、特别是累及重要功能区的海绵状血管畸形，手术中最关键的是定位，传统的方式是依靠手术前影像资料和手术医师的临床经验进行定位，误差常较大。随着微创神经外科的来临，许多辅助定位系统进入临床应用，明显提高了手术中定位的准确性，降低了手术致残率。目前公认有效的神经影像引导技术包括术中开放磁共振、神经导航系统、立体定向引导、术中超声等。

1.麻醉 患者常规采用气管插管下全身麻醉。若手术中采用神经电生理监测，麻醉医师不仅要对手术中出现的血压变化、出血及凝血异常等进行及时的调整和纠正，保证手术的顺利进行，而且还要注意神经电生理监测中需要的一些麻醉特殊调整和改变，如麻醉中避免应用肌肉松弛药物等，使术中神经电生理监测得到顺利的实施。对于手术中语言功能的监测，可以采用手术中唤醒或清醒手术。

2.体位 正确的体位和手术入路选择是手术治疗中的关键第一步。头位取决于病灶的部位和手术者的入路要求。手术入路的选择要尽可能做到最小损伤、最近距离和最佳显露。手术入路应充分利用自然的脑沟或脑裂。采用头架固定头位是必要的。头位固定于心脏水平以上以利于静脉回流，旋转头部的角度不要太大，以防压迫颈静脉。一般对凸面病变，应尽可能固定头位使相关脑表面呈水平，这样才能保证垂直达到病变。

3.头皮切口设计和开颅 可以采用直切口或马蹄形切口，因病灶常位于皮质下。如果手术前无癫痫发作，可以考虑采用直切口，减少损伤；对于手术前有癫痫发作的患者，因手术中要进行脑电监测，建议采用马蹄形切口。神经导航系统有利于头皮切口、骨瓣及手术入路的设计。开颅采用常规的开颅方法。

4.海绵状血管畸形切除 颅内海绵状血管畸形的手术切除步骤第一位是定位，第二位是切除。现在常用的定位方法有术中开放磁共振扫描、神经导航定位和B超扫描定位等。术中开放磁共振费用过于昂贵，应用单位比较少。神经导航、立体定向目前应用比较广泛，此二者图像清晰程度优于超声声像，但为模拟术中图像，缺乏实时性，操作复杂，而且随着手术进行，脑组织发生移位，出现神经导航"飘移"现象，失去定位引导的准确性。而手术中超声扫描具有真正实时、准确、快速、方便及费用低等优势，但图像的清晰度要远低于导航的图像。

常规开颅取下骨瓣后，应用神经导航系统或B超进行引导确定病灶位置。在硬脑膜外首先用B超对显露的区域进行扫描（图3-2-3），发现病灶后再进行重点扫描定位。剪开硬脑膜后对于皮质下的病灶，再次B超扫描定位病灶及病灶周围的动脉、静脉等血管，结合皮质的具体情况（功能区、脑沟和血管），选择适宜的手术入路。对于皮质下的病灶一般先采用最近的脑沟进入，沿导航引导的路径向病灶分离，同时可以在手术进行中实时引导，纠正入路的"漂移"，显露病灶。一般海绵状血管畸形的周围是含铁血黄素沉积带，手术分离病灶应在这层完成，减少对周围脑组织的损伤和避免残留。如果病灶比较大，而造瘘通道比较细，可以先切开病灶，清除病灶内陈旧的凝血块或血液，使病灶的体积缩小，以利于进一步对病灶的显露切除。对病灶周围的细小供血血管，用双极电凝充分烧灼剪断。对手术前有癫痫发作的患者，病灶周围的含铁血黄素带也应考虑清除，可能降低手术后癫痫的发作可能，但对于脑干的海绵状血管畸形，应严格在含铁血黄素带内切除，不应损伤该层。对手术前有癫痫发作的患者，可以在手术中应用皮质脑电图监测，确定有无棘波存在，如果有棘波存在，可以用低功率双极电灼有棘波的皮质。在切除病灶填塞止血材料前应用B超扫描，确定是否有病灶残留，提高病灶的全切除率。常规止血和关颅。

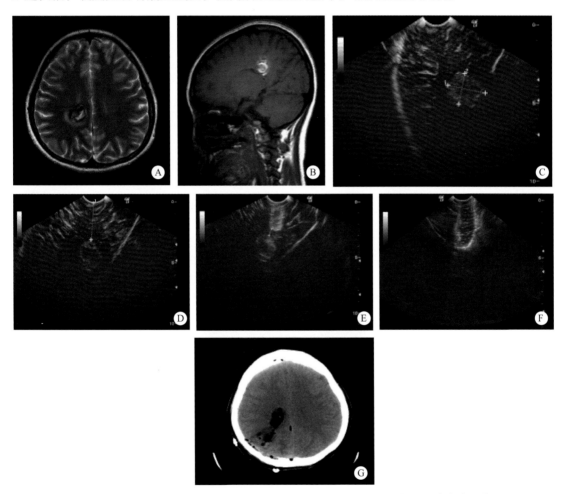

图 3-2-3　应用神经导航系统（A、B）或 B 超（C、D、E、F）进行引导确定病灶位置

5. 术中监测　对位于或邻近重要功能区的颅内海绵状血管畸形治疗过程中，不可避免地会对功能区域，尤其是语言和运动区域造成不利影响，因此，在手术中保护重要神经功能，尤其是语言和运动功能具有至关重要的意义。近年来，神经电生理监测技术在手术中得到应用，如皮质或皮质下电刺激（cortical/subcortical stimulation），即在术中唤醒条件下使用

皮质或皮质下电刺激技术确定语言区域，按照预先设定的参数在预计功能区域皮质和（或）皮质下进行刺激，若患者出现轻度语言错乱或失语等语言功能异常情况，即可判定语言区域。对于优势半球位于左侧，以癫痫起病且病变毗邻语言区的脑海绵状血管畸形，术中唤醒定位辅助皮质或皮质下电刺激，可在保全语言及相关功能的前提下最大程度地切除病变、病变周围含铁血黄素环及胶质增生，同时有效降低术后癫痫发生概率。而对于邻近功能区或皮质脊髓束的病灶，则可以应用皮质或皮质下电刺激确定功能区和传导束的位置，降低手术后功能障碍的发生。

（四）术后监测与处理

患者手术后通常在手术室或麻醉恢复室内拔除气管导管，平稳的苏醒和气管导管的拔除对于避免血压升高、咳嗽和肌肉用力很重要，这些因素可能导致术后出血。

所有患者在麻醉苏醒后应进入监护病房，术后常规严密监测患者基本生命体征（呼吸、脉搏和血压等）和神经外科体征（意识水平、瞳孔和肢体语言等）的变化。常规给予输液等支持和对症处理。吸氧 24 小时或更长时间。手术后立即持续给予地塞米松和抗癫痫药。地塞米松在术后几天逐渐减量，围手术期应用抗癫痫药可持续 6~8 周，手术前有癫痫发作的患者应适当延长用药时间。手术后 24 小时内应复查头颅 CT，了解颅内情况。

（五）术后常见并发症的预防与处理

1. 术后癫痫发作　是外科治疗后较为常见的并发症。治疗前没有癫痫发作的患者治疗后也可出现癫痫发作，部分术前存在癫痫发作患者术后癫痫发作可加重。手术后癫痫发作的治疗同癫痫的治疗原则，应保护好患者，迅速应用镇静药物防止持续状态的发生。

2. 脑神经功能障碍　常见于脑干区域海绵状血管畸形术后，可表现为面神经、外展神经及动眼神经麻痹相关临床表现，大多源于术中操作累及相关区域神经。术中使用神经导航及神经电生理监测可有效减少相关并发症。

3. 其他手术后常见的并发症，参见有关章节。

（六）临床效果评价

手术治疗伴有难治性癫痫的海绵状血管畸形是控制癫痫最好的治疗措施。手术既能全部切除海绵状血管畸形病灶，又能切除病灶周边的胶质瘢痕层和含铁血黄素层，所以手术后可以改善或消除患者的癫痫发作，明显提高患者的生活质量。

（王　硕）

第四章 颅内感染性疾病

化脓性细菌侵入颅内，引起局限性化脓性炎症，继而形成脓腔者称为颅内脓肿。脓肿位于脑组织内者即为脑脓肿；位于硬脑膜外者为硬脑膜外脓肿；位于硬脑膜下者为硬脑膜下脓肿。导致颅内脓肿的细菌来源可来自邻近的感染灶、远隔部位的感染灶或通过开放性脑损伤直接进入颅内。有明显颅内高压症状、CT或MRI显示病变有明显占位效应或病变邻近脑室（脑脓肿破入脑室将会导致灾难性后果）可考虑手术。

第一节 脑 脓 肿

一、脑脓肿抽吸术

（一）适应证

1. 患者全身情况可以耐受手术，且患者和家属同意手术治疗。
2. 脓肿壁较薄不适合手术切除。
3. 脑脓肿位于深部或重要功能区不适合切除。

（二）禁忌证

1. 被膜厚、脓肿腔小不适合抽吸。
2. 患者和家属拒绝手术。

（三）术前准备

1. 脱水降颅压治疗　根据患者症状轻重决定甘露醇用量。
2. 抗感染治疗　如果手术可以马上实施就不要使用抗生素，因为会降低细菌培养阳性率；如果手术不能立即进行，则需要术前给予抗生素。如果考虑脑脓肿是鼻窦感染引起，则细菌是链球菌可能性大；如果脑脓肿是中耳炎或乳突炎引起，则可能是需氧菌和厌氧菌混合感染；如果是外伤后脑脓肿，则葡萄球菌可能性大。这对选择抗生素有一定帮助，在药敏试验之前也可以联合使用抗生素。

3. 糖皮质激素使用　糖皮质激素的使用有争议，一方面其可抑制炎症反应和脓肿包膜形成，降低患者的防御反应；另一方面其可减轻水肿和占位效应，降低颅内压。一般观点认为，如果患者颅内高压症状明显，还是应该使用激素缓解症状。

4. 抗癫痫治疗　常用丙戊酸钠。

5. 根据影像学检查资料进行定位。

（四）手术要点、难点及对策

1. 根据手术钻孔部位决定体位，使手术区域显露良好。

2. 常规消毒铺巾。

3. 切口做 3~4cm 长，牵开器撑开。

4. 颅钻钻孔后，用骨蜡封闭骨孔边缘，并用棉片保护切口，减少感染扩散。

5. 烧灼并"十"字形切开硬脑膜。

6. 穿刺脓肿　力求准确定位，选择最接近脓肿中心和避开重要功能区的位置，可使用神经导航、立体定向、术中 B 超等方法帮助定位。急诊或缺乏必要设备时，可在 CT 扫描下行脑脓肿抽吸。CT 扫描用于了解病变大小和距离头皮表面的深度，头皮标记可定位脓肿的大致位置，活检针在 CT 引导下穿入脓肿腔，这项技术可精确到 4~5mm。穿刺注意深度，勿穿破对侧脓肿壁或穿入脑室造成感染扩散。穿刺小脑脓肿时穿刺方向宜朝向前外侧，深度不可过深以防损伤脑干。脑穿针进入脓腔后，用脑穿针接注射器在无阻力情况下抽吸脓液，留取部分脓液送细菌培养，根据情况可用抗生素盐水冲洗脓肿腔。冲洗量应少于抽取脓液量，每次 3~5ml，可反复进行至冲洗液清亮为止。抽吸、冲洗操作要轻柔，切忌过快、用力过猛。

7. 此手术创伤小，简单快捷，但可能复发。

（五）术后监测与处理

1. 术后即行 CT 扫描，并与术前进行对比，此后还需要连续复查直至脓肿消失。

2. 严密观察症状是否在好转，结合影像学检查结果，根据情况决定是否再次穿刺。

3. 术后积极抗感染、脱水降颅压、抗癫痫、营养支持治疗，激素逐渐减量。根据细菌培养结果使用抗生素，培养阴性者联合使用抗生素。抗生素使用以易于进入脓肿腔的杀菌药物为主，足量足疗程。甲硝唑对厌氧菌效果好。抗生素一般使用 6~8 周。

（六）术后常见并发症的预防与处理

1. 脑脓肿复发　可以再次抽吸。

2. 感染扩散，切口不愈合　出现脑膜炎、脑室炎、硬脑膜外或硬脑膜下脓肿、骨髓炎等。术中注意保护切口，术后抗生素规范使用，增强患者抵抗力。

3. 脑脊液漏　注意伤口缝合。

4. 周围脑组织损伤致相应神经功能障碍　如偏瘫、失语，注意功能区保护。

5. 脑内血肿　注意术中止血彻底。

6. 癫痫　抗癫痫药物治疗。

（七）临床效果评价

1. 治愈　颅内压正常，脑损害症状基本恢复，CT 或 MRI 显示脓肿消失。
2. 好转　脑脓肿缩小，尚有不同程度的神经功能缺损或合并脑积水。
3. 无效　临床症状、影像结果均无明显改变。

二、脑脓肿引流术

（一）适应证

1. 患者全身情况可耐受手术，且患者和家属同意手术治疗。
2. 脓肿壁已形成，脓肿位置深或靠近功能区，手术切除难度大。

（二）禁忌证

1. 多房性脑脓肿。
2. 患者和家属拒绝手术。

（三）术前准备

　　1. 脱水降颅压治疗　根据患者症状轻重决定甘露醇用量。
　　2. 抗感染治疗　如果手术可以马上实施就不要使用抗生素，因为会降低细菌培养阳性率；如果手术不能立即进行则需要术前给予抗生素。如果考虑脑脓肿是鼻窦感染引起，则细菌是链球菌可能性大；如果脑脓肿是中耳炎或乳突炎引起，则可能是需氧菌和厌氧菌混合感染；如果是外伤后脑脓肿，则葡萄球菌可能性大。这对选择抗生素有一定帮助，在药敏试验之前也可以联合使用抗生素。
　　3. 糖皮质激素使用　糖皮质激素的使用有争议，一方面其可抑制炎症反应和脓肿包膜形成，降低患者的防御反应；另一方面其可减轻水肿和占位效应，降低颅内压。一般观点认为，如果患者颅内高压症状明显，还是应该使用激素缓解症状。
　　4. 抗癫痫治疗　常用丙戊酸钠。
　　5. 根据影像学检查资料进行定位。

（四）手术要点、难点和对策

1. 根据手术钻孔部位决定体位，使手术区域显露良好。
2. 常规消毒铺巾。
3. 切口做 3~4cm 长，牵开器撑开。
4. 颅钻钻孔后，用骨蜡封闭骨孔边缘，并用棉片保护切口，减少感染扩散。
5. 烧灼并"十"字形切开硬脑膜。

6. 穿刺脓肿　力求准确定位，选择最接近脓肿中心和避开重要功能区的位置，可使用神经导航、立体定向、术中 B 超等方法帮助定位。急诊或缺乏必要设备时，可在 CT 扫描下行脑脓肿抽吸。CT 扫描用于了解病变大小和距离头皮表面的深度，头皮标记可定位脓肿的大致位置，活检针在 CT 引导下穿入脓肿腔，这项技术可精确到 4~5mm。穿刺注意深度，勿穿破对侧脓肿壁或穿入脑室造成感染扩散。穿刺小脑脓肿时穿刺方向宜朝向前外侧，深度不可过深以防损伤脑干。脑穿针进入脓腔后，用脑穿针接注射器在无阻力情况下抽吸脓液，留取部分脓液送细菌培养，根据情况可用抗生素盐水冲洗脓肿腔。冲洗量应少于抽取脓液量，每次约 3~5ml，可反复进行至冲洗液清亮为止。抽吸、冲洗操作要轻柔，切忌过快、用力过猛。

7. 放置引流管　脓肿腔留置引流管，缝合固定于头皮上，紧贴引流管前后缝合头皮以防引流管周围漏液。

8. 此手术创伤小，简单快捷，但可能复发。

（五）术后监测与处理

1. 术后即行 CT 扫描，并与术前进行对比。4~6 天时复查 CT 酌情拔管。此后还需要连续复查直至脓肿消失。

2. 严密观察症状是否在好转，及时行影像学复查。

3. 术后积极抗感染、脱水降颅压、抗癫痫、支持治疗，激素逐渐减量，根据细菌培养结果调整抗生素。培养阴性者联合使用抗生素。抗生素使用以易于进入脓肿腔的杀菌药物为主，足量足疗程。甲硝唑对厌氧菌效果好。抗生素一般使用 6~8 周。

（六）术后常见并发症的预防与处理

1. 脑脓肿复发　可以考虑脓肿切除。

2. 感染扩散，切口不愈合　出现脑膜炎、脑室炎、硬脑膜外或硬脑膜下脓肿、骨髓炎等。术中注意保护切口，术后抗生素规范使用，增强患者抵抗力。

3. 脑脊液漏　注意伤口缝合。

4. 周围脑组织损伤致相应神经功能障碍　如偏瘫、失语，注意功能区保护。

5. 脑内血肿　注意术中止血彻底。

6. 癫痫　抗癫痫药物。

（七）临床效果评价

1. 治愈　颅内压正常，脑损害症状基本恢复，CT 或 MRI 显示脓肿消失。

2. 好转　脑脓肿缩小，尚有不同程度的神经功能缺损或合并脑积水。

3. 无效　临床症状、影像结果均无明显改变。

（八）典型病例

患儿，女性，4 岁，患有复杂先天性心脏病，未做心脏手术，发热 10 天，头痛、左侧肌力下降 4 天入院。查体：左侧肢体肌力 3 级。行脓肿穿刺引流术后，病灶消失，体温正常，左侧肌力好转。患儿手术前后影像学检查结果见图 4-1-1。

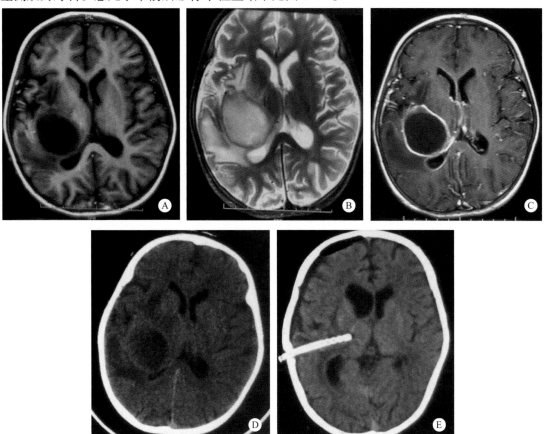

图 4-1-1　患儿脑脓肿引流术前后颅脑影像学结果

A. 术前 MRI T_1 加权像显示右颞叶深部类圆形病变，低信号，脑室受压；B. 术前 MRI T_2 加权像显示病变为高信号，周围水肿明显；C. 术前 MRI 增强显示病变呈明显环形强化；D. 术前 CT 扫描显示低密度病变；E. 术后 CT 显示病变消失

三、脑脓肿切除术

（一）适应证

1. 脓肿包裹局限，脓肿壁较厚。脓肿不在重要功能区。

2. 全身情况较好，可耐受手术。

3. 反复穿刺抽吸或引流术后未能根治者。

4. 多房性脓肿。

5. 外伤性脓肿有异物和碎骨片存留者。

6. 部分颅后窝脓肿。

7. 患者和家属同意手术治疗。

（二）禁忌证

1. 全身脏器功能情况差，无法耐受手术。

2. 患者和家属拒绝手术。

3. 脓肿位于下丘脑、脑干等重要功能区时，手术应慎重。

（三）术前准备

1. 脱水降颅压治疗　根据患者症状轻重决定甘露醇用量。

2. 抗感染治疗　如果手术可以马上实施就不要使用抗生素，因为会降低细菌培养阳性率；如果手术不能立即进行则需要术前给予抗生素。如果考虑脑脓肿是鼻窦感染引起，则细菌是链球菌可能性大；如果脑脓肿是中耳炎或乳突炎引起，则可能是需氧菌和厌氧菌混合感染；如果是外伤后脑脓肿，则葡萄球菌可能性大。这对选择抗生素有一定帮助，在药敏试验之前也可以联合使用抗生素。

3. 糖皮质激素使用　糖皮质激素的使用有争议，一方面其可抑制炎症反应和脓肿包膜形成，降低患者的防御反应；另一方面其可减轻水肿和占位效应，降低颅内压。一般观点认为，如果患者颅内高压症状明显，还是应该使用激素缓解症状。

4. 抗癫痫治疗　常用丙戊酸钠。

5. 根据影像学检查资料进行定位。

（四）手术要点、难点及对策

1. 全身麻醉，可使用术中过度换气降低颅内压。

2. 根据脓肿部位决定体位，使手术区域显露良好。可使用头架，使头高于胸以降低颅内压。

3. 开颅　切口范围应包括脓肿包膜。用棉片保护切口各层，用骨蜡封闭骨窗边缘。减少感染扩散。

4. 硬脑膜弧形或放射状切开。

5. 脓肿定位　术中定位必须准确，一般可见脑皮质肿胀，脑沟变浅，脑回变平，增宽，浅部脓肿局部可见黄色病变的脑区，局部变软或有囊肿样感觉。选择哑区，电凝止血后，以脑针试行探测，穿刺勿穿破对侧脓肿壁或穿入脑室造成感染扩散。如脓肿张力大、壁薄，估计分离中易破溃可先抽出部分脓液减压，送培养。

6. 切开皮质　一般选择在距脓肿最浅的皮质处，电凝表面血管，沿穿刺探查的针道到达脓肿壁。

7. 切除脓肿　显露出脓肿后，边吸引边分离脓肿壁，沿脓肿的界面垫好脑棉，由浅入深，逐步暴露和游离出脓肿。分离脓肿时力求轻柔，避免分破脓肿，提起牵拉勿力量过大。一旦分破，将吸引器迅速插入破口吸尽脓液，待脓肿壁塌陷后更换干净脑棉与吸引器头继续切除脓肿壁。有时，脓肿因粘连严重，不能完整切除包膜，则可将残留小块包膜行电凝处理。术中如脓肿破入脑室应吸尽被污染的脑脊液，并将脓肿包膜全部切除，术后行脑室持续引流。

沿脓肿壁切除脓肿或其他原发病灶，注意保护周围组织避免污染。术中见软化坏死的脑组织应切除。

8. 生理盐水、过氧化氢溶液、抗生素盐水反复冲洗伤口。

9. 严密止血，尽量不放止血材料。

10. 根据颅内压情况决定是否去骨瓣减压。

11. 标本送病理和细菌培养。

12. 此手术优点是病灶切除彻底，不易复发，但对脑组织创伤较大，如在功能区则易产生相应后遗症。手术方式的选择应根据每例患者具体情况决定，除了患者的一般情况能否承受手术及麻醉的风险，还应考虑脓肿的特点。如果脓肿的占位效应明显，高颅内压症状重，脓肿位于颅后窝或者是诊断不明确的，我们更倾向于开颅手术。

（五）术后监测与处理

1. 术后即行 CT 扫描，并与术前进行对比，此后还需要连续复查直至脓肿消失。

2. 严密观察症状是否在好转，及时影像学复查。

3. 术后积极抗感染、脱水降颅压、抗癫痫、支持治疗，激素逐渐减量，根据细菌培养结果调整抗生素，培养阴性者联合使用抗生素。抗生素使用以易于进入脓肿腔的杀菌药物为主，足量足疗程。甲硝唑对厌氧菌效果好。抗生素一般使用 6~8 周。

4. 对于有明确感染来源的脑脓肿，还应积极治疗原发感染灶；对于隐源性脓肿，应做全面的检查找原发感染灶并进行治疗，以降低复发可能。

（六）术后常见并发症的预防与处理

1. 脑脓肿复发　术中注意彻底切除，尽量不要分破脓肿壁。

2. 感染扩散，切口不愈合　出现脑膜炎、脑室炎、硬脑膜外或硬脑膜下脓肿、骨髓炎等。术中注意保护切口，术后抗生素规范使用，增强患者抵抗力。

3. 脑脊液漏　注意伤口缝合。

4. 周围脑组织损伤致相应神经功能障碍　如偏瘫、失语，注意功能区保护。

5. 脑内血肿　注意术中止血彻底。

6. 癫痫　抗癫痫药物治疗。

（七）临床效果评价

1. 治愈　颅内压正常，脑损害症状基本恢复，CT 或 MRI 显示脓肿消失。

2. 好转　脑脓肿缩小，尚有不同程度的神经功能缺损或合并脑积水。

3. 无效　临床症状、影像结果均无明显改变。

（八）典型病例

患儿，男性，10 岁，头痛 8 天，癫痫发作两次入院。患儿行脓肿切除术，术后恢复良好出院。患儿手术前后颅脑影响学检查结果见图 4-1-2。

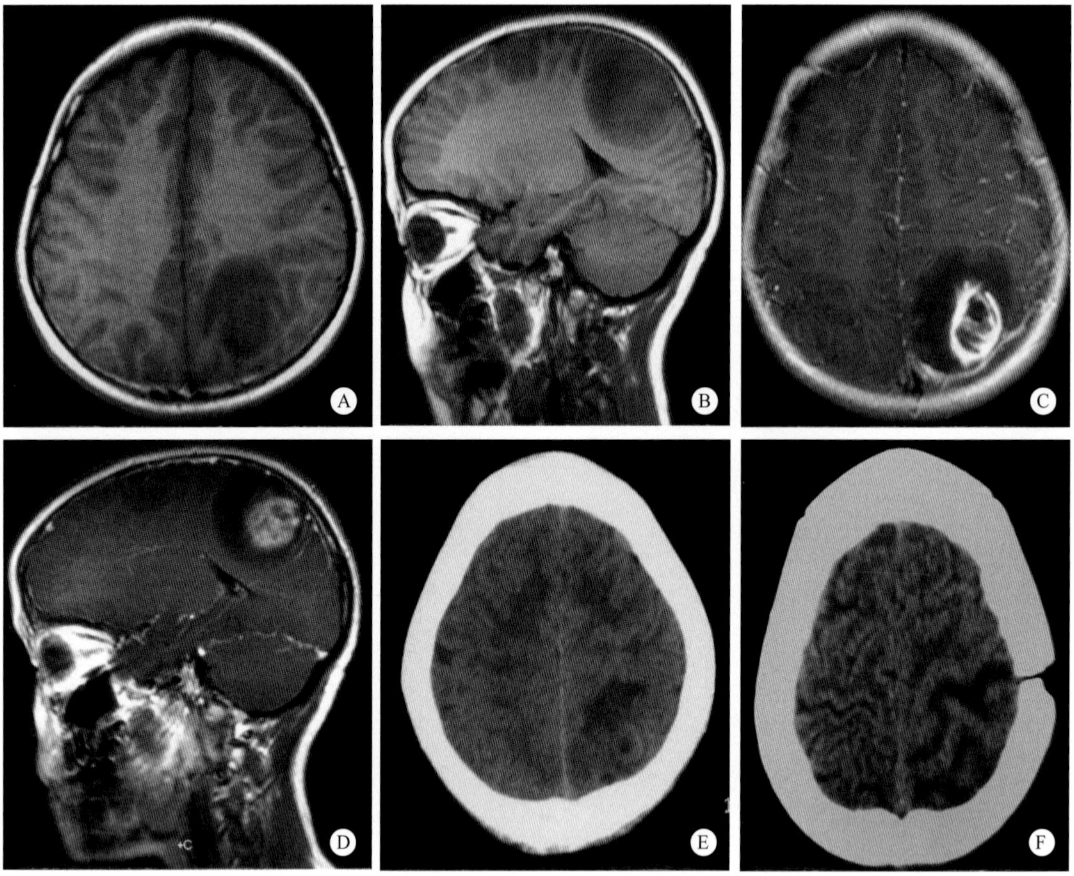

图 4-1-2　患儿脑脓肿切除术前后颅脑影像学结果

A. 术前 MRI 轴位 T_1 加权像显示左顶叶低信号病变；B. 术前 MRI 矢状位 T_1 加权像显示左顶叶低信号病变；C. 术前 MRI 轴位增强显示左顶叶病变不均匀强化；D. 术前 MRI 矢状位增强显示左顶叶病变不均匀强化；E. 术前 CT 显示左顶叶环形病灶，周围有水肿；F. 术后 CT 显示左顶叶环形病灶消失，手术区域仍有水肿

第二节　硬脑膜外脓肿和硬脑膜下脓肿

一、硬脑膜外脓肿单纯引流术

（一）适应证

诊断明确，患者全身情况较好，可以耐受手术，并且患者和家属同意手术治疗。

（二）禁忌证

1. 患者和家属拒绝手术。

2. 患者全身脏器功能情况差，无法耐受手术。

（三）术前准备

1. 积极抗感染治疗　如果手术可以马上实施就不要使用抗生素，因为会降低细菌培养阳性率；如果手术不能立即进行则需要术前给予抗生素。

2. 根据影像学检查的资料进行定位。

（四）手术要点、难点及对策

1. 根据患者情况选择局部麻醉或全身麻醉。

2. 根据手术钻孔部位决定体位使手术区域显露良好。

3. 常规消毒铺巾。

4. 颅钻钻孔后，用骨蜡封闭骨孔边缘，并用棉片保护切口，减少感染扩散。

5. 避免损伤硬脑膜，导致感染向颅内扩散。

6. 抽取部分脓液送细菌培养及药敏试验。

7. 吸除残余脓液并清除周边的"脓苔"。

8. 生理盐水、3% 过氧化氢溶液（双氧水）、抗生素盐水反复冲洗伤口后，留置引流管。

（五）术后监测与处理

1. 术后即行 CT 扫描，并与术前进行对比。此后还需要连续复查直至脓肿消失。

2. 严密观察症状是否在好转，及时影像学复查。

3. 术后积极抗感染、抗癫痫、支持治疗，根据细菌培养结果调整抗生素，培养阴性者联合使用抗生素。抗生素使用以易于进入脓肿腔的杀菌药物为主，足量足疗程。甲硝唑对厌氧菌效果好。抗生素一般使用 6~8 周。

（六）术后常见并发症的预防与处理

1. 切口不愈合，形成窦道　注意保护切口，形成窦道者再次清创。

2. 感染扩散，出现脑膜炎、脑脓肿、骨髓炎等　注意勿损伤硬脑膜，保护切口，术后抗生素规范使用，增强患者抵抗力。形成骨髓炎者去除坏死颅骨。

3. 脑脊液漏　勿损伤硬脑膜。

4. 周围组织损伤　操作轻柔。

5. 癫痫　抗癫痫药治疗。

（七）临床效果评价

医生根据临床症状和影像学结果判断患者病变是否痊愈。

二、硬脑膜外脓肿清除术

（一）适应证

1. 脓肿部位有异物、碎骨片、死骨或其他原发病灶。
2. 患者全身情况较好，可以耐受手术，并且患者和家属同意手术治疗。

（二）禁忌证

1. 患者全身脏器功能情况差，无法耐受手术。
2. 患者和家属拒绝手术。

（三）术前准备

1. 积极抗感染治疗　如果手术可以马上实施就不要使用抗生素，因为会降低细菌培养阳性率；如果手术不能立即进行则需要术前给予抗生素。
2. 根据影像学检查的资料进行定位。

（四）手术要点、难点及对策

1. 全身麻醉。
2. 根据脓肿部位决定体位，使手术区域显露良好。
3. 常规消毒铺巾。
4. 开颅　切口范围应包括所需清除的死骨或原发病灶。切开头皮，取下骨瓣，用棉片保护切口各层组织，用骨蜡封闭骨窗边缘，减少感染扩散。
5. 彻底清除异物、碎骨片、死骨或其他原发病灶，直到病变周围显露出正常的硬脑膜。避免损伤硬脑膜，导致感染向颅内扩散。
6. 留取部分脓液或炎性组织送细菌培养及药敏试验。
7. 以 3% 过氧化氢溶液、抗生素盐水反复冲洗伤口后，留置引流管。

（五）术后监测与处理

1. 术后即行 CT 扫描，并与术前进行对比，此后还需要连续复查直至脓肿消失。
2. 严密观察症状是否在好转，及时影像学复查。
3. 术后积极抗感染、抗癫痫、支持治疗，根据细菌培养结果调整抗生素。培养阴性者联合使用抗生素。抗生素使用以易于进入脓肿腔的杀菌药物为主，足量足疗程。甲硝唑对厌氧菌效果好。抗生素一般使用 6~8 周。

（六）术后常见并发症的预防与处理

1. 切口不愈合，形成窦道　注意保护切口，形成窦道者再次清创。

166

2. 脓肿复发　清创要彻底。

3. 感染扩散出现脑膜炎、脑脓肿、骨髓炎等　避免损伤硬脑膜，注意保护切口，术后抗生素规范使用，增强患者抵抗力。形成骨髓炎者去除坏死颅骨。

（七）临床效果评价

医生根据临床症状和影像学结果判断患者病变是否痊愈。

（八）典型病例

患者，男性，32 岁，曾有头部外伤史，头痛 2 个月入院。查体：右额部皮肤肿胀压痛。术中见颅骨呈慢性化脓性骨髓炎表现，颅骨下方黄色脓液。手术用咬骨钳去除坏死颅骨直至正常颅骨为止，清除硬脑膜外脓肿，保持硬脑膜完好。患者恢复良好出院。患者手术前后颅脑影像学检查结果见图 4-2-1。

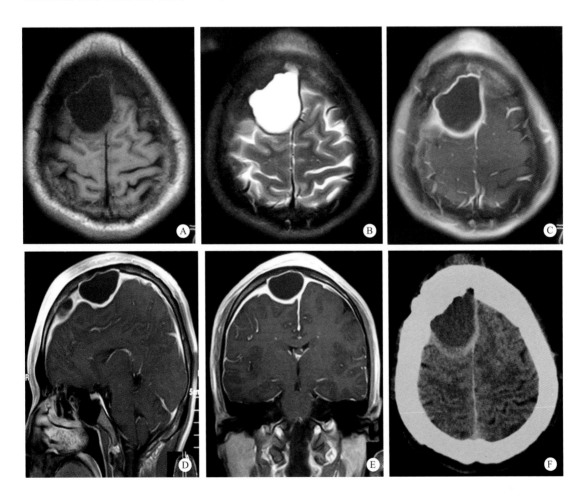

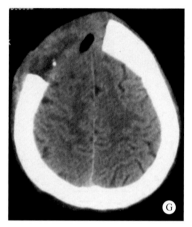

图 4-2-1　患者硬脑膜外脓肿清除术前后颅脑影像学结果

A. 术前 MRI T_1 加权像显示右额叶病变，低信号；B. 术前 MRI T_2 加权像显示病变为高信号；C. 术前 MRI 增强轴位显示病变呈明显环形强化；D. 术前 MRI 矢状位增强显示病变呈明显环形强化；E. 术前 MRI 冠状位增强显示病变呈明显环形强化 F. 术前 CT 显示右额部颅骨增厚，外板、内板均毛糙不平，内板下方有低密度病灶；G. 术后 CT 显示病变颅骨及硬脑膜外脓肿已去除

三、硬脑膜下脓肿单纯引流术

（一）适应证

患者全身情况较好，可以耐受手术，并且患者和家属同意手术治疗。

（二）禁忌证

1. 患者和家属拒绝手术。

2. 患者全身脏器功能情况差，无法耐受手术。

（三）术前准备

1. 积极抗感染治疗　如果手术可以马上实施就不要使用抗生素，因为会降低细菌培养阳性率；如果手术不能立即进行则需要术前给予抗生素。

2. 根据影像学检查资料进行定位。

（四）手术要点、难点及对策

1. 根据患者情况决定采用局部麻醉或全身麻醉。

2. 根据手术钻孔部位决定体位，使手术区域显露良好。

3. 常规消毒铺巾。

4. 头皮切开，乳突撑开器撑开。

5. 颅钻钻孔后，用骨蜡封闭骨孔边缘，并用棉片保护切口，减少感染扩散。可采用多处钻孔引流，根据脓腔的分布设计钻孔的数目和位置。

6. 硬脑膜电凝后"十"字形切开，切开硬脑膜时注意避免损伤其下方的脑组织，防止感染向脑内扩散。若术中脑水肿严重妨碍引流或可能损伤皮质，可使用脱水剂降低颅内压。

7. 留取部分脓液送细菌培养和药敏试验。

8. 吸除残余脓液并清除周边的"脓苔"。多房性脓肿要予以打通。

9. 生理盐水、3% 过氧化氢溶液、抗生素盐水反复冲洗伤口后，再留置引流管于硬脑膜下。术中冲洗脓腔、放置引流管切忌用暴力以避免脓肿扩散。

10. 引流管缝合固定于头皮上，紧贴引流管前后缝合头皮以防引流管周围漏液。引流管可以注入抗生素盐水冲洗。

11. 手术的目的：① 解除脓液对脑组织的直接压迫。② 减轻炎症和毒素对脑组织和脑血流的影响。所以一些病情危重的患者，尽管 CT 扫描发现脓液很少，一旦手术清除脓液，就会带来很好的治疗效果。

（五）术后监测与处理

1. 术后即行 CT 扫描，并与术前进行对比，此后还需要连续复查直至脓肿消失。

2. 严密观察症状是否在好转，及时影像学复查。

3. 术后积极抗感染、脱水降颅压、抗癫痫、支持治疗，根据细菌培养结果调整抗生素。培养阴性者联合使用抗生素。抗生素使用以易于进入脓肿腔的杀菌药物为主，足量足疗程。甲硝唑对厌氧菌效果好。抗生素一般使用 6~8 周。

（六）术后常见并发症的预防与处理

1. 切口不愈合，形成窦道　保护切口，形成窦道者再次清创。

2. 感染扩散，出现脑脓肿、脑膜炎、骨髓炎等　注意保护切口，术中注意保护脑组织，术后抗生素规范使用，增强患者抵抗力。形成骨髓炎者去除坏死颅骨。

3. 脑脊液漏　注意伤口缝合，紧贴引流管前后缝合头皮以防引流管周围漏液。

4. 周围组织损伤　注意勿损伤脑组织。

5. 癫痫　抗癫痫药

6. 复发　引流范围小或引流不畅所致，故应扩大引流范围、保持引流通畅。

（七）临床效果评价

医生根据临床症状和影像学结果判断患者病变是否痊愈。

四、硬脑膜下脓肿清除术

（一）适应证

1. 脓肿已包裹局限。

2. 全身情况较好，可耐受手术。

3. 患者和家属同意手术治疗。

（二）禁忌证

1. 患者全身脏器功能情况差，无法耐受手术。

2. 患者和家属拒绝手术。

（三）术前准备

1. 积极抗感染治疗　如果手术可以马上实施就不要使用抗生素，因为会降低细菌培养阳性率；如果手术不能立即进行则需要术前给予抗生素。

2. 根据影像学检查资料进行定位。

（四）手术要点、难点及对策

1. 全身麻醉。

2. 根据脓肿部位决定体位，使手术区域显露良好。

3. 常规消毒铺巾。

4. 开颅　切口范围包括所应切除的脓肿包膜或原发病灶。切开头皮，取下骨瓣，用棉片保护切口各层组织，用骨蜡封闭骨窗边缘。

5. 硬脑膜弧形或放射状切开。切开硬脑膜时尽量避免破坏脓肿包膜。

6. 沿包膜彻底切除脓肿或其他原发病灶。尽量保持蛛网膜的完整性，避免感染扩散。手术野不要放置明胶海绵或止血纱布之类的异物，手术时产生的碎骨片或骨屑要尽量去除，骨蜡等异物要尽量少放置。

7. 标本送病理和细菌培养。

8. 生理盐水、3% 过氧化氢溶液、抗生素盐水反复冲洗伤口后，留置引流管。

9. 根据颅内压情况决定是否去除骨瓣减压。如果去骨瓣，则硬脑膜减张缝合。

（五）术后监测与处理

1. 术后即行 CT 扫描，并与术前进行对比，此后还需要连续复查直至脓肿消失。

2. 严密观察症状是否在好转，及时影像学复查。

3. 术后积极抗感染、脱水降颅压、抗癫痫、支持治疗，根据细菌培养结果调整抗生素。培养阴性者联合使用抗生素。抗生素使用以易于进入脓肿腔的杀菌药物为主，足量足疗程。甲硝唑对厌氧菌效果好。抗生素一般使用 6~8 周。

（六）术后常见并发症的预防与处理

1. 切口不愈合，形成窦道　保护切口，形成窦道者再次清创。

2. 感染扩散，出现脑脓肿、脑膜炎、骨髓炎等　术中注意保护脑组织。注意保护切口，术后抗生素规范使用，增强患者抵抗力。形成骨髓炎者去除坏死颅骨。

3. 脑脊液漏　注意伤口缝合。

4. 周围组织损伤　注意功能区保护。

5. 癫痫　抗癫痫药治疗。

6.复发 尽量完整切除脓肿。

（七）临床效果评价

医生根据临床症状和影像学结果判断患者病变是否痊愈。

第三节 脑结核瘤

脑结核瘤切除术

（一）适应证

1.经内科抗结核药物试验治疗 4~8 周，瘤体不缩小者。

2.诊断不明确，CT、MRI 扫描不典型，须根据病理诊断指导下一步治疗者。

3.影像学显示结核瘤体积较大，有明显占位效应，且为成熟结核瘤。

4.有阻塞性脑积水的患者，严重颅内压升高，危及生命。

（二）禁忌证

1.全身情况差，无法耐受手术。

2.患者和家属拒绝手术。

3.结核瘤位于下丘脑、脑干等重要功能区时，应慎重考虑手术治疗。

4.结核瘤尚不成熟。

（三）术前准备

1.病情允许时，应用抗结核药治疗 2 周。

2.根据影像学资料进行定位。

3.高颅压时应予脱水降颅压治疗。

（四）手术要点、难点及对策

1.全身麻醉。

2.根据结核瘤部位决定体位，使手术区域显露良好。

3.常规消毒铺巾。

4.切开头皮，取下骨瓣，用棉片保护切口各层，用骨蜡封闭骨窗边缘，避免感染扩散。

5.硬脑膜弧形或放射状切开。术中超声和神经导航对定位小而深的病变非常有帮助。

6.力争整块切除病变，避免破溃。对较大的病灶，伴有干酪坏死或脓液者，应先行抽吸减少体积后，再行完整切除。注意保护周围组织，避免细菌污染。结核瘤通常位于皮质表面，与覆盖表面的硬脑膜粘连。虽然粘连很易分开，但有时如同脑膜瘤一样粘连部位血管丰富。

皮质下部病变需要切除小部分的皮质，并尽可能保留血管。部分与大血管，静脉窦或脑干粘连的结核瘤则不宜强行切除。对于邻近脑室病变，应小心分离不使脑室破损。对位于脑重要功能区的病变，宜紧贴包膜分离，尽量少损伤周围脑组织。

7. 标本送病理和细菌检查。

8. 以稀释的链霉素溶液冲洗瘤床和伤口

9. 根据颅内压情况决定是否去骨瓣减压。颅内结核瘤患者的术后水肿较一般颅脑手术要严重。

10. 应用 CT 或 MRI 引导的立体定向活检和抽吸，是诊断和治疗像丘脑或基底节这样深部病变的好方法，也是诊断和治疗结核脓肿和中心区液化坏死的结核瘤的好方法，并且能很好地减压。不典型病变也可应用立体定向活检。

（五）术后监测与处理

1. 术后即行 CT 扫描，并与术前进行对比，此后还需要连续复查至病变消失。

2. 严密观察症状是否在好转，及时影像学复查。

3. 术后积极抗结核治疗（遵循早期、规律、全程、适量、联合的原则）、脱水降颅压、抗癫痫（皮质表面的炎性刺激容易诱发癫痫）、营养支持治疗。

4. 如有颅外结核病灶也应积极治疗。

（六）术后常见并发症的预防与处理

1. 切口不愈合，形成窦道　保护切口，形成窦道者再次清创。

2. 感染扩散，出现结核性脑膜炎、骨髓炎等　切除彻底，注意保护周围组织，避免污染。术后抗结核药规范使用，增强患者抵抗力。形成骨髓炎者去除坏死颅骨。

3. 脑脊液漏　注意伤口缝合，注意保护伤口不受污染，注意患者营养。

4. 周围脑组织损伤致相应神经功能障碍　注意功能区脑组织和血管保护，操作轻柔。

5. 脑内血肿　严密止血。

6. 癫痫　抗癫痫药治疗。

（七）临床效果评价

医生依据临床症状、影像学监测和结核病相关检查了解患者是否痊愈。

第四节　脑寄生虫感染

一、脑内猪囊尾蚴摘除术

（一）适应证

1. 脑室内猪囊尾蚴（囊虫）导致梗阻性脑积水者。

2. 猪囊尾蚴位于脑内及椎管内，出现进行性神经功能障碍，临床上难以确诊者。

3. 局限性病变引起难治性癫痫，切除病变不影响重要功能者。

（二）禁忌证

1. 患者全身脏器功能情况差，无法耐受手术。

2. 患者和家属拒绝手术。

3. 弥散性囊虫无明显颅内压增高。

4. 囊虫感染早期经内科治疗症状稳定。

（三）术前准备

1. 应用抗寄生虫药治疗。

2. 根据影像学资料进行定位。

3. 颅内压增高时应予脱水降颅压治疗。

（四）手术要点、难点及对策

1. 全身麻醉。

2. 根据猪囊尾蚴的部位决定体位，使手术区域显露良好。

3. 常规消毒铺巾。

4. 治疗脑囊虫所采取的手术入路根据以下几个方面：囊肿的数目，大小和位置；寄生虫所处的生物学阶段；脑积水情况；脑膜、室管膜的炎性反应情况和血管有没有继发缺血。

5. 开颅后进入脑室，猪囊尾蚴多可完整取出或被脑脊液冲出，注意术中尽量避免囊壁破裂。可通过脑室引流管向脑室内注入生理盐水帮助囊虫由脑室壁分离脱出。位于幕上脑室内的猪囊尾蚴更适于应用神经内镜予以摘除。位于脑干内的猪囊尾蚴，应利用显微操作技术争取完整取出。因囊虫壁薄、张力高，可先用细针抽吸减压后再摘除。一旦破裂要将头节和囊壁碎屑清除，生理盐水反复冲洗。

6. 标本送病理和寄生虫检查。

7. 在治疗脑囊虫病患者时，应牢记该病治疗上的复杂性。通过脑部 CT 或 MRI，应明确该病所处的临床阶段及占位病变的类型、数目、位置、大小情况，通过这些决定下一步治疗方案。

（五）术后监测与处理

1. 脑室梗阻消除后，颅内压短时间内下降可能并发颅内出血，所以要严密观察意识和生命体征变化。

2. 术后应正规驱虫治疗。

（六）术后常见并发症的预防与处理

1. 切口感染不愈合　清创。
2. 脑脊液漏　注意切口缝合，注意控制颅内压，注意患者营养。
3. 周围脑组织损伤致相应神经功能障碍　注意功能区保护。
4. 颅内血肿　术中注意彻底止血。
5. 癫痫　抗癫痫药治疗。

（七）临床效果评价

1. 与治疗混合型或弥漫性的脑囊虫病可能出现的复杂问题和结果相比，切除脑室内实质性的脑囊虫后能立即缓解症状，恢复很满意，这种囊肿能完全治愈。

2. 有时一个患者治疗上需要分多个阶段；有时在切除囊虫后需要行分流术。

3. 外科医生应当了解出现室管膜炎和已经存在或可能出现的脑脊液梗阻的情况，而不仅仅是将脑囊虫部分切除。对出现脑囊虫症状的患者，多数病例是采取直接切除一个或一组脑囊虫的手术方法。多数情况下，手术能部分或暂时缓解颅内压增高的症状；少数情况下，由于皮质或皮质下脑囊虫引起的局灶性症状术后也能缓解。虽然手术能缓解症状，但其他因素仍会影响到术后是否能治愈。

二、脑内棘球蚴摘除术

（一）适应证

单个棘球蚴（包虫）有占位效应导致颅内高压者。

（二）禁忌证

1. 全身情况差，无法耐受手术。
2. 患者和家属拒绝手术。

（三）术前准备

1. 应用抗寄生虫药治疗。
2. 根据影像学资料进行定位。
3. 颅内压增高时应予脱水降颅压治疗。

（四）手术要点、难点及对策

1. 全身麻醉。
2. 根据棘球蚴囊的部位决定体位，使手术区显露良好。
3. 常规消毒铺巾。
4. 切开头皮，取下骨瓣，用棉片保护切口各层，用骨蜡封闭骨窗边缘。钻孔开颅时必须十分小心，避免包囊破裂或撕破硬脑膜。

5. 沿骨窗四周剪开硬脑膜，因为中心处硬脑膜可能与包囊存在粘连。

6. 小心切开包囊表面的薄层皮质，在囊壁和脑组织间用冲水的方法和棉条进行分离。皮质切开大小为包囊直径的 3/4 即可，但不宜再小。棘球蚴多与脑组织粘连轻微，稍加分离，同时改变头位，利用重力作用棘球蚴即可自行完整娩出。也可在包囊和脑组织之间插入一根软胶导管，用生理盐水轻轻冲洗，直到使整个包囊漂浮在盐水中，脱离脑组织。

7. 注意对周围组织的保护，避免头节扩散。

8. 获得治愈的关键在于完整切除棘球蚴囊而无囊液溢漏。一旦囊壁破裂，将发生致命性过敏反应，而且一旦囊壁破裂，头节播散，必将复发。保持包囊表面湿润以防破裂。使用低功率双极电凝（避免包囊破裂）。如果在手术过程中包囊破裂，立即用吸引器将包囊内容物吸除，然后切除囊壁并用盐水冲洗创面 5 分钟。更换手术器械和手套。

9. 标本送病理和寄生虫学检查。

10. 以生理盐水冲净手术区。

11. 包虫同时侵犯颅骨、脑膜并嵌入脑组织内的摘除方法，其手术要点：按 CT 提示的病变情况，设计一大于包虫直径的皮瓣；做一小于病变直径的骨瓣，取除骨瓣，切开硬脑膜，用吸引器吸尽囊内容物，再用 10% 甲醛溶液涂抹囊内壁，高渗盐水反复冲洗囊腔，以杀灭头节；将病骨咬除直达正常颅骨，并使骨窗大于包虫囊，切除病变硬脑膜，将包虫囊由周围脑组织仔细分离摘除；缺损硬脑膜和颅骨予以适当修补。

（五）术后监测与处理

1. 巨大包虫摘除后，颅内压短时间内下降可能并发颅内出血，所以要严密观察患者意识和生命体征变化。

2. 术后应正规抗寄生虫治疗。

3. 脱水降颅压、抗癫痫、支持治疗。

（六）术后常见并发症的预防与处理

1. 切口感染不愈合　清创。

2. 脑脊液漏　注意切口缝合、患者营养状况，以及控制颅内压。

3. 周围脑组织损伤致相应神经功能障碍　注意功能区保护。

4. 颅内血肿　注意止血彻底。

5. 癫痫　抗癫痫药治疗。

（七）临床效果评价

医生依据临床症状、影像学监测及寄生虫检测了解患者是否痊愈。

第五节 其 他

脑血吸虫肉芽肿切除术

（一）适应证

1. 经过正规内科治疗后，脑损害症状、体征加重，经 CT 证实为脑瘤型。

2. 血吸虫病患者有颅内压增高，CT 证实有占位病变，但又不能排除其他性质病变。

3. 脑型血吸虫病患者，癫痫发作频繁，药物不能控制，抗血吸虫治疗无效，影响工作和生活。病灶局限，EEG 定位明确，适于手术切除，可考虑进行皮质病灶切除。

4. 弥散性病变，脑水肿广泛，保守治疗效果不佳，为降低颅内压，保存视力和预防脑疝，可行减压手术。

（二）禁忌证

本病急性期，脑内尚未形成局限性病变，或全身性癫痫伴弥漫性病变均不宜手术。

（三）术前准备

1. 应用抗寄生虫药治疗。

2. 根据影像学资料进行定位。

3. 颅内压增高时应予脱水降颅压治疗。

（四）手术要点、难点及对策

1. 全身麻醉。

2. 根据病变部位决定体位，使手术区域显露良好。

3. 切开头皮，取下骨瓣，硬脑膜呈瓣状剪开。

4. 识别病灶范围后，沿病变与正常脑皮质界线，双极电凝处理软脑膜和血管并剪断，血管妥善电凝，将肿块样病变切除。如临床症状以癫痫发作为主，病变又靠近功能区时，最好在脑皮质电极指导下做癫痫病灶切除。病变在非功能区时应尽可能全部切除。病变邻近功能区，切除范围以不损害重要功能为度。

5. 止血妥善后，严密缝合硬脑膜，还纳骨瓣，缝合头皮。

（五）术后监测与处理

1. 术后进行抗血吸虫药物治疗直到虫卵孵化和直肠黏膜病理学检查转为阴性后再停药。术前抽搐的患者继续使用抗癫痫药至症状消失、EEG 正常后再减量直到停药。

2. 脱水降颅压、支持治疗。

（六）术后常见并发症的预防与处理

1. 切口感染不愈合　清创。
2. 脑脊液漏　注意切口缝合。
3. 周围脑组织损伤致相应神经功能障碍　注意功能区保护。
4. 颅内血肿　注意止血彻底。
5. 癫痫　抗癫痫药治疗。

（七）临床效果评价

医生依据临床症状、影像学监测和相应寄生虫学检查了解患者是否痊愈。

（项　炜）

第五章　先天性颅骨疾病

第一节　寰枕部畸形

寰枕部畸形包括枕骨基底部、外侧部、髁部三部分的发育异常致使的颅底向内凹陷、寰椎枕骨距离变短、寰枕关节融合、寰椎退化，这不仅是骨骼发育异常，还并有神经系统及其附近的软组织发育异常，畸形多样化。目前分类有扁平颅底、颅底陷入、寰枕融合、颈椎分节不全、寰枢椎脱位、小脑扁桃体下疝畸形（Arnold-Chiari 畸形）。以上畸形可单独发生，亦可两种或多种同时发生。颅后窝减压术适用于上述各种畸形，本节重点阐述 Arnold-Chiari 畸形。

一、手术适应证

1. 影像学检查证实颅底内陷和扁平颅底。
2. 临床症状进行性加重，出现小脑、延髓、脑神经及颅内压增高等症状。

二、手术禁忌证

1. 无症状或症状轻微，不愿手术者。
2. 全身系统性疾病，难以耐受手术者。

三、术前准备

除一般手术的常规准备外，术前还应进行下述准备。
1. 完善术前影像学检查，如 CT、MRI 等，以明确诊断。
2. 术前科室讨论患者病情及制订手术方案。
3. 完善手术同意书、重大报批单及知情同意书等医疗文书的签字。
4. 麻醉　气管插管下全身麻醉。
5. 监护　心电监护、脉搏血氧饱和度等。

四、手术要点、难点及对策

1. 体位及切口　患者取坐位或俯卧位，后枕部颈部正中纵行皮肤切口，上端超过枕外粗隆 2cm，下方至 C_3 水平。

2. 骨瓣形成及治疗　分开肌肉，显露枕骨鳞部和 C_1 后弓，用牵开器牵开肌肉，在寰椎两旁有椎动脉，注意保护。在枕骨鳞部钻孔一枚，铣下骨瓣后，可发现枕骨大孔缘增厚或内陷，咬除枕骨大孔后缘和寰椎后弓，减压充分。若小脑扁桃体位于更低位置，应继续向下打开下方的椎板，可发现寰枕筋膜增厚形成半环形硬膜束带，小脑后间隙及脑脊液波动消失。谨慎切除寰枕筋膜，剪开硬膜，一般应保护好蛛网膜使其不破，若伴有脊髓积水时，必须打开蛛网膜，松解两侧小脑扁桃体及其与脑干的粘连，切除小脑扁桃体。

3. 关颅　妥善止血后，反复冲水未见渗血。分层缝合肌肉、皮下组织及皮肤。

五、术后监测与处理

1. 密切关注生命体征和瞳孔变化。
2. 监测心肺功能改变。
3. 纠正水、电解质紊乱。
4. 应用止血药物。
5. 保持头颈部与脊柱关系不扭曲。

六、术后常见并发症的预防与处理

1. 术中严防出血流入蛛网膜下隙，以防术后高热或脑脊液蛋白升高。
2. 颅骨缺损处用人工硬脑膜、筋膜等封闭，防止术后脑脊液漏。
3. 术后突发呼吸停止　术前和术中勿过度伸颈或曲颈，操作要谨慎；禁用呼吸抑制剂；术后应用脱水药；术后用颈托固定颈部，以制动；保持仰卧位，使头颈部与脊柱不扭曲。

第二节　颅裂及脑膜膨出

颅裂是指颅骨的先天性缺损，多发生于头颅的枕部，鼻根部和颅前窝底部较少见。颅裂又可分隐性和显性两类，前者只有简单的颅骨缺失，无隆起包块；后者则有隆起囊性包块，故也称囊性颅裂，根据包块的内容物又可分为脑膜膨出、脑膨出、脑膜脑膨出、脑囊状膨出、脑膜脑囊状膨出。本病发病率无地区及性别差别，但较脊柱裂少，主要为手术治疗。手术目的是切除膨出的肿块和防止颅内感染，脑膜膨出而不伴有脑膨出者手术效果较好，一般可在一岁后手术修复。本节以枕部脑膜脑膨出和鼻部脑膜脑膨出为例阐述手术方法。隐性颅裂和显性颅裂中的脑膜膨出、脑膨出，预后较好，其余均差。

一、手术适应证

1. 颅底或颅顶各部位的脑膜脑膨出。
2. 伴有进行性神经功能加重，且囊肿较大、囊壁菲薄，应早期手术。
3. 囊壁破溃，但无感染，应急诊手术切除修补。
4. 伴有明显感染者，应在炎症控制后，再行手术切除修补。

二、手术禁忌证

1. 手术区域皮肤感染或颅内感染未控制。
2. 脑膜膨出伴有大块脑组织疝出或有明显脑组织功能缺损者。
3. 伴有进行性加重的脑积水或严重的神经功能障碍。
4. 隐形颅裂，一般不需要手术。
5. 全身系统性疾病，难以耐受手术者。

三、术前准备

除一般手术的常规准备外，术前还应进行下述准备。

1. 完善术前影像学检查，如 CT、MRI 等，以明确诊断。
2. 术前科室讨论患者病情及制订手术方案。
3. 完善手术同意书、重大报批单及知情同意书等医疗文书的签字。
4. 麻醉　气管插管下全身麻醉。
5. 监护　心电监护、脉搏血氧饱和度等。

四、手术要点、难点及对策

（一）枕部脑膜脑膨出

1. **体位和切口**　患者取坐位、侧卧位或俯卧位，并环绕膨出肿块做梭形皮肤切口。
2. **手术步骤**　沿皮肤切口切开皮下组织、帽状腱膜和骨膜，向膨出囊的根部分离，显露颅骨缺损处，打开囊壁，分离囊内与硬脑膜或皮肤粘连的脑组织，囊内的正常神经组织应保留和尽量还纳颅腔。如无法送回，应仔细分离疝出物蒂部，保留蒂部重要血管，切除多余的内容物和囊壁，若为单纯的脑膜脑膨出，囊内仅仅为脑脊液，则可将囊壁切除，保留足够的硬脑膜以修补缺损。同时用人工硬脑膜或筋膜覆盖在颅骨缺损处，与周围的骨膜缝合。颅骨缺损一般不予修补，若过大时可用金属钛网予以修补，分层缝合头皮各层，不放置引流管，术后加压包扎。

（二）鼻部脑膜脑膨出

1. 体位和切口　患者取仰卧位，额颞部发际内做冠状切口，分别形成皮瓣和带蒂骨膜瓣翻向前下，双侧骨瓣形成，翻向一侧。

2. 脑膜脑膨出的游离和处理

（1）硬脑膜外入路：从硬脑膜外显露颅前窝底，分离至硬脑膜膨出部，切开囊壁将囊内组织分离下来，若囊内组织正常，则还纳颅内，若不正常则将膨出物切除。硬脑膜上的缺损多可用线缝合，再用筋膜或人工硬脑膜修补，最后将带蒂的骨膜向下平铺在硬脑膜与颅底骨之间，用生物胶加固，还纳骨瓣，分层缝合头皮切口，放置引流管，术后加压包扎。

（2）硬脑膜内入路：跨矢状窦横行剪开硬脑膜并悬吊，沿颅前窝底部抬起额极，向颅底探查，发现膨出囊后，沿囊颈周围予以分离、切断，并将突入骨缺损内的组织清除，止血，吸除脑表面的纤维组织后严密止血，沿颅骨缺损周围环形剪开硬脑膜予以修补，颅骨及硬脑膜修补的方法同硬脑膜外入路。还纳骨瓣，分层缝合头皮切口，放置引流管，术后加压包扎。

五、术后监测与处理

1. 密切关注生命体征和瞳孔变化。

2. 监测心肺功能改变。

3. 纠正水、电解质紊乱。

4. 止血。

5. 术后脑积水未缓解者，可采用腰椎穿刺置管外引流。严重者需行脑室 - 腹腔分流手术。

6. 嘱患者平卧位，少动，可适当应用镇静剂治疗。

7. 术后 3~6 个月，无其他并发症可行整形手术。

六、术后常见并发症的预防与处理

1. 颅骨缺损处用人工硬脑膜、筋膜等封闭，防止术后脑脊液漏。

2. 脑积水　轻度可采用腰椎穿刺置管外引流，重度脑积水伴进展时，可采用侧脑室 - 腹腔分流术。

第三节　狭　颅　症

一、手术适应证

1. 颅骨出现"舟状头"等畸形。
2. 颅内压增高表现。
3. 患儿年龄为 3~9 个月。

二、手术禁忌证

全身系统性疾病，难以耐受手术者。

三、术前准备

除一般手术的常规准备外，术前还应进行下述准备。
1. 完善术前影像学检查，如 CT、MRI 等，以明确诊断。
2. 术前科室讨论患者病情及制订手术方案。
3. 完善手术同意书、重大报批单及知情同意书等医疗文书的签字。
4. 麻醉　气管插管下全身麻醉。
5. 监护　心电监护、脉搏血氧饱和度等。

四、手术要点、难点及对策

（一）单纯颅骨缝切除术

1. 矢状缝早闭手术　患者取仰卧位或俯卧位，做头顶部正中切口，前缘至冠状缝前 3cm，后至枕外隆凸上 3cm，向两侧牵开后显露矢状缝，切除显露部分 2~3cm 宽的骨膜，在中线旁钻孔，沿中线咬除颅骨约 1.5cm 宽，前自冠状缝起，后到人字缝上。此种方法容易手术出血，原因是婴儿期的骨膜在未愈合的骨缝处与下方的矢状窦和蛛网膜颗粒穿通。目前多采用的方法是在上述方法的基础上显露较前更宽，然后在中线旁 2cm 处钻孔。这样可以减少在矢状窦上操作时出血的机会。在咬除骨沟后彻底止血，在骨沟边缘用聚乙烯等人工薄膜包裹骨缘，钳夹固定，防止颅骨再愈合，然后缝合伤口。

2. 冠状缝早闭手术　患者取仰卧位，在额颞部发际内做冠状切口，双侧到颞骨鳞部，分离后在冠状缝的位置钻孔，沿冠状缝咬开约 1.5cm 宽骨沟，并切除双侧骨表面的骨膜，两侧达到颞骨鳞部，咬开骨沟后如前所述，用人工薄膜覆盖并固定，然后缝合伤口。

3. 人字缝早闭手术　患者取俯卧位,沿人字缝做两弧形切口,手术同冠状缝早闭手术。

（二）颅骨切开矫形术

患者取俯卧位,切口从一侧额颞发际处沿冠状缝至中线,再沿中线后至人字缝,沿人字缝再向耳后,做一大型半球马蹄形皮瓣,然后向颞侧翻开,再沿着切口内钻孔,咬开 1.5cm 宽骨沟,中线旁应在矢状窦旁 2cm,以免引起出血。第二次手术做对侧,方法相同,手术时应与第一次手术在中线部的骨沟咬通,以达到减压目的。

五、术后监测与处理

1. 密切关注生命体征和瞳孔变化。
2. 监测心肺功能改变。
3. 纠正水、电解质紊乱。
4. 止血。

六、常见并发症的预防与处理

1. 颅骨缺损处用人工硬脑膜、筋膜等封闭,防止术后脑脊液漏。
2. 术中保护好静脉窦或大的皮质静脉,防止术中大出血。
3. 一般术后 6 个月复查颅脑 X 线片或 CT,如有新骨形成,需再次手术切开颅缝。

183

第四节　其　　他

一、颅骨骨瘤

（一）手术适应证

1. 骨瘤向内生长,引起颅内压增高或脑局灶症状。
2. 骨瘤生长于眶内影响眼球运动,生长于额窦或筛窦反复引起鼻旁窦感染。
3. 骨瘤体积较大或影响美观。
4. 骨瘤生长迅速疑有恶变。

（二）手术禁忌证

全身系统性疾病,难以耐受手术者。

（三）术前准备

除一般手术的常规准备外，术前还应进行下述准备。

1. 完善术前影像学检查，CT、MRI 等，以明确诊断。

2. 术前科室讨论患者病情及制订手术方案。

3. 完善手术同意书、知情同意书等医疗文书的签字。

4. 麻醉　气管插管下全身麻醉。

5. 监护　心电监护、脉搏血氧饱和度等。

（四）手术要点、难点及对策

1. 骨瘤位于颅盖部，如为外生型和致密型，但未侵及内板，可采用单纯骨瘤切除，若累及内板，则将骨瘤及内板一并切除。

2. 骨瘤生长于眶内、额窦或筛窦，可与眼科、耳鼻喉科医师一起实施手术，以决定经鼻或经颅手术切除。

3. 如有颅骨缺损，可行一期颅骨成形术。

4. 体位和切口　采取术野显露清晰，方便手术操作，同时患者术中感到舒适的体位，根据肿瘤大小、部位选择切口类型：直切口或"S"形切口等。切开皮肤、皮下组织、帽状腱膜、肌肉，充分显露骨瘤边缘。

5. 显露骨瘤　切开骨膜，用骨膜剥离器剥开骨膜，充分显露骨瘤。

6. 切除骨瘤　若骨瘤不大，可用骨凿沿着颅骨外板的切线方向凿除骨瘤而保留内板；若骨瘤较大，可在骨瘤上钻孔，以不钻透内板为准，然后咬骨钳咬除骨瘤组织，再用骨凿凿平；若骨瘤侵蚀内板，则在骨瘤周边正常颅骨上钻孔数个，用咬骨钳咬除孔间颅骨或用铣刀铣下颅骨，颅骨缺损用钛板修补。

7. 切口缝合彻底止血，在切口下放置引流管，逐层缝合皮肤。

（五）术后监测与处理

1. 术后监测生命体征及瞳孔变化。

2. 48 小时后拔出引流管。

3. 观察患者神志变化。

（六）术后常见并发症的预防与处理

1. 术中止血要充分，术后留置引流管，防止颅内出血、血肿形成。

2. 注意无菌操作，防止切口感染或颅骨感染。

3. 术中操作谨慎细心，防止脑组织受损。

二、颅骨海绵状血管瘤

（一）手术适应证

1. 骨瘤向内生长，引起颅内压增高或脑局灶症状。
2. 肿瘤虽小，但影响美观，患者有精神负担，也可早期手术。

（二）手术禁忌证

全身系统性疾病，难以耐受手术者。

（三）术前准备

除一般手术的常规准备外，术前还应进行下述准备。
1. 完善患者术前影像学检查，如 CT、MRI 等，以明确诊断。
2. 术前科室讨论患者病情及制订手术方案。
3. 完善手术同意书、知情同意书等医疗文书的签字。
4. 麻醉　气管插管下全身麻醉。
5. 监护　心电监护、脉搏血氧饱和度等。

（四）手术要点、难点及对策

1. 体位及切口　患者一般取仰卧位或侧卧位，根据肿瘤大小、部位选择切口类型，切开皮肤、皮下组织、帽状腱膜、肌肉，充分显露病变边缘。
2. 显露病变　切开骨膜，用骨膜剥离器剥开骨膜，充分显露病变。
3. 切除病变　在骨瘤周边 1cm 外正常颅骨上钻孔 4 个，用铣刀铣下颅骨，颅骨缺损用钛板修补。
4. 切口缝合　彻底止血，在切口下放置引流管，逐层缝合皮肤。

（五）术后监测与处理

1. 术后监测患者生命体征及瞳孔变化。
2. 术后 48 小时拔出引流管。
3. 观察患者神志变化，修补处皮下有无积液。

（六）常见并发症的预防与处理

1. 术中止血要充分，术后留置引流管，防止颅内出血、血肿形成。
2. 注意无菌操作，防止切口感染或颅骨感染。
3. 术中操作谨慎细心，防止脑组织受损。

三、颅骨上皮样囊肿

（一）手术适应证

1. 所有确诊为颅骨上皮样囊肿均予以切除。
2. 颅骨上皮样囊肿切除后复发。

（二）手术禁忌证

全身系统性疾病，难以耐受手术者。

（三）术前准备

除一般手术的常规准备外，术前还应进行下述准备。
1. 完善患者术前影像学检查，如 CT、MRI 等，以明确诊断。
2. 术前科室讨论患者病情及制订手术方案。
3. 完善手术同意书、知情同意书等医疗文书的签字。
4. 麻醉　气管插管下全身麻醉。
5. 监护　心电监护、脉搏血氧饱和度等。

（四）手术要点、难点及对策

1. 体位及切口　患者一般取仰卧位或侧卧位，根据肿瘤大小、部位选择切口类型，切开皮肤、皮下组织、帽状腱膜、肌肉，充分显露病变边缘。

2. 显露病变　切开骨膜，用骨膜剥离器剥开骨膜，充分显露病变。通常肿瘤内含有珍珠样灰色片状物，或牙膏样和豆腐渣样黏稠物，为该肿瘤的一大特征。

3. 切除肿瘤　沿肿瘤囊壁剥离，完整取出肿瘤，若囊壁与颅骨粘连紧密，切开囊壁，取出囊内容物，并用刮匙剥除附着在颅骨和硬脑膜上的囊壁，以达到肿瘤全切。若肿瘤较完整，未有破损，可在肿瘤周边钻一骨孔，用铣刀绕周围 1cm 铣下骨瓣，连同颅骨一并将肿瘤切除，减少术后复发率。若肿瘤未破出颅骨外板，内板破坏，估计肿瘤与硬脑膜无粘连，可用铣刀绕周围 1cm 铣下骨瓣，连同颅骨一并将肿瘤切除。若囊壁与硬脑膜粘连紧密，不易剥离，可将粘连处硬脑膜连同肿瘤囊壁一并切除，不可强行剥离，以免伤及脑组织引起大出血，硬脑膜缺损处用人工硬脑膜覆盖。若肿瘤侵及硬脑膜下，造成脑皮质受压，可沿着肿瘤边缘切开硬脑膜，将硬脑膜与肿瘤一并切除，硬脑膜缺损处用人工硬脑膜覆盖。若肿瘤侵及硬脑膜累及静脉窦，难以全切除，可用双极电凝烧灼残留囊壁，以减少复发。若术前无感染，肿瘤全切者，可一期行颅骨缺损钛板修补。若术前有感染或窦道形成者，不做修补，待手术切口愈合后，再行颅骨修补术。

4. 切口缝合　彻底止血，在切口下放置引流管，逐层缝合皮肤。

（五）术后监测与处理

1. 术后监测患者生命体征及瞳孔变化。

2. 术后 48 小时拔出引流管。

3. 观察患者神志变化，修补处皮下有无积液。

（六）常见并发症的预防与处理

1. 术中止血要充分，术后留置引流管，防止颅内出血、血肿形成。

2. 注意无菌操作，防止切口感染或颅骨感染。

3. 术中操作谨慎细心，防止脑组织受损。

（林敏华）

第六章　功能性疾病

第一节　癫　痫

通过外科手术治疗癫痫已有一百多年历史，期间由于内科药物治疗取得较大进展，癫痫外科治疗一度陷入低潮。但是由于仍有 1/4 的患者药物治疗无效或者不能耐受药物的副作用，近十余年来，随着脑电图对癫痫灶定位的准确性提高，手术治疗难治性癫痫的疗效有了较大提高，癫痫外科治疗再次引起神经外科医生的重视。选择适当的癫痫患者，采用正确的手术方法，是手术成功关键所在，现介绍几种常用癫痫手术方法。

一、脑皮质切除术

脑皮质切除术是治疗局限性癫痫的最基本方法之一。明确并切除致痫灶是治疗癫痫最直接和有效的方法。其关键在于术前明确致痫灶，术中完全切除致痫灶。

（一）适应证

1. 药物难治性的局灶性癫痫，致痫灶位于大脑皮质可切除范围，皮质切除后不会引起严重神经功能障碍。

2. 癫痫发作的症状、脑电图和影像学检查结果三者相一致者。

（二）禁忌证

1. 癫痫灶位于重要功能区，切除后有严重神经功能障碍者。

2. 致痫灶不明确或者难以定位者。

3. 病灶广泛者、智力低下者、有精神疾病者。

（三）术前准备

1. 术前致痫灶评估　通过长程视频脑电图了解发作间期和发作期脑电图与发作症状的关系；通过影响学检查，如 MRI、CT，以及 SPECT、PET 和脑磁图了解病灶。

2. 神经心理学检查　对患者智力、精神状态等进行评估。

（四）手术要点、难点及对策

1. 切口应根据癫痫灶部位决定，以致痫灶为中心做去骨瓣开颅。

2. 翻开硬脑膜，辨认病灶。

3. 脑皮质脑电图探测致痫灶，最频繁出现棘波的区域一般认为是致痫灶。

4. 切除致痫灶和病灶时尽量保护周围正常脑组织及血管，包括动脉和静脉。

5. 致痫灶和病灶切除后复查脑电图，若仍有频繁棘波区域则扩大切除范围，直至棘波消失，但要注意保护运动和语言等重要功能区。

6. 严密缝合硬脑膜，复位骨瓣，分层缝合头皮。

（五）术后监测与处理

1. 术后继续用抗癫痫药物，可使用丙戊酸钠注射液 24 小时维持，预防术后早期癫痫。

2. 术后可适当使用甘露醇，减轻脑水肿。

3. 术后头痛明显者可做腰椎穿刺放出血性脑脊液，减轻反应性头痛，防止蛛网膜下隙粘连。

（六）术后常见并发症的预防与处理

1. 癫痫发作 术后早期癫痫发作可能比术前更为频繁，这与手术后脑组织受到刺激及术后脑水肿有关，一般术后早期癫痫发作次数在 5 次以内，若超过 5 次，要考虑手术效果不佳可能。

2. 颅内血肿 术后颅内血肿的处理较其他开颅术并没什么不同。

（七）临床效果评价

疗效取决于致痫灶是否完全切除，切除完全者效果好。术后仍需抗癫痫治疗 1 年，若 1 年未发作，脑电监测没有癫痫放电，可逐渐停药。

二、前颞叶切除术

前颞叶切除术是癫痫手术中最常见、效果最好的手术。

（一）适应证

1. 单侧难治性颞叶癫痫，对于有海马硬化和颞叶结构性病变者可早期手术。

2. 长程视频脑电图（包含蝶骨电极）确认致痫灶位于一侧颞叶。

3. MRI、MRS、CT、PET、MEG 检查发现颞叶局限性病变，与癫痫发作症状和脑电图表现相一致。

（二）禁忌证

智力低下者和有精神疾病者。

（三）术前准备

术前准备同脑皮质切除术所述。

（四）手术要点、难点及对策

1. 切口　做颞部问号切口，切口起点在颞部耳屏前颧弓上缘，向上向后，在耳尖处折向前。骨瓣开颅，向前达颞极，向上要充分显露外侧裂，下缘达颅中窝底。"U"形剪开硬脑膜，悬吊硬脑膜。

2. 皮质脑电图记录放电情况。

3. 确定切除范围，左侧颞叶容许切除范围为颞极后 5cm，右侧颞叶切除容许切除范围为颞极后 6cm，但不超过 Labbé 静脉。

4. 解剖外侧裂蛛网膜，分开额颞叶，直至小脑幕切迹，将外侧裂回流静脉及动脉推向额叶。切开颞叶至侧脑室，沿侧脑室切除颞叶外侧结构，显露海马头和海马体部，在脉络膜从外侧横断海马及海马旁回，切除颞叶内侧结构，切除过程中注意保护内侧蛛网膜的完整性。

5. 术毕再次检测皮质脑电，若仍有明显异常放电可扩大切除范围。

6. 止血，缝合硬脑膜，关颅。

（五）术后监测与处理

1. 术后继续使用抗癫痫药物，可使用丙戊酸钠注射液 24 小时维持，预防术后早期癫痫。

2. 术后可适当使用甘露醇，减轻脑水肿。

3. 术后头痛明显者可做腰椎穿刺放出血性脑脊液，减轻反应性头痛，防止蛛网膜下隙粘连。

（六）术后常见并发症的预防与处理

1. 动眼神经麻痹　多可自行好转。

2. 发热　部分患者可长时间发热，反复腰椎穿刺，释放血性脑脊液。

（七）临床效果评价

颞叶癫痫手术控制率可达 90%。术后继续抗癫痫治疗，若 1 年未发作，脑电监测没有癫痫波可逐渐停药。

三、大脑半球切除术

（一）适应证

1. 婴儿偏瘫伴顽固性癫痫。

2. Sturge-Weber 综合征。

3. 半侧巨脑症。

4. Rasmussen 综合征。

5. 一侧侧脑室穿通畸形伴顽固性癫痫。

6. 一侧大脑广泛性损伤伴顽固性癫痫。

7. 广泛脑皮质发育不良引起的癫痫。

（二）禁忌证

1. 顽固性癫痫而无痉挛性偏瘫。

2. 严重智力低下者。

3. 对侧大脑半球有损伤或者独立致痫灶。

（三）术前准备

术前准备同脑皮质切除术。

（四）手术要点、难点及对策

1. 全身麻醉，仰卧位，头偏向对侧。

2. 额颞顶枕巨大弧形切口及骨瓣，中线离矢状窦 2cm，将硬脑膜翻向矢状窦侧。

3. 侧脑室释放脑脊液，使脑组织塌陷，以利于手术操作。

4. 解剖外侧裂，显露颈内动脉、大脑中动脉和大脑前动脉，在豆纹动脉以上结扎大脑中动脉，在前交通动脉远侧结扎大脑前动脉。结扎 Labbé 静脉，切除颞叶，显露大脑后动脉，后交通动脉远端结扎大脑后动脉。继而在矢状窦边缘将桥静脉电凝切断。

5. 沿大脑纵裂将胼胝体切开进入侧脑室，沿基底节外侧离断白质，切除额颞顶枕叶，保留基底节。

6. 用肌片堵塞室间孔，将硬脑膜缝合于大脑镰、小脑幕、颅前窝、颅中窝底硬脑膜以缩小硬脑膜下腔。

（五）术后监测与处理

术后监测与处理同脑皮质切除术。

（六）术后常见并发症的预防与处理

早期常见并发症有颅内出血、脑干移位；晚期有梗阻性脑积水和脑表面含铁血黄素沉积症。

（七）临床效果评价

70%~80% 的患者癫痫完全消失，但仍有 5% 的患者完全无效。

四、胼胝体切开术

胼胝体切开术是一种姑息性手术，主要目的是限制癫痫放电向对侧扩散，以减少癫痫发作。大多数采用胼胝体前 2/3 切开。

（一）适应证

1. 伴有顽固性癫痫的婴儿偏瘫。
2. Rasmussen 脑炎。
3. 单侧半球巨脑症。
4. Lennox-Gastaut 综合征。
5. Sturge-Weber 综合征。

（二）禁忌证

1. 智力严重低下者。
2. 有精神症状者。

（三）术前准备

术前准备同脑皮质切除术。

（四）手术要点、难点及对策

1. 右额马蹄形切口或者直切口，骨瓣边缘刚好显露矢状窦，骨瓣前后中点在冠状缝附近。
2. 弧形剪开硬脑膜，翻向矢状窦。
3. 牵开额叶，解剖纵裂蛛网膜，充分释放脑脊液，辨认扣带回、胼胝体和胼周动脉等。
4. 用双极电凝沿胼胝体中线处切开胼胝体前 2/3，避免进入侧脑室。
5. 明胶海绵隔离切开的胼胝体。
6. 缝合硬脑膜，关颅。

（五）术后监测与处理

术后监测与处理同脑皮质切除术。

（六）术后常见并发症的预防与处理

术后常见并发症主要有急性失联合综合征和脑裂综合征，大多数可以自行缓解。

（七）临床效果评价

该手术可减少癫痫发作，对于失张力发作疗效可达 80%，可防止患者癫痫发作时摔倒并发其他外伤。

（姜晓兵）

192

第二节　脑　积　水

脑积水是一种临床症状，是由各种原因引起的脑脊液分泌过多、吸收障碍或循环通路阻塞而致脑脊液在脑室系统或（和）蛛网膜下隙积聚过多，使脑室扩大。临床上按病因分为梗阻性脑积水和交通性脑积水；按压力分为高压性脑积水和正常压力性脑积水。

一、脑室 - 腹腔分流术

（一）适应证

1. 各种类型的脑积水，包括梗阻性脑积水、交通性脑积水及正常压力性脑积水。
2. 其他分流术失败。

（二）禁忌证

1. 一般情况差，难以耐受手术者。
2. 颅内感染或头颈胸腹部皮肤感染者。
3. 腹腔炎症或腹水者。
4. 妊娠期妇女。
5. 颅内有新鲜出血者。
6. 脑脊液中蛋白含量过高（超过 500mg/L 以上）。

（三）术前准备

除一般手术的常规准备外，术前还应进行下述准备。
1. 完善术前影像学检查，如 CT、MRI 等，以明确诊断。
2. 术前科室讨论患者病情及制订手术方案。
3. 完善手术同意书、重大报批单及知情同意书等医疗文书的签字。
4. 根据术前颅内压力选择分流管，脑室明显扩大者，可选择可调压管。
5. 选择合适的分流管装置。
6. 麻醉　气管插管下全身麻醉。
7. 监护　心电监护、脉搏血氧饱和度等。

（四）手术要点、难点及对策

1. 体位及切口　患者取仰卧位，头向手术对侧倾斜，术侧肩下垫高。分别在外耳孔上方和后方各 4cm 处及腹正中剑突下 4cm 处做约 3cm 直切口。
2. 骨瓣形成及置管　在外耳孔上方和后方各 4cm 处切开皮肤约 3cm，钻孔，电灼硬脑膜后用尖刀片挑开硬脑膜小口，用脑室段引流管垂直穿刺，深度根据脑积水的程度估算脑表面进针处与脑室扩大处的距离，有脑脊液流出，穿刺成功后缓缓抽出引流管内的铁丝再进入 5cm 左右，若管道通畅可夹管待用。用铜导条自头皮切口下缘于皮下潜行经乳突后方向下经胸锁乳突肌外缘达锁骨处，如为女性则绕过乳腺，经右胸前外侧壁达腹部切口处，用刀片平行中线切开 3cm 左右，露出导条头端，用丝线绑扎于导条头端的环状凹槽上以防脱落，退出导条时将丝线另一端绑扎分流管一端但勿太近头端，应距头端 2cm 以上，轻轻向上拉动，最后将分流管一端拉至头部切口处，将腹部段分流管与脑室分流管用阀门连接，丝线固定，按压阀门后有脑脊液从分流管中流出，证明分流管通畅。逐层切开腹部皮下组织达腹膜，提起腹膜 0.5cm，即可见大网膜等内脏，将分流管腹腔端 20cm 左右置入腹腔，用丝线绕切口做荷包缝合。

3. 关颅关腹　妥善止血后，反复冲水未见渗血。分层缝合肌肉、皮下组织及皮肤。

（五）术后监测与处理

1. 密切关注患者生命体征和瞳孔变化。

2. 监测患者心肺功能改变。

3. 纠正水、电解质紊乱。

4. 止血。

（六）常见并发症的预防与处理

1. 术中严防出血流入蛛网膜下隙，以防术后高热或脑脊液蛋白升高堵塞分流管。

2. 颅骨钻孔处用筋膜等封闭，防止术后脑脊液漏。

3. 腹腔切开前需遵循外科"三提三放"原则，以免误伤肠管。

4. 术中注意穿刺脑室的进针方向和插入的深度，防止发生脑室出血。

5. 术中导条皮下穿刺时，尖端向上，防止损伤内脏器官、颈内动脉等致使严重后果。

6. 术中触摸分流管时，将手套表面滑石粉洗干净，减少感染机会。

7. 术中防止分流管打折、扭曲，以免术后分流管不通畅。

8. 术后调节储液器阀，不要过度压储液器阀，防止引流过度致使脑室出血、硬脑膜下血肿等。

9. 术后防止癫痫发生，预防性使用抗癫痫药物。

10. 皮下隧道与分流管不宜过紧，防止术后皮肤受压坏死。

二、侧脑室 - 小脑延髓池分流术

（一）适应证

脑室系统内梗阻，室间孔至第四脑室出口堵塞。

（二）禁忌证

1. 交通性脑积水。
2. 小脑扁桃体下疝者。
3. 颅内感染或头皮感染者。
4. 一般情况差，难以耐受手术者。
5. 脑脊液中蛋白含量过高（超过 500mg/L 以上）。

（三）术前准备

除一般手术的常规准备外，术前还应进行下述准备。
1. 完善术前影像学检查，CT、MRI 等，以明确诊断。
2. 术前科室讨论患者病情及制订手术方案。
3. 完善手术同意书、重大报批单及知情同意书等医疗文书的签字。
4. 根据术前颅内压力选择分流管，脑室明显扩大者，可选择可调压管。
5. 选择合适的分流管装置。
6. 麻醉　气管插管下全身麻醉。
7. 监护　心电监护、脉搏血氧饱和度等。

（四）手术要点、难点及对策

1. 体位及切口　患者取坐位或俯卧位，枕下正中直切口和枕外粗隆上 4cm，中线旁 3cm 直切口。

2. 骨瓣形成及置管　先做枕下正中直切口，上起枕外粗隆，下达第 4 颈椎棘突。显露出枕骨鳞部，钻孔并铣下 3cm×3cm 骨窗，咬除枕骨大孔后缘。硬脑膜暂不打开，后在右侧枕部钻孔，骨孔周围涂抹骨蜡止血后电灼硬脑膜，然后用尖刀片挑开硬脑膜小口，用脑室段引流管（带导丝）行右侧脑室枕角穿刺，穿刺成功有脑脊液流出再将导丝缓缓退出，将分流管再进入 5cm 左右，若管道通畅可夹管待用。分离皮下通道，将导管从顶枕部帽状腱膜下穿过，按导管直径剪开枕大池蛛网膜，并将两侧硬脑膜及蛛网膜贯穿缝线，确认导管放入延髓池内 2cm，同时缝合硬脑膜和蛛网膜，并将分流管固定在硬脑膜上。

3. 关颅　妥善止血后，反复冲水未见渗血。分层缝合肌肉、皮下组织及皮肤，并加压包扎伤口。

（五）术后监测与处理

1. 密切关注患者生命体征和瞳孔变化。
2. 监测心肺功能改变。
3. 纠正水、电解质紊乱。
4. 止血。

（六）术后常见并发症的预防与处理

1. 术中严防出血流入蛛网膜下隙，以防术后高热或脑脊液蛋白升高堵塞分流管。

2. 颅骨钻孔处用筋膜等封闭，防止术后脑脊液漏。

3. 术中注意穿刺脑室的进针方向和插入的深度，防止发生脑室出血。

4. 术中触摸分流管时，将手套表面滑石粉洗干净，减少感染机会。

5. 术中防止分流管打折、扭曲，以免术后分流管不通畅。

6. 术后调节储液器阀，不要过度压储液器阀，防止引流过度致使脑室出血、硬膜下血肿等。

7. 术后防止癫痫发生，预防性使用抗癫痫药物。

8. 皮下隧道与分流管不宜过紧，防止术后皮肤受压坏死。

三、侧脑室 - 心房分流术

（一）适应证

1. 各种类型的脑积水，包括梗阻性脑积水，交通性脑积水及正常压力性脑积水。

2. 其他分流术失败。

（二）禁忌证

1. 一般情况差，难以耐受手术者。

2. 颅内感染或头颈胸腹部皮肤感染者。

3. 腹腔炎症、腹水或腹腔手术史、腹腔粘连置管困难者。

4. 妊娠期妇女。

5. 颅内有新鲜出血者。

6. 脑脊液中蛋白含量过高（超过 500mg/L 以上）。

7. 心血管系统先天性或后天性病变者。

（三）术前准备

除一般手术的常规准备外，术前还应进行下述准备。

1. 完善术前影像学检查，如 CT、MRI 等，以明确诊断。

2. 术前科室讨论患者病情及制订手术方案。

3. 完善手术同意书、重大报批单及知情同意书等医疗文书的签字。

4. 根据术前颅内压力选择分流管，脑室明显扩大者，可选择可调压管。

5. 选择合适的分流管装置。

6. 麻醉　气管插管下全身麻醉。

7. 监护　心电监护、脉搏血氧饱和度等。

（四）手术要点、难点及对策

1. 体位　患者取仰卧位，头部向左侧旋转 45°。

2. 骨瓣形成及置管　先在右侧顶部中线旁 2.5cm 处切开头皮 2cm，剥离骨膜后钻一孔，骨孔周围涂抹骨蜡止血，电凝硬脑膜并"十"字形切开；再于右侧胸锁乳突肌前缘皮肤切开 3cm 长切口，向下分离筋膜及肌肉，将颈外和面总静脉近段显露；再由头皮切口处用铜导条于皮下潜行至颈部切口处打通一隧道。先用脑室段引流管做脑室穿刺，了解皮质厚度缓缓进针，有脑脊液流出后，退出引流管内的导丝，将引流管再进入 5cm 左右，将分流管远端经皮下隧道引至颈部切口，向下轻轻拉动分流管至阀门接口，将其置于乳突后下方头皮下，阀门远端分流管的长度是按测量乳突至剑突间的距离预先准备好的，这是达到右心房的长度，若拟将分流管置于上腔静脉可较其短 4cm 左右。调好拉直颈部切口以上的分流管后，再将面静脉近段游离出来，在其下方穿过丝线将其拉起，在距离颈内静脉 0.5cm 处将面总静脉切一小口，分流管远端通过切口向近心端插入颈内静脉中，再按预先测好的长度送达右心房，如插入深度较其短则停留于下腔静脉或颈内静脉中，挤压阀门无阻力后将面总静脉切口的近端用丝线结扎以固定分流管，但勿过紧，在切口的远端结扎面总静脉以防止出血。如面总静脉过细，分流管插入有困难时，则也可以于颈内静脉壁上切一小口，由此将分流管插入颈内静脉中。缝合 2~3 针，止血，固定分流管但勿过紧以防压闭分流管。

3. 妥善止血后，反复冲水未见渗血。分层缝合肌肉、皮下组织及皮肤。

（五）术后监测与处理

1. 密切关注患者生命体征和瞳孔变化。

2. 监测心肺功能改变。

3. 纠正水、电解质紊乱。

4. 止血。

（六）常见并发症的预防与处理

1. 术中严防出血流入蛛网膜下隙，以防术后高热或脑脊液蛋白升高堵塞分流管。

2. 颅骨钻孔处用筋膜等封闭，防止术后脑脊液漏。

3. 术中注意穿刺脑室的进针方向和插入的深度，防止发生脑室出血。

4. 术中触摸分流管时，将手套表面滑石粉洗干净，减少感染机会。

5. 术中防止分流管打折、扭曲，以免术后分流管不通畅。

6. 术后调节储液器阀，不要过度压储液器阀，防止引流过度致使脑室出血、硬脑膜下血肿等。

7. 术后防止癫痫发生，预防性使用抗癫痫药物。

8. 皮下隧道与分流管不宜过紧，防止术后皮肤受压坏死。

四、腰大池 - 腹腔分流术

（一）适应证

交通性脑积水。

（二）禁忌证

1. 术前腰椎穿刺显示颅内和椎管内蛛网膜下隙不通畅。
2. 腰椎疾病、腹腔炎症等患者。
3. 梗阻性脑积水。

（三）术前准备

除一般手术的常规准备外，术前还应进行下述准备。
1. 完善术前影像学检查，如 CT、MRI 等，以明确诊断。
2. 术前科室讨论患者病情及制订手术方案。
3. 完善手术同意书、重大报批单及知情同意书等医疗文书的签字。
4. 选择合适的分流管装置。

（四）手术要点、难点及对策

体位及切口：患者取左侧卧位或左侧俯卧位，屈髋、屈膝，头部抬高 30°。选择 $L_{3,4}$ 间隙或者 $L_{4,5}$ 间隙，在腰部和腹部分别选取直切口。用普通腰椎穿刺针于 $L_{3,4}$ 间隙做腰椎穿刺测脑脊液压力并观察其颜色及透明度后拔针，再以穿刺点为中心做 0.5~1.0cm 纵行皮肤切口，髂前上棘处做 2~3cm 长横切口，并在皮下潜行 2~3cm，再于腹直肌旁做 0.5~1.0cm 长纵切口。用导条在皮下分别打通腰部切口至髂前上棘切口和腹部切口至髂前上棘切口。检查分流管装置通畅后，用特制腰椎穿刺针穿刺。拔出针芯后，有脑脊液流出，将分流管腰端缓缓插入腰大池，置入 10cm 左右，拔出腰椎穿刺针套管，将腹端自髂前上棘处经皮下隧道引至腹部切口，将引流管腹端与储液器阀流出端连接后，反复按压储液器阀有脑脊液流出。用带有套管的腹腔穿刺针穿刺腹腔，退出腹腔穿刺针将导管自带有裂隙的套管中缓缓导入腹腔内 25cm 左右，反复按压储液器阀无脑脊液自腹部穿刺处溢出及无阻力感后，再将带有裂隙的套管取出，三处切口缝合。

（五）术后监测与处理

1. 密切关注患者生命体征和瞳孔变化。
2. 监测患者心肺功能改变。
3. 纠正水、电解质紊乱。
4. 止血。

（六）常见并发症的预防与处理

1. 术中触摸分流管时，将手套表面滑石粉洗干净，减少感染概率。

2. 术中防止分流管打折、扭曲，以免术后分流管不通畅。

3. 术后调节储液器阀，不要过度压储液器阀，防止引流过度致使脑室出血、硬脑膜下血肿等。

4. 术后防止癫痫发生，预防性使用抗癫痫药物。

5. 皮下隧道与分流管不宜过紧，防止术后皮肤受压坏死。

6. 腹腔切开前需遵循外科"三提三放"原则，以免误伤肠管。

（林敏华）

第三节　帕金森病

帕金森病（Parkinson's disease，PD）是较常见的中枢神经系统退行性疾病，临床表现以静止性震颤和运动迟缓为主要特征。目前对于帕金森病的外科治疗主要包括核团损毁术和深部脑刺激术。过去利用立体定向毁损苍白球手术和丘脑手术治疗帕金森病取得了显著效果，但是随访发现丘脑核团毁损术有偏瘫、言语及智能障碍等，手术为非根治性，复发率高。而 DBS 具有微创性、可逆性和可调节性等优点，因而核团损毁术逐渐越来越少，DBS 成为目前外科治疗帕金森病的主要手段。

深部脑刺激术

深部脑刺激术（deep brain stimulation，DBS）是利用脑立体定向手术在脑内特定神经核团的位置植入电极，通过高频电刺激兴奋抑制性活动的神经元，从而起到控制症状的作用（图 6-3-1）。1987 年由 Alim Louis Benabid 首先开展，从全球已有超过几十万名帕金森病患者接受脑起搏器手术治疗后的效果来看，该手术能明显改善 PD 患者的运动症状，提高生活质量。DBS 治疗 PD 的原理正在被逐步认识清楚，目前学术界一般认可 Mahlon DeLong 提出的"隔离电路假说"。

一、适应证

1. 原发性 PD　患者年龄应不超过 75 岁，老年患者进行受益和风险的个体化评估后可放宽至 80 岁左右，以严重震颤为主的老年患者，可适当放宽年龄限制。病程 5 年以上，但经过综合评估后也可放宽至病程 3 年以上。

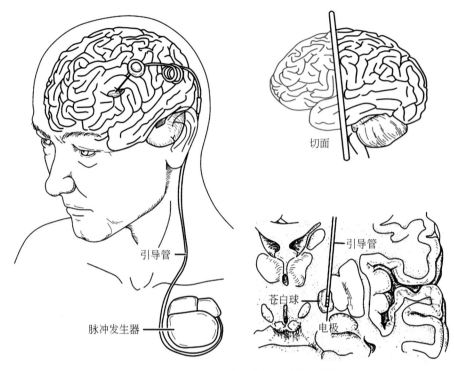

图 6-3-1　深部脑刺激术电极植入示意图

2. 服用多巴丝肼曾经有良好疗效，左旋多巴冲击试验阳性。

3. 疗效已明显下降或出现严重的运动波动或异动症，影响生活质量（除外痴呆和严重的精神疾病）。

二、禁忌证

1. 病情严重的晚期帕金森病患者。

2. 有严重的痴呆和精神症状的帕金森病患者。

3. 有严重的心肺疾病、严重高血压、严重出血倾向者。

4. 不能配合术后程控者和不能接受植入物者。

三、术前准备

术前与患者进行充分沟通，告知在局部麻醉下植入电极，以便术中患者配合。通常术前 3 天停用多巴胺受体激动剂，术前 12 小时停用左旋多巴类药物，以便观察 DBS 的即刻疗效。

四、手术要点、难点及对策

1. 局部麻醉下植入刺激电极。

2.局部麻醉联合静脉麻醉下植入刺激发生器。

3.体位　患者一般取仰卧位。

4.手术方法　DBS手术分为刺激电极的植入和刺激发生器的植入。

局部麻醉下安装立体定向头架，行CT或MRI薄层扫描。确定靶点位置（X、Y、Z的数值），根据靶点位置选择适当的钻孔点。

（1）电极植入：微电极记录，电生理检测确认核团后，将永久电极植入靶点（一般是丘脑底核，STN），用试验刺激器连接电极进行术中刺激。检测刺激的效果，经检测刺激效果满意后取出电极内导芯，外接的连接导线与电极尾部相接，从头皮另一处穿孔引出，缝合切口。

（2）植入性刺激器（IPG）的埋藏：若术中检测疗效肯定，可立刻进行刺激器埋藏。也可在电极植入后第2天，将试验刺激器与外接导线连接进行两天的试验刺激，确定效果肯定后，再将IPG植入。手术在局部麻醉联合静脉麻醉下进行，一般埋藏在左锁骨下2cm处，妥善连接导线。

五、常见并发症的预防与处理

目前DBS已经有了飞速发展，进入了一个定位更准确、创伤更小、效果更好的新时代。只要注意手术靶点的验证、鉴别，手术操作过程仔细、符合规范，手术并发症就较过去明显减少。DBS的并发症主要表现在下述3个方面。

1.与手术相关的并发症　主要有颅内出血、癫痫、意识障碍等。

2.植入装置相关的并发症　主要有电极折断、局部感染、皮肤溃疡等。

3.治疗相关的并发症　是由高频刺激引起的暂时性的副作用，其症状取决于刺激参数和电极的位置，它可以通过调整刺激参数的大小和刺激的触点来调整。

DBS临床应用引起持久的神经功能缺损相对少见。

六、术后监测与处理

1.PD患者接受DBS疗法后开始使用抗PD药的时机　患者一般于麻醉清醒后，即可服用抗PD药物。

2.DBS疗法后用药方案　初始同术前，根据患者的反应调整用药，以最小有效剂量控制患者的运动症状。术后1个月内即可减少服药的数量及种类，大多数患者在术后3个月至半年开始进行药物调整，左旋多巴（LED）减少30%~70%。DBS疗法后多巴胺受体激动剂及复方多巴制剂是最常使用的抗PD药。

3.DBS疗法后开机（即进行第1次程控）的时机　脑水肿消退，患者一般情况好，可开机，一般术后1个月，如果情况良好，也可以提前开机。

4.开机参数的设定　绝大多数频率130Hz，脉宽60μs，电压根据患者的反应调整，一般不超过3V，但脚桥核DBS频率较低。

5. 长期 DBS 参数的变化　术后前几年参数需要较多调整，丘脑底核 DBS 电压变化较大，较少超过 3.5V；频率变化其次，较少超过 170Hz，脉宽相对变化较少。绝大多数为单极设置，较少双极；随着时间的推移，双极设置的比例稍有增加。

6. 接受 DBS 疗法后，若病情需要行头颅影像学检查，颅脑 CT 无须调整参数即可进行；颅脑 MRI 只能在 1.5 特斯拉的水平孔 MRI 中进行，检查前要将患者的脉冲发生器电压回零、关机。

7. 接受 DBS 疗法后，PD 患者及家属应详细阅读神经刺激系统患者手册（中文版）。

七、临床效果评价

合理的术后预期：医生在手术前，应就手术预期与患者及其家属充分沟通，建议包括下述几项。①手术不能解决所有的症状，部分症状不能通过手术缓解；②手术能缓解的症状是引起患者功能障碍的主要原因；③不能根治 PD，疾病会进展；④不是所有患者手术后都能够减药或停药；⑤患者需要知晓手术的益处和风险。

通过数十年的临床实践，丘脑 Vim 核刺激治疗帕金森病震颤和特发性震颤已得到充分的肯定。Benabid 报道了 100 多例丘脑 DBS 长期治疗的随访结果，大部分患者随访时间达 8 年以上，其结果显示，85% 的患者的震颤得到明显的控制。只有少数患者随着治疗年限的增加而有减低疗效出现耐受现象。对特发性震颤，多组研究显示，90% 的病例能达到满意的结果，约 50% 的患者震颤完全消失，大部分患者的生活质量得到明显改善。

（熊南翔）

参 考 文 献

段国升，朱诚，2014. 神经外科手术学 . 第 2 版 . 北京：人民军医出版社 .

王忠诚，张玉琪，2015. 王忠诚神经外科学 . 第 2 版 . 武汉：湖北科学技术出版社 .

周媛，2005. 深部脑刺激术治疗帕金森病的实验研究进展 . 国际神经病学神经外科学杂志，32(4)：331-333.

张世忠，张旺明，2006. 微电极导向核团损毁术和脑深部电刺激术治疗帕金森的疗效分析 . 中华神经外科杂志，22(12)：720-723.

中国帕金森病脑深部电刺激疗法专家组，2012. 中国帕金森病脑深部电刺激疗法专家共识 . 中华神经神经外科学杂志，28(8): 855-857.

Benabid AL, 2010. Stimulation therapies for Parkinson's disease：over the past two decades. Bull Acad Natl Med, 194(7): 1273-1286.

第七章　脊柱和脊髓疾病

　　脊柱和脊髓病变的手术治疗是神经外科的重要组成部分，在北美 66% 的脊柱退行性变手术由神经外科医师完成。近年来国内脊柱神经外科飞速发展，治疗疾病范围涵盖各种脊柱和脊髓病变，包括脊柱退行性病变、肿瘤性病变、外伤性病变、血管性病变、先天性病变和感染性病变等。

第一节　脊柱和脊髓损伤

一、脊柱脊髓外伤手术共性问题

（一）适应证

神经功能障碍、脊柱不稳，或两者同时存在的患者。

（二）禁忌证

合并伤严重或身体条件差，不能耐受手术者。

（三）手术目的

1.将脊柱复位，获得并维持脊柱的稳定性。
2.预防未受损伤的神经组织的功能丧失。
3.促进神经功能的恢复。
4.为早期功能锻炼提供机会。

（四）手术时机

手术时机目前尚有争论，笔者推荐只要身体条件允许，尽早手术，以达到保护残存神经功能、稳定及早期功能康复的目的。

（五）术前准备

1. 术前一定要通过 X 线平片、三维 CT 扫描及 MRI 检查以明确脊柱韧带、骨质和脊髓损伤的情况。

2. 颈椎骨折，有滑脱或关节绞锁的患者可以进行颅骨牵引使其复位。在复位过程中必须要持续监护，以预防对不稳定运动单位过度牵引而引起的医源性损伤。先用 4~6kg 的牵引力，以后每次增加 2kg，每次增加重量后拍摄 X 线侧位片，直到脊柱达到复位为止。虽然对牵引重量的安全上限没有统一的认识，但是大多数外科医生使用的牵引重量一般都不超过 15kg。寰椎骨折牵引重量轻，骨折部位越向下位颈椎，牵引重量越大。不同类型的颈椎骨折牵引方向也不同。

3. 对于上颈椎骨折及韧带完全断裂的颈椎骨折，不适合颅骨牵引，而应立即用支具进行固定。

4. 有严重合并伤者，需要积极治疗合并伤，为尽早手术创造条件。

（六）手术入路选择和体位

1. 手术入路　颈椎骨折手术入路选择要根据损伤的类型来选择。后路减压固定手术，适用于椎板骨折压迫脊髓、后方韧带断裂、关节突骨折和关节绞锁等患者；前路减压融合术，适用于椎体滑脱，不伴有关节绞锁者，或颈椎爆裂性骨折，有脊髓和神经被后突的骨片或椎间盘压迫，导致神经损伤的患者；前路减压和后路融合相结合的方法适用于颈椎严重不稳定，如三柱骨折，或前后方均压迫脊髓需要减压者。胸腰椎脊柱脊髓损伤多选择后路手术。

2. 体位　根据不同的入路摆放不同的体位。摆放体位时应注意不要加重脊柱畸形的发生。如果患者采用俯卧位，要特别注意眼球的保护（使用头架固定可以更好地预防眼球损伤）；同时需要注意下腔静脉不能受压，防止术中发生难以控制的静脉出血。

二、上颈椎损伤颈枕融合术

（一）体位

患者取俯卧位，务必使头部处于中立位，并保持颈椎的稳定。

（二）切口

切口选择后正中切口，从枕外粗隆上方 3~4cm 到 C_4 棘突水平，下方可以根据骨折情况进行延长。

（三）手术要点

1. 沿正中线分离肌肉，显露枕骨、寰椎后弓和枢椎棘突。
2. 进一步向两侧显露至 C_1~C_2 侧块外侧。

3. 植入寰椎侧块螺钉和 C_2 椎弓根螺钉，如果 C_2 骨折严重，可向下延伸固定 C_3 和 C_4，C_2 以下可以用侧块螺钉进行固定。

4. 枕骨固定板安装。

5. 钛棒连接、复位、固定。

6. 植骨，关闭切口。

（四）手术难点及对策

1. 体位摆放非常重要，过度屈曲可能导致拔气管导管后窒息死亡，术中固定钛棒前后一定要通过 X 线定位，确定颈枕融合时角度恰当（图 7-1-1）。

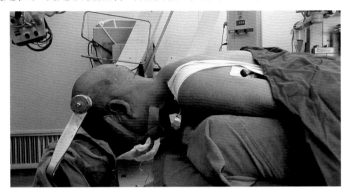

图 7-1-1　颈枕融合术患者俯卧位，颈枕处于生理曲度固定

2. 枕骨板应该放置于枕外隆突下方，位置过高容易使植入物压迫枕部头皮，导致头皮坏死和内置物外露。枕骨置钉时应该坚持在窦汇下方中线骨质最厚处钻孔，以免损伤静脉窦导致大出血。螺钉应该穿透内板骨质以保证较好的把持力。

3. 在显露寰椎侧块时静脉丛容易出血，且容易误伤椎动脉。术前最好能够进行 CT 血管造影检查，了解椎动脉是否有变异；术中向双侧显露寰椎侧块时，慎用单极电凝；寰椎上缘静脉丛出现提示已经非常接近椎动脉，静脉出血可用明胶海绵压迫；骨膜下分离显露寰椎，可以减少静脉损伤；显微镜下手术有利于止血和椎动脉的保护。

4. 寰椎椎弓根螺钉植入方法　进钉点在寰椎侧块中点所对应的后弓后缘，多位于中线旁开 18~20mm 处，且一般位于椎动脉沟下方。骨膜下分离后弓上缘，将椎动脉和静脉丛推向头侧，探查到寰椎侧块内外侧壁，从而确认进钉点是否正确。用明胶海绵将寰椎后弓与椎动脉隔开，用小磨钻磨除寰椎后弓进钉点骨皮质，然后以开路器和丝锥准备钉道，内倾角为 0° ~10°，上倾角约 5°。

5. 寰椎侧块螺钉植入方法　其进钉点为侧块中间紧贴寰椎后弓下缘，一般不需要分离椎动脉，但是需要将 C_2 神经根及周围静脉丛向尾端分离，磨钻磨开侧块皮质后建立钉道置钉，内倾角为 10° ~15°，上倾角为 5° ~15°，要求双皮质骨螺钉，注意防止损伤前方重要神经及血管。

6. C_2 椎弓根螺钉植入方法　一般取 C_2 椎板的水平中线与直视下椎弓峡部外缘纵线交点为 C_2 椎弓根钉进钉点，充分显露 C_2 椎弓根峡部，先用磨钻磨开皮质骨，然后在直视下沿椎弓根方向用开路器制作钉道。术中如果开路器进入困难，需调整角度而不是强力推进，为防止损伤椎动脉，应该经常用探子探查钉道是否穿透，结合术中透视分析钉道方向和深度，植入合适长度的螺钉。内倾角为 15°~30°，头倾角为 20°~35°，具体应根据术前 CT 测量值进行确定（图 7-1-2、图 7-1-3）。

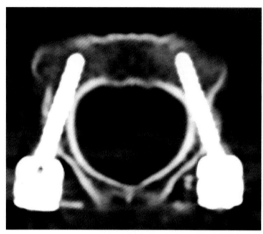

图 7-1-2　C₂椎弓根螺钉钉道需避开椎动脉孔，到达椎体前缘

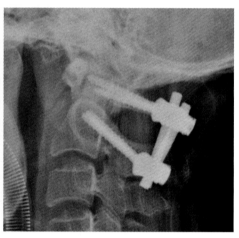

图 7-1-3　C₂椎弓根螺钉侧位片螺钉应该保持合适的头倾角

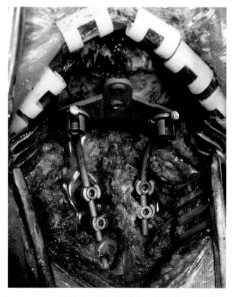

图 7-1-4　颈枕内固定术中钛棒弯曲弧度较大

7. 置钉时椎动脉损伤　由于高颈段置钉路径与椎动脉关系非常密切，极易损伤椎动脉导致严重后果。预防措施：术前通过三维 CT 了解骨质情况，明确是否有条件置钉、置钉的角度和深度；徒手置钉时应该逐步深入，不断用探子感知周围骨质情况；术中应用 C 形臂透视或导航引导。

8. 钛棒塑形　颈枕融合时，钛棒弯曲角度接近 90°，术中弯棒有一定难度，并可能降低钛棒的强度，使用预弯钛棒可解决上述问题（图 7-1-4）。

（五）术后监测与处理

患者术后应送神经外科重症监护室观察，重点注意呼吸情况、神志和肢体活动感觉改变，必要时需要呼吸机辅助通气。

（六）常见并发症的预防与处理

1. 椎动脉损伤

（1）若在显露寰椎后弓时发生椎动脉损伤，有条件时可进行显微缝合修补，但是实际操作常比较困难，多数情况下需要用肌肉和医用耳脑胶进行粘贴修补，椎动脉修补后再进行寰椎侧块置钉难以完成，此时需要采用寰椎侧块置钉或放弃寰椎的固定，必要时将固定向下延长以保证颈枕交界的稳定性。

（2）若术中发现钉道内有大量动脉血流出，很可能是椎动脉受损，此时修补血管基本上是不可能的，比较实际的办法是尽快置入螺钉，进行压迫止血，防止术中即刻出现的生命危险；如果在置入第一枚椎弓根螺钉时即发生了椎动脉破裂，则应该放弃对侧椎弓根螺钉的置入。术后尽快行血管造影了解椎动脉情况，并使用尼莫地平（尼莫同）扩管等预防脑梗死，减轻脑缺血损害。

2. 呼吸困难时需使用呼吸机，协助患者度过脊髓损伤水肿期，大剂量激素使用，减轻脊髓的炎性反应，促进呼吸功能的恢复。

（七）临床效果评价

该手术风险较高，需要较为丰富的临床经验，否则可能引起高位颈髓损伤和椎动脉损伤的严重后果。

三、颈椎损伤后路减压融合术

（一）体位

患者取俯卧位，保持颈椎生理曲度，可以保留头部牵引弓，以便术中牵引复位。

（二）切口

切口选择后正中切口，根据损伤节段调整切口长度。

（三）手术要点、难点及对策

1. 分离椎旁肌直至小关节突外侧。

2. 有关节绞锁时进行复位。

3. $C_3 \sim C_6$ 可用侧块螺钉固定，去除小关节突关节囊，确认侧块的边界，包括上关节面、下关节面、外侧边缘和内侧沟。在侧块上进行钻孔置钉。

4. C_2 及 C_7 需要置入椎弓根螺钉。

5. 需要减压时行椎板咬除。

6. 将关节面上的软骨去除，并在关节处植入松质骨。

7. 安放植入物前，在仅有脱位的情况下，内固定可以局限在一个运动节段。对较不稳定的骨折和骨折合并脱位，内固定范围应该延伸到两个运动节段，在损伤节段的上、下分别用螺钉固定。

8. 关节绞锁复位　充分松解小关节突关节囊，助手牵引颅骨，术者用两把巾钳分别持住绞锁关节的上下两个棘突，向两端牵开后进行复位；如果复位仍有困难，可以咬除部分关节突，消除关节绞锁。

9. 侧块螺钉植入　方法不当可能损伤椎动脉或神经根。置钉技巧：在侧块中心点的内侧 1mm 处选择进钉点，在 C_3~C_6 节段，应该按照向外侧倾斜 25°~35°，向头侧倾斜角度与小关节面平行在侧块上钻孔。侧块螺钉植入时一定要穿透对侧皮质骨才能保持较好的生物力学性能（图 7-1-5、图 7-1-6）。

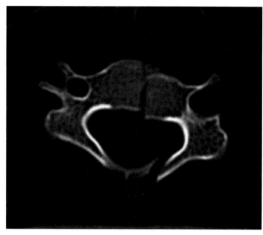

图 7-1-5 颈椎骨折 CT 椎体椎板骨折，侧块完好，可以选择后路侧块螺钉固定

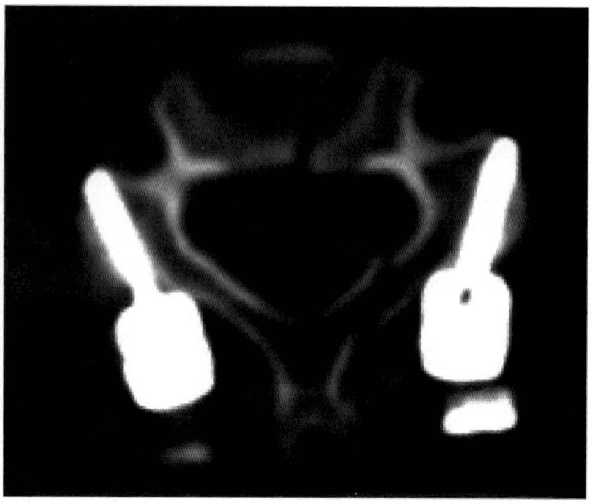

图 7-1-6 侧块螺钉植入方法：螺钉与关节平行，朝向外上方，穿透双侧皮质骨，避开椎动脉

10. C_7 椎弓根螺钉置入时外展角度较大，因此要对椎旁肌肉进行充分的分离，否则置钉困难或者穿破椎弓根到达椎体侧方。

（四）术后监测与处理

术后监测与处理同本节上颈椎损伤颈枕融合术。

（五）常见并发症的预防与处理

常见并发症包括椎动脉、脊髓和神经根损伤。术前三维 CT 检查，了解骨折详细情况、椎动脉位置和侧块及椎弓根大小，制订个体化置钉方案，有利于预防重要结构的损伤。术中钻孔时使用限深器，并不断使用探子进行探查钉道，可以降低损伤血管、神经的概率。

（六）临床效果评价

该手术方式使用广泛，侧块螺钉固定相对较为安全，后路有利于关节绞锁复位，椎板减压比较充分，手术并发症相对较少。

四、下颈椎损伤前路减压融合术

（一）体位

患者取仰卧位，头后仰，保持颈椎前屈的生理弧度（图 7-1-7）。

（二）切口

一般做顺皮纹的横切口，若显露 C_3~C_5 水平，切口要选在锁骨上 3~5 个横指的位置；若显露 C_5~C_7 水平，则切口应选在锁骨上 2~3 个横指的位置，横切口内侧起于中线，外侧终于胸锁乳突肌内缘。做左侧切口损伤喉返神经的概率更小，笔者更习惯于右侧切口手术（图 7-1-7）。

（三）手术要点

1. 切开皮肤及颈阔肌，在颈阔肌下方进行潜行上下分离。

2. 在颈动脉鞘和气管食管之间进行钝性分离筋膜，直接到达食管后方的颈前筋膜。

3. 分离颈前筋膜向两侧推开颈长肌，找到椎间盘，插入定位针，C 形臂定位（如果能看到椎体损伤的特征，则不一定需要透视）。

4. 切除骨折椎体上下方的椎间盘，直至后纵韧带。

5. 做伤椎次全切除，使受损脊髓充分减压（如果无椎体骨折则无须切除椎体，图 7-1-8）。

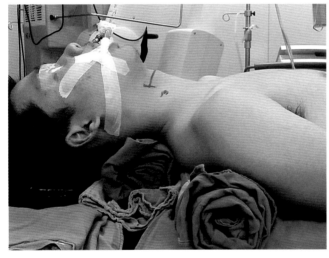 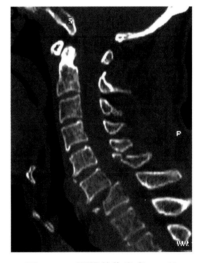

图 7-1-7 颈椎前路手术患者垫肩枕，头略后仰，保持颈椎的生理曲度 　　图 7-1-8 颈椎外伤患者 CT 显示 C_7 骨折并脱位

6. 椎间融合器、钛笼或髂骨块植骨，钢板固定后，逐层关闭切口（图 7-1-9）。

（四）手术难点及对策

1. 颈部血管和神经的保护，熟悉解剖结构非常重要，在筋膜间进行操作分离，以钝性分离为主，对可疑的组织要分离清楚，确认没有血管和神经时才能剪断。

2. 损伤椎体术中容易出血，为了减少术中出血，先进行充分地显露，争取在最短的时间内能够完成椎体的切除，术中可以采取自体血回输。

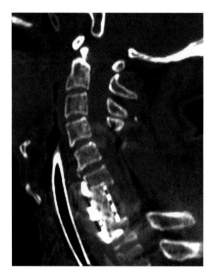

图 7-1-9 颈椎骨折脱位行椎体次全切，植入钛笼并固定

3.椎体后缘骨质切除，首先切除椎体上下椎间盘至后纵韧带，有利于确认椎体切除深度；显微镜下操作，可减少损伤颈髓的概率；用高速磨钻磨开椎体后缘骨皮质有利于保护脊髓；用尽量薄的椎板咬骨钳或微型刮匙切除椎体后方骨质可以减少对脊髓的压迫。

4.椎间盘切除及骨质减压时以钩椎关节为界，不能过宽，防止椎动脉损伤。

5.硬膜外静脉丛出血，可以在显微镜下用低功率双极电凝止血，或明胶海绵压迫止血。

（五）术后监测与处理

术后监测与处理同本节上颈椎损伤颈枕融合术，同时需注意是否有颈部肿胀、呼吸困难、发热和声音嘶哑等出现。

（六）常见并发症的预防与处理

1.喉返神经和喉上神经损伤　可能导致患者声音嘶哑，严重者可以引起呼吸困难。选择左侧切口可以降低喉返神经损伤的概率，剪断组织前，必须要分离显露清楚，术中减少不必要的血管追踪显露可以降低喉返神经损伤的概率。治疗上主要使用神经营养药物，必要时可以请耳鼻喉科医师协助治疗。

2.脑脊液漏　术中发现硬膜损伤时，应该取筋膜＋生物蛋白胶进行修补，术后最好尽快腰大池置管引流，促进瘘口愈合。

3.食管瘘　术中应将食管完全置于牵开器外侧，若手术时间过长，需间断松开牵开器，防止食管缺血，缝合切口前必须检查食管的完整性，若发现食管破裂，应及时一期修复，术后上胃管，抑酸治疗，防止胃液食管反流，同时使用抗生素，预防感染。

4.出血　术后出血可以导致窒息而危及生命。术中严密止血，术后放引流管可以预防出血压迫气管。一旦发生出血所致窒息，应尽快敞开伤口，必要时行气管切开。

5.感染　术中严格无菌操作，防止食管损伤，预防使用抗生素。如果发生感染且局部有积脓，则需尽快敞开伤口进行清创换药，同时使用敏感抗生素。

（七）临床效果评价

前路手术治疗下颈椎损伤较为安全有效，并发症发生概率相对较小，但应注意其严重并发症的防范。

五、下颈椎骨折后路前路联合手术

对于脊柱稳定性损伤严重患者，尤其是三柱均有损伤，或者前后方都有椎管压迫时，常需要先行后路减压复位固定，然后从前路减压并重建脊柱的稳定性。

（一）手术要点

患者一般先取俯卧位，后路复位固定，必要时椎板减压术；然后再取仰卧位做前路切口，以及前路减压及融合术。

（二）临床效果评价

联合入路减压充分，复位良好，固定坚实，但是创伤较大，对患者一般情况要求较高。

六、胸、腰、骶椎骨折手术

（一）手术入路与体位

绝大多数胸、腰、骶椎骨折患者可以通过后路手术完成，采用后路手术时取俯卧位；少数腰椎骨折患者需要通过侧方入路，此时需要侧卧位。

（二）切口

切口选择后正中切口，根据损伤及需要固定的节段决定切口长度。

（三）手术要点

1. 分离椎旁肌至椎板，向外侧需要显露横突，此过程中需防止骨膜剥离器或单极电凝插入椎管内，加重脊髓的损伤。

2. 置入椎弓根螺钉。

3. 椎板减压。

4. 脊髓前方骨折片取出或向前方锤入。

5. 连接固定棒，此时可以通过提拉、压棒、撑开和加压等方法对脊柱进行复位。

6. 植骨后严密缝合切口。

（四）手术难点及对策

1. 正确置钉是手术的难点之一，置钉方向不正确可以导致严重后果。术前三维 CT 检查，以及椎弓根置钉方向、深度和直径个体化方案的制订有利于正确置钉。不同节段进钉点和角度如下所示。

（1）上胸椎：$T_1 \sim T_2$ 横突上缘与上位胸椎下关节突下缘中外 1/3 交界处，内倾 15°~25°。

（2）中胸椎：随着向中胸椎推移，置入点也逐渐向中间移动，$T_7 \sim T_9$ 节段置入点最靠近中点，位于上关节突中点外侧缘垂线与横突上缘水平线的交点；随着向下胸椎推移，置入点又逐渐向外侧推移。

（3）下胸椎：$T_{11} \sim T_{12}$ 置入点定位于中分横突的水平线与椎弓根外侧缘垂线的交点。

（4）腰椎进针点一般在人字嵴顶点，根据不同椎体所在的生理弧度调整进针方向。

（5）骶骨进针点在 S_1 关节突隆起的外下缘。

2. 术中预防置钉不当的措施

（1）进针时可以不断用探子探测针道四周及底部，感知是否穿透皮质。

（2）术中透视确定进针点和进针方向是否正确，透视下可见进钉点：胸椎位于椎弓根投影中外 1/3，腰椎位于椎弓根投影外上 1/4（图 7-1-10、图 7-1-11）。

（3）如果置钉困难，可切除部分椎板，直视下置入椎弓根螺钉。

3. 伤椎置钉　目前主张有条件时尽可能行伤椎置钉，可以提高内固定的稳定性，减少固定节段，从而保留脊柱更多的运动功能（图 7-1-12）。

（1）术前应该对伤椎进行评估，椎弓根是否完整，如果椎弓根满足置钉条件，则计划伤椎置钉。

（2）伤椎置钉进钉点与上述相应节段相同，但是由于伤椎可能滑脱移位或压缩，因此置钉方向应该做相应调整，如压缩性椎体骨折置钉时钉尖应向尾侧倾斜。

（3）制作钉道时需注意控制力度，否则极易穿透深面松散的椎体而损伤脏器和血管。

（4）由于椎体骨折，置钉过深可能加重骨裂，因此一般螺钉长度应该较常规短，但是螺钉直径一般不改变。

4. 椎体复位

（1）如果骨折仅为压缩性，将钛棒塑形为生理弧度后，卡入螺钉尾端，先将伤椎螺帽固定，依次将上下螺钉撑开并紧固螺帽，如果伤椎未能置钉，可固定一端后用持棒器钳夹住钛棒后作为撑开支点完成椎体高度恢复。

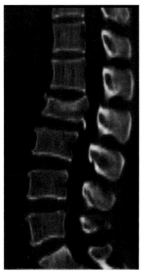 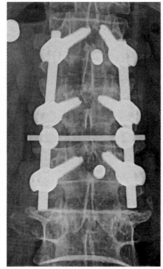 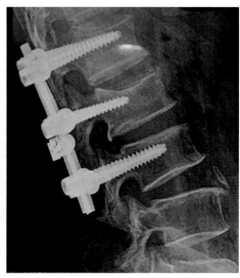

图 7-1-10　腰椎压缩性骨折 CT 显示 L_2 椎体压缩性骨折　　图 7-1-11　腰椎骨折内固定术后正位片（椎弓根螺钉进钉点建议在椎弓根投影外上 1/4 象限）　　图 7-1-12　腰椎骨折内固定术后侧位片（伤椎置钉可选用 35mm 长度螺钉）

（2）如果椎体有滑脱，成角畸形较大，最好在伤椎上下置入长尾提拉螺钉，然后连接钛棒，通过撑开和压缩等方式，常能够使椎体复位。

（3）复位过程中用 X 线监测复位是否满意，防止过度撑开导致医源性脊髓损伤。

（4）椎管减压：术前应该仔细阅片，计划好术中需取出哪些骨折片，骨折片取出时最好在显微镜下进行，防止对脊髓造成再损伤。椎体复位后必须仔细探查脊髓周围是否还有压迫存在，如有压迫存在则需取出骨折片或将骨折片锤向前方。

（5）脊髓减压：有学者提出对于术前 MRI 发现脊髓水肿的截瘫患者，术中切开硬膜探查，如果脊髓张力较高，可切开软脊膜，坏死的脊髓组织可自动溢出，用神经剥离子轻轻搔刮后用生理盐水轻柔冲洗，减张缝合硬膜，用生物蛋白胶进行加固预防脑脊液漏。对于硬膜已经有破损的患者，强调显微镜下修复硬膜，防止脑脊液局部聚集影响切口愈合和增加感染机会。

（五）术后监测与处理

术后监测患者生命体征、肢体活动感觉情况及大小便功能，并注意引流量和体温情况。

（六）常见并发症的预防与处理

1. 脊髓损伤和脊柱前方大血管损伤　术中透视矫正置钉方向，防止损伤的发生。

2. 脑脊液漏　如果漏口较小，可以先进行腰大池置管引流，若无效或无条件进行置管，可能需要再次手术进行修补。

3. 感染　术中严格无菌操作，减少术中出血，缩短手术时间，术毕用大量生理盐水进行冲洗。若感染发生，需要尽快清创，然后敞开换药或伤口持续冲洗，并使用敏感抗生素，加强营养支持，早期功能锻炼和调整患者心态有助于感染的预防和控制。

（七）临床效果评价

该手术是治疗胸椎、腰椎、骶椎骨折的常规手术，能同时行脊髓减压和脊柱稳定性重建，手术并发症相对较少。

第二节　椎管内肿瘤

一、髓内肿瘤

（一）室管膜瘤

1. 手术适应证　各种髓内肿瘤，有临床症状者均应手术治疗，症状不明显但病变占位效应明显者也可以手术，但是应与患者及家属做好充分沟通。

2. 手术禁忌证　一般情况差、不能耐受手术、凝血功能障碍或有活动性感染未控制者。

病变较小，难以与炎症性疾病及血管性疾病等相鉴别。

3. 术前准备

（1）若病变位于高位颈髓，有呼吸困难和咳嗽无力者，应注意是否有肺部感染，若有肺部感染，需控制肺部感染后进行手术。若病变位于脊髓圆锥并存在泌尿功能障碍带有尿管患者，应注意是否有尿路感染的存在，并进行相应的治疗。

（2）做好卧床大小便训练，以及背部肌肉功能锻炼指导。

（3）术前对手术可能引发的脊柱稳定性受损进行评估，一般主张切开 3 个或 3 个以上椎板者需要进行内固定，但在神经外科界尚有争论。

（4）若无术中 C 形臂定位，术前可用回形针定位，但因投影误差或皮肤移动，可能出现节段错误，另外一种较为可行的方法是在进手术室前用注射器针头插入目标棘突，放射科拍片确认定位后注入 0.2ml 亚甲基蓝，定位更为精准。

（5）颈椎管髓内肿瘤患者准备颈托，术前据切口需要进行后枕部备皮。

4. 手术要点、难点及对策

（1）体位

1）俯卧位：适用于大多数椎管内肿瘤手术，做颈椎管内肿瘤切除时最好用头架固定头部，并保持头部屈曲，有利于椎板的显露，但是若需要内固定时，应保持颈椎的生理曲度。优点：切开和分离椎板容易，便于肿瘤切除后进行内固定，助手可以站在术者对侧在显微镜下帮助术者完成手术。缺点：血液和脑脊液不能自动流出，需要助手吸引维持术野清晰。

2）侧卧位：适用于不需要内固定的椎管内肿瘤切除，做颈椎管内肿瘤切除时最好用头架固定头部，并保持头部屈曲。优点：血液和脑脊液能自动流出，容易保持术野干净。缺点：肌肉分离相对吃力，不适合内固定材料植入，助手难以在显微镜下对术者进行帮助。

3）坐位：适用于颈椎管髓内肿瘤切除，需头架固定。优点：术野容易保持干净，同时可以减少术中静脉出血。缺点：术中可能产生直立性低血压，长时间手术有引起脑缺血的潜在风险，脑脊液流出过多，可能导致颅内积气甚至出血，也有引起静脉空气栓塞的风险，此体位不适合安装内固定。

（2）电生理监测：可根据术中需要安装相应诱发电极和记录电极。

（3）切口：一般做后正中切口，切口长度包括肿瘤上下各一个正常节段，肿瘤上下极的脊髓空洞不包括在内。切开表皮后如果患者体内无起搏器等金属植入物，可用单极电凝切开皮下组织和肌肉附着点，可明显减少出血。对明显的出血点用双极电凝止血效果更好，损伤更小。切口的操作要点如下所示。

1）只切断病变上下端棘上韧带和棘间韧带，而不要切断其他部位的棘上韧带，便于椎板还纳时棘突间连接稳定。

2）应该紧贴棘突切开肌肉附着点，并沿着此间隙切开肌肉与棘间韧带的附着处，当电凝分离肌肉附着处到椎板时可用双层干纱布放入肌肉与椎板之间，用椎板剥离器紧贴骨面向椎板两侧分离，边分离边将纱布填入，可以很好地显露椎板并降低术后感染的概率，一般分离到小关节突关节囊即可。

3）如果术中用单极电凝分离椎板附着肌肉，应识别发亮的纤维状结构——关节囊，不能破坏，同时在椎板间不能切入过深，防止损伤脊髓。

4）如果术中准备内固定，在颈椎应该显露小关节突外缘，胸椎、腰椎应显露双侧横突，在横突之间（小关节突外缘）可见脂肪组织，其内一般有一根小动脉和脊神经后根分支，应避免切入过深。

（4）椎管打开

1）传统方式：将棘突和椎板全部咬除，适用于椎管内压力过高术后需要椎管减压者。注意开始进入椎管时尽量选用薄的斜面椎板咬骨钳，当椎管压力得到一定释放后改用稍大型号椎板咬骨钳。此方式容易损伤硬膜外静脉丛导致出血较多，术后可能易发生硬脊膜粘连、脊髓向后漂移，引起疼痛，并且不利于再次手术。

2）铣刀铣开椎板：椎板显露后，在病变上极两侧椎板上缘小关节突内侧各磨开一小孔，然后在病变下极两侧椎板下缘小关节突内侧各磨开一小孔，以能放入铣刀头为准，从病变下极椎板插入铣刀，自尾端向头端铣开，同样方法铣开对侧，最后用组织剪剪断两端棘间韧带，将椎板、棘上韧带、棘间韧带和黄韧带整体取出。此法适用于椎板还纳，操作简便快捷，出血少，尽管相对安全，但仍有潜在损伤硬膜、脊髓和神经根的可能，该法的另一个缺点是丢失的骨质可能较多，导致椎板复位后下陷或骨不愈合。

3）椎板磨开后整体取出：使用1~2mm的微型磨头，分别在椎板两侧小关节突内依次磨开各个椎板，然后剪开上下两极的棘间韧带和黄韧带，整体取出椎板和韧带。此法理论上较为安全，若磨钻使用娴熟，在显微镜下操作，几乎不会对椎管内结构产生影响，但是较为费时，也可能会导致椎板骨质丢失较多。

4）线锯锯开椎板：当椎板显露后用咬骨钳或磨钻将各椎板上下去除少许，将线锯从椎板下导出，逐个锯开椎板。此法骨质丢失最少，适合椎板还纳，且还纳后椎板不易下沉对脊髓造成压迫。但该方法对术者手术技巧要求较高，操作不熟练者可能引起硬膜破损或脊髓损伤；肌肉需要向外侧显露较多，否则容易导致椎板锯开不够靠外侧，影响脊髓的显露。

5）超声骨刀切开椎板：超声骨刀刀头较薄，对骨质下方的软组织有较好的保护措施，其切开椎板具有快速、骨质丢失少、出血少和神经损伤少的特点，是比较好的椎板整体取出的手术方式。

注意事项：使用椎板咬骨钳时，术者始终有一只手保持椎板咬骨钳向外的张力，防止咬骨钳滑向脊髓引起损伤；在使用铣刀时要保持向前上方的张力；若用刀片切开棘间韧带，注意不能向下切入椎管损伤脊髓。

（5）硬膜外止血：椎板去除后，首先应该对椎板断面涂抹骨蜡，如果有硬膜外静脉丛出血，应在显微镜下以低功率电凝进行止血，出血较汹涌者可先用明胶海绵和棉片压迫止血。

（6）脊髓显露：笔者一般在显微镜下打开硬脊膜，可用脑膜钩或缝线向上提起硬脊膜，尖刀切开小口，然后分别向头尾端剪开硬脊膜，并将其向两侧悬吊。切开蛛网膜，有学者建议蛛网膜剪开后用微型夹固定于硬脊膜上，便于肿瘤切除后缝合，减少粘连。

（7）脊髓切开及肿瘤切除：室管膜瘤多发生于脊髓中央管的室管膜，因此尽量从脊髓后正中切开，有时因为肿瘤的推挤，脊髓扭曲变形，中线难以确定，需要用电生理监测协助寻找中线。中线切开后细心分离，通常可以找到肿瘤包膜及室管膜之间的界线，沿此平面逐步分离肿瘤并最终全切。其操作要点及注意事项如下所示。

1）先用棉片遮盖上下极的蛛网膜下隙，防止肿瘤种植转移。

2）坚持后正中沟切开的原则。

3）首先打开上极或下极的脊髓空洞，在此可以寻找到肿瘤与室管膜间的平面。在分离部分肿瘤与正常脊髓的界面后，用8-0显微缝线将软脊膜固定于硬脊膜边缘，有利于显露肿瘤，并防止反复牵拉脊髓组织。

4）一般应坚持沿肿瘤包膜完整切除的原则，防止肿瘤残留和种植转移，当肿瘤过大时，才考虑囊内切除，笔者建议用CUSA缩小肿瘤体积，减少脊髓牵拉，同时保留未切开包膜的完整性，肿瘤减压后再沿包膜进行分离，最终全切。

5）室管膜瘤一般血供不丰富，其血供主要来源于脊髓前中央沟动脉，在电凝血供时，应将肿瘤轻轻提起，靠近肿瘤侧进行小功率电凝，防止误伤脊髓前中央沟动脉导致截瘫。

6）瘤腔少许小出血点尽量不电凝，用止血材料和棉片压迫，待止血后取出即可。

7）上下极的脊髓空洞不用特殊处理，肿瘤切除后一般都会消失。

（8）关闭切口

1）肿瘤切除后，硬膜外静脉丛可能开放导致出血，应电凝出血点或明胶海绵压迫止血。

2）若脊髓肿胀不明显，尽量将硬脊膜严密缝合，有学者主张软脊膜和蛛网膜的缝合，以减少脊髓粘连。

3）为防止硬脊膜脑脊液漏，可在缝合处以生物蛋白胶封闭。

4）椎板还纳可用连接片固定双侧椎板，可将椎板靠拢一侧，增加骨性愈合的机会，连接片固定时确保椎板未下沉压迫脊髓，也可在椎板骨缝间塞入楔形松质骨，有助于骨愈合（图7-2-1）。

5）检查椎板固定牢固后，用7号线缝合棘间韧带。

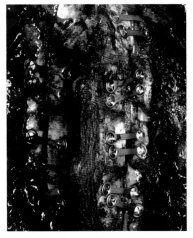

图7-2-1 椎板整体还纳，将整体取出的椎板两侧分别用小钛板连接、固定、复位

6）引流管可放于椎板开口较宽的一侧。

7）肌肉止血后进行缝合，可以穿过棘间韧带将两侧肌肉进行缝合，有利于消灭死腔。

8）肌筋膜和皮下组织严密缝合。

5. 术后监测与处理　对于颈4以上髓内肿瘤切除术后，应注意呼吸情况，对于所有髓内肿瘤术后都需监测肢体肌力、感觉平面和大小便功能，同时需注意引流管引流量的多少及伤口情况。对于术中脑脊液丢失过多患者要注意神志改变。

6. 术后常见并发症的预防与处理

（1）脊髓水肿：导致神经功能减退，采用激素冲击和脱水治疗，情况严重时需手术减压。

（2）手术部位出血：若有脊髓压迫症状，需要及时手术减压。

（3）切口感染：注意及时换药，加强营养支持，必要时抗感染治疗，若有脓肿形成需要清创引流或换药。

（4）深静脉血栓：截瘫患者容易形成深静脉血栓，应尽量少使用止血药，防止血液过度浓缩，注意肢体按摩和被动运动。深静脉血栓形成后需要血管外科医师协同处理。

（5）压疮形成：注意定时翻身。

（6）脊柱失稳：术中尽量避免损伤小关节突，或术中进行内固定，术后有可疑不稳时，可带支具活动。

7. 临床效果评价　多数室管膜瘤为低度恶性，手术可以做到全切，术后不用放射治疗和化学治疗，即便是

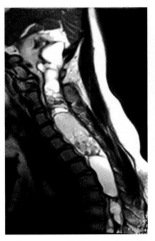 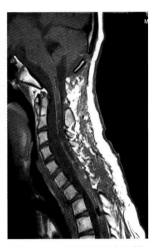

图 7-2-2　长节段髓内室管膜瘤患者 MRI 显示颈髓及脑干内肿瘤性病变，伴有空洞形成

图 7-2-3　长节段髓内室管膜瘤患者术后复查 MRI 显示肿瘤完全切除

肿瘤较大甚至累及脑干，也要争取手术（图 7-2-2、图 7-2-3）。间变性室管膜瘤全切困难，术后需要辅以放射治疗和化学治疗，容易复发。尽管髓内室管膜瘤有可能做到显微镜下全切，但是仍然是高风险手术，据统计 70% 的患者术后神经功能较术前差，完全截瘫者也高达 30%，因此术前充分的沟通十分必要。

（二）髓内星形细胞瘤

1. 手术要点、难点及对策

（1）多数髓内星形细胞瘤没有清晰边界，难以做到显微镜下全切，手术目的是在保全神经功能的前提下，尽量多地切除肿瘤（图 7-2-4、图 7-2-5）。

（2）脊髓切开部位选择后正中切开。

（3）脊髓切开后肿瘤切除最好用 CUSA 进行，显微镜下见到白色的正常脊髓组织时停止手术。

（4）应用荧光显微镜可协助术中辨别肿瘤组织，有利于尽量多地切除肿瘤，并减少脊髓损伤的机会。激光刀用于髓内星形细胞瘤切除可以减少牵拉，止血效果好，并可以减少常规电凝对脊髓造成的热损伤。

（5）电生理监测可以减少脊髓损伤的机会。

（6）尽管手术难以做到全切除髓内星形细胞瘤，但是考虑到可能需要反复手术，因此建议对脊髓各层包膜进行缝合，防止手术粘连。一般情况下，不去除椎板。

2. 临床效果评价　髓内星形细胞瘤多为低级别，尽管难以全切，复发常较缓慢，一般不主张进行放射治疗和化学治疗，复发后可再次手术。

217

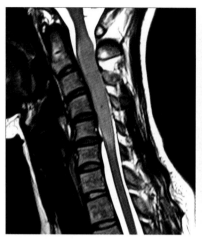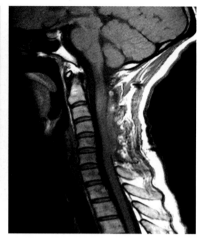

图 7-2-4 高颈段髓内星形细胞瘤患
者 MRI 显示肿瘤边界不清

图 7-2-5 高颈段髓内星形细胞瘤患
者术后 MRI 显示髓内星形细胞瘤界
线不清，难以完全切除

（三）髓内血管网状细胞瘤

1. 手术要点、难点及对策

（1）囊性血管网状细胞瘤切除时关键要找准并切除瘤结节，囊壁不用切除。部分实体性血管网状细胞瘤也可能伴有脊髓空洞，只需切除肿瘤即可。

（2）实体性血管网状细胞瘤可能突出于脊髓表面，并且与硬脊膜粘连，剪开硬脊膜时应小心分离，防止撕破肿瘤血管。

（3）血管网状细胞瘤血供丰富，常有供血动脉和引流静脉，手术前应该行血管造影，充分了解血管情况。术中切除时应按照动静脉畸形切除原则，先处理供血动脉，然后电凝并切断引流静脉，同时要严格沿肿瘤边界（肿瘤与脊髓之间的胶质层）进行切除，防止进入肿瘤，导致大出血或术野不清。术中血管造影和荧光造影对肿瘤供血动脉的判断有帮助，如果有条件，可以常规用于脊髓血管网状细胞瘤的切除。

（4）为了防止损伤根动脉，电凝供血动脉时应该紧贴肿瘤。

（5）若肿瘤较小，可以用低功率双极电凝直接电凝瘤体，逐渐缩小瘤体并最终切除。

2. 临床效果评价　髓内血管网状细胞瘤为良性，手术难度较大，可能并发脊髓血管损伤，导致神经功能障碍。其为良性，一般不复发，但是可能在别的部位新生长血管网状细胞瘤。

二、髓外硬脊膜下肿瘤

（一）神经鞘瘤

神经鞘瘤分椎管内和椎管内外沟通两种类型，其手术适应证相同，即有临床症状体征，均应手术。若病变较小、症状不明显，可以密切观察。

1. 椎管内神经鞘瘤

（1）手术要点、难点及对策

1）当神经鞘瘤体积较小时常偏于一侧；或者对于囊性神经鞘瘤释放囊液后体积可以明显缩小，可以采用半椎板入路或微创手术切除神经鞘瘤。

2）神经鞘瘤发自神经根，多偏于一侧，因此，椎板打开时可将病变侧骨质去除更多，有利于寻找肿瘤的附着点及血供。

3）肿瘤多发自于后根，增粗的血管与神经根一起进入肿瘤，术中切断肿瘤两端的神经根及血供，肿瘤能够完全切除。载瘤感觉根的切除一般不会导致感觉功能障碍，但术中最好通过电刺激确认载瘤神经功能，对于与肿瘤粘连或被肿瘤压迫的神经根，应该尽量锐性分离并予以保留。

（2）临床效果评价：椎管内神经鞘瘤为良性肿瘤，多能做到全切除，手术疗效好，复发率低（图7-2-6~图7-2-8）。

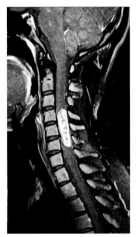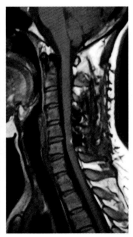

图 7-2-6　颈椎管内神经
鞘瘤患者 MRI 显示病变
边界清晰，位于髓外硬膜
下，一般强化明显

图 7-2-7　颈椎管内神经
鞘瘤切除术后 MRI 显示
肿瘤完全切除

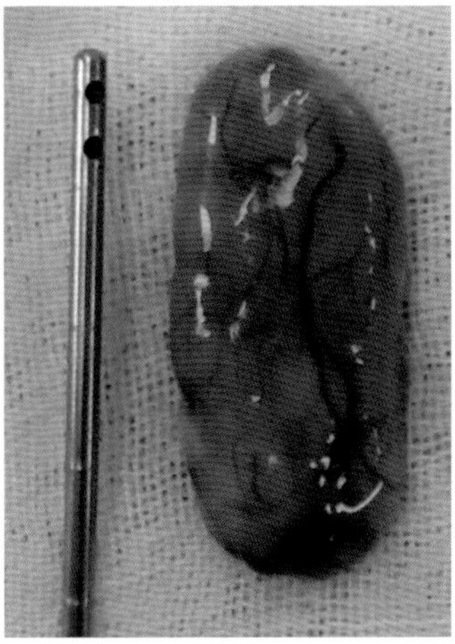

图 7-2-8　颈椎管内神经鞘瘤术
中切除标本，显示肿瘤有包膜，
血供一般

2. 椎管内外沟通神经鞘瘤

（1）手术入路：便于手术方案的制订，椎管内外沟通肿瘤分为两种类型。Ⅰ型：椎间孔外肿瘤没有超过椎旁4cm，该类肿瘤采用单纯后路打开椎间孔即可切除肿瘤；Ⅱ型：椎间孔外肿瘤超过椎旁4cm，常需联合入路才能完全切除肿瘤。

（2）手术步骤

1）后正中入路，完成椎板显露，并向病灶侧多分离肌肉和软组织。

2）行全椎板或半椎板切除，显露椎管内肿瘤和脊膜，切开脊膜，行肿瘤切除。

3）根据情况行小关节突切除，显露椎间孔，切开神经鞘膜，先在鞘膜下行椎间孔和椎旁肿瘤切除，必要时将鞘膜一并切除；或不切除小关节突，游离并切除椎旁肿瘤后将椎间孔内肿瘤向椎旁拔出。

4）严密缝合硬脊膜和神经鞘膜，防止脑脊液漏发生。

5）若行小关节突切除，行脊柱内固定，并进行植骨。

6）关闭切口。

7）若为Ⅱ型肿瘤，改变体位，一期行前方或侧方入路切除肿瘤。

（3）手术要点，难点及对策

1）该类肿瘤切除有保留小关节突和切除小关节突两种手术方式。保留小关节突：对于椎间孔内肿瘤体积较小，而节段神经功能相对不重要时可以保留小关节突（如胸段椎管内外肿瘤），具体操作步骤如下：完成后正中入路后，向肿瘤突出侧多分离肌肉，达到能够显露椎旁肿瘤，取出病变节段椎板（或半椎板），保留小关节突，但是将小关节突内外侧均显露出来，打开硬脊膜，切除硬脊膜下肿瘤，离断载瘤神经根，然后在硬脊膜外轻柔牵拉位于椎间孔内肿瘤及神经根，将其一起离断，缝合硬脊膜。分离小关节突外侧肿瘤，缩小肿瘤体积后，切断肿瘤与远端的神经根联系，充分松解肿瘤与周围组织的粘连，然后将肿瘤及神经鞘膜一起从椎间孔内拔出，达到完全切除肿瘤的目的。此法可以保留脊柱的稳定性。无条件开展脊柱内固定的医院或对排斥内固定的患者可以采用此术式，缺点是必须牺牲节段神经根，也有切除不够彻底的可能，并且静脉出血相对较多，对于颈、腰椎管内外沟通肿瘤不建议使用此法，否则可能损伤椎动脉和运动神经根（图7-2-9~图7-2-11）。

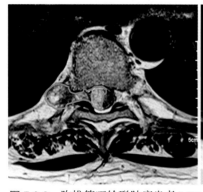 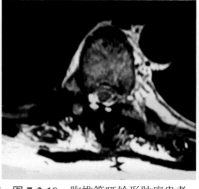 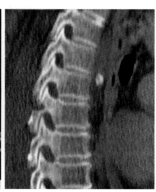

图7-2-9　胸椎管哑铃形肿瘤患者MRI可见肿瘤在椎管内及胸膜外呈哑铃形生长　　图7-2-10　胸椎管哑铃形肿瘤患者术后MRI显示肿瘤完全切除　　图7-2-11　胸椎管哑铃形肿瘤患者术后CT显示小关节突保留，未行内固定术

切除小关节突：在完成入路后直接切开椎间孔后方的小关节突，显露硬脊膜和椎管内外肿瘤。纵向切开硬脊膜，再沿神经根方向将神经鞘膜行"T"形切开，将肿瘤整体显露。将硬脊膜下部分肿瘤切除，然后分离椎间孔内肿瘤，肿瘤的包膜与神经鞘膜之间有潜在间隙，术者应该保持在鞘膜下肿瘤包膜外进行分离。在此间隙分离时，首先应该沿硬脊膜下运动神经根找到其穿行椎间孔段，分离并保留运动根。如果肿瘤较大，运动根难以显露和分离，可以先行包膜内肿瘤切除，待肿瘤体积缩小后再从肿瘤包膜外分离。手术始终保持在神经鞘膜内进行，不仅可以充分切除肿瘤，也有利于避免损伤神经根周围的静脉丛出血，同时还有利于肿瘤切除术后脑膜的缝合和修补（图7-2-12~图7-2-14）。

位于颈椎的此类肿瘤可能与椎动脉关系密切，保持在神经鞘膜下分离肿瘤一般不会导致椎动脉的损伤。肿瘤切除后应该严密缝合神经根鞘和硬脊膜，如果有漏口，可以用肌肉或筋膜及生物蛋白胶进行修补和加固。

2）内固定：一侧小关节突破坏一般会导致脊柱不稳定的发生，因此常规进行内固定。仔细分析和探查肿瘤所在椎间孔上下椎弓根或者小关节突是否能够置钉固定，如果因肿瘤压迫导致骨质破坏，需要进行跨节段进行固定，但是总的原则是在保证稳定的前提下，尽量牺牲最少的脊柱运动功能（图 7-2-15）。笔者习惯于肿瘤切除后再行置钉，其优点是：患侧可以直视下置钉，减少损伤周围结构的概率；肿瘤切除时没有螺钉阻挡视野和影响操作。但是可能会增加术中失血，并且由于没有椎板保护，可能器械滑动导致脊髓损伤，因此手术者应该保持手的稳定性与准确性。

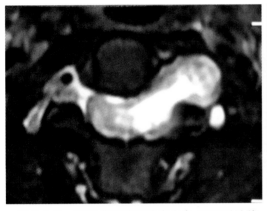

图 7-2-12　颈椎管哑铃形肿瘤患者 MRI 可见肿瘤通过椎间孔向外生长，累及椎动脉

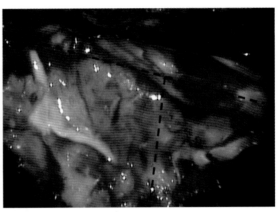

图 7-2-13　椎管哑铃形肿瘤硬脊膜切开示意图

虚线表示硬脊膜切开处，首先纵向切开硬脊膜，然后向外横向切开神经鞘膜，可以显示肿瘤全貌

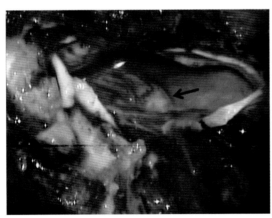

图 7-2-14　哑铃形肿瘤切除后可见前下方运动根，如图中箭头所示

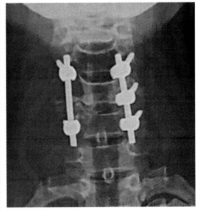

图 7-2-15　哑铃形肿瘤术中内固定因椎弓根及侧块破坏，内固定可能需要延长节段

3）对于Ⅱ型肿瘤，需要采用联合入路。当肿瘤位于颈椎时，笔者建议先通过后正中入路切除椎管内部分，并修补好硬膜，然后通过前方入路切除椎旁肿瘤。颈阔肌切开后，沿颈动脉鞘外侧分离显露横突，分离肌肉甚至切除部分横突后才能较好地显露肿瘤。在此过程中应该特别注意椎动脉的保护。切除肿瘤过程中，靠近椎间孔常是肿瘤出血的来源，向内侧显露充分有利于肿瘤血供的切断，否则止血比较困难。如果没有先进行后路切除椎管

内肿瘤或将神经根离断，不能强行牵拉椎管内肿瘤，否则有损伤脊髓的可能。若肿瘤在臂神经丛附近或靠近胸膜，建议在包膜内进行切除，避免损伤上述结构。当肿瘤位于胸腰椎时，可能需要横向离断肌肉，以便充分显露肿瘤，或者经胸腔、腹膜外入路切除椎管外肿瘤。

4）椎板切除多少可根据硬脊膜下肿瘤的大小决定，多数情况下，可以保留棘突，行半椎板切除术，不过半椎板切除会适当增加硬脊膜缝合和修补的难度，对于微创手术开展不多的术者采用全椎板切除更为安全。

5）运动根通常位于肿瘤的前下方，在椎间孔内解剖位置也基本如此，可以采用神经电刺激器进行辅助识别，尽量保留运动根的功能。

（4）术后监测与处理

1）注意神经功能监测。

2）如果肿瘤较大，累及椎旁血管，需要注意是否有再出血的发生。

3）密切注意是否有脑脊液漏出现。

4）支具辅助下早期下床功能锻炼。

（5）术后常见并发症的预防与处理

1）脑脊液漏：肿瘤切除时保留最外层的脊膜及神经袖套膜，肿瘤切除后进行严密缝合，若有硬脊膜缺损，需要进行修补，并用生物蛋白胶进行加固。肌肉的严密缝合也有利于防止脑脊液漏出伤口。对于非腰段手术的脑脊液漏，可以用腰大池引流术促进瘘口的愈合。

2）周围重要脏器的损伤：肿瘤向前侧方发展时，常毗邻大血管，重要神经和脏器，为了预防周围重要结构的损伤，建议在包膜内切除肿瘤，最外层包膜残留不影响肿瘤的复发，故不强求全切。

3）当肿瘤与脊髓或重要神经粘连时，应尽量保留神经功能，残留肿瘤的复发率为50%左右，且生长较为缓慢。

（6）临床效果评价：椎管内外沟通肿瘤，多为良性神经鞘瘤，通过切开椎间孔或联合入路，一般能够全切肿瘤，预后良好。

（二）脊膜瘤

1. 手术适应证　脊膜瘤首选手术治疗，即使是老龄且术前伴偏瘫、截瘫等较重残疾的患者也主张积极手术，绝大多数患者术后生活质量明显提高。

2. 手术禁忌证　同神经鞘瘤。

3. 术前准备　同神经鞘瘤。

4. 手术要点、难点及对策

（1）手术入路

1）对于脊髓后方脊膜瘤，行常规后正中入路即可。椎板不用向侧方咬除过多。

2）对于侧方肿瘤，可以采用侧卧位或俯卧位，可将肿瘤侧椎板略扩大切除，以增加肿瘤显露。

3）如肿瘤完全位于脊髓腹侧，扩大切除一侧或双侧关节突甚至椎弓根，以增加肿瘤显露和手术操作空间。

（2）肿瘤切除

1）对位于脊髓侧方、腹外侧及腹侧的肿瘤，首先切断脊髓齿状韧带，逐渐电凝并离断肿瘤在硬脊膜的附着点，可减少分块切除瘤体过程中的出血。

2）除肿瘤很小或位于脊髓背侧外，均应瘤内分块切除肿瘤。肿瘤塌陷，空间增大后，再仔细分离与脊髓、神经粘连的肿瘤包膜，进而全切除肿瘤，以免损伤脊髓和神经。

3）肿瘤与脊髓、神经之间常有蛛网膜界面，这一界面是术中避免神经、脊髓受损的保护层，应严格沿此界面分离。

（3）硬脊膜处理

1）脊髓背侧脊膜瘤：环形切除肿瘤附着硬脊膜，然后扩大修补缺损。

2）脊髓侧方脊膜瘤：如在术中观察硬脊膜无明显增厚，则在显微镜下仔细剥离，并用尖刀将该处硬脊膜内层切除，完整保留硬脊膜外层，然后用双极电凝反复烧灼肿瘤附着处外层硬脊膜，以杀灭可能侵及硬脊膜外层的肿瘤细胞。如硬脊膜明显增厚，考虑肿瘤已穿透硬脊膜内层，并侵犯硬脊膜外层，甚至进入硬脊膜外，则将增厚的硬脊膜及周围 3mm 左右范围的硬脊膜全层切除，然后修补缺损。

3）脊髓腹侧或腹外侧的脊膜瘤：尽量用尖刀将肿瘤附着处硬脊膜内层切除，然后再对外层脊膜用双极电凝反复烧灼。

（4）手术难点及对策

1）对位于脊髓腹侧或腹外侧的肿瘤，因受脊髓和神经的遮挡，显露肿瘤基底和分离脊神经与肿瘤粘连相对困难，在做椎板切除时可以切除部分甚至全部关节突以获取侧方空间（如果脊柱稳定性受到影响，需要行内固定）。

2）"T"字形切开硬脊膜，切断肿瘤上下 1 或 2 个节段的齿状韧带，使脊髓更容易牵向一侧。

3）对于较大或有钙化的肿瘤，从一侧难以全切除，可以从两侧分别切除。

4）术中旋转调整手术床角度，可增加脊髓和腹侧硬脊膜间的观察视野。

5. 术后监测与处理　同神经鞘瘤。

6. 术后常见并发症的预防与处理　脑脊液漏和脊柱稳定性受影响，预防与处理同神经鞘瘤。

7. 临床效果评价　脊膜瘤为良性肿瘤，大部分肿瘤能够全切，但全切及近全切 10 年复发率为 10%~15%。肿瘤位于脊髓前方者，骨质去除应该足够，否则容易导致截瘫。

三、硬脊膜外肿瘤

1. 手术适应证　硬脊膜外肿瘤多为转移瘤，对于转移瘤的手术适应证如下：诊断不明确，脊柱不稳定，脊髓压迫症状明显、进展快甚至截瘫，放射治疗无效或放射治疗后复发的患者。

2. 手术禁忌证　一般情况差，不能耐受手术者，已经有广泛转移而疗效较差者。

3. 术前准备　全身检查，了解是否有其他肿瘤存在，并对身体状况进行评估，其余准备同本章第二节髓内室管膜瘤术前准备。

4. 手术要点、难点及对策

（1）手术入路

1）多数肿瘤可以通过后路完成手术，部分肿瘤需要通过侧方入路或前方入路甚至联合入路才能完成手术切除。

2）由于肿瘤可能破坏椎板，因此在分离显露椎板时，警惕椎板剥离器插入椎管内。

3）在胸段，肿瘤可能累及肋骨，因此椎旁肌需要多向侧方剥离，显露出正常肋骨。在做切口时应该尽量保持肿瘤的完整性（图7-2-16）。

（2）肿瘤切除

1）肿瘤一般与硬脊膜有一定的界线，无须切开硬脊膜。

2）肿瘤多对骨质有破坏，需要对被侵蚀的椎体附件及椎体进行切除。

3）肿瘤侵犯肋骨和椎旁结构时，可能同时也累及胸膜，在分离肿瘤时尽量保留胸膜的完整性，如果有胸膜破损，应及时修补。

4）神经根可能被肿瘤包绕，细心分离，有可能保留。

（3）脊柱固定：硬脊膜外肿瘤多破坏椎体及附件骨质，肿瘤切除术后脊柱稳定性会受到影响，术中需要根据情况进行后路或前路固定，重建脊柱的稳定性。对破坏的椎体进行植骨或者使用钛笼支撑（图7-2-17）。

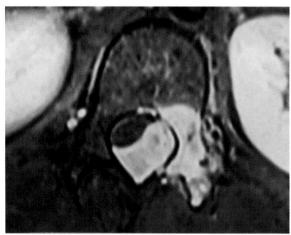 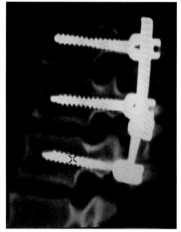

图7-2-16　硬脊膜外肿瘤可见肿瘤破坏椎弓根及关节突关节　　图7-2-17　硬脊膜外肿瘤术中内固定因肿瘤破坏脊柱的稳定性，需要行内固定融合手术

5. 术后监测与处理　注意全身情况，其余同髓内肿瘤。

6. 术后常见并发症的预防与处理

（1）脊柱稳定性的破坏和周围脏器的损伤，防治措施同椎管内外沟通神经鞘瘤。

（2）全身情况恶化，术前应该进行全身检查，评估是否能够耐受手术，术后加强营养支持治疗，防止恶病质的发生。

7. 临床效果评价　单纯手术切除容易复发，手术做到尽量切除肿瘤后，辅以综合治疗，可以提高患者的生存率。

第三节　椎管内感染和寄生虫性疾病

一、椎管内脓肿

1. 手术适应证　一经确诊，应该尽早手术。

2. 手术禁忌证　一般情况差，不能耐受手术者。

3. 术前准备

（1）完善检查，明确是否有其他部位的感染病灶存在。

（2）进行血培养，使用足量敏感抗生素。

（3）营养支持治疗。

4. 手术要点

（1）入路：一般采用后正中入路。

（2）切口：原则上应该包括超出脓肿范围的节段，如果有窦道，应该沿窦道切入，并将窦道壁切除。

（3）显露椎板后，椎板切除应平齐或略超出脓腔的范围，但注意勿损伤关节面。

（4）剥离或引流囊肿及脓肿。

（5）大量生理盐水和抗生素盐水进行反复冲洗。

5. 手术难点及对策

（1）对于先天性病变合并感染，病变和神经粘连紧密，手术难以完全切除时，应尽量刮除含有的皮脂腺及毛囊内壁，防止术后复发。

（2）硬脊膜外脓肿者，尽量避免损伤硬脊膜，严防穿破硬脊膜，将感染带入蛛网膜下隙而造成蛛网膜下隙感染；硬脊膜下脓肿者，将脓液清除后，一般情况下应避免过多的剥离，以免损伤脊髓。

（3）对于硬脊膜下脓肿，笔者建议敞开硬脊膜，便于充分引流。

6. 术后监测与处理　除了注意脊髓功能评估外，还应该注意全身情况、体温和引流物性状，要对引流物和血液进行反复培养，以便调整抗生素的使用。

7. 常见并发症的预防与处理　感染扩散，注意术中清创彻底，清创结束后用大量生理盐水和抗生素盐水反复冲洗，然后术者更换手套和器械，伤口周围加铺无菌巾继续手术；保证引流通畅；术前、术中和术后抗生素的正确使用；营养支持治疗。

8. 临床效果评价　治疗成功的关键在于及早诊断，及时手术清除病灶并椎管内减压以达到挽救脊髓功能的目的。早期完全性截瘫前及时诊断和手术治疗的病例预后满意，而一旦延误诊断产生脊髓软化、坏死，则手术效果不理想。硬脊膜下广泛脓肿形成的患者手术清创困难，术后很容易加重而死亡。

二、脊柱结核

1. 手术适应证　脊柱后凸畸形大于20°、化疗期间畸形或脊髓神经受压症状明显加重，应行手术治疗；对有神经功能受损、脊柱不稳或畸形、化疗效果不佳、病情进展的患者应积极手术；完全瘫痪、神经症状进行性加重、颈段或上胸段的严重神经损害、活动性结核伴严重脊柱后凸，原则上应尽早行减压融合术。

2. 手术禁忌证　全身状况差，并发症多，难以耐受麻醉和手术者。

3. 术前准备

（1）应排除急性粟粒性肺结核和开放性肺结核。经积极调整患者营养状况，大部分患者接受4周左右三联或四联抗结核化疗，结核中毒症状缓解、贫血明显改善、红细胞沉降率明显下降、窦道分泌物普通细菌培养阴性、主要脏器功能无严重异常才可行手术治疗。

（2）对脓肿较大且合并严重结核症状者，术前穿刺引流可减轻症状、避免脓肿破溃造成混合感染，脓液行结核杆菌和非结核杆菌培养及药敏试验。

（3）如患者突然出现大小便失禁或下肢瘫痪突然加重，在给予少量新鲜血、白蛋白和大量抗结核药治疗48小时后，即可行手术治疗。

4. 手术要点、难点及对策

（1）手术入路：前路病灶清除植骨术联合化疗是普遍选用的疗法。某些情况需要前后路联合手术。

1）寰枢椎结核造成的半脱位对神经功能和颈椎稳定性的影响近几年来受到重视。开放手术有利于解剖复位、颈椎稳定和神经功能的恢复。手术可以经口清创和减压，术中行头颅牵引，寰枢椎不稳者需行稳定性重建。病灶清除后应用前路内固定咽后壁黏膜不易愈合，推荐采用外固定或后方固定植骨融合术。大部分下颈椎结核可采用颈前路手术进行病灶清除和神经减压。

2）颈胸段（C_7~T_3）结核早期X线片诊断困难，确诊患者常已合并严重后凸畸形。手术入路可根据病变特点采用劈开胸骨前入路、下颈椎低位前方入路或高位经胸入路切除病灶，植骨，前路钢板内固定；或后正中切口经肋横突入路清除病灶和脊髓减压，同期完成椎间植骨和经椎弓根内固定。如果后凸畸形严重，则需同时进行截骨矫形。对中下段胸椎椎体破坏较广泛，后凸畸形严重的胸椎结核采用肋骨横突切除侧前方减压术；椎体破坏较轻，成角畸形不重的轻瘫者，可采用经胸病灶清除椎管前方减压术；附件结核和椎管内结核采用椎板切除后方减压术。

3）腰骶段（L_4~S_1）结核由于解剖关系复杂，当病灶广泛且与周围大血管和神经丛粘连严重时，前路广泛显露和安放内固定困难，需要联合后路椎弓根螺钉固定。当病灶无明显椎外累及和无明显腰大肌脓肿时，可选择一期后路病灶清除、植骨、内固定。

（2）病灶清除后需要通过前路或后路重建脊柱的稳定性。

5. 术后监测与处理　除监测神经功能、伤口及引流情况外，还需定期复查红细胞沉降率、肝肾功能、X线片、CT或MRI，观察结核症状、脊髓功能恢复及结核病灶愈合情况。

6. 术后并发症的预防与处理　术后复发是脊柱结核最常见的并发症。术中彻底清创，清除的标本送病理学检查、进行结核杆菌和非结核杆菌培养及药敏试验，根据药敏试验结果继续或更改化疗方案。术后常规引流 48~72 小时，静脉滴注异烟肼，肛门排气后给予联合口服抗结核药物治疗，加强全身支持疗法，预防性使用普通抗生素可以减少复发。

7. 临床效果评价　脊柱结核患者手术疗效较好，但是随着耐药菌株的出现，也有一定的复发率。

三、椎管内寄生虫感染

1. 手术适应证　手术治疗的指征为患者出现严重脊髓压迫症状或进展性神经功能损害表现，行椎管内探查及病变摘除术。

2. 手术禁忌证　同椎管内肿瘤

3. 术前准备　积极通过各种检查明确诊断，若术前诊断明确，可先行抗虫治疗，症状较重者应该进行激素治疗。

4. 手术要点、难点及对策

（1）手术入路一般采用后正中入路。

（2）术中病变切除时参照椎管内肿瘤，但病变周围应该用棉片保护好，防止播散或异物蛋白反应。某些寄生虫病变与脊髓粘连紧密，不必强求全切病变，术后进行驱虫治疗即可。

（3）术后应该反复冲洗伤口。

5. 术后监测与处理　除监测神经功能外，还应该监测寄生虫血清抗体滴度。术后需与感染科或寄生虫教研室共同制订进一步驱虫治疗方案。

6. 常见并发症的预防与处理　可能引起异种蛋白反应，在驱虫的同时使用激素和脱水治疗。

7. 临床效果评价　手术切除椎管内寄生虫辅以驱虫治疗，疗效较好。

第四节　脊柱脊髓先天性疾病

一、脊膜膨出

1. 手术适应证　脊膜膨出患者均应早期手术。儿童期存在脊膜膨出未能尽早手术者，90% 以上可发生不可逆的神经损害。

2. 手术禁忌证　一般情况不允许或者局部有感染者。

3. 术前准备　术前高分辨率 MRI 对神经结构的评估较为重要，CT 检查可以了解脊柱裂的大小；术前最好对患者膀胱功能和马尾神经电生理进行检测和评估；局部有感染者进行有效抗生素治疗后再行手术治疗；若有明显脑积水患者，可先行脑室 - 腹腔分流术，但是有感染的风险。

4.手术要点

（1）入路：一般采用后正中入路。

（2）体位：俯卧位，头略低。

（3）切口：采用梭形切口。

（4）切开皮肤后就可能见到粘连的神经，显微镜下逆向分离神经。

（5）切断终丝，松解椎管内粘连。

（6）将神经还纳于椎管后，修补硬脊膜。

（7）硬脊膜外可以用筋膜加固修补。

5.手术难点及对策

（1）注意神经保护，笔者均采用显微手术切除脊膜膨出和松解马尾神经；逆向分离神经，减少对神经的牵拉，尽量做到完全游离神经；电生理监测或术中电刺激，有利于神经的辨认和保护；注意尽量减少术中出血，关闭硬脊膜前需反复冲洗椎管内，防止神经再发粘连。

（2）脊膜修补，脊膜需水密缝合，周围可用生物胶加固，无足够筋膜时，可见两侧肌肉筋膜翻转进行缝合加固；皮肤尽量保证无张力缝合，如果皮肤有张力，可行伤口周围潜行松解，若松解后伤口缝合仍有张力可以考虑皮瓣转移。

6.术后监测与处理　神经功能监测，尤其需要注意大小便功能，注意伤口是否渗液和感染，防止大小便污染伤口。

7.常见并发症的预防与处理

（1）神经功能损伤：主要靠术中的显微手术和电生理监测进行预防损伤。

（2）脑脊液漏：除术中严密缝合外，患者取俯卧位，伤口局部可适当加压，减少患儿哭闹；若有脑积水发生，需要行脑室-腹腔分流术。

（3）切口感染：注意防止大小便污染伤口。

8.临床效果评价　尽早显微手术有利于阻止神经功能障碍的发生，手术有损伤神经的风险，对已经有神经功能损害者，神经功能恢复较差。

二、椎管内脂肪瘤

1.手术适应证　有临床症状出现者。也有学者建议对无临床症状而肿瘤对脊髓或神经有压迫者进行预防性手术。

2.手术禁忌证　全身情况差，不能耐受手术。

3.术前准备　同椎管内肿瘤。

4.手术要点

（1）入路：后正中入路。

（2）体位：俯卧位或侧卧位。

（3）部分患者脂肪瘤生长至皮下，因此从皮下就要分离切除肿瘤。

（4）患者常伴有脊柱裂，所以只需扩大裂口即可进入椎管。

（5）如果肿瘤延伸至髓内，常有神经包绕，需要小心分离。

（6）切除肿瘤后，修补硬脊膜缺损。

5. 手术难点及对策

（1）肿瘤切除及神经保护：脂肪瘤常较韧，而神经根混杂其中，很容易误伤，建议术中进行电生理监测，并用CUSA进行切除肿瘤，手术大部分切除肿瘤即可，其复发缓慢（图7-4-1）。

（2）对于有脊柱裂的患者，硬脊膜修补困难。脂肪瘤周围硬脊膜与组织粘连紧密，没有明确界线，难以分离，因此用筋膜（如椎旁肌肉筋膜翻转）或人工材料重建硬膜腔比较重要，一方面可以预防脑脊液漏的发生，同时也可减少神经组织与周围的粘连从而减少术后相关并发症的发生。

6. 术后监测与处理　同椎管内肿瘤

7. 常见并发症的预防与处理　同脊膜膨出。

8. 临床效果评价　肿瘤为良性，复发较慢，但是手术有加重神经功能障碍的风险。

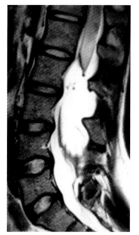

图 7-4-1　椎管内脂肪瘤MRI 显示腰椎管内形状不规则脂肪瘤，与马尾及圆锥关系密切

（周迎春）

第八章　微创神经外科

第一节　立体定向手术

本节主要介绍立体定向脑内病变活检术和立体定向脑内小病变切除术。

一、立体定向脑内病变活检术

（一）适应证

1. 脑内病变须明确病理学诊断而指导治疗者。
2. 不宜手术的脑瘤在接受放疗、化疗、伽玛刀或 X 刀治疗前须行活检明确肿瘤性质者。
3. 脑内肿瘤放疗后需要区别复发和放疗后坏死者。

（二）禁忌证

1. 疑为颅内血管性病变者。
2. 有出凝血功能障碍者。
3. 不能耐受麻醉者。
4. 颅骨薄，不能固定立体定向仪者。
5. 疑为包虫病或囊虫病者。
6. 头部有感染及皮肤病者。

（三）术前准备

1. 对患者的病情进行相关评估。
2. 进行相关的辅助检查，如血常规、血生化、凝血功能、心电图、胸部 X 线片、头部 MRI。
3. 做好病情和手术方面的介绍，消除患者恐惧心理，做好术中配合。
4. 术前备皮。
5. 抗生素皮试。
6. 手术前 6~8 小时禁食水。

（四）手术要点、难点及对策

1. 局部麻醉下安装 Leksell 头架。

2. 测量头颅点。

3. 采用 MRI 扫描，用 γ-plan 软件确定手术靶点的坐标。

4. 在手术室进行全身麻醉，根据手术部位决定体位，使手术区域显露良好。

5. 消毒、铺巾。

6. 设定立体定向仪的坐标。

7. 确定头皮切口和颅骨钻孔点　依据病灶位置选择最近又无重要功能区的入路，避开脑皮质表面主要血管走行区。

8. 靶点验证准确无误后，即可进行活检。

9. 依据病灶特征选用螺旋套管活检器、侧窗活检切割器及微型勺式活检器。第一次取材应从瘤缘至瘤中心，第二次取材从瘤中心至对侧瘤缘，这样可了解病变的全貌，利于定性诊断。一般瘤中心多为坏死组织，取肿瘤边缘的组织阳性率更高，通过 MRI 可以更好地规划取材靶点。

10. 立体定向活检一定要轻柔操作，当遇到活检困难或取组织受阻时，一定要更换部位，不得硬行或粗暴取材。

11. 活检针到达病变组织遇硬性包膜时，一定要用锐针刺破，再更换活检针进入瘤内取材，以免造成瘤外出血。

12. 获取病理组织以得到病理学诊断为目的，不是越多越好。

13. 依据病变大小与部位选择取材数量与方法，病变直径小于 2cm 的取一个靶点，病变直径大于 2cm 的可取两个或以上靶点。

14. 退出活检针时若阻力明显，应缓慢放开活检组织，不可用力撕拉。

15. 活检部位出血可注入凝血酶或置入止血海绵条。

16. 观察数分钟，确认无活动性出血后拔出活检器械、止血、缝合头皮。

（五）术后监测与处理

术后注意患者意识、瞳孔和生命体征变化，必要时行 CT 复查。

（六）术后常见并发症的预防与处理

1. 术后并发症主要为出血，取样可引起病灶内血管破裂，一般小量出血无须任何处理，如出血量大时应行开颅或定向手术血肿引流。

2. 当在脑主要功能区活检，偶可出现功能障碍或生命体征改变，应严密观察。

3. 若发生脑水肿，使用甘露醇、激素。

4. 偶有感染，使用抗生素。

（七）临床效果评价

通过 MRI 了解活检部位是否正确。

二、立体定向脑内小病变切除术

（一）适应证

脑内病变很小难以定位。

（二）禁忌证

1. 凝血功能障碍者。
2. 全身情况差不能耐受麻醉者。
3. 颅骨薄，不能固定立体定向仪者。
4. 头部有感染及皮肤病者。

（三）术前准备

1. 对患者的病情进行相关评估。
2. 进行相关的辅助检查，如血常规、血生化、凝血功能、心电图、胸部 X 线片、头部 MRI。
3. 做好病情和手术方面的介绍，消除患者恐惧心理，做好术中配合。
4. 术前备皮。
5. 抗生素皮试。
6. 手术前 6~8 小时禁食水。

（四）手术要点、难点及对策

1. 局部麻醉下安装 Leksell 头架。
2. 测量头颅点。
3. 采用 MRI 扫描，用 γ-plan 软件确定手术靶点的坐标。
4. 在手术室进行全身麻醉，根据手术部位决定体位，使手术区域显露良好。
5. 消毒、铺巾。
6. 设定立体定向仪的坐标。
7. 确定开颅部位后做头皮切口和颅骨骨瓣，悬吊硬脑膜，切开硬脑膜。
8. 依据病灶位置选择最近又无重要功能区的脑皮质，避开脑表面主要血管走行部位。
9. 靶点验证准确无误后，即可将引导针穿入脑内，引导针尖端即为病变位置。
10. 在显微镜下按引导针指引的位置切除病变。
11. 止血，观察数分钟，确认无活动性出血后缝合硬脑膜，还纳骨瓣，缝合头皮。

（五）术后监测与处理

术后注意患者意识、瞳孔和生命体征变化。

（六）术后常见并发症的预防与处理

1. 术后并发症主要为出血，一般小量出血无须任何处理，如出血量大时应行开颅手术血肿清除。

2. 若发生脑水肿，使用甘露醇、激素。

3. 偶有感染，使用抗生素。

（七）临床效果评价

通过 MRI 了解病变切除部位是否正确。

（项　炜）

第二节　脑血管病的介入治疗

一、颅内动脉瘤

狭义的颅内动脉瘤是指颅内动脉壁由于弹性层缺如所致的囊性膨出的器质性病变，其生长和破裂机制目前没有最终明晰的结论，但传统认为与血管发生期的发育异常相关，包括细胞发生凋亡及细胞外基质稳定性的维持等正常细胞周期发生错误，这些错误最终导致血管壁弹性层缺失，血管壁向外膨隆，其他如动脉粥样硬化和高血压等也与动脉瘤的发生和破裂相关。广义的动脉瘤包括动脉夹层、假性动脉瘤、霉菌性动脉瘤及脑动静脉畸形相关的血流动力学动脉瘤等，其中夹层及假性动脉瘤因其血管内治疗与囊性动脉瘤类似，故在本节一并介绍。

动脉瘤的发病率为 0.2%~9.0%，破裂发生率约为 1/10 000，好发年龄为 40~60 岁，动脉瘤的手术方式包括开颅手术和血管内介入治疗两种，其中开颅手术又包括动脉瘤夹闭和包裹孤立几种，本节主要介绍血管内介入治疗。

（一）适应证

破裂动脉瘤因其高的再出血率及致死致残率而具有较高的手术指征，对于 Hunt-Hess 分级 ≤ Ⅲ 级的患者，应尽早完成脑血管检查，尽早手术，对于 Hunt-Hess 分级高的患者目前存在争议，多数观点认为当 Hunt-Hess 分级达到 Ⅴ 级时，因为其较差的预后而不再考虑手术，Ⅳ 级患者根据具体情况可以考虑手术，笔者认为 Ⅳ 级甚至 Ⅴ 级患者如果严重的症状主要来源于急性脑出血破入脑室引起脑室塑性脑积水，再引起的颅内压增高，可短时间内通过脑室外引流解决，也可以考虑积极手术。

未破裂动脉瘤由于一旦发生破裂造成的灾难性后果，在根据动脉瘤大小、位置、形态、血流动力学等影响因素对动脉瘤破裂出血风险进行充分评估及对手术风险进行充分权衡的基础上也应该积极手术。具体的手术指征目前没有统一的标准。关于动脉瘤大小，过去考虑较多，且有多种说法，包括肿瘤直径小于 3mm 或者 5mm 的患者不考虑手术，但缺乏可靠的询证医学证据，临床上来看，直径小于 3mm 的破裂动脉瘤也非常常见，因此要根据手术难度、患者本人关注程度等多种因素对患者进行个体化的评估。从位置来讲，位于血管分叉处且直对供血来源主干血管，由于动脉瘤直接受到血流冲击，持续性扩张进展可能性大，应积极干预手术，且尽量追求致密填塞以减少复发率，动脉瘤纵轴和来源血管血流方向成角越大甚至大于 90°，血流冲击越小，破裂风险越小，手术适应证的加权也逐渐降低。动脉瘤的纵轴与来源血管在同一个平面上减少了手术难度，也增加了考虑手术的加权，反之，难度加大风险加大。颅内段的动脉瘤因为一旦出血所致后果的严重，在考虑手术与否时应比颅外段更趋于积极。形态来讲，较规则且宽颈的动脉瘤不容易破裂，不规则、有子囊、有尖角形成等都会在考虑手术时加权，甚至提示曾经有少量出血的破裂发生。血流动力学目前研究较热，但并非流速越快破裂可能性越大，因目前尚无成熟结论，不再赘述。由于动脉瘤的特殊情况，患者对疾病的关注和焦虑也在考虑是否手术之列，如果患者非常在意甚至惊恐，影响生活甚至导致血压波动也会导致动脉瘤破裂风险增加，因此对这种情况要处理得更加积极。动脉瘤动态监测有增大趋势，后交通动脉瘤有引起动眼神经麻痹症状患者，积极建议手术。

其手术方式包括开颅动脉瘤夹闭、孤立或包裹术及血管内介入术等。近年来由于介入材料和技术水平的快速发展，动脉瘤的治疗在开颅手术和介入手术之间，越来越多的患者和医生更倾向于选择在微创方面具有绝对优势的介入手术，甚至有激进的观点认为，除非是合并有颅内较大面积血肿需要清除的患者，均应首选介入手术。目前有些患者因介入手术难度较大而选择开颅，但只是阶段性现象，随着材料的进一步发展，介入手术会越来越取代传统的开颅手术。大多的观点认为，在现有的条件下，多数患者均可首选介入治疗，尤其是后循环的动脉瘤，由于手术的相对复杂，更首先考虑介入，但大脑中动脉分叉处且与大脑中动脉两个分支都宽基底联系的动脉瘤，由于开颅手术的相对简易，介入手术的相对复杂，应首选开颅。高龄和较差的健康条件都是支持选择介入的加权因素。夹层动脉瘤的介入治疗有明显的优势。

（二）禁忌证

1. 碘过敏患者　传统的口服麻木感阳性的碘过敏实验通常并非真正对碘过敏，而是对口服碘剂里的杂质过敏，造成过多假阳性，且不易判断，笔者认为少量血管内推注，观察患者反应及生命体征能否代替传统的口服碘剂需要缜密的临床试验来证实和推行。

2. Hunt-Hess 分级为 V 级的患者　除非判断排除急性脑积水引起情况，其余建议保守治疗，如病情有机会好转，可再考虑手术治疗。

3. 身体状况不适合手术的未破裂动脉瘤患者　包括临床较常见的非动脉瘤性出血急性期的未破裂动脉瘤患者。

（三）术前准备

破裂动脉瘤的 CT 扫描必不可少，它可以快速明确是否确实有蛛网膜下隙出血、出血的位置、出血量、是否合并脑内血肿和脑积水等，这些信息对患者开颅夹闭还是介入栓塞、先行介入栓塞还是先行脑室外引流或腰大池引流等治疗方案的确定，对动脉瘤是否为责任病灶或者多发动脉瘤中哪个为责任动脉瘤的判断至关重要。CT 脑血管造影（CTA）随着技术的进步清晰度越来越高，除了初步筛选堪别的作用外，可以对手术方案的预设和术前用药（抗血小板聚集药物）的考量提供参考性意见。根据具体情况，部分需要植入支架的患者需要术前口服阿司匹林和硫酸氢氯吡格雷两种抗血小板聚集药物，未破裂动脉瘤一般主张提前 3 天服用阿司匹林 100mg，每天一次，硫酸氢氯吡格雷 75mg，每天一次；破裂动脉瘤需急诊手术，可支架植入前 5 小时以上顿服阿司匹林 300mg，硫酸氢氯吡格雷 225~300mg。许多动脉瘤患者由于术前没有血管方面影像学资料，无法判断术前是否需要口服双抗，目前许多中心也采取术中替罗非班泵入的方法，具有起效快、去效快的优点，效果良好，具体用药剂量不一，还需要进一步的临床研究进行统一，笔者一般使用国产 100ml/5mg 剂型，支架释放前一次性静脉注入 10ml 左右，注射时间 3 分钟以上，之后 3~6ml 持续静脉泵入，根据患者体重和支架致栓程度调整具体用量。血流导向装置也就是俗称的密网支架，目前使用较多的是美敦力公司的 Pipeline，该支架推荐使用前口服阿司匹林 100mg，每天一次，硫酸氢氯吡格雷 75mg，每天一次，一周以上时间。

（四）手术要点、难点及对策

动脉瘤的血管内介入治疗方式包括单纯弹簧圈栓塞、支架/球囊辅助弹簧圈栓塞、治疗性阻塞血管、血流导向装置的置入或弹簧圈栓塞加血流导向装置的置入、血流转向装置的置入、弹簧圈加胶治疗大型动脉瘤等。

1. 单纯弹簧圈栓塞、支架/球囊辅助弹簧圈栓塞　这是介入治疗动脉瘤最常见也最经典的方式，这种方式追求的是动脉瘤的致密填塞和载瘤动脉的保全通畅。根据动脉瘤的具体形态，这种方式又分为单微导管技术、支架/球囊辅助单微导管技术、双微导管技术、支架/球囊辅助双微导管技术等。

（1）单微导管技术：对于一些瘤颈相对较窄，形态相对规则的动脉瘤，采用该技术，尽量简化手术方案，缩短手术时间。图 8-2-1 为常见的后交通动脉瘤，一根微导管大"C"状塑形后，超选入动脉瘤满意，不仅动脉瘤填塞致密，颈内动脉和后交通动脉均保全通畅，后交通动脉能否牺牲一般需要根据后循环造影的情况决定，但除非没有办法，保全正常解剖结构仍然是手术的基本原则。图 8-2-2 为前交通动脉瘤，可以看到动脉瘤长径和载瘤动脉呈直线型关系，直头（无角度）微导管超选动脉瘤简单满意，术后动脉瘤填塞致密，动脉瘤同侧 A1 和 A2 及对侧 A2 保全通畅。图 8-2-3 为大脑后与小脑上动脉夹角处动脉瘤，动脉瘤的顶部上方有一个可疑破口的尖角子囊，45° 预塑形微导管超选动脉瘤满意，因为瘤颈在小脑上动脉的长度略宽且含有子囊，因此对第一个圈要求较高，要求其既要填塞入子囊又能在瘤颈处成篮，第一个圈填好后，后续选择较软略小填充圈小心填塞至致密即可，术后造影见填塞满意，大脑后动脉及小脑上动脉通畅未受影响。图 8-2-4 为颈内动脉分叉处动脉瘤，动脉瘤正上方有一个可疑破口的子囊，动脉瘤的子囊是否需要填塞，笔者一般根据子囊的大小位置、血流动力学因素、超选的风险难易度等来进行综合的分析作出方案。该例患者，由于动脉瘤主囊和子囊的长颈与载瘤动脉呈直线型关系，直对血流方向，血流容易进入，如果子囊不填塞将对主囊填塞提出更致密要求，如果达不到可能术后造影子囊虽显影缓慢但仍显影，短期内仍存在破裂出血风险，且该角度方便超选子囊，因此该例患者选择直头（无角度）微导管首先超选子囊，子囊致密后，回退微导管，继续填塞主囊，术后造影见填塞满意，子囊及主囊均不再显影，颈内动脉、大脑中动脉、大脑前动脉均保全通畅未受影响。

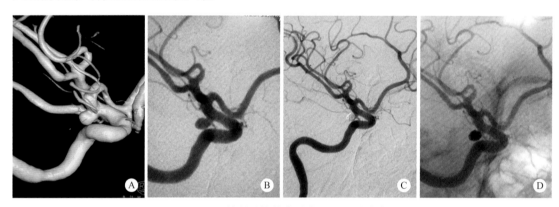

图 8-2-1　单微导管技术栓塞后交通动脉瘤

A.术前 3D 显影；B.术前工作位造影；C.术后工作位造影；D.术后工作位造影蒙片

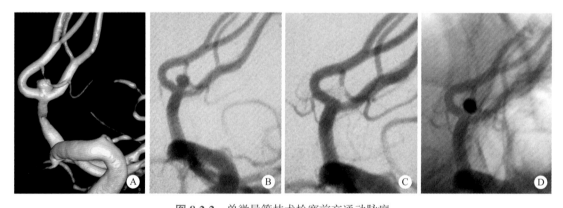

图 8-2-2　单微导管技术栓塞前交通动脉瘤

A.术前 3D 显影；B.术前工作位造影；C.术后工作位造影；D.术后工作位造影蒙片

（2）支架 / 球囊辅助单微导管技术：随着介入材料尤其是颅内支架的不断进步，明显拓宽了动脉瘤介入治疗的适应证，使得一些宽颈动脉瘤的介入治疗也变得简易和安全。笔者支架使用较多，这里主要介绍支架辅助。支架在破裂动脉瘤的使用中是一把双刃剑，一方面使用前后双抗的使用会增加再出血后的死亡率和致残率，另一方面使用支架会提高瘤颈栓塞的致密程度，降低复发率，因此是否使用支架要根据具体情况进行评估，两种情况

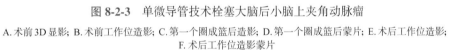

图 8-2-3　单微导管技术栓塞大脑后小脑上夹角动脉瘤

A. 术前 3D 显影；B. 术前工作位造影；C. 第一个圈成篮后造影；D. 第一个圈成篮后蒙片；E. 术后工作位造影；
F. 术后工作位造影蒙片

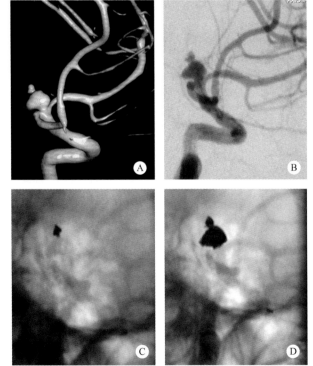

图 8-2-4　单微导管技术栓塞
颈内动脉分叉处动脉瘤

A. 术前 3D 显影；B. 术前工作位
造影；C. 填塞子囊致密后造影蒙
片；D. 术后工作位造影蒙片

比较容易做出选择，一种是如果不使用支架能够做到包括瘤颈在内的完整动脉瘤的致密填塞，不推荐使用；另外一种是如果瘤颈过宽，不使用支架无法完成手术，则没有其他选择。在不使用支架也可完成手术，但瘤颈填塞不够致密的情况下，要根据使用与否对再出血概率、再出血的预后、复发率等因素的影响进行综合评定后选择。但不管使用与否，即使略宽颈的动脉瘤，一旦评估填塞过程中有弹簧圈动脉瘤内外溢的风险，建议先置入支架导管备用，以策安全。结合几个具体病例进行分析。

图 8-2-5 是一个略宽颈，有 3 个较小子囊的颈内动脉后交通段动脉瘤，虽然这个动脉瘤有可能不使用支架治疗成功，但笔者还是预先置入支架导管以备不测，选择了一个略大略长的弹簧圈成篮，图 8-2-5D、图 8-2-5E 可以清楚地看到成篮非常满意，保证了不使用支架也可以完成手术，3 个子囊采取的措施是不刻意超选填塞，而是通过调整微导管的位置和张力，使得弹簧圈的祥进入，最终不显影即达到治疗目的，如果填到图 8-2-5F、图 8-2-5G 的程度再无法填入弹簧圈，这种情况，子囊不再显影，主囊仍有显影，仍存在破裂出血风险，这个时候不建议植入支架，因为植入后使用双抗，存在风险，不植入支架不使用双抗，反而有利于动脉瘤内形成血栓，减少风险；如果填到图 8-2-5H、图 8-2-5I 的程度再无法填入弹簧圈，这种情况，子囊不再显影，主囊瘤颈略有显影，其他位置不再显影，这个时候建议植入支架，因为动脉瘤填塞比较满意了，植入支架服用双抗不太担心风险，反而会降低动脉瘤的复发率；当然，最终填到 8-2-5J、8-2-5K 的程度，这个时候整个动脉瘤完全不再显影，载瘤动脉通畅，无弹簧圈祥溢出，就不需要再使用支架了。

图 8-2-6 是一个略宽颈的小脑后下动脉起始部的动脉瘤，也是采取先置入支架导管备用的方案，由于载瘤动脉较细，尤其要尝试像上一个病例一样，通过第一个成篮圈的完美成篮来避免支架的使用，最终没有使用支架，填塞致密，小脑后下动脉保全通畅满意。图 8-2-7~图 8-2-9 为颈内动脉眼动脉段动脉瘤，这个位置的动脉瘤由于载瘤动脉处在血管迂曲的位置，要求微导管塑形更弯，因此这个位置的动脉瘤微导管更不稳定，通常需要支架增加稳定性，而且这个位置如果不使用支架，复发率相对更高，因此该位置动脉瘤支架使用率较高。由于微导管不稳定，填塞过程中容易顶出动脉瘤囊外，因此该位置动脉瘤建议使用网孔相对细密支架和相对细软弹簧圈。一般治疗流程为支架导管到位，填塞弹簧圈微导管到位，弹簧圈出头部分（防止支架释放过程中填塞弹簧圈微导管移位致动脉瘤破裂），释放或半释放支架，填塞弹簧圈，回收微导管和支架导管。

（3）双微导管技术：不规则动脉瘤为保证各个位置都能填塞满意，宽颈动脉瘤为了避免支架的使用，可采取这项技术。

图 8-2-10 是一个基底动脉顶端的动脉瘤，由两个大小基本一致分列两侧的囊构成，采取双微导管技术，两根微导管分别通过塑形超选到左右两边的囊内，然后次序填塞弹簧圈，图中可见两个囊都已经致密填塞，两个微导管顶到动脉瘤颈口的情形。最终的造影，两个囊都不再显影，基底动脉和双侧大脑后动脉保全通畅。

图 8-2-11 是一个非常不规则的前交通动脉瘤，由 3 个囊构成，其中两个囊关系相对密切，另外一个囊相对独立，左右颈总动脉造影见动脉瘤一侧大脑前动脉优势，双侧 A2 由该侧供血，动脉瘤对侧颈总动脉造影未见大脑前动脉显示，压迫动脉瘤一侧颈总动脉，

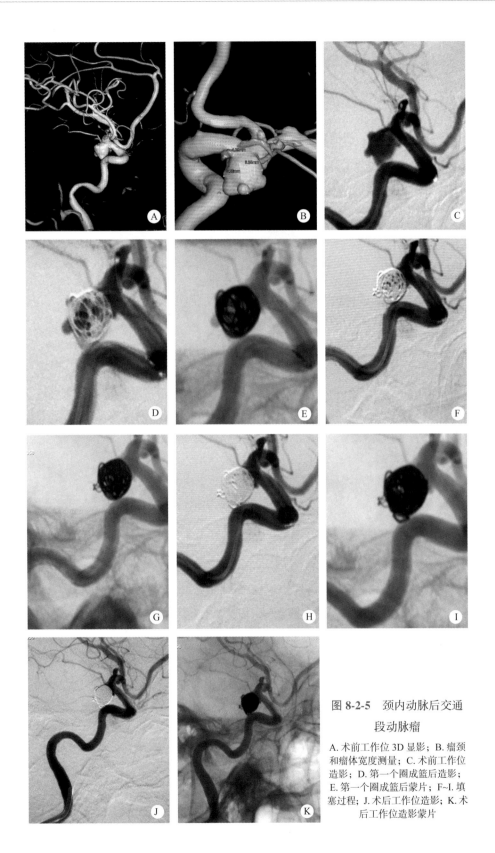

239

图 8-2-5　颈内动脉后交通
段动脉瘤

A. 术前工作位 3D 显影；B. 瘤颈
和瘤体宽度测量；C. 术前工作位
造影；D. 第一个圈成篮后造影；
E. 第一个圈成篮后蒙片；F~I. 填
塞过程；J. 术后工作位造影；K. 术
后工作位造影蒙片

对侧颈总动脉造影仍未显示，提示前交通动脉非常重要，术中需要保全。采取双微导管技术，塑形后，一根微导管超选入关系相对密切的两个囊中间，另外一根微导管超选入相对独立的另外一个囊，分别次序填塞弹簧圈，最终造影见动脉瘤不再显影，同侧A1、双侧A2、前交通动脉均保全通畅。

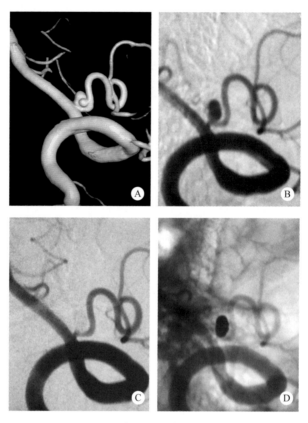

图 8-2-6　小脑后下动脉起始部动脉瘤
A. 术前 3D 显影；B. 术前工作位造影；C. 术后工作位造影；D. 术后工作位造影蒙片

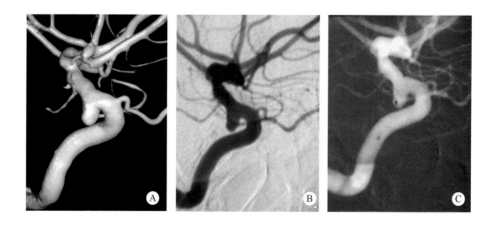

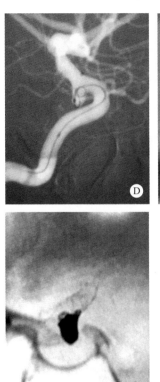
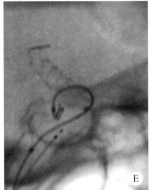
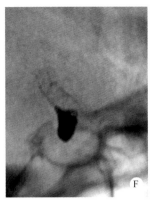

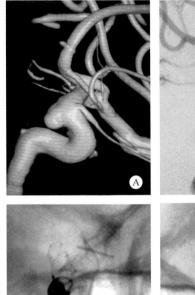

图 8-2-7 颈内动脉眼动脉段动脉瘤

A. 术前 3D 显影；B. 术前工作位造影；C. 支架导管和填塞弹簧圈微导管超选到位；D. 弹簧圈出头部分；E. 释放支架；F. 术后工作位造影蒙片；G. 其他角度观察动脉瘤填塞和支架打开情况

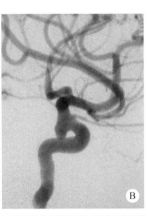
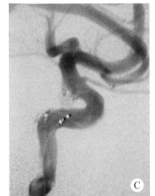

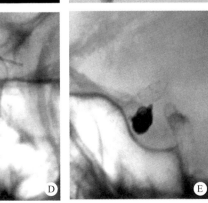

图 8-2-8 颈内动脉眼动脉段动脉瘤

A. 术前 3D 显影；B. 术前工作位造影；C. 术后工作位造影；D. 术后工作位造影蒙片；E. 其他角度观察动脉瘤填塞和支架打开情况

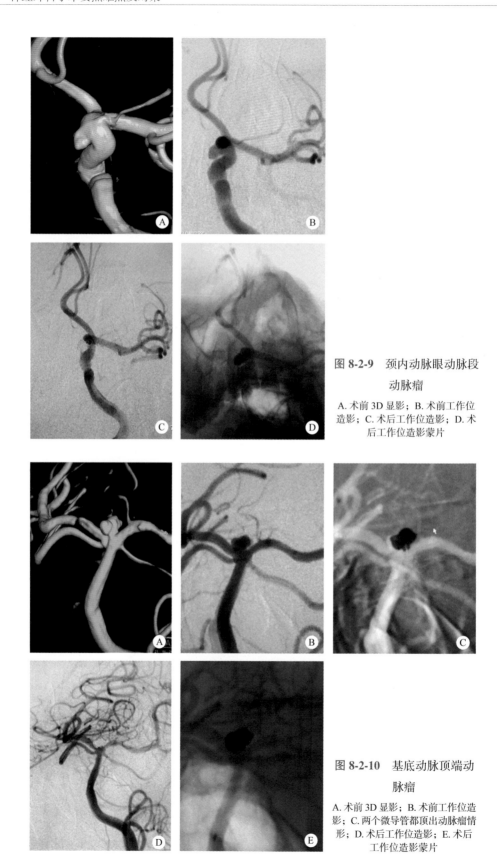

图 8-2-9　颈内动脉眼动脉段
动脉瘤

A. 术前 3D 显影；B. 术前工作位
造影；C. 术后工作位造影；D. 术
后工作位造影蒙片

图 8-2-10　基底动脉顶端动
脉瘤

A. 术前 3D 显影；B. 术前工作位造
影；C. 两个微导管都顶出动脉瘤情
形；D. 术后工作位造影；E. 术后
工作位造影蒙片

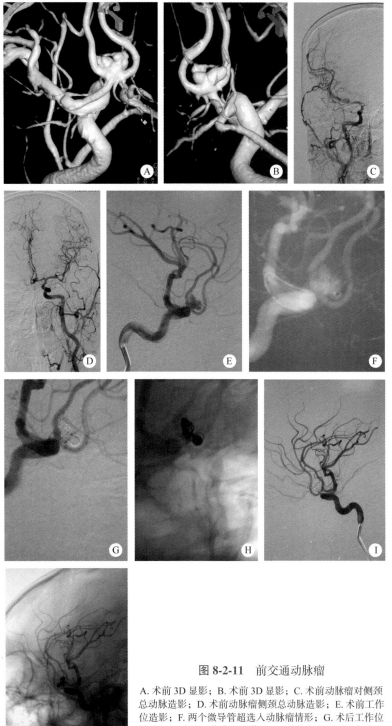

图 8-2-11　前交通动脉瘤

A. 术前 3D 显影；B. 术前 3D 显影；C. 术前动脉瘤对侧颈
总动脉造影；D. 术前动脉瘤侧颈总动脉造影；E. 术前工作
位造影；F. 两个微导管超选入动脉瘤情形；G. 术后工作位
造影；H. 术后工作位造影蒙片；I. 其他角度造影观察填塞
情况；J. 其他角度造影蒙片观察填塞情况

（4）支架/球囊辅助双微导管技术：不规则且宽颈或者较大且宽颈的动脉瘤采取这项技术。

图 8-2-12 是一个颈内动脉后交通段动脉瘤，由一个主囊和两个并列的子囊组成，主囊宽基底，采取一根支架导管，两根填塞弹簧圈的微导管，三套系统的方式，首先支架导管到位，两根微导管塑形后分别超选入两个并排子囊的瘤颈，分别弹簧圈出头部分，释放支架，支架导管再次到位，两根微导管分别次序填塞弹簧圈至两个子囊及主囊均致密满意，再次置入支架一枚，造影动脉瘤完全不再显影，载瘤动脉通畅。

图 8-2-13 是一个稍大的颈内动脉眼动脉段动脉瘤，因合并垂体瘤需后期手术治疗，术者试图应用双微导管以规避支架的使用，但仍然采取三套系统，把支架导管预先到位以避免弹簧圈溢出，图中可见成篮满意，在填塞第二个弹簧圈时不停有袢外溢，为治疗安全，打开支架，两根微导管次序分别填塞，取得较好填塞效果。

（5）复杂动脉瘤分阶段填塞：对于形态极其不规则的动脉瘤，可能需要分阶段填塞。图 8-2-14 是一个三角锥形状的前交通动脉瘤，包绕前交通动脉，需分两部分进行填塞。首先三角形的尖部相对窄颈，采取单微导管的方式，填塞成功后撤回微导管，改变工作角度，支架导管超选入对侧 A2，微导管重新塑形后超选入三角形的底部，填塞部分弹簧圈后，释放支架，继续填塞弹簧圈，直至整个动脉瘤致密满意，造影见动脉瘤不再显影，同侧 A1、双侧 A2 及前交通均保全通畅。

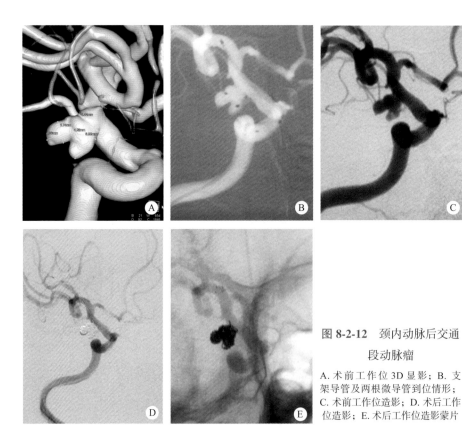

图 8-2-12 颈内动脉后交通段动脉瘤

A. 术前工作位 3D 显影；B. 支架导管及两根微导管到位情形；C. 术前工作位造影；D. 术后工作位造影；E. 术后工作位造影蒙片

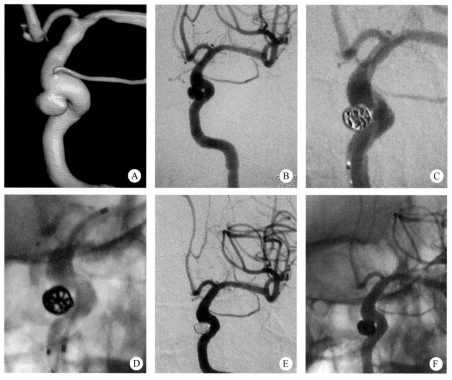

图 8-2-13　颈内动脉眼动脉段动脉瘤

A. 术前工作位 3D 显影；B. 术前工作位造影；C. 第一个弹簧圈成篮后工作位造影；D. 第一个弹簧圈成篮后工作位造影蒙片；E. 术后工作位造影；F. 术后工作位造影蒙片

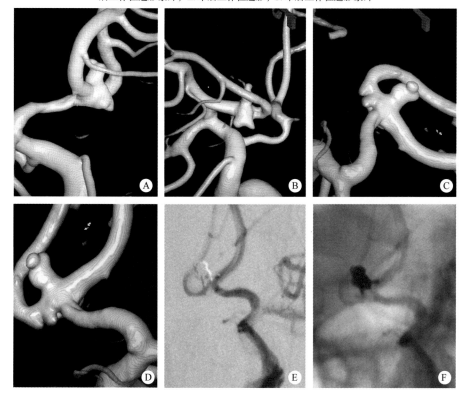

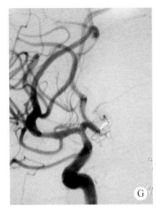
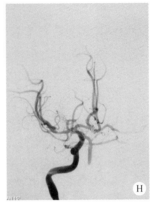

图 8-2-14 前交通动脉瘤

A~D. 术前各角度 3D 观察动脉瘤构筑；E. 填塞三角形尖部后造影；F. 填塞三角形尖部后造影蒙片；G. 支架辅助填塞三角形底部后造影；H. 治疗后正位造影

2. 夹层动脉瘤的支架辅助栓塞和治疗性阻塞血管　夹层动脉瘤是一种特殊类型的动脉瘤，在它的治疗中，强调多支架的使用以促进血管内膜的修复，在椎动脉的夹层动脉瘤，根据情况，也可以选择闭塞血管以最大限度地防止复发。

图 8-2-15 显示了一个非常棘手的椎动脉破裂夹层动脉瘤，困难在于小脑后下动脉发自于动脉瘤，采取双支架辅助栓塞，填塞时调整弹簧圈位置，努力做到小脑后下动脉开口处弹簧圈相对稀疏，为防止填塞过程中阻塞小脑后下动脉开口，每填一个圈都要进行造影验证，术后造影可见动脉瘤不再显影，椎动脉恢复正常解剖形态，小脑后下动脉保全通畅。

图 8-2-16 显示了一个发生于非优势椎的破裂椎动脉夹层动脉瘤，采取治疗性闭塞患侧椎动脉的方式。其治疗的要点：①要闭塞严密动脉瘤的远端，因为一旦近端填塞到一定程度远端仍在显影，再想去填远端将非常困难；②要时刻关注小脑后下动脉的通畅；③要填塞一段正常血管以保证闭塞的严密到位；④要选择对侧造影观察对侧是否还有逆向血流。

图 8-2-17 显示了一个基底动脉的夹层动脉瘤，采取双支架辅助栓塞。其治疗的要点：

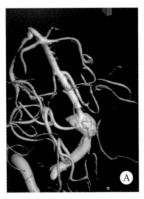
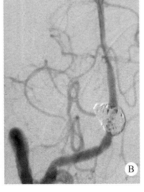
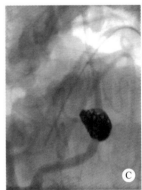

图 8-2-15 椎动脉夹层动脉瘤

A. 术前 3D 显影；B. 术后工作位造影；C. 术后工作位造影蒙片

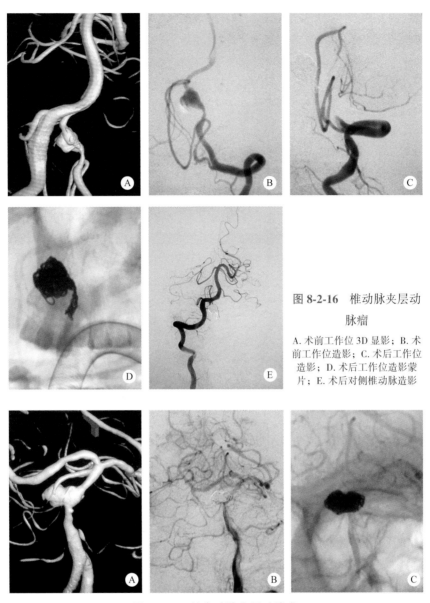

图 8-2-16　椎动脉夹层动
脉瘤

A. 术前工作位 3D 显影；B. 术
前工作位造影；C. 术后工作位
造影；D. 术后工作位造影蒙
片；E. 术后对侧椎动脉造影

图 8-2-17　基底动脉夹层动脉瘤

A. 术前工作位 3D 显影；B. 术后工作位造影；C. 术后工作位造影蒙片

①一定要关注并保全基底动脉发向脑干的穿支血管。针对该病例，有两支相对粗大的穿支血管发自于动脉瘤的顶端，填塞过程中一是要有意识地使发出部位弹簧圈相对稀疏。②填塞这个部位时每填一个圈解脱前需造影观察该血管，以避免闭塞。③最终造影基底动脉恢复正常解剖形态，穿支血管保全通畅。

3. 血泡样动脉瘤的支架辅助栓塞　血泡样动脉瘤指位于颈内动脉前壁无分支部位的动脉病变，病变最常见于颈内动脉前壁，少见于背侧壁、远内侧壁、上壁和床突旁腹侧。也有认为颅内其他位置动脉瘤为血泡样动脉瘤者，但是最初和狭义的定义仅限于颈内动脉前壁，典型的形态是小的半球形凸起。血泡样动脉瘤最突出的特点是动脉瘤壁菲薄，因其极高的破裂死亡率和再复发率使脑血管病医生非常棘手，对于该种动脉瘤，推荐多支架辅助细长软弹簧圈铆钉技术，所谓铆钉技术即弹簧圈填出动脉瘤内，压在支架外，正常血管壁上，使得弹簧圈支架整体固定在正常血管上，以防止术后动脉瘤壁崩溃，弹簧圈的整体逃逸，细长软的弹簧圈最大限度地降低了填塞过程中对动脉瘤壁的骚扰，减少术中破裂风险，多支架有利于动脉瘤颈的金属覆盖率和内膜化，另外网孔较密的支架也更多地推荐在这类动脉瘤上使用。

图 8-2-18 显示了一个典型的血泡样动脉瘤，破裂、动脉瘤周围血肿、发生位置和形态都支持血泡样动脉瘤的诊断。首先一个大的弹簧圈、动脉瘤和载瘤动脉整体成篮，释放支架后支架导管再次选到动脉瘤远端，细长软的弹簧圈在动脉瘤内小心填塞直至致密，最后一个弹簧圈微端部分填入正常血管内，再释放一枚支架。由于该例病例瘤颈非常宽，整个动脉瘤非常浅，故采取包含载瘤动脉整体成篮的方式，而对于普通血泡样动脉瘤，一般采

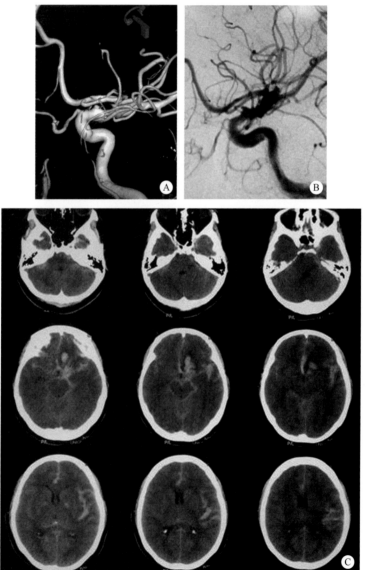

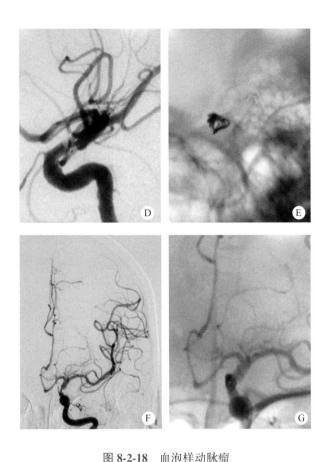

图 8-2-18　血泡样动脉瘤

A. 术前工作位 3D 显影；B. 术后工作位造影；C.CT 显示出血情况；D. 术后工作位造影；E. 术后工作位造影蒙片；F. 术后正位造影；G. 术后正位造影蒙片

取首先瘤内成篮，最后一个弹簧圈尾端拖出到正常血管形成"铆钉"的方式。由于血泡样动脉瘤极高的复发率，因此推荐术后早期复查（两周内）。

4. 血流导向装置　前循环未破裂较大的颈内动脉动脉瘤可以采取血流导向装置植入的方法，目前使用较多的是美敦力公司的 Pipeline 支架，该支架在颅内段较大动脉瘤使用推荐同时填圈。

5. 常见并发症的预防与处理

（1）术中动脉瘤破裂：是最凶险的并发症。合适的工作角度、满意的微导管塑形和到位、正确规格弹簧圈的选择、术中填塞力度的掌控都可以尽最大可能地减少破裂的发生，一旦破裂发生最直接的措施是迅速填塞弹簧圈封堵，同时辅以中和肝素降低血压等措施。

（2）术中血栓：严格的肝素化、规范的抗血小板聚集药物的使用及尽可能简化手术，缩短手术时间可以降低血栓发生概率，一旦发生，可以采取药物溶栓和机械碎栓、取栓等方法。

（冯　军）

二、颅内血管畸形

（一）脑动静脉畸形

脑动静脉畸形（brain arteriovenous malformation，AVM）是一种先天性的，动脉和静脉之间缺乏毛细血管床的血管畸形。典型的 AVM 由供血动脉、引流静脉及位于二者之间的迂曲的畸形血管团三部分组成。脑 AVM 的发生率约是颅内动脉瘤的 1/10。

1. 解剖结构

（1）大体结构

1）脑 AVM 通常表现为脑组织表面或深面团块状纠缠在一起的畸形血管团。

2）脑 AVM 常呈锥形，锥形的底朝向或平行于脑皮质，锥形的尖端朝向深面的脑室。

3）脑 AVM 周围的脑组织常有变性坏死，可有出血后的黄变，可见脑膜增厚，周围脑组织的纤维化、钙化等。

（2）供血动脉

1）供血动脉分为 3 种类型：终末型供血动脉、过路型供血动脉（部分参与供血）、过路型非供血动脉（不参与供血）。

2）供血动脉来源的总体判断：①幕上 AVM 的供血动脉主要来源于 5 组动脉，即大脑前动脉、大脑中动脉、大脑后动脉，以及它们的穿支和脉络膜动脉；②幕下 AVM 的供血动脉主要来源于小脑上动脉、AICA、PICA，以及它们的穿支和基底动脉、椎动脉的穿支；③颈外动脉、颈内动脉、椎动脉的脑膜支也可参与供血。

（3）畸形血管团

1）分为致密型和弥散型两种类型

致密型：通常是致密型，在畸形血管团内无（或极少一点）正常脑组织。病变内没有正常脑结构或毛细血管床。

弥散型：病灶弥散于各脑叶，单侧或双侧半球，甚至双侧深部灰质，但病理性动脉和静脉之间无任何交通。

2）畸形血管团内动脉和静脉之间的沟通有两种形式

缠结的血管袢：血管袢之间互相有沟通。

直接的动静脉瘘：血管袢之间没有明显的沟通。

3）在组织学上，畸形血管团由静脉样的结构组成，血管壁常增厚或者透明变性，内膜和肌层增厚，但缺乏动脉特有的弹性组织，容易发生囊状扩张，管壁有钙化或淀粉样沉积。

4）畸形血管团还可以按数量分为两大类型

单一畸形血管团：只有一个畸形血管团，所有的血管在一定程度上都相互交通。

多个畸形血管团：一个以上的畸形血管团彼此靠近，也可以共用供血动脉或引流静脉，但组成结构却是相互独立存在的。

（4）引流静脉

1）可以分为单根引流和多根引流

单根引流：这种引流静脉起于畸形团的中央部或尖端，逐渐汇集成一根粗大的静脉，最终向静脉窦引流。

多根引流：分两种情况，一种是大的引流静脉丛 AVM 发出后分成多支，向同一静脉窦或向不同方向引流。另一种情况是存在两根或多根引流静脉，这些引流静脉可能引流同一病变的不同部分，向一个或多个静脉窦引流。

2）可以分浅、深两组

浅组引流：主要是引流到上矢状窦、蝶顶窦、海绵窦、横窦和乙状窦。

深组引流：通过室管膜下静脉引流到大脑内静脉、Rosenthal 基底静脉、枕内侧静脉到达 Galen 静脉，然后引流至直窦和窦汇。

静脉窦的病变：可表现为乙状窦、横窦、直窦甚至矢状窦的发育不良或闭塞。

2. 影像学检查

（1）头部 CT

1）呈等密度或高密度，点状、斑片状病灶。

2）内部可见点状钙化。

3）其边界不清、无占位效应。

4）可见线状或迂曲条索状供血动脉和引流血管。

5）增强扫描病灶明显强化。

6）病灶周围有局限性脑萎缩。

7）CTA 检查有助于了解 AVM 的结构。

（2）MR 检查

1）显示 AVM 供血动脉、引流静脉及其异常血管团。T_1 加权像呈葡萄状或蜂窝状混杂信号区，主要为无信号的血管断面像；T_2 加权像均呈低信号。

2）MRA，尤其增强 MRA，可基本显示 AVM 全貌，可以作出定性和定量诊断。

3）功能磁共振有助于了解畸形血管团和脑的重要功能区的毗邻关系。

（3）DSA

1）DSA 是诊断 AVM 的金标准。

2）DSA 检查需着重了解上述 AVM 的结构，了解畸形血管团的位置，了解主要的供血动脉和引流静脉情况，有无伴发的静脉窦的异常，有无伴发的脑动脉瘤。

3）注意要行全脑血管造影，包括双侧颈内动脉、双侧颈外动脉和双侧椎动脉造影，不要遗漏供血动脉。

4）很多情况下，只有使用微导管行超选造影，或在脑 AVM 的逐步栓塞的过程中，才能够真正认清脑 AVM 的结构。

3. 介入栓塞适应证　脑 AVM 的治疗目的是消除出血风险并保留或改善神经功能状况。脑 AVM 的治疗方法包括显微手术切除、介入栓塞治疗、立体定向放射治疗，以及上述三种方法的联合治疗。介入栓塞治疗应用于脑 AVM 主要在以下几种情况。

（1）对于体积较小（直径＜3cm）、供血动脉少（≤3支）且介入能达到的脑AVM，介入栓塞治疗可能可以达到治愈的目的。

（2）对于体积较大（直径＞3cm）、供血动脉多（＞3支）或不能都达到、位于深部的AVM、单独的显微手术治疗或立体定向放射治疗不能一次性完全治愈的患者，介入治疗可以作为首选的治疗，部分栓塞后再考虑显微手术或立体定向放射治疗，以减低后续治疗的风险。

（3）对于AVM合并动脉瘤的患者，包括畸形血管团的假性动脉瘤和动脉主干上的血流相关性动脉瘤的患者，介入栓塞治疗有助于降低出血风险。

（4）部分不能接受开颅显微手术风险，或不能接受立体定向放射治疗降低出血风险起效时间长（1~3年）的患者，可选择介入栓塞治疗。

4. 介入栓塞的禁忌证

（1）介入栓塞的一般禁忌证包括肾功能不良、凝血功能障碍、严重心肺功能疾病。

（2）有巨大血肿、中线结构明显移位、颅内压增高明显的患者，建议开颅手术，不适合介入栓塞治疗。

（3）对于无明显神经功能影响（无出血、癫痫或其他神经功能障碍）、体积大、位置深的AVM，可暂时密切观察，不建议介入栓塞治疗。

5. 术前准备

（1）术前需仔细评估患者的年龄、性别、职业、有无出血或癫痫、神经功能状况等情况，由显微手术医生、神经介入医生和立体定向放射治疗医生共同参与制订适合于患者的个性化治疗方案。

（2）头部MRI可明确病灶部位、与重要神经结构的关系、引流静脉的方式、有无新鲜出血或陈旧出血、有无周围水肿等；必要时行功能MRI检查了解畸形与功能区的关系。

（3）详细的全脑血管造影（DSA）了解以下情况。

1）供血动脉：来源、数目、粗细、迂曲程度、微导管到位的可能性、有无血流相关性动脉瘤。

2）畸形血管团：大小、位置（深部还是浅部）、与重要功能区的关系、紧凑型或弥散型、有无大的动静脉瘘、有无假性动脉瘤。

3）引流静脉：深部引流还是浅表引流、单个或多个静脉引流、引流静脉系统有无狭窄、有无动脉瘤样扩张、有无伴发的动脉瘤等。

（4）术前按照全身麻醉准备，包括会阴部备皮、术前上尿管。单纯用Glubran胶栓塞也可以采取局部麻醉。

6. 手术要点、难点及对策

（1）一般技术

1）多采用经动脉途径栓塞。

2）多采用股动脉途径栓塞，股动脉穿刺，按照Seldinger技术置入6F动脉鞘。

3）6F导引导管置于颈内动脉、颈外动脉或椎动脉内。

4）根据供血动脉粗细及可以达到的程度，选择导丝导引微导管（如Echelon-10）或更细的血流导向微导管（如 Marathon 微导管）；需选择与使用的栓塞剂相容的微导管。临床上，Marathon 微导管由于其头端纤细，通过性好，容易到达血管的更远端，是最常用的微导管。

5）在 0.014、0.010 或 0.008 微导丝导引下，将栓塞用微导管头端尽量靠近畸形血管团。微导管到位后，要多个角度行微导管手推造影，确认微导管头端的位置是否正确。

6）根据微导管到位情况，即微导管头端与畸形血管团的距离，血管迂曲程度等选择合适的栓塞剂，选择栓塞剂的浓度。一般而言，如果微导管头端进入瘘口或已经进入引流静脉内，或头端离畸形团很近，多选择应用不黏性栓塞剂 Onyx；如果因血管迂曲或位于远端，微导管头端离畸形血管团较远，可选用较低浓度的黏性栓塞剂 N- 丁基 - 氰基丙烯酸酯（NBCA）。

临床最常用的栓塞剂：① NBCA，是一种黏性栓塞剂，以碘油配成不同浓度。市面上最常用的同种类型的胶是产自意大利的 Glubran 胶。Glubran 胶是一种改良的丙烯酸酯胶，符合欧盟标准，在潮湿环境下 Glubran 胶可快速聚合形成一层具有高牵张阻力的弹性薄膜，血液中的 Glubran 胶可在短时间内聚合，碘油（碘苯酯）可延缓其聚合过程，因此在栓塞过程中根据具体情况以不同比例配比 Glubran 胶和碘油可获得满意效果。一般根据加入碘油的比例把 Glubran 2 胶配比成 50%、33%、25%、20%、17% 和 15% 等。② Onyx 胶，由次乙烯醇异分子聚合物（EVOH）、二甲基亚砜（DMSO）和钽粉混合而成。是一种非黏性栓塞剂，有 Onyx18（6%）和 Onyx34（8%）可用于脑 AVM 栓塞。

（2）使用 Glubran 胶的方法

1）当微导管头端到达靶点位置，无正常脑组织分支，确认此处注射栓塞剂安全，就可以开始栓塞了。

2）注射胶时，无菌区域的所有人均需要佩戴眼镜或其他眼睛保护装置。

3）仔细分析超选造影时从动脉到静脉的通过时间，分析靶动脉的形态学结构及胶可能到达处的畸形血管团的结构。计算造影剂到达病变的时间，根据此时间估算胶的浓度。浓度的选择也要参考个人经验。一般而言，时间越短，需要选择的胶的浓度越高；时间越长，选择胶的浓度就越小。用 1ml 注射器从小瓶内抽出 Glubran 胶，加入碘油，配成合适的浓度。准备好 5% 葡萄糖溶液和抽吸用的 1ml 注射器

4）轻轻回拉微导管使微导管的松弛部分变得略紧；轻轻松动"Y"形阀的止水阀门，使可以刚好阻止微导管内血液回流，同时避免将微导管限制过紧。

5）通过微导管超选造影再次确认微导管头端位置正确。选择合适的工作角度，能显示微导管头端、微导管头端远端的供血动脉的弯曲、头端近端的正常分支，以及能显示病变。

6）用 5% 葡糖糖溶液充分冲洗微导管。一般而言，大约 5~10ml 葡萄糖足够从微导管腔冲洗干净生理盐水和血液。将微导管近端接口朝上，其内充满葡萄糖溶液。

7）将装好胶的 1ml 注射器连接至微导管近端接口。缓慢连续注入 Glubran 胶。首先在透视下观察到胶从微导管头端溢出后，踩出空白路图，这样在屏幕上可清楚显影注入的胶。在路图下缓慢但持续注入胶，使胶持续向前移动。填充供血动脉和尽可能多地填塞畸形血管团。注意胶沿微导管反流、胶进入静脉及胶从畸形血管团反流至其他供血动脉分支的任何征象。如果上述征象发生，并且用的是低浓度的胶，可短暂停止注射后，再小心重新注射。有时候可见胶进入畸形血管团的其他部位，胶必须注射在"安全区域"，这些区域包括畸

形血管团、正常分支远端的动脉端、畸形血管团远端无其他回流静脉进入的静脉端。如果有胶的反流，或胶进入了不该进入的部位，或者已经填塞了计划填塞的部位，就停止注射，抽吸注射器使微导管内形成负压，并快速、轻巧地将微导管完全拔出丢弃。检查导引导管的"Y"形阀有无残留的胶的颗粒，抽吸和两次冲洗连接头、止水阀和导引导管。导引导管充分检查和冲洗后，再将导引导管放置于治疗动脉内，造影，检查栓塞效果。

（3）使用 Onyx 胶的基本方法

1）在操作前，将数支 Onyx 胶放在自动摇晃器上摇晃至少 30 分钟。

2）经动脉途径栓塞的微导管超选技术与应用 NBCA 胶栓塞类似，只是要选用 DMSO 相容的微导管，如导丝导引微导管 Echelon-10 或更柔软的 Marathon。只能应用厂家提供的专用的注射器分别抽吸 DMSO 和 Onyx 胶。

3）应用微导管行超选造影确认微导管的位置是否正确。选择的工作角度要能够显示微导管头端、微导管头端远端的供血动脉的所有弯曲、微导管头端近端的正常分支及微导管头端是否楔入了供血动脉内。

4）在超选造影上仔细计算从动脉端至静脉端的时间，分析要注入 Onyx 部位的供血动脉、畸形血管团和引流静脉的形态学结构。根据供血动脉的粗细和动静脉瘘的成分的多少来选择 Onyx 的浓度。较粗的供血动脉，瘘的成分较多，就选用浓度稍高的 Onyx 34；较细的供血动脉，瘘的成分较少，就选用浓度稍低的 Onyx 18。

5）在空白路图下，缓慢注射 Onyx 胶，速度约 0.16ml/min。由于 DMSO 有毒性，超过 0.3ml/min 的注射速度可能造成血管的损伤。继续注射 Onyx 胶，使其尽量向期望的异常血管区域注入。

6）如果发生了沿微导管的反流，进入了静脉的近端，或反流到其他动脉分支，就停止注射 15 秒。如果 Onyx 胶持续向不期望的区域注入，就暂停注射 15~30 秒后再重新开始注射。如果 Onyx 胶流向另一个期望的区域，就继续缓慢注射。不时重新给予空白路图，能够更清楚地显示新注入的胶，而不受原来注入胶的干扰。如果不确定注入的胶是否达到期望的结果，就通过导引导管做造影。造影能够显示供血动脉和畸形血管团是否还需要继续栓塞。

7）沿着微导管头端的少许反流是不用担心的，因为 Onyx 胶是非黏性胶。尽量避免反流的长度大于 1cm，毕竟还是有粘管的可能性。不要暂停注射超过 2min，Onyx 胶可能凝固，从而堵塞微导管。有阻力时不要强行再推注，可能造成微导管破裂。如果期望的区域已经完全栓塞或 Onyx 胶多次流入非期望的方向，就停止注射，抽吸注射器，缓慢而持续地向后拔除微导管。

8）再次造影确认栓塞效果。

（4）注射栓塞剂时要尽量避免微导管滞留于动脉血管内，即无法拔管，特别是对于注射 NBCA 的情况下。

1）预防最重要，使用 NBCA 时一定不能注射时间过长，动脉端有反流即要考虑拔管。

2）如果畸形团位置较远，动脉分支迂曲明显，或者有严重血管痉挛时，容易发生不能拔管。

3）不可强行拔管。

4）实在拔管困难，尝试多种方法无效时，就将微导管留置于动脉血管内。

（5）注射栓塞剂，主要不要首先栓塞引流静脉，容易造成术中和术后出血；或者栓塞剂如果进入引流静脉过多，可能造成肺栓塞，或阻塞引流静脉狭窄处，容易造成危险。

（6）按照上述方法，超选多支供血动脉，分别予以栓塞。

（7）如果畸形血管团内存在明显的脑动静脉瘘成分，可选用较粗的微导管，微导管到达瘘口处，先填塞数枚可解脱微弹簧圈后，降低瘘口血流，再注入高浓度的 NBCA 或 Onyx 闭塞瘘口。

7. 术后监测与处理

（1）术后最好在神经外科重症监护室观察。

（2）密切监测术后血压，使术后血压维持在正常水平，或者控制性降压，使平均动脉压比基础值降低 20mmHg。一旦有血压增高，需使用静脉降血压药物（如乌拉地尔、尼卡地平等）持续微泵输入。

（3）密切观察神志变化，如有神志恶化，需随时复查头部 CT 排除术后出血；少量出血可以观察，多量出血需采取开颅手术。

（4）观察神经功能变化，及时了解产生神经功能恶化的原因。

（5）术后可给予 3 天的地塞米松，每天 10mg，以降低栓塞剂应用后的反应。

（6）部分患者有头痛反应，予以对症处理。

8. 常见并发症的预防与处理

（1）术中或术后出血

1）原因包括微导管或微导丝导致的血管损伤、畸形血管团破裂出血、畸形血管团内动脉瘤破裂出血、供血动脉的血流动力学改变、正常灌注压突破，以及静脉引流受阻。

2）重要的是预防上述情况的发生。

3）一旦发生，较小的血肿可药物治疗，较大的血肿需要开颅手术清除血肿。

（2）脑梗死

1）原因包括栓塞了正常供血动脉、动脉壁斑块脱落、操作或出血引起的脑血管痉挛。

2）需预防上述情况发生。

3）处理多采取药物治疗，后期予以康复治疗，少部分梗死面积大、中线结构有移位的患者需开颅手术减压。

9. 临床效果评价　单纯依靠介入栓塞达到完全治愈的脑 AVM 的比例很小。总体而言，只有 5%~20% 的患者达到完全治愈，报道的栓塞率在 0~70%。在一项从 1960~1995 年共 1246 例的病例报道中，治愈率为 5%，其中，1990 年以前共 708 例，治愈率为 4%；1990 年以后共 538 例，治愈率为 5%；这两个时间段的治愈率没有明显差异。Vinuela 报道的 101 例患者，单纯应用介入栓塞，治愈率为 9.7%。Deruty 等研究中对于高级别的 AVM，治愈率只有 5%。Gobin 等对 125 例患者的研究中，单纯介入栓塞的治愈率为 11.2%。

单纯介入栓塞的治愈率与病变大小、供血动脉数量有关。病变越小，供血动脉越少，治愈的概率就越高。相反，对于病变广泛，供血动脉多，多个不同部位静脉引流，畸形团弥散的 AVM，单纯依靠介入栓塞的治愈率低。

255

应用 Onyx 同应用 NBCA 的栓塞率类似，在 15%~50%。Weber 报道 93 例应用 Onyx 栓塞的患者，治愈率为 20%。van Rooij 等报道的 44 例患者，治愈率为 16%。

从部位而言，介入栓塞更适合于显微手术相对困难的患者，如基底节和丘脑的 AVM，又如脑室内或脑室旁 AVM，均可以首先考虑介入栓塞治疗。

虽然单纯应用介入栓塞的完全栓塞率不高，但是介入治疗通常是作为显微手术治疗或立体定向放射治疗的辅助。通过介入栓塞治疗后，常可以明显减少畸形血管团的体积，为显微手术治疗和立体定向放射治疗提供可能性，从而降低后者的治疗风险。

（赵沃华）

（二）颈内动脉海绵窦瘘

颈内动脉海绵窦瘘（CCF）是指颈内动脉在颅内海绵窦段的本身或其在海绵窦段内的分支破裂，与海绵窦之间形成异常的动静脉沟通，导致海绵窦内的压力增高引起异常的海绵窦相关静脉回流异常而出现一系列临床表现。正常情况下，海绵窦接受眶内的眼上及眼下静脉血流，并经岩上窦和岩下窦回流至乙状窦和颈内静脉进入正常静脉回流系统。当由于各种原因导致颈内动脉或其分支与海绵窦异常沟通时，导致动脉高压血流直接进入海绵窦而改变其正常血流方向，其内的血流流向岩上窦和岩下窦时均被纤维组织形成的脑膜所束缚，可抵抗较高的压力，不易扩张。而眶内的静脉有松软的脂肪所围绕，不能承受较高的压力，致使海绵窦血逆流至眼上下静脉，导致眼上下静脉扩张，进一步引起各级静脉扩张，眶内组织水肿产生相应症状。

按病因分类：外伤性海绵窦瘘（TCCF）和自发性海绵窦瘘（CCF）。按症状的严重程度分类：高流量的颈内动脉海绵窦瘘和低流量的颈内动脉海绵窦瘘。按脑血管造影分类：A 型，颈内动脉与海绵窦直接相通；B 型，颈内动脉经其脑膜支与海绵窦相交通；C 型：颈外动脉的脑膜支与海绵窦相交通；D 型：颈内、外动脉都有脑膜支与海绵窦相交通。

主要的临床表现：颅内杂音、搏动性突眼、眼睑充血水肿、球结膜外翻、眼球运动障碍、视力障碍、头疼、鼻出血及颅内出血等。

可脱性球囊栓塞术是外伤性海绵窦瘘的首选治疗方法，另外针对不同病情可选择颈内动脉闭塞术、单纯弹簧圈栓塞术、支架辅助弹簧圈栓塞术及球囊辅助弹簧圈和 Onyx 胶栓塞术。对主要由颈内动脉或颈外动脉分支供血的 CCF 可有静脉途径单纯用 Onyx 胶栓塞或 Onyx 结合弹簧圈栓塞。近年随着覆膜支架的日趋完善，也有单纯覆膜支架置入颈内动脉海绵窦段覆盖瘘口而达到治愈 CCF 的报道。

1. 手术适应证

（1）搏动性突眼、视力下降、眼睑水肿或角膜暴露。

（2）梗阻性复视。

（3）不能忍受的颅内杂音及头痛。

（4）皮质静脉引流或伴有颅内出血。

（5）伴有颈内动脉海绵窦段动脉瘤或瘤样扩张。

（6）有颅内盗血症状或影像学上颈内动脉颅内段不显影而出现盗血现象。

2. 手术禁忌证

（1）绝对禁忌证

1）患者临床状况极差，并发其他严重疾病者。

2）凝血障碍或对肝素有不良反应者。

（2）相对禁忌证

1）对造影剂有过敏史者。

2）低流量瘘有自愈可能者。

3）颈内动脉海绵窦段伴有假性动脉瘤者。

3. 术前准备

（1）术前各项常规检查：包括血尿常规、出凝血时间、心电图检查、肝肾功能、碘过敏试验等。影像学检查除了常规的 CT 及 MRI 平扫外，至少包括一项脑血管检查，作为金标准的全脑血管 DSA 是必不可少的，而且是脑血管 6 根血管的造影，并行椎动脉或健侧颈内动脉造影时压迫患侧颈总动脉以了解前后交通动脉代偿情况。控制高血压（BP＜ 140/80mmHg）、心率（60~80 次 / 分）。必要时做颈动脉彩色超声检查、经颅多普勒（TCD）。糖尿病患者应控制血糖接近正常水平。

（2）麻醉：局部浸润麻醉、颈神经丛阻滞和全身麻醉均可。在患者身体状况允许和配合的情况下，单纯用可解脱球囊栓塞时首选局部麻醉。术中要做球囊闭塞实验需要观察患者反应时必须行局部麻醉，为可能的颈动脉闭塞做准备。若手术时间较长，患者不能耐受，甚至体位改变，不利于手术操作，或者需要经静脉途径治疗，或者术中需要完全制动行 Onyx 胶栓塞时可以行全身麻醉。全身麻醉能确保气道通畅和供氧，增加脑血流量，减少脑代谢，颈动脉暂时阻断后增加脑缺氧的耐受性，且患者熟睡，有利于手术的顺利进行。

（3）监测：常规心电监护外，有条件者可在术前经桡动脉置管，可在术中严格监测和控制动脉压、脉搏血氧饱和度。术中脑电图（EEG）监测脑血流灌注尤为重要，或行术中超声的监测。

4. 手术要点、难点及对策

（1）患者取平卧位，双侧腹股沟、会阴及下腹部常规消毒、铺无菌孔单，以 1% 利多卡因 10ml 在穿刺点周围做局部浸润麻醉。

（2）经腹股沟韧带中点下 1.5cm 处，以 Seldinger 技术行股动脉逆行穿刺，穿刺部位循序扩张至 7F 或 8F，置动脉鞘。

（3）静脉给予肝素（70U/kg）行全身肝素化。

（4）必要时对侧也相应行穿刺置鞘备用。

（5）行全脑血管造影了解以下情况：Willis 环的各血管走行及其代偿情况；瘘口位置、方向及大小；静脉引流方向及数量。动脉血流经海绵窦由眼上下静脉、面静脉入颈内静脉；经岩上下窦及基底静脉丛入横窦及乙状窦；血流向上经蝶顶窦流入侧裂静脉、皮质静脉及上矢状窦；血流向下经颅底引流至翼窝；另外，如果血流向内侧引流，也可引流至海绵间窦；

257

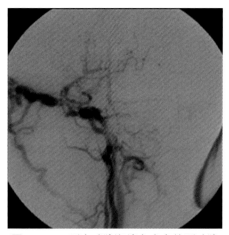

图 8-2-19　颈内动脉海绵窦瘘术前颈动脉造影

经海绵窦流经吻合静脉流入基底静脉，并经大脑大静脉汇合流入直窦。病变区血流变化情况，绝大部分血流来自于颈内动脉，少部分由颈外动脉供血，主要是脑膜中动脉、脑膜副动脉和咽升动脉，要特别注意是否有椎动脉分支供血，这些动脉与海绵窦均有沟通、盗血情况。严重盗血时，颈内动脉不显影，此时需了解前后交通的代偿情况，行 Matas 试验，观察 30 分钟患者耐受情况（图 8-2-19）。

（6）针对不同类型的海绵窦瘘采取不同的治疗方法，下面分别予以介绍。

1）可脱球囊栓塞法：操作简单，创伤小，并发症少。对外伤性海绵窦瘘或直接性瘘最常用和简单的方法就是经颈内动脉途径直接栓塞，早期的放风筝法现随着介入材料尤其是可脱球囊的出现基本不用。

置入 8F 动脉鞘并在置入 8F 导引导管入患侧颈内动脉，在安全和情况容许情况下尽可能接近 C_2 椎体。根据术前造影找好工作角度，尽量能显示瘘口。

球囊准备：从包装袋里取出 BALT 可脱栓塞金球囊 GOLDBAL2（有 1~4 号，根据瘘口大小选取，一般先选取 2 号）和 Migic 球囊导管，用包装自带微量注射器吸取 1ml 生理盐水，左手小心拿起球囊尾端，并检查外面有无破损或异形等，右手用微量注射器的微量平口针头对准球囊入口探入球囊内（千万不能刺穿球囊），注入少量生理盐水，检查球囊有无渗漏，并反复数次，检查球囊的充盈和卸载情况。确认球囊完好后，用球囊导管连接球囊。先把球囊自带微导丝出头 1~2mm 并深入球囊，小心缓慢将球囊和导管头衔接上。

输送球囊：在透视或者路图下将预装好球囊的球囊导管送入导引导管，在将要出导引导管时小心后撤导丝，让球囊随着血流飘进瘘口内，用等渗造影剂充盈球囊；再经导引管注入造影剂。如显示瘘口闭塞，颈内动脉通畅，则可解脱球囊；如一个球囊不能将瘘口堵塞，也可放入数个球囊。最理想的是球囊位于颈内动脉腔外海绵窦内，造影时海绵窦不再显影，颈内动脉血流通畅，此时患者自觉颅内杂音消失，听诊时也无杂音闻及。但此法也会遇到一些困难，如球囊可能同时堵塞瘘口和颈内动脉；球囊内造影剂过早泄漏而使球囊变小、移位，导致瘘口再通；颅底骨折，突入窦内的碎骨片刺破球囊引起瘘口再通；瘘口太小，导管和球囊无法送入。在不得已的情况下只能闭塞颈内动脉，但事先必须做颈内动脉闭塞试验，了解侧支循环的条件和患者的耐受情况。闭塞颈内动脉时，在瘘口远端和近端各放置一个球囊。

造影评估：再次行全脑血管造影，评估瘘口闭塞情况和引流静脉回流状况，以及颅内血供的完整性检查（图 8-2-20）。

2）微弹簧圈栓塞法：对瘘位于颈内动脉虹吸部下壁，或者瘘口较小血流量小，球囊无法进入瘘口时，可像栓塞动脉瘤一样闭塞瘘，也可以借助可脱性弹簧圈或结合支架联合栓

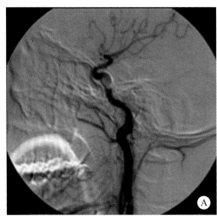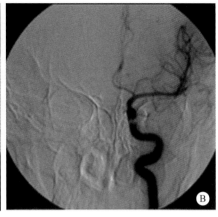

图 8-2-20　颈内动脉海绵窦瘘术后正侧位造影

塞，其至可以在颈内动脉内行球囊保护时注入 Onyx 胶来栓塞，以达到瘘口严密闭合的效果。该方法能迅速促进海绵窦内血栓形成，瘘口被血栓封闭，而颈内动脉又保持通畅，即达到治疗目的。该方法不仅可用于动脉途径，也可用于静脉途径进行栓塞，有广泛的应用前景。

　　3）静脉途径：对低流量、自发性 CCF 或者称之为海绵窦区的硬脑膜动静脉瘘，一般经动脉途径无法完成治疗，这时可以经静脉途径，一般经颈内静脉 - 岩下窦 - 海绵窦途径置入微导管。另外一侧股动脉置入动脉鞘用于治疗过程中不断造影，以了解栓塞情况。如果是双侧眼静脉有扩张者，一般微导管可以经海绵间窦置入对侧海绵窦，导管头尽量接近眼静脉，甚至有时引流静脉极其广泛，行双微导管于双侧海绵窦。栓塞材料一般用 Onyx 胶，根据流量大小选择不同浓度，一般 Onyx18 或 Onyx34 即可。对流量较大者，可以先在海绵窦或者引流静脉开口用相应大小可脱性弹簧圈栓塞，减少流量然后在空白路图下注胶。这时弹簧圈可以作为胶的附着点，利于胶的弥散和凝固。注胶过程中严密注意观察胶的走向，一旦出现向非引流方向弥散要立即停止注胶，静待 1~2 分钟后再重新路图下注胶，如此反复，并反复造影，直到瘘口完全消失，无异常引流静脉出现为止。

　　对静脉途径的其他选择，如果岩下窦不显影，一般情况下仍可通过微导管或者微导丝的探查找到岩下窦的入口置入微导管。如果完全无法进入岩下窦，也可以选择经颈内静脉（或颈外静脉）- 面静脉 - 眼上静脉途径，判断面静脉是汇入颈内静脉还是颈外静脉，多方位投照，清楚显示面静脉的汇入点以便插管。确实无法经面静脉进入眼静脉时，也可以经切开眶部直视下穿刺眼静脉，再置入微导管进行填塞。但这一方法并发症较多，操作医师需要丰富的经验，不到万不得已，一般不采用。

　　4）覆膜支架：治疗 CCF 是利用支架表面的生物膜直接覆盖瘘口，阻断异常动静脉交通，瞬间解除海绵窦内高压，恢复病变区域正常的血流动力学，在闭塞病变的同时，又保持了颈内动脉的通畅（图 8-2-21）。覆膜支架的柔韧性较差，因此支架到位是技术成功的关键。支架通过颈内动脉岩段和海绵窦后曲需要良好的支撑。导引导管通常需要放置到颈内动脉

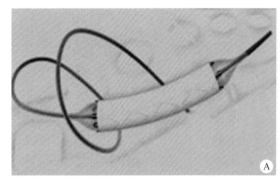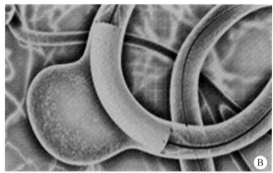

图 8-2-21　覆膜支架的示意图

岩段。

现有 Jostent 球囊膨胀式覆膜支架（Abbott vascular devices，AbbottPark，Illinois）的命名压虽然是 8atm，但是其爆破压则大于 20atm。采用了 6F 的导引导管，将导引导管放置在颈内动脉岩段，4mm 的覆膜支架到位后将球囊加压到 18atm，支架扩张到 4.5mm，与颈内动脉内壁贴附完全，闭塞 CCF，瞬间阻断了异常的动静脉交通，使海绵窦内压力恢复正常，而且保持颈内动脉的通畅。

国产 WILLIS® 颅内覆膜支架系统（以下简称 WILLIS®）是国内首个获准上市的用于治疗颅内血管病变的覆膜支架产品。WILLIS® 颅内覆膜支架系统由覆膜支架和输送器组成，覆膜支架由钴基合金支架和聚四氟乙烯膜组成，采用病变血管重建理念，可以隔绝、闭塞颅内血管病变并保留颈内动脉通畅，恢复病变区域正常的血流动力学。

（7）手术完毕，检测 ACT，若 ACT > 250 秒，可使用鱼精蛋白中和肝素，以降低颅内出血的风险；若 ACT < 150 秒，则拔除血管鞘。

5. 术后监测与处理　拔除血管鞘后，伤口加压包扎 24 小时或用血管缝合器缝合股动脉穿刺处。术后尽量让患者保持穿刺侧肢体伸直，不做大范围活动，以防穿刺点出血。此外，嘱患者尽量多喝水，以便使造影剂迅速排出。一般不需要抗凝，如果经动脉途径用支架辅助弹簧圈栓塞的患者或者用覆膜支架栓塞的患者，可以术后 3 天给予低分子肝素钙 4500U，1 次 /12 小时，第 2 天开始口服阿司匹林与噻氯匹定 / 硫酸氢氯吡格雷双重抗血小板治疗持续到术后 1 个月，继续长期应用阿司匹林半年，同时有血液系统高凝体质者可以终身服用。术后 1 个月、3 个月和半年进行随访，以后据患者情况随访。

6. 术后常见并发症的预防与处理

（1）可脱性球囊治疗 CCF 可出现球囊移位、球囊过早解脱或逃逸，造成颈内动脉或远端颅内血管闭塞。避免的方法是在装配球囊和球囊微导管时严格遵守装配要求，操作过程轻柔，球囊到位后进行充盈，尽量避免反复推拉微管。

（2）脑缺血或过度灌注：术前 2 周常规行 Matas 试验，可提高脑组织对缺血耐受性，尤其在需要闭塞颈内动脉的病例，必须行 BOT 试验进行评估，术后进行扩容及升压等治疗，多可避免缺血事件发生。过度灌注或"正常灌注压突破"在 CCF 治疗过程中发生概率约 1.2%，多由于长期的瘘口盗血造成脑血管自身调节功能障碍，当瘘口突然闭塞后，脑部血流急剧增加而引起的一系列临床症状，严重情况下可危及生命，因此球囊闭塞瘘口后需要严密监测患者血压及临床表现。严重的是在闭塞颈内动脉时可出现早期或晚期的脑缺血，甚至发生脑梗死。造成颈内动脉闭塞的可能原因：瘘口大，送入多个球囊后瘘口空间缩小，最后有一个球囊不能进入瘘口内，在闭塞瘘口的同时也闭塞了颈内动脉；瘘口过小，球囊不能进入到瘘口内而被迫闭塞颈内动脉。球囊充填剂早期泄漏引起假性动脉瘤或球囊移位瘘口再通，不得不再次闭塞瘘口。

（3）复发或球囊移位：多见于术后1周。TCCF治疗过程中可能因为存在的骨刺造成球囊破裂而导致CCF复发。乳胶球囊在海绵窦内多可保持充盈形态3~5周，瘘口封堵后形成内膜约需要1周，因此术后球囊移位多与术后头部未制动相关。建议行球囊栓塞CCF患者术后应卧床1周。

（4）血管痉挛：由于导管、导丝及造影剂的刺激可以导致血管痉挛，栓塞剂Onys及其溶剂DMSO刺激特别容易诱发痉挛的是椎动脉，操作的轻柔和规范能有效预防痉挛的发生，可以选用尼莫地平、罂粟碱治疗。

（5）海绵窦综合征：球囊在海绵窦内可引起占位效应，压迫海绵窦内神经，引起神经功能障碍，多可在3个月内缓解。

（6）下肢深静脉血栓形成与患者血脂、血液黏度、血液流变学等异常使血液处于高凝状态；穿刺局部压迫时间过长、过紧；患肢制动时间过长和高龄等因素有关。因此，对个别有高度血栓形成倾向的患者在肢体制动期间要加强肢体被动活动，准确应用抗凝剂，病情允许的情况下可尽早主动活动肢体。一旦发生下肢深静脉血栓，要卧床休息，抬高患肢制动，防止栓子脱落，促进静脉回流；准确应用溶栓、抗凝药物；注意观察患肢的动脉搏动、皮肤温度、颜色、肿胀等情况。

7.临床效果评价 颈内动脉海绵窦瘘的治疗关键是封闭瘘口，保持颈内动脉的通畅，恢复正常血流，能很快解除静脉系统的高压力，消除颅内杂音，让眼球肿胀消失，保护视力，恢复脑组织的正常血流，防止脑出血或缺血。可脱球囊被认为是海绵窦瘘的首选、可靠和经济的方法。但根据病情的复杂程度不一，有些病例不适合单纯用可脱球囊栓塞，可以选择可解脱弹簧圈、支架、Onyx胶或者三者的结合。治疗CCF尽可能一次性完成瘘口的封闭，如栓塞不能完全改变静脉血流的方向，最后可能造成更为严重的后果。

治疗途径的选择，一般均可以经动脉途径达到治疗的目的，但是对一些低流量的瘘，严格意义上讲应该称海绵窦区硬脑膜动静脉瘘，需要经静脉途径。

覆膜支架在CCF的治疗中有一定的优势，操作相对简单，安全有效，可以很好地保留颈内动脉，减少了球囊栓塞时复发的风险。同时减少了球囊治疗对海绵窦的占位效应，减少了对海绵窦内神经的挤压，从而减少了海绵窦神经的并发症。但覆膜支架也存在一些问题，主要是在迂曲的颈内动脉里，覆膜支架无法顺利到达病变部位，或者释放不佳可能无法完全闭塞瘘口，导致病变残留；有可能发生血管穿孔、夹层和痉挛等；另外，在颈外动脉分支供血的患者不能单纯用覆膜支架，因为一旦置入覆膜支架，颈外动脉分支对海绵窦的供血可能导致病变不能缓解甚至加重，再经动脉治疗困难。所以在经覆膜支架治疗前一定要行全面的脑血管的检查，明确是单一的颈内动脉供血。

（三）硬脑膜动静脉瘘

硬脑膜动静脉瘘（DAVF）又名硬脑膜动静脉畸形（dural arterio-venous malformation，DAVM）。硬脑膜内的动静脉沟通或动静脉瘘，由硬脑膜动脉或颅内动脉的硬脑膜支供血，并回流至静脉窦或动脉化脑膜静脉。DAVF 为颅内动静脉血管畸形的一种类型，占其中的10%~15%，可发生于硬脑膜的任何部位，但以横窦、乙状窦、海绵窦及小脑幕多见，多见于成年人，也有新生儿病例的报道。

DAVM 开颅手术效果不佳，且创伤大，容易复发，随着血管内技术和介入材料的发展，现在基本以血管内治疗为主，甚至对复杂的 DAVM 也能达到完全治愈的程度！

1. 手术适应证

（1）有脑出血史。

（2）难以忍受的颅内杂音。

（3）进行性神经功能障碍。

（4）有局部压迫症状。

（5）颅内压增高。

（6）有潜在颅内出血、神经功能障碍风险。

（7）有皮质静脉引流伴出血。

（8）伴有多发静脉窦和静脉血栓形成或明显扩张。

（9）海绵窦、颅中窝、颅前窝病变，引起视力恶化。

2. 手术禁忌证

（1）有急性出血危及生命，需先处理颅内血肿者。

（2）全身情况差，有严重系统性疾病不能耐受手术和麻醉者。

（3）由于目前介入材料和技术的原因无法到达部位或达不到治疗目的的患者。

（4）特别肥胖、因体位限制，手术显露血管困难，易导致局部或全身并发症的患者。

（5）严重神经功能不全。

（6）对于发病早期，症状较轻，瘘口血流量小而较慢的，可先观察一段时间，有些可自愈，为相对禁忌证。

（7）有颅内外动脉的危险吻合存在，而超选择又不能避开危险吻合者。

（8）拒绝手术者。

3. 术前准备　除一般手术的常规准备外，术前还应戒烟。

（1）术前常规检查：禁食禁饮 6 小时，术前备皮，进入导管室，患者平卧造影床上，保持静脉通道通畅，留置导尿管。控制血压（BP < 140/80 mmHg）、心率（60~80 次 / 分）、血胆固醇浓度 [LDL < 2.6mmol/L（100mg/dl）] 等。术前应有详尽的影像学治疗，最好有 DSA 的治疗，能明确瘘口、供血动脉和引流静脉。糖尿病患者应控制血糖接近正常水平。

（2）麻醉：如果单纯颅外供血，手术时间较短者可以采用局部浸润麻醉，否则都用全身麻醉。全身麻醉能确保呼吸道通畅和供氧，增加脑血流量，减少脑代谢，且患者熟睡，有利于术中路图的反复更新，有利于手术的顺利进行。

（3）监测：除心电监护外，一般的血氧监测即可，有条件可以行术中电生理监测。

4.**手术要点、难点及对策**　DAVF 的血管内治疗根据病变部位不同和分型不同，采取的治疗方法也不同。目前随着血管内材料的发展和血管内技术的不断提高，采用血管内治疗或分阶段治疗基本可以治愈或达到治疗所有的 DAVF。DAVF 治疗策略的选择主要取决于病变的自然病程和预后情况，即取决于病变的引流方式和血流动力学因素。对于合并皮质静脉引流的患者，由于发生颅内出血和神经功能缺损的风险很大，更应当早期积极治疗。治疗策略的选择也取决于病变的部位。病变部位虽然并不直接决定其临床进程，但部位不同，出现危险静脉引流的风险也不相同。另外，病变部位不同，介入治疗所采取的具体技术，面临的困难及手术治疗的入路，放射治疗的疗效等也不相同。典型的海绵窦区 DAVF 可以参考颈内动脉海绵窦瘘的治疗。

根据病变部位的不同，一般分为侧窦区、海绵窦区、上矢状窦区、颅前窝底、天幕缘区和枕骨大孔区 DAVF，每个部位根据病变特点有不同的特殊性，下面将对一般性情况予以描述，具体手术方式和应用的材料目前没有固定的模式，主要根据术者对疾病的熟练程度、对解剖的理解情况，以及术者自身的情况来选择，总的治疗原则是封闭瘘口、尽量减少和完全控制动静脉的分流。

血管内治疗常用的是颈动脉途径栓塞治疗和颈静脉途径栓塞治疗，以及两者的结合；栓塞材料的选择：4~8F 导引导管、血流导向微导管、导丝导引微导管（10、14、18）、微导管 0.18~0.30mm（0.007~0.014in）；液态栓塞剂（NBCA、IBCA、Onyx），显影剂（超液化碘油、碘苯酯、钽粉）；可脱性球囊及输送系统（目前有 Magic 系列）；可控解脱弹簧圈和解脱系统（目前有 GDC、Matrix 系统、EDC 系统、水解弹簧圈系统、水膨胀圈系统等），游离弹簧圈等；微粒（200~700μm）、丝线、干燥硬膜等。至于具体栓塞剂的选择，目前应用最多的是 Onyx 胶，根据瘘口流量的大小可以配置不同的浓度，对流量巨大，估计 Onyx 胶无法停留时可以考虑事先植入可解脱弹簧圈，待流量减少后再用配置好的 Onyx 胶在路图下反复注入；现在也有用球囊预先植入供血动脉以达到减少流量的目的。

（1）单纯动脉内血管内治疗

1）体位及穿刺置管：患者平卧，常规会阴部消毒，铺无菌孔单，以 1% 利多卡因 10ml 在穿刺点周围做局部浸润麻醉。预留双侧股动脉区，一般采用 Seldinger 技术经右侧股动脉穿刺插管，经腹股沟韧带中点下 1.5cm 处，穿刺部位循序扩张至 7F 或 8F，置动脉鞘。

2）静脉给予肝素（70U/kg）全身肝素化。

3）沿超滑导丝分别送入猪尾导管和选择性造影导管，行全脑血管造影，了解瘘的供血动脉、瘘的大小、位置、引流静脉的数量及方向（图 8-2-22）。

4）重新置入导引导管后，将微导管在微导丝的导引下超选择放入供血动脉，并尽量接近瘘口，一般选取颈外动脉供应瘘口的分支如脑膜中动脉、咽升动脉或枕动脉作为靶动脉，用适合微导丝将 Marathon 漂浮导管或其他可注胶的微导管经导引导管导入靶动脉，并用微量造影反复确认是瘘的主要供血动脉，用 0.3ml 左右 DMSO 冲洗微导管，将配置好浓度的 Onyx 胶（一般为 Onyx18，可以根据瘘口流量大小适当选择浓度），在空白路图的指引下缓慢注入，并时刻注意路图上胶的走形，术中采用注射—弥散—凝固—停顿—注射的方法，

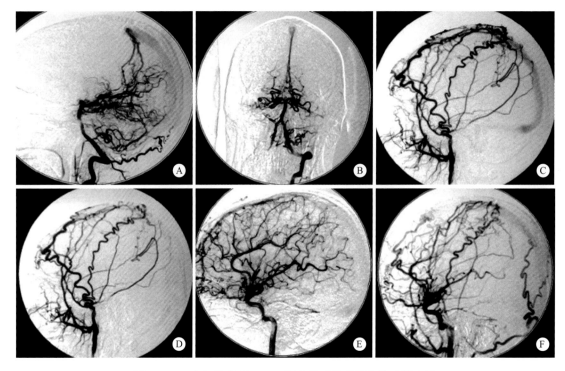

图 8-2-22 上矢状窦区 DAVF 颈内外动脉造影和椎动脉造影

严格控制反流的长度。

术中可以经同侧动脉造影或对侧另外股动脉穿刺置管造影实时显示瘘口封闭情况，以及 Onyx 胶有无进入危险吻合的情况，并随时注意反流，切不可反流进入颈内动脉系统。必要时，在颈内动脉或椎动脉发出供应瘘口分支的部位放置不可脱的封堵球囊，以确保颈内动脉或椎动脉不被 Onyx 胶误栓。

如果瘘口流量实在太大，无论用多大浓度 Onyx 胶都无法使胶停留在瘘口时，可以先用 1 或 2 枚适当长度大小的弹簧圈释放在瘘里，减少流量，再经 Onyx 胶来弥散，而且这个时候胶的浓度可以先高再低，让胶在瘘口充分弥散。

尽量通过一根动脉达到把尽可能多的瘘栓塞并封闭瘘口，当一个动脉无法进行完全栓塞时，可以再次选择适当的其他动脉进行栓塞，如此反复（图 8-2-23）。

（2）经静脉内血管内治疗

1）术前准备及麻醉：同动脉入路栓塞。

2）手术方法：一侧股动脉插管，以备术中造影。对侧股静脉插管，微导丝携微导管经股静脉上行进入上腔静脉，根据病变位置和特点选择不同入路，如可经面静脉 – 眼静脉、岩上窦、岩下窦等多种途径进入海绵窦，可经颈内静脉进入乙状窦、横窦、上矢状窦或皮质引流静脉。经微导管送入人工栓子栓塞病变静脉窦或引流静脉。反复动脉造影评价栓塞效果。

3）经静脉途径注意的问题：对于瘘口近心端的静脉窦自发闭塞者，可用微导丝携微导管机械性通开，多能成功；不成功者，可经对侧颈内静脉到达要闭塞部位；仍不能成功者，

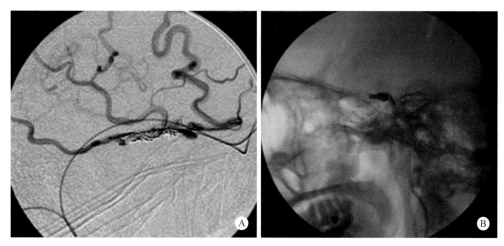

图 8-2-23　弹簧圈结合 Onyx 胶栓塞后的硬脑膜动静脉瘘

则手术显露瘘口处的静脉窦，再闭塞该窦。在闭塞静脉窦之前一定要明确该静脉窦是否还接受脑组织的静脉引流。对于 Ⅰ 型 DAVF，静脉窦仍有脑组织的引流，则不能闭塞该窦；而对于高流量的 Ⅱ 型 DAVF，动脉化的静脉窦实际上已经血液动力性闭塞，可将该窦闭塞。

　　在颈总动脉造影时，如果动脉早期静脉窦由于动静脉瘘的原因显影，而静脉期该窦不显影则表明该窦已血液动力性闭塞。有学者建议在静脉窦永久性闭塞前，可行球囊闭塞试验，但其敏感性尚未得到肯定。静脉窦填塞时勿累及颈静脉球，以免出现后组脑神经功能障碍。颈静脉球受累尚可造成内淋巴积液，导致耳蜗或迷路功能障碍。

　　经静脉途径的要点也是尽量要使微导管进入瘘里，注胶时要随时注意胶的走向，反复应用空白路图。尤其在海绵窦瘘有眼静脉的反流时，微导管一定要尽量接近眼静脉入口以便早期封堵眼静脉的反流，术中尽量避免在远离眼静脉的部位注胶而在海绵窦闭塞时残留眼静脉的反流，将造成进一步治疗的困难。

　　特殊的静脉入路选择：经皮穿刺股静脉经眼途经治疗海绵窦区的硬脑膜动静脉瘘时，如果微导管到位困难，可穿刺扩张的眼静脉或者经上眼睑内侧手术切开的方法显露眼上静脉，然后经扩张的眼上静脉的末端穿刺置入微导管，在 X 线引导下行栓塞治疗，此疗法治愈率较高。这种方法只有在微导管经静脉路线失败后方可使用。研究报道，开颅显露侧裂浅静脉直接穿刺栓塞治疗海绵窦区的 DAVF，选择大脑中浅静脉入路，根据引流的解剖变异，显示 20% 缺如、39% 注入侧海绵窦、22% 注入后海绵窦、63% 海绵窦与侧海绵窦之间没有连接。

　　（3）动静脉联合入路：对较为复杂的病例，可以结合动静脉途径联合治疗，对这类病例，通常需要多种材料或方法的同时选择，如需要颈内或颈外动脉的不可脱球囊的辅助，或者需要可解脱弹簧圈的应用，在结合动脉或静脉途径注入 Onyx 胶。

　　入路选择：采取哪种途径要根据静脉流出通道的情况、血管解剖变异及插管过程的风险综合考虑。诊断性脑血管造影检查是作出治疗选择的重要依据。颈内动脉和椎动脉造影，用以排除脑动静脉畸形，并确认这些动脉的脑膜支参与供血的情况；颈外动脉超选择造影

265

显示脑膜供血动脉及动静脉瘘情况，了解引流静脉及方向、瘘口位置和脑循环紊乱情况，找出最佳治疗途径，然后经皮穿刺股静脉或颈静脉途径治疗。如果经皮穿刺股静脉或颈静脉途径没有完成以微导管为基础的稳定的超选择导管插入术，就采用手术显露扩张的靶静脉直接穿刺完成治疗。如果以上方法均失败，放弃经静脉血管内的治疗方法改用其他办法。病变累及的窦有血栓性静脉炎、经皮经静脉入路闭塞、经血管内治疗复发的病例可选择经动脉血管内治疗联合外科手术或立体定向放射外科。

经动脉途径栓塞要点：①微导管尽可能靠近瘘口，栓塞瘘口，达到解剖治愈；姑息治疗，可以闭塞供血动脉。②颈外动脉的分支容易痉挛，导丝、导管要尽量柔软，操作要轻柔。③注意危险吻合及血管变异。

静脉途径栓塞要点：①靶区要致密、充分地填塞，防止有残余引流；②尽量保持正常引流静脉通畅；③经颈静脉途径无法到位者，可以采用切开眼上静脉、钻孔上矢状窦、横窦直接穿刺技术；避免了经动脉途径可能带来的危险吻合的可能性。

5. 术后监测与处理　术后一般要进行心电监测，控制血压，维持一定量的血容量，既要防止出血，又要防止血栓形成的可能性。伤口加压包扎24小时。术后尽量让患者保持穿刺侧肢体伸直，不做大范围活动，以防穿刺点出血。如无特殊不建议术后常规应用抗凝药物，适当扩充血容量和保持一定量的灌注即可。术后严密监测患者神志和神经功能，一旦有异常，立即行颅脑CT检查，以早期发现可能出现的异常。

6. 术后常见并发症的预防与处理

（1）眼静脉血栓形成及其延续使眼部症状加重：多见于海绵窦区DAVF栓塞后，可给予激素和抗凝治疗。

（2）脑出血：多见于正常的脑静脉回流受阻，残余血流向皮质倒灌，经静脉途径时穿破静脉出血或静脉内血栓形成并出血，应酌情给予药物和手术治疗。

（3）脑缺血：当静脉途径时，容易并发静脉内血栓，或见于栓塞物通过危险吻合血管进入正常脑血管。

（4）脑神经麻痹：多见于脑神经的营养血管被栓塞；使用颗粒栓塞颈外供血动脉时，颗粒直径必须 > 100μm，应给予扩张血管治疗。

（5）脑肿胀或静脉性脑梗死：多见于正常静脉栓塞，如有正常引流静脉回流的静脉窦不可栓塞。

（6）颈外动脉栓塞后局部疼痛、局部感染等，可给予对症治疗。

7. 临床效果评价　DAVF发病原因目前尚不明确，病理生理结果导致硬脑膜上供血动脉与引流静脉之间的短路，两者之间存在一个或一个以上的瘘口且很少有畸形的血管团。完全地、永久地闭塞动静脉瘘口是其治疗原则，但DAVF由单一动脉供血的较少，而且一般存在多个瘘口，供血动脉多为细小的颈外动脉系统的动脉，且病变范围较为广泛，而引流静脉常波及重要的静脉窦或皮质及深部静脉，导致治疗非常困难。在Onyx胶发明之前，介入治疗多为辅助治疗，可以用线段或圈减少血流，但封闭瘘口不易，作为开颅手术前的辅助治疗起到一定的作用。随着介入材料尤其是Onyx胶的发明和介入技术的不断提高，目前用介入的方式来治疗DAVF是主要的手段。笔者认为DAVF供血动脉的多少、形式、瘘口位置、静脉引流方式密切影响治疗方法的选择。

以往对小流量、细小动脉供血的 DAVF Ⅰ型患者，由于血流缓慢，易形成血栓，主要由颈外动脉供血，症状轻微，瘘口小，可采取血管压迫的方法。患者对侧手压迫颈总动脉，开始 10 秒 / 次，4~6 次 / 小时，逐渐增加时间，最长不要超过 30 分钟 / 次，一般不超过 3 周。

血管内介入治疗目前已经成为 DAVF 的最主要的治疗方式，且绝大部分病例可以经一次或多次的治疗达到影像学的治愈，临床症状术后也会明确好转或者消失。

介入材料的选择：早期主要是颗粒和弹簧圈闭塞瘘口，但通常只能闭塞供血动脉主干，很难达到闭塞瘘口的目的，由于硬脑膜动脉吻合丰富，常只能缓解症状而不能完全愈合极易复发，并给再次治疗带来很大的困难。早期使用的液体栓塞剂 NBCA 由于黏管严重、弥散性差、临床治愈率低而基本淘汰。而 Onyx 胶的出现对 DAVF 的血管内治疗具有划时代的意义。由于其不粘管性、弥散性好、注射易控制和易通过动脉将引流静脉栓塞等特点，成为主要的 DAVF 栓塞材料，尤其是对海绵窦区以外的 DAVF 效果好，在栓塞治疗的动静脉瘘的同时，保留了主要的静脉窦通畅。

血管内治疗通路的选择，由于 DAVF 的解剖复杂性和病理生理的复杂性，在完全影像学的检查明确瘘口、供血动脉和引流静脉后，再进行综合的评估，选择最佳的治疗方案，甚至有时在治疗中由于治疗的需要有可能随时变更或者增加通路，或者分次治疗。

经动脉入路治疗 DAVF 仍是目前最多的选择，经常是经股动脉穿刺，沿着颈动脉颈外动脉及其分支进入供血动脉，当动脉途径因主动脉弓迂曲或颈动脉严重狭窄时，也可以直接经颈动脉直接穿刺或切开穿刺。治疗时，要求微导管超选择插管能进入瘘口最佳，如果仅栓塞供血动脉近端，其结果类似结扎供血动脉，仅能缓解症状，由于颈外动脉的广泛吻合，瘘口极易复发再通，并给再次治疗带来严重困难。经动脉途径是治疗 DAVF 的有效方法，但是单供血动脉患者较少，由于 DAVF 多数为多支供血多瘘口的血管模式构成，经常需要多次反复超选，多次栓塞，达到闭塞所有瘘口的目的。如果供血动脉为很多细小的分支构成，小导管无法到位，或供血动脉参与正常脑组织的供血，单纯的动脉途径很难达到完全栓塞治愈的目的。单纯经动脉途径栓塞治愈率约为 50%，其中以海绵窦区的疗效较好，横窦 - 乙状窦区次之。对这种复杂的 DAVF 的治疗，常需要经静脉途径或联合动脉途径。

经静脉血管内治疗的效果评价：很多学者认为 DAVF 是静脉源性疾病，其临床表现也取决于引流静脉，所以治疗上应首选静脉路径。基于 DAVF 的病理特点，经静脉途径治疗被人们所认可，且成功率在逐渐提高。经静脉途径治疗具有明显的优势：①直接栓塞引流静脉及病窦，封闭瘘口；②避免了经动脉途径，由于危险吻合所致的并发症。

静脉路径的选择有经股静脉、颈静脉和术中穿刺静脉窦或经引流静脉等。根据 DAVF 的血管构筑特点，无论供血动脉多么复杂，引流静脉通畅只有一条共同出路，所以，从静脉段入手，能达到较好的治愈目的和影像学的结果。有学者报道，在对 133 例正在进行经静脉栓塞治疗海绵窦区的 DAVF 的患者进行的一项研究中，长时间随访后显示超过总人数 97% 的患者得到了很好的临床恢复（Rankin Scale 评分改善 1~2 分）。在完成经静脉弹簧圈栓塞术治疗海绵窦区的 DAVF 的 9 例患者中，有 2 例发生暂时的眼动功能障碍。有证据表明，在术后使用皮质类固醇或肝素可以限制这种影响。在最近的一项 135 例患者的研究中，用血管内治疗方法治疗颅内 DAVF，有 74 例患者得到治愈，54 例患者显著改善。在另一系列 11 例横窦和乙状窦区的 DAVF 患者中，4 例经静脉栓塞的患者中有 1 例达到治愈，剩下 3 例患者动静脉交通显著减少。随着对此类疾病的进一步认识，越来越多的术者把静脉途径作为首选的治疗方式来选择。

动静脉联合入路：对一些复杂病例，尤其是供血动脉复杂，既有粗大的供血动脉，又有无数细小的分支动脉的供血，可以先经动脉途径栓塞减少血流，或者在动脉段用球囊的方式减缓血流，再经静脉途径栓塞以达到永久闭塞的治疗目的。对有部分病例合并有脑膜小动脉供血的病例，甚至可以先用栓塞的方法分布闭塞，以免在其后闭塞瘘口后导致压力升高诱发颅内出血。

综上所述，神经血管栓塞治疗在所有颅内 DAVF 的治疗方法中占有重要位置。它是颅内 DAVF 合理的治疗选择。尤其是经静脉途径可以到达窦的部位时，治疗效果明显提高。在血管内治疗不可能治愈的病例中，单独栓塞动脉也可以减轻病情，或在术前使用以减少术中出血。将来血管内设备的发展与技术上的精细协力，将会扩大目前的应用范围并且进一步减少程序相关的并发症。

（胡学斌）

三、脑缺血

脑缺血是一类疾病的统称，也是脑卒中的一种，也称缺血性脑血管病，主要包括以下几种临床表现类型：短暂性脑缺血发作（TIA）、脑梗死、边缘性脑梗死和腔隙性脑梗死等。病因多样化，包括：①动脉粥样硬化，某些脑小动脉暂时性闭塞，当侧支循环及时建立、再通后，供血改善使症状在 24 小时内消失；②原发性高血压，引起脑血管痉挛，血流不畅，供血不足；③微小血栓栓塞，经机体本身作用而消除，血液循环再通，但可引起同一症状在复发时再现；④血小板增多使血黏稠度高，血氧含量不足，以及贫血、心脏病、心肌炎均可引起短暂性脑缺血发作；⑤高脂血症；⑥糖尿病及并发症；⑦过度用脑；⑧情绪激动；⑨寒冷（一般是 40 岁以上的人群会出现）；⑩劳累（高龄人群）。主要的影响病理表现有颅内外动脉的狭窄或闭塞，以及脑动脉的栓塞。

脑缺血的病情发展是缓慢的渐进的过程，但可以呈现急性病变或突发性事件的可能，目前适合血管内治疗的缺血性疾病主要包括：急性颅内动脉血栓形成的动脉内溶栓术或取栓术；颅内血管狭窄的支架置入术和颈动脉或椎动脉甚至锁骨下动脉的狭窄的支架置入术。本章就目前较为成熟的颅内动脉血栓形成的动脉内溶栓术和颈动脉狭窄的支架置入术分别予以叙述。

（一）急性脑梗死的动脉内超选择溶栓术

1.适应证

（1）急性脑梗死。

（2）发病在 4.5~6 小时以内者（如怀疑为进展性卒中可延至 12 小时，基底动脉血栓可延至 48 小时）选择动脉内局部介入溶栓。

（3）年龄 18~80 岁。

（4）脑功能损害的体征持续在 1 小时以上，且比较严重者（美国国立卫生研究院卒中量表 NIHSS 在 7~22 分）；如有明显瘫痪等神经定位体征者肌力低于Ⅳ级。

（5）无明显意识障碍，神志不应差于嗜睡，而椎基底动脉血栓形成有意识障碍者，也可采用溶栓治疗。

（6）脑 CT 无脑出血，未见明显的与神经功能缺损相对应的低密度病灶，或血管造影证实颅内血栓及部位。

（7）家属同意，且患者或家属签署知情同意书。

（8）全脑血管造影发现如颈内动脉、大脑中动脉、椎基底动脉或主要分支闭塞。

2.禁忌证

（1）年龄＞80 岁。

（2）血压＞200/120mmHg；经治疗后，血压能降低到 160/90mmHg 左右者除外。

（3）活动性内出血、颅内肿瘤、脑动脉瘤、脑血管畸形或近期发生脑出血者；体检发现有活动性出血或外伤（如骨折）的证据，近两周进行过大的外科手术。

（4）神经系统症状和体征轻微（如肌力≤Ⅳ级）或病后症状体征明显改善者（如TIA）。

（5）口服抗凝药或出血素质者（INR＞1.5，血小板计数＜100×10^9/L）；凝血功能障碍者。

（6）昏迷或眼固定偏向一侧的严重阻塞患者。

（7）脓毒性栓塞。

（8）最近 30 天内有心肌梗死。

（9）严重心、肝、肾等实质脏器疾病。

3.术前准备　术前迅速完善实验室检查：血常规、血小板计数、凝血四项、血脂、血糖、肝功能、肾功能、心电图等，并评估患者神经功能状况；立即行颅脑 CT 检查，甚至可以马上行灌注 CT 检查评估缺血半暗带。在有条件的单位可以行结合首次 CT 或 MRI 灌注量，以及磁共振血管造影（MRA）或 CT 血管造影（CTA）来进行评估，PWI-DWI 之间是治疗时间窗或半暗带区域的客观影像学依据，其将不匹配的 DWI 及 PWI 称作不匹配区域，即影像学上的半暗带。新的缺血性半暗带的不匹配区域分 4 个区域：良性低灌注区、灌注异常区、弥散异常区、核心坏死区，其中灌注异常区、弥散异常区为半暗带区，这样加宽了溶栓治疗的选择。不过，MRI 检查多模式的 PWI/DWI/MRA 耗时较长，影响了医生对其选择，因此检查速度快的 CT 灌注及 CTA 的研究成为近年来的目标，并试图通过计算预测组织细胞寿命的新指标来确定半暗带。

可以行全脑血管造影（DSA）来评价血管狭窄程度、闭塞和再通情况，为了争取时间，在术前其他影像学初步确诊的情况下，可以在造影前就做好造影同时行动脉内溶栓的准备，为争取好的疗效而争分夺秒。

为了争取时间，在行相关检查的同时可以进行如下工作：签署同意书、商讨溶栓药（尿激酶、阿替普酶）、通知介入室相关人员到位、术前准备（腹股沟备皮，上导尿管）、术前备药（如尼莫地平、尿激酶和 rt-PT 等）、术前用药（麻醉常规用药外，可以给予地塞米松 5mg，留置静脉泵等）。

4. 手术要点、难点及对策

（1）患者取平卧位，双侧腹股沟、会阴及下腹部常规消毒，铺无菌孔单，以 1% 利多卡因 10ml 在穿刺点周围做局部浸润麻醉。

（2）经腹股沟韧带中点下 1.5cm 处，以 Seldinger 技术行股动脉逆行穿刺，穿刺部位循序扩张至 7F 或 8F，置动脉鞘，以备除了溶栓外，还有置放支架的可能性。

（3）沿超滑导丝分别送入猪尾导管和选择性造影导管，行主动脉弓和左、右颈动脉造影，椎动脉等全脑血管造影，证实或者验证术前的评估，如图 8-2-24 为血栓示意图。明确有无颈总动脉、颈内动脉、椎动脉狭窄情况，包括狭窄部位、程度、范围、狭窄的形态学等，或者某支血管完全不显影，颅内外的吻合沟通情况（图 8-2-25）。

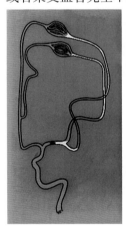
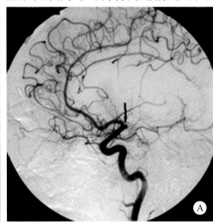
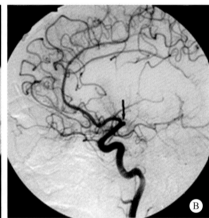

图 8-2-24　血栓示意图　　　　图 8-2-25　颈动脉造影

（4）在造影完成，置换倒影导管到位后可以考虑静脉给予肝素（70U/kg）行全身肝素化。

（5）先行非病变支造影，最后行靶血管造影，明确血管闭塞部位和侧支循环情况，综合评估能否进行动脉内溶栓。如能进行动脉内溶栓，则应用微导管行闭塞血管远端超选择造影，再通过来回搂动微导管和微导丝机械性破碎栓子或血栓，进行机械性破栓，间断性手推碘海醇造影，证实血栓松动后，自血栓远端向近端进行接触性溶栓，使用配好的含注射用重组组织型纤溶酶原激活剂（rt-PA，一般用量小于 100mg）或尿激酶（UK）1 万 U/ml 的生理盐水 20ml，应用微量泵以 1ml/min 的速率泵入，每泵入 20 万 U UK 后造影 1 次，或每 5 分钟造影 1 次，如血管未能开通继续同前应用 UK 进行接触性溶栓治疗；如果血管仍未能开通，继续反复同前操作；溶栓终止的标准：闭塞的血管开通、患者缺损的神经功能恢复、意识突然恶化、血压突然升高、UK 应用总量已达到 100 万 U、纤维蛋白原含量低于 1g/L 或距发病时间间隔已超过 6 小时（后循环 12 小时）。手术中需同时严密观察患者生命体征及神经系统体征。

（6）溶栓完成后再次行脑血管造影，观察全脑血流灌注情况，是否仍有狭窄或并发新的栓塞性事件等。

（7）如果溶栓后血管不通畅或者存在严重狭窄，一般情况下，溶栓后狭窄程度仍大于 70% 或者血管通畅不理想，可以行球囊扩张后置入自膨式支架，或者置入球扩式支架，术后需要给皮下注射低分子肝素钙（0.4ml/12h），连续 3 天，术后可双抗治疗。

（8）如果动脉迂曲，微导管不能在短时间内到位，应该抓紧时间在上游血管给予溶栓药物。

（9）手术完毕，拔出各级导管，可以用缝合器缝合穿刺口，加压包扎，穿刺侧肢体制动 12 小时，并密切观察足背动脉的搏动。

（10）动脉内溶栓后转入神经重症监护病房（NICU）。

5. 术后监测与处理　多数无禁忌证的不溶栓患者应在卒中后尽早（最好 48 小时内）开始使用阿司匹林；溶栓患者应在溶栓 24 小时后使用阿司匹林或阿司匹林与双嘧达莫缓释剂的复合制剂，阿司匹林推荐剂量为 150~300mg/d，分 2 次服用，4 周后改为预防剂量。溶栓成功后，12 小时内可出现脑梗死复发，因此有临床研究建议，根据患者临床情况考虑是否可以提前应用抗凝和抗血小板药物，不过抗凝和抗血小板药物按规定一般应在 rt-PA 治疗 24 小时或 48 小时后才开始应用，故此种情况下应十分慎重。此外，脑血管和心血管的特点有不同之处，脑血管治疗不能完全套用心血管的治疗。

术后尽量让患者保持穿刺侧肢体伸直，不做大范围活动，以防穿刺点出血。嘱患者尽量多喝水，以便使造影剂迅速排出。阿司匹林与噻氯匹定 / 硫酸氢氯吡格雷双重抗血小板治疗持续到颈动脉支架置入术（CAS）后 3 个月，之后长期应用阿司匹林，CAS 术后 3 个月进行随访，以后每年行颈动脉的超声检查以评价有无再狭窄。

6. 术后常见并发症的预防与处理

（1）出血：溶栓后出血是最常见的并发症，可能与操作或溶栓导致血液的出血倾向有关，急性脑梗死发生后，闭塞血管因缺血、缺氧而受损，血管的强度降低，当血栓溶解后，受损的血管显露于升高的灌注压下，导致出血；脑梗死时，血小板聚集形成血小板栓子，以后由于凝血酶及纤维蛋白的作用形成稳固的血栓，限制梗死区出血。溶栓药物干预血栓形成，因而溶栓药物本身是引起或加剧颅内出血的重要因素，所以术中、术后都要严密监测生命体征，并监测出凝血指标。医生怀疑患者颅内出血时应马上行头颅 CT 监测或床边 DynaCT，立刻弄清出血部位、出血量、中和肝素等对症处理，有占位效应者应手术治疗，如有其他脏器的出血则应做相应处理。

（2）血栓形成：溶栓过程中可由于导管导丝的移动，使血管壁斑块脱落造成新的栓子及栓子破裂而导致终末动脉的梗死。

（3）导管、导丝穿过闭塞部位可能会导致血管穿孔、误入动脉夹层：医生在操作过程中应该手法轻柔，在遇到阻力时应该及时停止操作，查看原因。在导丝不能通过血栓时，不应该强行穿过。

（4）脑过度灌注综合征：由于动脉的突然扩张，血流明显增多，可以导致脑过度灌注综合征，发生率为 0.3%~5.0%，多见于脑血管高度狭窄的病例。因颅内血管长期处于低血流灌注的状况，加之颅内没有足够的代偿，血管自主调节功能受损，一旦大量的血流涌入，极易造成灌注压过度突破，发生出血。颅内出血是 CAS 最凶险的并发症，是导致死亡的重要原因。患者长期服用抗血小板药物，术中又实行肝素化，不易止住。对于术前、术中、术后血压的管理是预防颅内出血的关键。

（5）脑血管造影常见的并发症等。

（6）下肢深静脉血栓形成：与穿刺局部压迫时间过长、过紧，患肢制动时间过长和高龄等因素有关。病情允许的情况下可尽早主动活动肢体，一旦发生下肢深静脉血栓，要卧床休息，抬高患肢制动，防止栓子脱落，促进静脉回流；准确应用溶栓、抗凝药物；注意观察患肢的动脉搏动、皮肤温度、颜色、肿胀等情况。

7. 临床效果评价　我国急性缺血性脑卒中的年发病率为 219/10 万，是导致死亡的第二大病因。采取积极有效的治疗措施，制订快速有效的医疗通道，进行有效溶栓治疗，争取在时间窗内及时进行溶栓治疗可使血供得到恢复，挽救脑梗死坏死区周边缺血半暗带内尚未死亡的细胞，使其功能逆转。溶栓治疗不仅能挽救可逆的缺血组织，还可避免由于不可逆损伤或坏死组织再灌注引起的出血、水肿并发症。目前，主要溶栓药物有 rt-PA、UK 等。4.5 小时内静脉使用 rt-PA 已被证明为目前治疗急性缺血性脑卒中最有效的特异性药物，然而，急性缺血性脑卒中静脉溶栓血管再通率仅为 46.2%。有研究表明，梗死后 3~6 小时动脉溶栓血管再通率高，治疗有效。

中华医学会发布的对缺血介入治疗的指南建议：①动脉溶栓治疗应当在能够快速开展血管造影和有神经血管介入条件的医疗机构开展（Ⅰ级推荐，C 级证据）；②对不宜行静脉溶栓的患者，动脉溶栓是一个可供选择的方法（Ⅱ级推荐，C 级证据）；③动脉溶栓适合于 6 小时以内经过选择的大动脉闭塞引起的脑梗死患者（Ⅱ级推荐，B 级证据）；④对于发病 6~24 小时内由后循环动脉闭塞引起的严重脑梗死患者，经过严格评估和筛选可尝试动脉溶栓（Ⅲ级推荐，C 级证据）；⑤动脉溶栓药物可选用 rt-PA 或 UK（Ⅱ级推荐，C 级证据）

动脉接触性溶栓相比静脉溶栓可以提高药物浓度，明显减少药量而达到更好的效果，且能直接观察血栓的溶解情况，可以随时停药，一旦血栓溶解，血管造影证实再通即可停药。而且，随着介入技术的进一步发展，现在已经可以把动脉内溶栓和血管成形术相结合，即通过机械除栓（甚至现在有厂家生产了专门的机械吸栓设备），碎吸、再溶栓，其后不满意再通过球囊扩张，再结合支架置入达到更好的疗效。总之，动脉内溶栓的综合应用可以增长再通的概率和减少再闭塞或者狭窄的机会，效果更持久。

有研究报道，13 例溶栓后发现狭窄行支架成形术患者，其 MRS 评分明显高于单纯溶栓，且随访 1 个月支架组未发现再次狭窄，手术成功率高达 71%~100%。也有学者同样在 6 小时内对 5 例溶栓后残留狭窄的急性脑梗死患者进行支架成形术，术后临床症状明显改善，其中 3 例随访 6 个月后行 DSA 检查发现，支架内无血栓形成或内膜增厚。

患者术后恢复期间需要评价其疗效，评价标准采用格拉斯哥预后评分量表，于溶栓 3 个月后进行评估以评价患者的预后，包括恢复良好、轻度伤残、重度伤残、植物生存和死亡。

对动脉内溶栓的时间窗的问题，由于脑不同部位神经细胞出现缺血缺氧直至坏死的过程不同，而且由于局部侧支循环的情况不同，对不同部位的溶栓可以相对有不同的时间窗。目前多数学者认为，动脉内溶栓的时间窗应该为 6 小时以内，而后循环梗死可适当延长。

在临床治疗上，不应拘泥于 6 小时时间窗，而应当根据患者影像学检查结果、病情及基础情况等，制订个体化的治疗方案，可以进一步提高动脉内溶栓治疗的疗效和安全性。前循环梗死的再通成功率和预后好的比例均显著高于后循环梗死，但是后循环梗死对患者的生命安全威胁更大。因此，对于后循环梗死的患者，临床上应当采取更为积极的措施，争取及早稳定病情。入院神经功能缺损评分与再通成功率无显著相关性，这主要是因为患者入院神经功能缺损评分的高低与病灶范围的大小不一定成正比。

（二）颈动脉支架置入术（CAS）

1. 适应证

（1）手术难以接近的，有症状重度狭窄（≥ 70%，如颈动脉分叉较高需行下颌骨移位者）。

（2）伴有手术风险高的严重内科疾病的有症状重度狭窄者。

（3）有症状重度狭窄且有下列情况之一者：①可能需要行血管内治疗的明显串联性病变；②放疗导致的狭窄；③ CEA 后再狭窄；④酌情告知病情后拒绝行 CEA 者；⑤继发于动脉夹层分离的狭窄；⑥继发于肌纤维发育不良的狭窄；⑦继发于 Takayasu 动脉炎的狭窄。

（4）在心脏手术前需治疗的伴有对侧颈动脉闭塞的重度狭窄。

（5）急性卒中溶栓闭塞的颈动脉再通后发现严重的颈动脉狭窄（推测是已治疗的闭塞的病因）。

（6）假性动脉瘤。

2. 禁忌证

（1）相对禁忌证

1）任何程度的无症状狭窄，除非有特殊情况。

2）有症状狭窄，但颅内血管有畸形。

3）亚急性脑梗死患者的有症状狭窄。

4）对血管造影有明显禁忌证患者的有症状狭窄。

（2）绝对禁忌证

1）血管造影可见腔内血栓的颈动脉狭窄。

2）血管内入路不能安全抵达或通过的狭窄。

3. 术前准备　对术前患者的详细评估，采集病史，详细的询问和记录既往史和现病史，做好术前脑功能的评估、无创的影像学评价和颈部血管造影及全脑血管造影。围手术期采用双重抗血小板治疗：阿司匹林与噻氯匹定 / 硫酸氢氯吡格雷，双重抗血小板治疗至少在 CAS 前 3 天即开始。

术前可以给予患者右旋糖酐 500ml 静脉滴注，术前半小时皮下注射阿托品 0.5mg，预防术中发生血管迷走神经反射。另外包括其他的术前常规准备。

4. 手术要点、难点及对策

（1）患者多采用局部麻醉，取平卧位，双侧腹股沟、会阴及下腹部常规消毒、铺无菌孔单。

（2）经腹股沟韧带中点下 1.5cm 处，以 Seldinger 技术行股动脉逆行穿刺，稍扩张至 7F 或 8F，必要时可以置入 9F 动脉鞘。

（3）静脉给予肝素（70U/kg）行全身肝素化。

（4）同时可以应用静脉泵缓慢静脉推注尼莫地平，以防止血管痉挛。

（5）根据诊断造影的弓和颈动脉解剖分别采取以下技术：超滑导丝和 Guiding 同轴选择颈总动脉，导丝头端置颈总动脉，引导 Guiding 至颈总动脉。再次全面造影了解颈动脉狭窄的部位、程度、长度、有无溃疡、斑块等。并为选择合适的支架做准备，并初步决定是预扩还是后扩（图 8-2-26）。

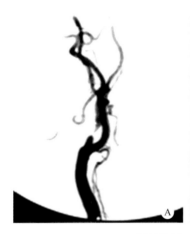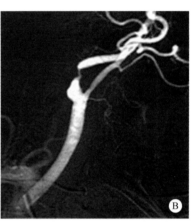

图 8-2-26　颈动脉造影

（6）直接上保护伞或 0.014 交换导丝越过狭窄，在放射线显影下将保护伞缓慢通过狭窄部位，并远离狭窄处 3~5cm 处的岩谷处释放保护伞。

（7）释放保护伞后，助手按住微导丝尾端，并同轴置入支架系统，沿着导丝输送入病变部位，并在透视下注意保护伞不要移动，根据输送支架的力量适当牵拉微导丝不让保护伞移位。支架到位后，一只手握住撑杆，稳定支架的位置，另一只手缓慢释放支架，当支架前 1/3 打开后，观察支架的位置，并让已经释放的支架充分贴壁、固定。此时可以稍微调整支架位置，然后缓慢释放支架。回来支架导管后，从导引导管造影，了解狭窄处的扩张情况，决定释放性支架内扩张。通常选用支架直径在 6~9mm 范围内，支架一般与远端血管直径一致。支架长度一般在 30~40mm，常选用相对较长的支架以确保完全覆盖病变部位，且应尽可能使支架置放于血管近端（图 8-2-27）。

（8）如需扩张，在准备好 4~5mm 预扩球囊后，沿着微导丝置入球囊到病变部位，加压至 810.6~1013.2kPa 预扩 10~20 秒。颈动脉造影，评估扩张疗效，最后一次扩张到位，扩张前可以给予阿托品 0.5mg，扩张时密切观察心率和血压的变化（图 8-2-28）。

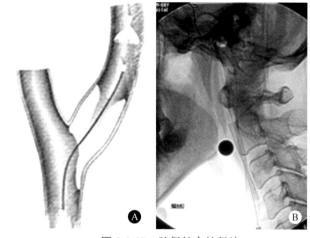

图 8-2-27　脑保护伞的释放

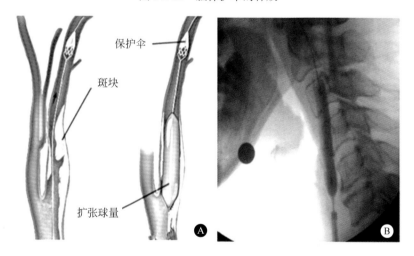

保护伞

斑块

扩张球量

图 8-2-28　保护伞下球囊扩张

275

（9）正侧位造影颅内外血管显影良好，检查有无动脉夹层后回收保护伞并撤出导管系统，仔细检查有无血栓等。

（10）撤出各级导管系统，可以留置动脉鞘或者用血管缝合器缝合穿刺点并加压包扎。

（11）评估肝素使用情况，必要时用鱼精蛋白中和肝素，以降低颅内出血的风险。

5. 术后监测与处理　术后密切观察患者神经系统症状及体征、心率和血压。术后应用阿司匹林（300mg/d，6 个月后减为 100mg/d）、硫酸氢氯吡格雷（75mg/d，6 周）。尼莫地平或法舒地尔静脉泵注防治血管痉挛，并返回监护室严密监测患者神志及肢体活动情况，发现异常及时处理。

6. 术后常见并发症的预防与处理

（1）颅内出血：是 CAS 最凶险的并发症，也是导致死亡的重要原因。由于突然动脉的扩张，血流明显的增多，可以导致脑过度灌注综合征，发生率为 0.3%~5.0%，多见于脑血管高度狭窄的病例。因颅内血管长期处于低血流灌注的状况，以及颅内没有足够的代偿，血管自主调节功能受损，一旦大量的血流涌入，极易造成灌注压过度突破，发生出血。患者长期服用抗血小板药物，术中又实行肝素化，不易止住。对于术前、术中、术后血压的管理是预防颅内出血的关键。

局部血肿是 CAS 术后最多见的并发症，多在鞘管拔除后出现。术后严密观察局部穿刺点的变化，随着血管缝合器的出现，此类并发症有逐步减少的趋势。

（2）颈动脉窦反应：其定义为心脏停搏 ≥ 3 秒或血压过低（收缩压 ≤ 90mmHg）。CAS 时经常发生，是由于支架刺激颈动脉窦的压力感受器所致。选用合适的支架及准确的支架释放是防止心动过缓及低血压的关键。术中（释放支架前）用阿托品，术后如发生心动过缓及低血压可以适当应用阿托品及升压药物。

（3）缺血性卒中：主要为斑块脱落导致缺血性卒中。术中使用球囊扩张、支架释放都会诱发颈动脉斑块的崩解脱落，可能导致缺血性卒中。球囊预扩应慎重，尤其遇有溃疡型斑块或不规则狭窄，动作应轻柔、准确，支架一次到位，切忌反复操作。一般情况支架若能过狭窄部位，可不预扩。支架释放后即刻造影，只要狭窄率 ≤ 50%，较前增加 20% 即可。不间断给导管冲水和排除空气等，应用保护伞以后缺血性卒中的发生可以得到很好的预防。

（4）脑过度灌注综合征：其发生率为 0.3%~0.5%。是由于动脉突然扩张，血流明显的增多，导致供血区域脑组织过度灌注，多在血管重建后短时间内发生，也可在 3 周内的任何时间发生。临床表现有头痛、恶心、呕吐、癫痫、意识障碍等，严重可发生同侧颅内出血。预防措施是在围手术期严密有效地控制血压，维持血压在基础血压的 80%~90% 水平。特别是术后血压控制在 100~120/60~80mmHg，尽量减少过度灌注及脑出血的可能。一旦发生脑过度灌注综合征可选用脱水剂、糖皮质激素等对症处理。患者长期服用抗血小板药物，术中又实行肝素化，不易止住。对于术前、术中、术后血压的管理是预防颅内出血的关键。

（5）血管痉挛：手术操作过程的每一步都有可能产生血管痉挛，尤其是导管导丝的机械性操作更容易引起，所以轻柔和规范的操作能有效预防痉挛的发生，可以选用尼莫地平、罂粟碱治疗。

（6）支架塌陷、变形、移位和保护伞断裂：选择合适的支架长度及准确的放置是防治的关键，同时经验丰富的操作者和对支架特点的掌握也非常重要。

（7）再狭窄：是平滑肌细胞迁移和增殖及内膜增生所致，而不是动脉粥样硬化斑块再发所致。颈动脉支架置入术的再狭窄率较低，是处于可以接受的范围。对于再狭窄可以采用球扩的办法。血管再狭窄的机制不清，有研究认为，首先是在置入支架后的数分钟内血小板在支架表面的聚集和激活，分泌出大量的各种细胞因子导致血栓形成。接着数日到数周内，大量的白细胞将在血管损伤部位聚集然后分泌出细胞因子，平滑肌细胞大量向损伤部位迁移发生增殖反应，导致新生内膜的大量增生，最终导致血管壁的重构从而发生再狭窄。可能与下列因素有关：血管的弹性回缩、血管的重塑型、内膜过度增生。近期研究表明，可通过利用射线阻止细胞分裂来预防和治疗再狭窄，最近已有采用放射性支架防止再狭窄的报道。

7. 临床效果评价　CAS 和 CEA 之争一直未停止过，现在，美国及欧洲的卒中防治指南中，都明确把 CEA 作为颈动脉粥样硬化性狭窄的首选治疗方式，并提示 CAS 可以在特殊人群中获得相似甚至更好的结果。美国 14 家专业协会联合发表《颅外段颈动脉和椎动脉疾病的处理指南：多个科学委员会的联合指南》，在强调 CEA 首选的同时，对于 CAS 的指征适当放宽，不仅作为部分替代 CEA 的治疗方法，而且对于无症状颈动脉狭窄的患者（血管造影狭窄程度在 60% 以上，多普勒超声狭窄程度为 70%），在高度选择下，建议可以考虑行预防性 CAS；同时，再次强调 CEA 与 CAS 的围手术期安全性问题，围手术期卒中或死亡率必须低于 6%。

近年来，随着血管内介入治疗的迅速发展，颈动脉狭窄支架成形术成为治疗颈动脉狭窄的有效方法。

CAS 围手术期抗血小板治疗是必需的，主动脉弓及血管的正确评估是手术效果的保证。

CAS 支架的选择，大部分病例选择自膨式支架，少数病例使用球囊扩张式支架。目前，用于颈动脉的自膨式支架有 Wallstent、Smart 和 Optimed 等，球囊扩张式支架有 Palmaz、Amg 等。Wallstent 支架为不锈钢合金细丝编织而成，具有良好的柔韧性，部分释放后能重新回收调整位置，Smart 支架为激光切割镍钛合金，支撑力强大，血管顺应性和贴壁性好，缩短率最小，但释放后不能回收。目前常用的保护装置有两种，即 Cordis 公司生产的 Angioguard 和 Boston 公司生产的 EPI。不同规格的保护装置其直径也不同。CAS 的发展主要得益于支架系统的不断更新，CAS 术者应熟知各种支架的特点，但目前尚无完美的支架能顺畅地通过过于迂曲的血管，在操作困难的情况下，可实施三套管法。

因此对于如何减少术中栓塞并发症的研究成为目前的热点，脑保护装置（CPD）的出现降低了卒中的风险。CPD 主要有 3 种类型：①保护性球囊，临时闭塞狭窄远端的颈内动脉，但需要暂时性阻断血流；②保护性滤网，安放在狭窄远端，是目前应用最广泛的保护装置；③在颈总动脉和颈外动脉安放球囊使颈内动脉的血液逆流，为全新的设置理念，但应用较少。目前最流行的是保护性滤网装置，即保护伞，大多应用的为美国 Cordis 公司的 Angioguard，将保护伞置入狭窄远端的 ICA，打开滤网，使其良好贴壁并保持稳定，沿保护伞置入扩张球囊或支架，所有的操作均在保护伞的保护下进行，脱落的小的斑块可被保护伞阻挡和回收，故能很好地防止栓塞事件的发生。保护伞的优点：①在捕获栓子或碎片的同时能保持血流，允许更充裕的时间进行仔细和精确的操作；②能同时进行造影。

CPD 也有缺陷，首先目前 CPD 不能完全阻止斑块脱落进入脑内，在过滤伞通过动脉狭窄处放置到狭窄的远端，如果动脉粥样斑块或附壁血栓不牢固，以及血管可能迂曲，过滤伞通过狭窄处可能造成斑块或血栓的脱落，一种可能的装置就是颈总动脉和颈外动脉安放球囊使颈内动脉的血液逆流，此时即使斑块脱落也不易流入脑内，并且还可以通过导引导管回抽斑块碎片。小于滤网孔径的颗粒仍能通过，监测的资料显示，使用滤网型 CPD 组的微栓子总数为 196 ± 84，而使用近端血管内钳夹装置组的微栓子总数为 57 ± 41，钳夹装置组微栓子总数少于滤网型 CPD 组（$P < 0.00001$），微栓子进入颅内的危害性尚不清楚。CPD 使用同时增加了操作者的技术难度，延长了学习曲线，主要表现在新手操作时不易通过狭窄迂曲的病灶，回收时特别是装满碎片时容易造成栓子脱落，以及可引起颈内动脉突然闭塞、导丝受阻、内膜夹层分离、短暂性意识丧失、震颤和抽搐及严重血管痉挛；还有 CPD 价格昂贵。

（胡学斌）

第三节 高血压脑出血的微创治疗

高血压脑出血是中老年人常见的急性脑血管病，病死率和致残率都很高，是我国脑血管病中死亡率最高的临床类型，常发生于 45~65 岁，但 30~40 岁的高血压患者也可发病，男性发病略多于女性，北方发病率明显高于南方。通常按脑出血的部位、稳定与否及病因等分为不同类型脑出血。脑出血 80% 发生在幕上，20% 发生于幕下。

一、高血压脑出血概论

（一）病因

1. 高血压是脑出血的主要危险因素和病因 原发生高血压可导致全身各器官血管的病理性改变。脑血管在长期的高压下发生退行性变和动脉硬化，以适应高血压。高血压形成脑出血的机制有许多说法，包括微动脉瘤破裂、脂肪玻璃样变或纤维坏死、脑动脉粥样硬化、脑动脉的外膜和中层在结构上薄弱等。

2. 其他常见的导致脑出血的疾病

（1）其他常见导致脑出血的血管病变包括脑动静脉畸形和囊性血管瘤破裂，另外比较少见的导致脑出血的血管病变还有血管淀粉样脑血管病、颅内静脉血栓形成、脑膜动静脉畸形、特异性动脉炎、真菌性动脉炎、烟雾病和动脉解剖变异等。

（2）导致脑出血的血液因素：抗凝、抗血小板或溶栓治疗、嗜血杆菌感染、白血病、再生障碍性贫血、血小板减少性紫癜、血友病、红细胞增多症和镰状细胞病等。

（3）颅内肿瘤、酒精中毒及交感神经兴奋药物。

（4）原因不明的因素，如特发性脑出血。

（二）临床症状

1. 头痛头晕。

2. 呕吐。

3. 意识障碍。

4. 运动和语言障碍。

5. 眼部症状。

6. 其他症状，还可伴有颈项强直、癫痫发作、大小便失禁等。

（三）脑出血的影像学检查

1. CT 检查 临床疑诊脑出血时首选 CT 检查。CT 在很短时间内即能明确诊断各类颅内血肿，只要病情允许，需对颅内血肿患者进行常规急诊 CT 检查。头颅 CT 扫描可显示血肿本身、周围组织变化和占位效应。在出血的不同阶段，血肿表现有所差异。早期血肿可显示为圆形或卵圆形均匀高密度影，边界清楚，并可以确定血肿部位、大小、形态及是否破入脑室、血肿周围水肿带和占位效应。如果脑室大量积血可见高密度铸型，脑室扩张。1周后血肿周围可见环形增强，血肿吸收后变为低密度影或囊性变。CT 动态扫描对比可发现进展型脑出血。

2. MRI 检查　无放射性辐射损伤，无骨性伪影，图像清晰度高，可发现 CT 不能确定的脑干或小脑小量出血，并可以做多方向扫描成像，不需要造影剂即可显示血管结构，能分辨病程 4~5 周后 CT 不能辨认的脑出血，区别陈旧性脑出血与脑梗死，显示血管畸形流空现象。但是 MRI 检查时间长，神志不清的急性脑出血患者不适宜此检查，对体内有顺磁性金属异物的患者可造成损害。颅内血肿的 MRI 表现比较复杂，与出血时间有关，可根据血肿信号的动态变化判断出血时间，如下所述。

（1）超急性期（0~2 小时）：T_1 加权像呈低信号，T_2 加权像呈高信号，与脑梗死不易区别。

（2）急性期（2~48 小时）：T_1 加权像呈等信号，T_2 加权像呈低信号。

（3）亚急性期（3 天 ~3 周）：T_1 加权像、T_2 加权像均呈高信号。

（4）慢性期（> 3 周）：T_1 加权像呈低信号，T_2 加权像呈高信号。

3. 脑血管造影及数字减影脑血管造影（DSA）　怀疑为脑动脉瘤、脑动静脉畸形、Moyamoya 病、血管炎等脑血管病所致的脑出血，为明确病因，可以行 CTA、DSA 等血管造影检查。

（四）诊断

1. 脑出血诊断主要依据

（1）病史：大多数为 50 岁以上，较长期的高血压动脉硬化病史。

（2）诱因：体力活动或情绪激动时突然发病。

（3）起病和主要症状：突然发病，有头痛，呕吐，意识障碍等症状，在几分钟或几小时内出现肢体功能障碍及颅内压增高的症状。

（4）体检：查体有神经系统定位体征。

（5）辅助检查：脑 CT 扫描发现脑内血肿，呈高密度，直径大于 1.5cm 以上的血肿均可精确地显示，可确定出血的部位、血肿大小、是否破入脑室、有无脑水肿和脑疝形成，确诊以脑 CT 扫描见到出血病灶为准，CT 对脑出血几乎 100% 诊断。

（6）腰椎穿刺：可见血性脑脊液，目前已很少根据脑脊液诊断脑出血。

2. 脑出血病因诊断　对脑出血的患者不仅有脑出血的诊断，而且一定要寻找病因，以利于治疗和预防。脑出血多数病因是高血压动脉粥样硬化所致，但还有许多其他不常见的原因可以引起脑出血，如动脉瘤、动静脉畸形、血液病、活动状态、排便、情绪激动等，特别是对 50 岁以下、没有高血压病史的青壮年脑出血患者更应全面考虑寻找病因。包括头部 CT 平扫、头颈部 CTA 和头部脑血流灌注成像检查的"头部 CT 一站式"检查不仅可以了解颅内血肿的部位、形态、大小和占位效应，还能发现有无动脉瘤、血管畸形等血管病变及血肿周围和远隔部位的脑血流变化。近年来有研究表明，CT 血管造影术上的原始点征可以作为预测血肿扩大的独立因素。

（五）治疗

急性高血压脑出血的急救原则：防止进一步出血、降低颅内压、控制脑水肿、维持生命功能和防治并发症。患者要保持安静，减少不必要的搬动，保持呼吸道通畅，逐渐降低过高的血压，治疗脑水肿，降低颅内压。

1. 一般治疗　卧床休息 2~4 周左右，床头抬高，减少搬动。维持生命体征稳定，维持水、电解质平衡，保持大小便通畅，积极防治压疮、呼吸道和泌尿道感染，加强营养，适当镇痛、镇静、降温等对症处理。

2. 控制血压

（1）个体化处理高血压：应根据患者既往有无高血压病史、颅内压增高、年龄、发病时间、全身器官状况处理血压。

（2）先处理颅内压增高，再根据血压情况进行降压治疗。

（3）预防再出血和维持脑灌注并重。

1）过高血压有可能导致小动脉继续出血或者再出血导致血肿扩大，而过低的血压又使脑灌注不足加重脑损害。

2）慎重掌握降压治疗指征，制订降压目标：①原血压正常而无严重颅内压增高的患者，可将血压控制在出血前水平或略高；②原有高血压者多将血压控制在 150~160/90~100mmHg；③血压 ≥ 200/110mmHg 时，在降颅内压的同时可慎重平稳地降血压治疗，将血压维持在高于发病前水平或 180/90~100mmHg 左右；④血压在 170~200/100~110mmHg 时，可暂时不降压，先降颅内压，密切观察病情，必要时再降血压；⑤一般认为在收缩血压超过 180~200mmHg 时，可考虑适当地降低血压，以预防进一步出血，但对脉压过大的患者则须谨慎降压；⑥偶见血压低下者应积极寻找原因，给予适当升压治疗。

3）颅内压监测使在维持患者足够脑灌注压的情况下合理降血压治疗有了依据。

4）血压要控制平稳，降压不要过快。

3. 控制脑水肿，降低颅内压

（1）演变规律：脑出血后 1~2 小时开始出现脑水肿，脑水肿逐渐加重，3~4 天内达高峰，半个月后逐渐消退。脑水肿的结果是颅内压增高，甚至导致脑疝发生，因此控制脑水肿和颅内压增高是降低病死率的关键。

（2）常用药物

1）20% 甘露醇：每次 125~250ml，每 6~8 小时 1 次，注意监测尿量、血电解质及肾功能。

2）甘油果糖：每次 250~500ml，每 8~12 小时 1 次。

3）呋塞米：与甘露醇合用有增强其脱水作用。

4）白蛋白：适用于低蛋白血症患者。

4. 防治并发症

（1）高热：包括中枢性发热和感染性发热，头部局部低温治疗是脑出血的重要治疗措施，但是体温不要低于 34℃。

（2）感染：注意防治呼吸道感染和术后感染。

（3）消化道出血：即应激性溃疡，可选用质子泵抑制剂治疗。

（4）癫痫：静脉使用或口服丙戊酸钠。

5. 手术治疗

（1）个体化原则：手术治疗应根据患者的全身情况、血肿的部位、大小、患者和家属对术后状态的理解和愿望进行具体分析，考虑是否手术及手术方案。

（2）适应证：一般认为大脑半球血肿 30ml 以上、小脑血肿 10ml 以上或者直径大于 3cm 可行手术治疗，脑室出血量较大形成铸型或导致脑积水可以行脑室引流术。

（3）手术方法

1）大骨瓣开颅血肿清除术：传统开颅手术常采用全身麻醉下大骨瓣开颅，多用于出血量大、中线移位严重、已有脑疝形成迹象但时间较短的患者。医生可以在直视下清除血肿及止血，同时可去骨瓣减压，迅速解除脑组织的压迫。由于手术创伤大，年老体弱者耐受差，术后易出现并发症，患者病死率较高。

2）小骨窗开颅血肿清除术：又称"锁孔"手术，在显微外科技术下清除血肿并止血，从而使脑组织损伤更小，但此方法不能对脑组织肿胀明显的情况进行有效的减压。近来提倡微骨窗入路加显微手术，甚至采用神经内镜辅助手术，以尽可能地减少手术创伤。

3）微创钻孔血肿清除术：局部麻醉后在 CT 导引下钻孔，通过硬通道或者软通道快速建立到达血肿的工作通道，抽吸血肿，同时应用以纤溶酶为主要成分的血肿液化剂溶解、液化血凝块并进行引流，达到清除血肿的目的，尤其适用于手术耐受差的患者。

4）脑室外引流术：根据病情选择单侧或双侧外引流，可常规钻孔或微创钻孔，同时应用尿激酶行脑室冲洗以利于引流。

5）立体定向辅助钻孔引流术：患者头部上 Leksall 等立体定向头架后，借助 CT、MRI 定位扫描，可准确地将穿刺针或吸引管置于血肿中心，但是技术条件要求高，治疗过程比较复杂，患者搬动多，危重患者难以配合。

6）神经内镜辅助血肿清除术：神经内镜可以提供良好的照明和清晰放大的图像，使术者能清楚观察并清除血肿和止血。

6. 早期康复治疗　早期将患肢置于功能位。只要患者的生命体征平衡，病情稳定，康复治疗宜尽早进行。患者如有抑郁情绪，及时给予药物治疗和心理支持。

（六）临床效果评价

在手术方式的选用上，目前可信的循证医学证据有待进一步积累。有研究认为，小骨窗开颅血肿清除组和微创钻孔血肿清除组优于传统开颅手术组。我国一项多中心、大样本的临床随机对照研究指出，与小骨窗开颅手术比较，微创穿刺血肿清除术可明显降低 3 个月的病死率。

二、各部位高血压脑出血的临床特点和微创治疗

（一）大脑基底核区出血

大脑基底核区为最常见的出血部位，由于损及内囊故称内囊出血，约占全部高血压脑出血的50%。丘脑虽在解剖上不属于基底核区，但较大的丘脑出血经常累及内囊甚至基底核核团。

1. 病因　供应基底核区的血管主要有大脑中动脉的穿支豆纹动脉、大脑前动脉的分支Heubner返动脉、后交通动脉的穿支乳头体前动脉等，这些血管的破裂导致基底核区出血。

2. 主要临床表现

（1）颅内压增高症状：头痛、恶心、呕吐、意识障碍，甚至脑疝。

（2）局灶性神经症状

1）"三偏"症状：病灶对侧偏瘫、偏身感觉障碍和偏盲。

2）"凝视病灶"症状：血肿累及额中回后部皮质下白质，损害凝视中枢的传导，引起双眼向血肿侧凝视。

3）失语症：血肿累及优势半球语言中枢皮质下白质导致运动性失语、感觉性失语或者混合性失语。

4）体象障碍：非优势半球出血可导致偏侧失认症、偏侧失注症、偏瘫失注症、自体部位失认症、多肢幻觉等。

3. CT表现　基底核区急性出血常表现为边界清楚的高密度影，CT值多在60~80HU，血肿局限者形状多呈肾性、椭圆形或类圆性，不稳定血肿可呈不规则分叶状、菜花样，较大的血肿可见脑室受压、中线移位等占位效应，血肿可以经侧脑室前角或后角破入脑室，引起继发性脑室出血，凝血块堵塞脑脊液通路导致阻塞性脑积水，有时出血可破入蛛网膜下隙。

4. 微创钻孔血肿清除术

（1）适应证

1）基底核区出血量大于30ml。

2）出血量虽未达到手术指征，但出现严重神经功能障碍者。

（2）禁忌证

1）脑干功能衰竭。

2）凝血机制障碍、有严重出血倾向。

3）明确由颅内动脉瘤及动静脉畸形破裂引起的血肿。

（3）手术方式

1）硬通道技术。

2）软通道技术。

两种手术方式疗效相仿。术中利用CT定位，建立到达血肿的工作通道，抽吸血肿，同时应用以纤溶酶为主要成分的血肿液化剂溶解、液化血凝块并进行引流。

（4）术前准备

1）病因检查：除一般常规检查外，对年龄小于45岁无高血压病史的脑出血患者，有条件的医院需要做脑血管造影检查，尽快明确出血原因。

2）镇静：对疼痛、烦躁的患者，应寻找原因，注意排除有无尿潴留，必要时给予镇痛、镇静药物维持安静状态。

3）麻醉：常采用穿刺点局部麻醉，用2%利多卡因行穿刺点局部浸润麻醉，对躁动不安的患者可使用丙泊酚全身麻醉。

（5）手术要点、难点及对策

1）体位：多选择仰卧位或侧卧位，头偏向血肿的对侧。

2）穿刺点定位：准确的血肿定位是成功进行颅内血肿微创穿刺清除术的基础。目前应用较多的是CT引导的标志物定位法，有条件的医院也可采用辅助定位器。

3）确定穿刺深度：根据CT片测量穿刺点到血肿中心的距离，选择穿刺针的长度或者确定血肿引流管的置入深度。

4）穿刺方向准确：为了保证穿刺方向准确，要充分显露参照线和划线，注意参照头颅表面解剖标志，严格对准划线穿刺。

5）血肿的处理：建立起到达血肿的工作通道后，先抽吸出血肿边缘的液态血液。抽吸遇有阻力时可适度旋转血肿穿刺针或引流管，变化其侧孔方位有利于血肿的抽吸。逐渐将血肿穿刺针或引流管放置于血肿中心也有利于周边血肿的清除。抽吸应缓慢、轻柔，同时注意观察血肿颜色变化。抽吸一定量的血肿后可将引流管注入生理盐水测量颅内压，如果颅内压已不高可停止抽吸血肿。剩余血肿多呈半固态或固态，用血肿冲洗液反复冲洗，冲洗时必须遵守等量置换或者出多于入的原则，然后注入血肿液化剂，关闭引流管2~4小时后开放引流。

6）常用血肿液化剂：①尿激酶，较为常用，尿激酶3万~5万U用2~3ml生理盐水溶解，可用于脑室血肿、与脑室相通的脑内血肿；②重组组织型纤溶酶原激活物（rt-pA），0.5~3mg用生理盐水2~3ml溶解。

7）微创术方案：①局限的类圆形、肾形或椭圆形血肿，出血量小于50~60ml，可行单通道钻孔；②大量血肿或较大的不规则出血可选择双通道钻孔（图8-3-1~图8-3-3）；③破入脑室血肿较多形成脑室铸型积血或者合并有阻塞性脑积水者可加做单侧或双侧脑室微创钻孔外引流术。

（6）术后监测与处理

1）定期复查CT：微创术后早期复查头部CT，了解血肿穿刺针或引流管与残余血肿的情况，如果有再出血或者病情不稳定，随时复查CT，以确定下一步治疗方案。

2）冲洗、液化血肿：根据CT复查情况进入血肿冲洗、液化周期。酌情每24小时内可进行2~4个周期处理。对于个别血肿

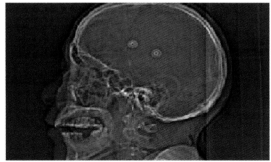

图8-3-1　左侧基底节巨大血肿患者，CT扫描前颅表面放置两个标志物

283

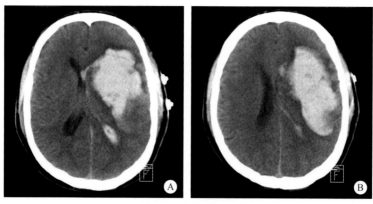

图 8-3-2 术前 CT 引导的标志物定位扫描

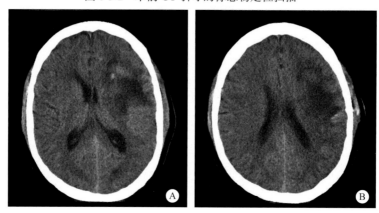

图 8-3-3 血肿清除术后 CT 扫描

284

液化不良的病例，可以采用增加冲洗频率、加大液化剂浓度和剂量、更换液化剂的方法，而较大的血肿需要尽早多靶点穿刺。

3）拔针（管）指征：血肿基本清除，无颅内压增高症状，复查头部 CT 无明显中线结构移位或者脑室受压表现，可拔除穿刺针或引流管。

（7）术后常见并发症的预防与处理

1）再出血：出血部位再出血原因较多，主要原因有下述几点。①术中抽吸时负压过大、抽吸血肿过多；②患者躁动，血压过高；③损伤到血肿边缘血管；④术前未明确的脑血管畸形、动脉瘤、肿瘤卒中；⑤超早期手术，出血尚未停止。预防措施包括：①术前作好鉴别诊断；②病情允许 6 小时后手术为宜；③轻柔操作，不使用大负压抽吸血肿，适度抽吸，术中引流管注液测颅内压正常水平即停止抽吸血肿；④寻找躁动原因，对尿潴留所致者留置尿管，适度镇静和降压处理。

2）颅内积气：常因过度抽吸或低位过度引流使颅内负压气体进入颅内所致，冲洗时注射器内残余气体进入颅内也可导致颅内少量积气。少量积气常无须处理，大量积气引起中线移位、颅内压增高者可在积气的高位钻孔引流。

3）穿刺口或颅内感染：没有遵守无菌操作原则、穿刺时高温对穿刺点皮肤的烧伤、局部压迫过紧导致皮肤坏死均可引起皮肤感染，严重时引起颅内感染。严格无菌操作原则是有效的预防措施。可将坏死皮肤梭形切除缝合换药。局部和颅内感染应及时进行脑脊液和血液的细菌培养和药敏试验，根据结果选择敏感抗生素治疗。

4）脑脊液漏：穿刺针或引流管位于脑室或者与脑室相通的血肿腔内，如果脑脊液循环阻塞未解除，颅内压较高时，加上头皮未缝合，拔针（管）后易出现脑脊液漏，并发感染。对术前有脑脊液阻塞没有明显缓解时应缓期拔管。引流物有较多脑脊液的引流管或穿刺针拔除后应缝合伤口。

（二）丘脑出血

丘脑出血约占全部高血压脑出血的 10%。丘脑是脑内最重要的组织结构之一，位于第三脑室的两侧和侧脑室的下方，毗邻下丘脑、垂体、中脑等重要结构，丘脑出血是高血压脑出血中病情较重、变化较复杂、治疗相对困难的疾病。

1. 病因　多由丘脑膝状动脉和丘脑穿通动脉破裂所致。

2. 主要临床表现　小量血肿占位效应不明显，临床表现较轻。血肿较大时直接压迫、破坏视丘下部和中脑等重要结构，早期即可出现昏迷、去大脑强直、脑干功能衰竭等表现。常破入脑室，引起阻塞性脑积水，加重颅内压增高，早期即发生天幕疝。常见的临床症状有不完全或完全偏瘫、意识障碍、偏身感觉障碍、语言障碍、高热、凝视麻痹、瞳孔缩小对光反应消失、头痛、恶心呕吐等。

3. CT 表现　血肿在 CT 上显示为均匀一致的高密度，CT 值为 60~80Hu，出血后 3~4 小时血肿密度最高可达 90Hu。有研究依据血肿范围、有无破入脑室分为 3 型，每型分为两个亚型。

（1）Ⅰa 型血肿局限于丘脑。

（2）Ⅰb 型血肿局限于丘脑并破入脑室。

（3）Ⅱa 型血肿向外延伸至内囊但未破入脑室。

（4）Ⅱb 型血肿向外延伸至内囊并破入脑室。

（5）Ⅲa 型血肿延伸至下丘脑或中脑但未破入脑室。

（6）Ⅲb 型血肿延伸至下丘脑或中脑并脑室大量积血。

4. 微创钻孔血肿清除术　因丘脑血肿位置深在，直接开颅手术所致的医源性损伤较重，术后脑水肿反应相对较严重且持续时间长，伤残率和死亡率较高。

（1）适应证

1）丘脑出血量较大（10ml 以上）或者伴有视丘下部损伤者可行丘脑血肿微创清除术（图 8-3-4）。

2）出血破入脑室较多形成脑室铸型积血或者合并有阻塞性脑积水者可加做脑室微创钻孔外引流术（图 8-3-5）。

（2）手术要点、难点及对策

1）准确的血肿穿刺：这是微创治疗丘脑出血的关键，前提是要对丘脑血肿精确定位。定位方法可以采用CT引导的标志物两点定位法，在血肿穿刺点的对侧头颅表面增加一个"瞄准点"，画通过血肿中心的直线连接穿刺点和"瞄准点"，严格对准划线穿刺，保证穿刺

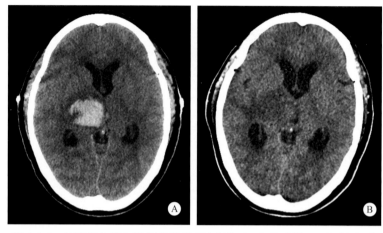

图 8-3-4　丘脑出血患者微创术前两点法定位（A）和术后 CT 扫描（B）

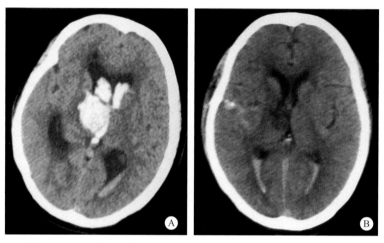

图 8-3-5　右侧丘脑出血并脑室铸型积血患者行右侧丘脑血肿加双侧脑室微创钻孔引流术
术前（A）和术后 CT 扫描（B）

方向准确。为了提高穿刺的精度，也可以使用辅助定位器定位穿刺。

2）手术操作要轻柔：丘脑是功能复杂的皮质下中枢，手术操作应注意减轻对丘脑的刺激。应轻柔地抽吸血肿，可用常温生理盐水缓慢冲洗血肿腔，忌暴力抽吸和冲洗。冲管时也应该遵循"量入为出"的原则，避免诱发脑疝的发生。

3）早期手术：有手术指征者应早期手术，可以减少血肿对脑中线结构的压迫、减轻血肿周围局部脑水肿及继发性的脑损伤。

4）及时脑室引流：高血压性丘脑出血常破入脑室，破入脑室的积血引起脑室铸型尤其全脑室铸型时，是高血压性丘脑出血分型中较为严重的一种类型，可引起急性梗阻性脑积水而致急性颅内压增高加重脑损害，若形成脑疝则病死率更高。此时先应根据情况行单侧或双侧脑室微创钻外引流术，缓解颅内压力，防止脑疝，再行丘脑血肿微创钻孔清除术。如果出血以丘脑为主，仅有少量出血破入脑室，未造成脑脊液循环障碍，可行丘脑血肿微创穿刺术，脑室内的少量积血常在尿激酶的作用下液化，逐渐引流清除。

（3）术后监测与处理

1）一般监测：对于重症丘脑出血患者应监测神志、生命体征及各系统功能的变化，防治并发症。术后长期昏迷合并肺部感染者，早期气管切开纠正大脑缺氧的状态。积极控制和处理高温。良好控制血压，有利于预防再出血，但是也要保持脑灌注压 ≥ 60mmHg。注意颅内压的平稳过渡。维持电解质和液体出入量平衡，注重营养，防治糖尿病。

2）定期复查CT：微创术后早期复查头部CT，了解血肿穿刺针或引流管与残余血肿的情况，有无脑积水及积水有无加重。

3）冲洗、液化血肿：根据CT复查情况进入血肿冲洗、液化周期。酌情每24小时内可进行2~4个周期处理。

4）拔针（管）指征：复查头部CT，丘脑血肿基本清除，无颅内压增高症状，无明显中线结构移位或者脑室受压表现，可拔除穿刺针或引流管。而脑室外引流管考虑到继发性感染的发生风险，多在术后7天拔除。在拔除引流管前可渐渐吊高引流袋后尝试性夹闭引流管，当发现患者出现头痛发热等症状加重，怀疑仍有脑积水的可能时，可加强抗生素的使用，适当延长置管时间，或者重新置管外引流。

（4）术后常见并发症的预防与处理

1）术后颅内感染：术中穿刺和多次的尿激酶冲洗过程中应该严格遵循无菌操作原则，术前、术后使用抗生素预防感染，尤其是为争取抢救时间，微创穿刺多在重症监护室进行，院内感染和交叉感染的风险极高。有脑室外引流者应定期收集脑脊液行常规、生化和细菌培养检查。有感染者应根据细菌药敏试验选用合适抗生素治疗。

2）堵管：保持引流管和穿刺针的通畅，是治疗成败的关键。当引流管出现液柱平面停止搏动时，高度怀疑引流管已堵塞，多为凝血块堵管所致。可以注入3万U尿激酶与3ml生理盐水配成的溶液，或者以内径稍大的硅胶管进行引流。

（三）脑叶出血

脑叶出血是指发生在脑皮质下白质的出血，约占高血压脑出血的10%，其发病率仅次于基底核区出血。因其位置表浅，临床症状相对较轻，经过适当治疗，预后相对较好。

1. 病因　主要出血原因为高血压动脉硬化。无原发性高血压的老年人发生脑叶出血多因脑动脉淀粉样变。动静脉畸形、动脉瘤破裂和烟雾病也引起脑叶出血，但发病年龄较年轻。其他原因包括肿瘤卒中、凝血机制障碍性疾病、血液异常、长期抗凝药物治疗等。

2. 主要临床表现　脑叶出血临床症状因血肿的部位和大小不同表现各异。癫痫发作较常见，昏迷发生率较低。

（1）额叶出血：可出现前额疼痛，对侧偏瘫，偏瘫以上肢较重，下肢和面部较轻，双眼向血肿侧凝视，大小便失禁，意识障碍和癫痫。

（2）顶叶出血：可造成对侧偏身感觉障碍，对侧轻微偏瘫，也可出现对侧同向偏盲或象限盲。

（3）颞叶出血：可出现出血侧耳前、耳周的疼痛，优势半球可出现Wernicke失语，命名性失语，出现同向偏盲或象限盲，可表现为情绪不稳、冲动行为、错觉、幻觉等精神症状。

（4）枕叶出血：可出现出血侧眼眶疼痛，视野改变包括同向偏盲、一过性黑矇、视物变形、视野缺损等。

3. 影像学检查

（1）CT 检查：见脑叶皮质及皮质下形状、大小各异的均匀或混杂的高密度影，边界清楚，可破入蛛网膜下隙或脑室。血肿形状为圆形、椭圆形或者不规则状。出血后早期血肿周围出现低密度出血带，3~7 天达到高峰，10 天左右开始向心性吸收，出血量小者 2 周左右完全吸收，出血量大者 1 月左右形成低密度囊腔。

（2）鉴别病因：需注意与其他原因引起的脑叶出血相鉴别，必要时行增强 CT、MRI 平扫加增强及 CTA、MRA、DSA 检查。

4. 微创钻孔血肿清除术

（1）适应证

1）脑叶出血量大于 30ml。

2）出血量虽未达到手术指征，但血肿周围脑水肿严重，有明显占位效应和颅内压增高，出现严重神经功能障碍者。

（2）禁忌证

1）脑干功能衰竭。

2）凝血机制障碍、有严重出血倾向。

3）明确由颅内动脉瘤及动静脉畸形破裂引起的血肿。

（3）手术时机：脑叶出血患者症状相对较轻、病程缓慢，对于病情稳定者不做超早期手术，手术时机选择在 24 小时内为宜。当脑叶出血量大，病情严重，有脑疝形成可能或脑疝形成时，应尽早手术。

（4）术前准备：同本节大脑基底核区出血相关内容。

（5）手术要点、难点及对策

1）穿刺点定位：对于额、颞、顶、枕叶不同部位的血肿应采用 CT 引导的标志物定位法，穿刺点选择在血肿最大层面靠近颅骨处，尽量避开额窦、静脉窦、颅内外重要血管和脑功能区。

2）体位：多采用出血侧向上的体位。

3）确定穿刺深度：根据 CT 片测量穿刺点到血肿中心的距离，选择穿刺针的长度或者确定血肿引流管的置入深度。

4）穿刺方向准确：为了保证穿刺方向准确，要充分显露参照线和划线，注意参照头颅表面解剖标志，严格对准划线穿刺。

5）血肿的处理：建立起到达血肿的工作通道后，缓慢、轻柔抽吸血肿，同时注意观察血肿颜色变化。将引流管注入生理盐水测量颅内压，当液平面向颅内倒流或者如果颅内压已不高时可停止抽吸。剩余血肿用血肿冲洗液反复冲洗，然后注入血肿液化剂，关闭引流管 2~4 小时后开放引流（图 8-3-6）。

（6）术后监测与处理

1）一般监测：监测患者神志、瞳孔、生命体征及肢体活动情况。

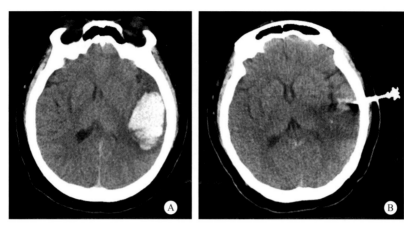

图 8-3-6　左侧颞叶血肿患者行微创钻孔清除术术前（A）和术后（B）CT 扫描

2）定期复查 CT：微创术后早期复查头部 CT，了解血肿穿刺针或引流管与残余血肿的情况，如果有再出血或者病情不稳定，随时复查 CT，以确定下一步治疗方案。

3）冲洗、液化血肿：根据 CT 复查情况进入血肿冲洗、液化周期。酌情每 24 小时内可进行 2~3 个周期处理。

（7）术后常见并发症的预防与处理

1）再出血：术前作好鉴别诊断，对脑血管畸形、动脉瘤、肿瘤卒中等引起的出血不宜行微创钻孔血肿清除术。血管淀粉样变性所致的出血有反复出血倾向，病情变化时及时 CT 检查，原来部位的再出血在拔管前可以继续液化、引流，在新部位的较大量的再出血可以再行微创钻孔血肿清除术。抽吸血肿应缓慢，避免过度抽吸，清除大部分即可，残余少量血肿待其缓慢吸收。

2）穿刺口及颅内感染：同本节大脑基底核区出血相关内容。

（四）小脑出血

小脑出血约占高血压脑出血的 10% 左右。

1. 病因　长期高血压、脑动脉硬化是小脑出血最常见的原因，最主要的出血动脉是小脑上动脉的分支，病变多累及小脑半球的齿状核。其他病因包括血液病、肿瘤卒中、淀粉样血管病变、动静脉畸形、动脉瘤等。

2. 主要临床表现

（1）起病多较突然，多以头昏、眩晕起病，伴有枕部疼痛、频繁呕吐等。

（2）小脑症状：共济失调症状、眼球震颤、构音障碍等。

（3）脑干症状：出血增加时脑桥受压，出现周围性面神经麻痹，两眼凝视病灶对侧（脑桥侧视中枢受压），瞳孔缩小而光反应存在，肢体瘫痪及病理反射等，晚期瞳孔散大，中枢性呼吸障碍，可因枕骨大孔疝死亡。

（4）颅内压增高表现：因颅后窝缓冲空间小，颅内压增高症状出现早且明显，暴发性小脑出血或者血肿破入第四脑室阻塞脑脊液循环通路导致脑积水使颅内压急剧升高，可形成脑疝危及生命。

3. CT 表现　在小脑出血后 1 小时 CT 扫描即可发现颅后窝病灶，主要位于小脑半球，可累及小脑蚓部，单纯小脑蚓部出血少见，呈椭圆形或斑片状高密度影，可观察到第四脑室、基底池受压等占位效应，出血破入蛛网膜下隙或直接进入第四脑室，压迫脑干或者阻塞脑脊液通路导致脑积水。

4. 微创钻孔血肿清除术

（1）适应证

1）小脑出血＞10ml 或血肿直径＞3cm 者可手术清除。

2）血肿破入第四脑室或脑池受压消失、脑室出血致梗阻性脑积水者可行脑室外引流术。

（2）禁忌证

1）脑干功能衰竭。

2）凝血机制障碍、有严重出血倾向。

3）明确由颅内动脉瘤及动静脉畸形破裂引起的血肿。

（3）手术时机

具有手术指征的小脑出血属于急重症，应尽早手术。

（4）术前准备　同本节大脑基底核区出血相关内容。

（5）手术要点、难点及对策

1）穿刺点定位：在 CT 定位扫描前先划出枕部的正中矢状线和上项线（横窦），延长基底线至正中矢状线处，用 CT 引导的标志物定位法行穿刺点定位。

2）脑室外引流：有脑积水者先行脑室外引流术。

3）体位：多采用出血侧向上的侧卧位。

4）确定穿刺深度：根据 CT 片测量穿刺点到血肿中心的距离，选择穿刺针的长度或者确定血肿引流管的置入深度。为避免伤及脑干，进入小脑后深度一般不超过 3.5cm。

5）穿刺方向准确：这是小脑血肿微创手术成功的关键。钻孔时要将钻头顶住枕骨鳞部，因此处颅骨呈向斜前方，为避免穿刺时滑向枕骨大孔，皮肤穿刺点可向下移一个层面，穿刺时钻头略向前上钻孔。因枕骨鳞部较薄，穿刺方向正确时很容易进入，否则需调整穿刺方向。

6）血肿的处理：建立起到达血肿的工作通道后，缓慢、轻柔抽吸血肿，同时注意观察血肿颜色变化。剩余血肿用血肿冲洗液反复冲洗，然后注入血肿液化剂，关闭引流管 2~4 小时后开放引流。

（6）术后监测与处理

1）一般监测：监测患者神志、瞳孔、生命体征及肢体活动情况。

2）定期复查 CT：微创术后早期复查头部 CT，了解血肿穿刺针或引流管与残余血肿的情况，如果有再出血或者病情不稳定，随时复查 CT，以确定下一步治疗方案。

3）冲洗、液化血肿：根据 CT 复查情况进入血肿冲洗、液化周期。酌情每 24 小时内可进行 2~3 个周期处理。

（7）术后常见并发症的预防与处理：术后常见并发症的预防与处理同本节大脑基底核区出血及丘脑出血相关内容。

（徐卫明）

第四节　锁孔入路治疗颅内疾病

随着显微外科技术的广泛应用，术前诊断影像技术的发展，显微解剖知识的增进，显微器械的不断改进，以及立体定向和术中导航技术的应用，微侵袭神经外科也随之发生了较大的进步。现代显微神经外科在逐渐向切口小，对脑组织损伤轻，手术效果佳的方向发展。锁孔手术即是这样发展而形成的，越来越受到神经外科界的重视。锁孔入路显微操作技术是对传统显微神经外科操作技术、神经内镜技术与患者高度个体化需求的高度结合和发展。锁孔开颅的概念为术中减少对所遇组织可能的损伤，但并不意味着所有皮肤切口、开颅窗及硬膜切口的大小均为锁孔大小，而是精确地设计开颅的部位使其具有锁孔功能。这样正确设计的锁孔提供了达到颅内的自由通路，并使病变位于该通路的末端（图8-4-1）。在开展锁孔入路手术时特别强调对术前影像学资料的认识与理解，全面掌握显微解剖学知识和娴熟的显微神经外科操作技术和临床经验，理解光线和视线的关系（图8-4-2），各种设备（图8-4-3）和器械合理搭配使用的重要性（图8-4-4、图8-4-5）。它们是开展锁孔手术的必备条件。

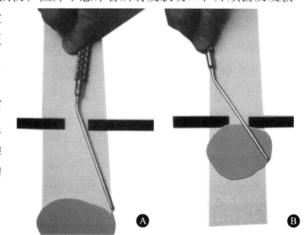

图 8-4-1　病变与骨窗的关系

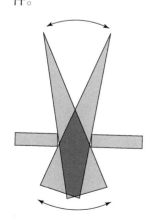

图 8-4-2　磨出骨窗内缘的效果

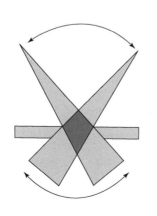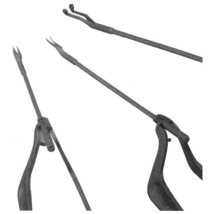

图 8-4-3　锁孔器械的特点

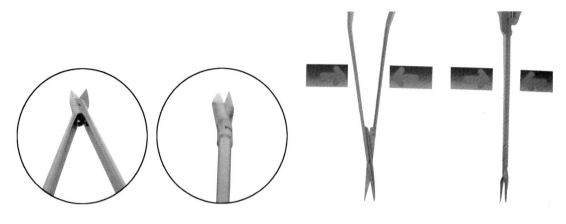

图 8-4-4　锁孔器械与显微器械区别　　　　图 8-4-5　锁孔器械与显微器械应用区别

确定达到靶部位最安全有效的手术通道应参照患者的个体解剖。手术通道的确定取决于患者准确的体位和头位、头发剃除范围、皮肤切口、肌肉、骨膜和骨切除程度、硬脑膜和蛛网膜切口，以及参考脑组织、脑神经、动脉和静脉分布情况。结合在临床查体中患者的个体情况和要求，制订出符合每个人特点的手术入路。现将常用的几种入路介绍如下。

一、经眉眶上锁孔入路

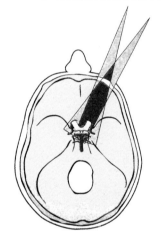

图 8-4-6　眶上入路可显范围

该入路属于比较常用的锁孔入路（图 8-4-6），主要应用于颅前窝底、额叶底部、鞍区病变，如额叶底部胶质瘤、额底脑膜瘤、鞍结节脑膜瘤、颅咽管瘤、某些类型的垂体腺瘤及颅内动脉瘤。

（一）手术适应证和禁忌证

手术适应证和禁忌证与常规显微手术相同，只是在决定采用锁孔入路时术者需根据自身和患者的情况来决定。

（二）体位

患者取仰卧位。

（三）头位

头部用 Mayfield 头架固定。然后根据不同的病情向对侧旋转不同的角度。同侧颞部近中线处（侧裂区）或同侧大脑中动脉动脉瘤、额叶底部外侧病变的手术入路需要旋转 10°~20°；而鞍上和鞍后区域的病变如垂体腺瘤、颅咽管瘤及前交通动脉动脉瘤需要旋转 20°~40°；颅前窝中线病变如嗅沟脑膜瘤需要旋转 40°~60°。第二步是头部后仰 10°~15°。这样做的目的是为了使额叶借自身的重力作用而回缩。不需要大的牵拉就可以轻易地与

292

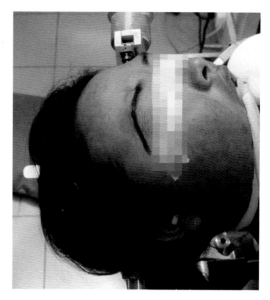

眶顶部分离开。第三步是将头部向对侧侧屈5°~15°，根据病变的具体位置而调整具体角度。这样使术者处于符合人体工程学的一个体位进行手术操作，使到达鞍区各部位更为方便。

（四）切口

根据每例患者的具体情况确定皮肤切口并加以标记。皮肤切口通常位于眉毛的外侧半，有时延伸数毫米达额颞区眉毛外侧的投影线（图8-4-7）。

图 8-4-7　头位与切口

切开皮肤及皮下组织，将皮下组织连同眼轮匝肌轻轻推向下方以保护肌肉。将额部筋膜和颞线前方的骨膜从额骨上分离，其基底部朝向眶缘。然后用单极电刀切开颞肌筋膜 20~30mm，直达颞前线。将颞肌推向后外方并用微型头皮拉钩将其拉向后方距颞线10~15mm 处（图8-4-8）。

（五）开颅

先用高速钻于颞沟的颞线后方钻孔（图8-4-9），应用高速钻时必须小心防止磨破眶壁。为此钻孔的方向应是向后向内，而不是向前向下。在注意额窦的外侧边界的前提下，应用高速铣刀开一个宽 25~30mm，高 15~20mm 的颅骨瓣（图8-4-10）。如手术需要扩大骨窗可将开颅窗向基底方向扩展，通过分离眶周围，切开骨性眶缘，并仔细切除眶顶前部，即可达到扩大骨窗目的。翻开骨窗后的一个重要步骤是磨除眶缘上方骨质（图8-4-11）的内缘以获得眶顶的最佳显露（图8-4-12）。操作中应用吸引器或牵拉板保护硬脑膜。眶顶突向颅内的小的骨质也应于硬脑膜外磨除，同时加倍小心避免穿透眶周。这些操作为术中应

293

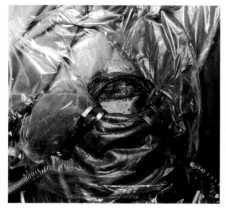

图 8-4-8　皮窗远视

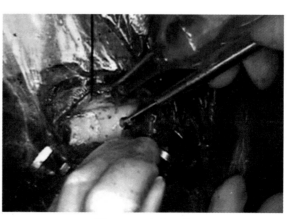

图 8-4-9　磨头开窗

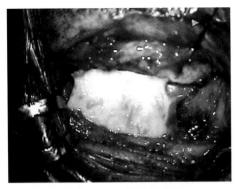

图 8-4-10　颅骨瓣大小

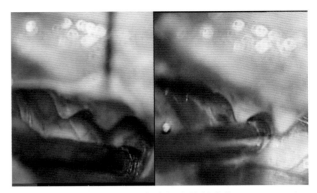

图 8-4-11　磨除额底骨性突起

用显微光束和在术中部位应用显微器械提供了巨大方便。

　　弧形切开硬脑膜（图 8-4-13），基底朝向眶缘。在显微镜下用脑自持牵开器和脑压板轻轻将额叶底部向后牵拉（图 8-4-14）。在视野深部外侧可见颈动脉池和外侧裂池根部，内侧可见视交叉池。分别用蛛网膜刀——切开并扩大，会有较多量的脑脊液流出。此时颅内压会有进一步下降，更利于额叶的牵拉。在操作良好的情况下，该入路可对如下部位获得良好地显露：额叶的基底部、侧裂内侧份、颞叶近中线区、前床突、蝶骨嵴、眶顶、视神经管、镰状韧带、溴沟、溴束、双侧视神经（图 8-4-15）、同侧视束、前交通动脉、大脑前动脉、同侧颈内动脉外侧、对侧颈内动脉内侧面、大脑中动脉、脉络膜前动脉、后交通动脉、垂体柄和鞍膈、鞍背和后床突、基底动脉顶部的脑桥前池、双侧大脑后动脉的 P1 段及同侧后交通动脉与大脑后动脉的交界处、双侧小脑上动脉在基底动脉发出部的近段、脑桥上部的前面和双侧动眼神经。当然在实际临床操作中由于个体差异、头位、体位和病灶的影响，不可能对上述所有结构都能全部见到，但应牢记上述结构的相对方位和相互关系，以便术中辨别操作。在对颅内肿瘤切除和动脉瘤夹闭术时其操作方法基本同标准开颅显微神经外科操作技术，只是要求更加精细、准确和稳定，尤其是动脉瘤

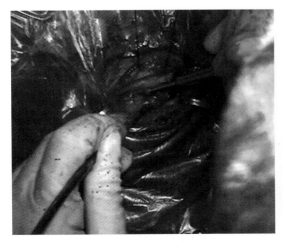

图 8-4-12　额底骨性突起磨除后眶顶显露

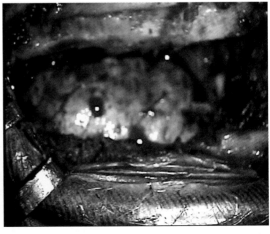

图 8-4-13　骨窗大小

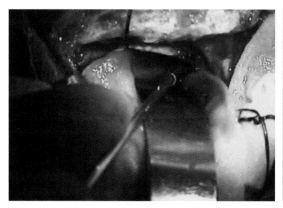

图 8-4-14　悬吊硬膜抬额叶

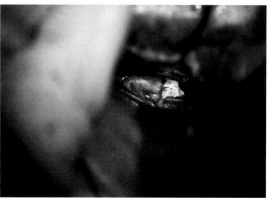

图 8-4-15　内镜观察

夹闭术，术前要有充分的规划和预防发生各种类型意外的预期处理方法，以确保手术安全有效。术中除应用手术显微镜外也可根据实际条件和需求应用神经内镜，术中导航设备和立体定向技术协助完成对病灶的辨认和处理。

　　脑膜瘤包括部分蝶骨嵴脑膜瘤、鞍结节脑膜瘤（图 8-4-16）、颅前窝底部脑膜瘤。在抬起额叶解剖鞍区各脑池充分释放脑脊液后，颅内压进一步降低。调整显微镜方向，由浅至深地电凝肿瘤与硬脑膜处，直至肿瘤与硬脑膜完全分离。操作中应注意肿瘤深面的视神经、视交叉、颈内动脉、大脑前动脉、嗅神经等重要结构的认识及鉴别并予以保护。对于肿瘤较大者可边电凝基底边用吸引器或超声吸引器进行肿瘤内切除，缩小肿瘤的体积，提供有效的操作空间。由肿瘤包膜外分离肿瘤与周围脑组织的联系，注意保持蛛网膜层的完整，完整或分块全部取出肿瘤，再次用双极或单极电凝肿瘤附着处的硬脑膜。

　　垂体腺瘤：显微镜显露至鞍区后可见视交叉前池和颈动脉池内的肿瘤包膜（图 8-4-17）。可由交叉池中部电凝肿瘤包膜并穿刺包膜确定无活动性动脉性出血（图 8-4-18）。由电凝包膜处切开包膜，肿瘤钳和吸引器在包膜内取出肿瘤，用显微刮匙于不同方向刮除肿瘤，注意动作轻柔以免损伤海绵窦。此时可见肿瘤包膜塌陷，用显微分离器分离肿瘤与视交叉、视丘下部和双侧颈动脉，双极电凝肿瘤包膜使之萎缩。如肿瘤包膜过大需切除部分包膜时，

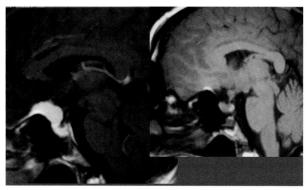

图 8-4-16　鞍结节脑膜瘤术前后

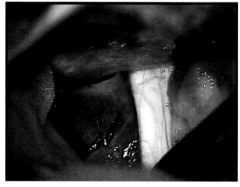

图 8-4-17　垂体腺瘤鞍膈包膜

最好使包膜挛缩至蝶鞍水平。此时于包膜的后下方可见垂体柄注意小心保护（图8-4-19）。如包膜内有出血可经包膜切口向鞍内填塞止血纤维和明胶海绵。肿瘤较大者需经第二和第三间隙切除肿瘤。

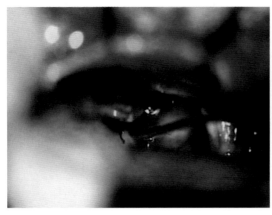

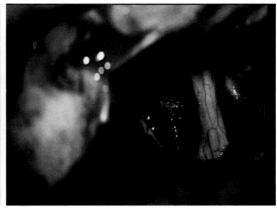

图8-4-18　穿刺肿瘤包膜　　　　　　　　图8-4-19　垂体腺瘤切除后见垂体柄

动脉瘤：后交通动脉瘤多发生于颈内动脉发出后交通动脉处的远侧角。从视神经外侧找到颈内动脉后，沿动脉向后追寻即可发现动脉瘤。瘤颈多在颈内动脉的外侧，瘤顶可伸到小脑幕缘下或在其上，前者多与动眼神经粘连，后者常与颞叶内侧粘连，在抬起额叶或牵拉颞叶时易撕破。分离动脉瘤时先从瘤颈对侧的颈内动脉分离，然后分离近侧角，最后分离远侧角，将瘤颈的两侧分离到足以伸进动脉瘤夹的宽度和深度。有时瘤颈的近侧壁被前床突所掩盖，以致无法安放瘤夹以夹闭瘤颈，遇此情况应切开前床突上的硬脑膜，用微型钻磨去前床突，或用细小的咬骨钳将前床突咬除，才能显露出瘤颈的近侧壁。在分离和夹闭动脉瘤时需辨明与动脉瘤有关的解剖结构，其中包括：①后交通动脉，其通常解剖位置是从颈内动脉的后外侧壁发出，然后在颈内动脉之下转向内侧，在颈内动脉与视神经之间向后内侧走行，在此处需打开Liliequist膜才可见到。由后交通动脉发出很多穿动脉，如丘脑穿动脉、结节乳头动脉等，应予以保全。②脉络膜前动脉，通常只有1支，约30%的患者有2支以上。从颈内动脉后外侧壁发出，在颈内动脉之下向后走行，再出现于分叉部之下。③动眼神经，在小脑幕缘下，瘤顶常与之粘连，手术中应避免分离粘连，因易发生动眼神经瘫痪。分离出瘤颈的近、远侧壁后即可夹闭瘤颈。选好适合的瘤夹，张开瘤夹的叶片，伸到瘤颈的两侧，然后缓缓夹闭。叶片张开要够大，以免插破瘤颈，叶片尖端要超过瘤颈，以免夹闭不完全。夹闭不可太快，使瘤颈有逐渐适应伸长的过程，突然夹闭有时会撕破瘤颈，造成难以控制的出血。瘤颈过宽或不能看到后交通动脉时，可用双极电凝镊缩窄瘤颈，电凝镊的两端必须置于瘤颈的两侧，用弱电流分次电凝，使瘤颈逐步缩窄，并更呈圆柱形，便于夹闭和识别后交通动脉。必须确定未夹闭后交通动脉时才可关闭瘤夹，如发现安放不当，可松开瘤夹重新安放。在分离和夹闭动脉瘤期间可应用控制性降压，并计时，待操作完成后恢复血压。

经眉锁孔入路应用于前交通动脉瘤患者有独特优势，其兼顾了翼点入路和前额入路两者的优点。在外侧裂静脉的额叶侧切开蛛网膜，向内侧分开外侧裂，打开颈动脉池和视交叉池放出脑脊液。如脑回缩不满意可在颈内动脉与视神经之间切开 Lilliequist 膜，放出大脑脚间池中的脑脊液，可获得较满意的显露。在视神经外侧找到颈内动脉，沿颈内动脉向后追寻，即可到达颈内动脉分叉部。如颈内动脉的颅内段很短，而大脑前动脉 A1 段较直，则很易沿 A1 段向内侧分离，到达前交通动脉区；如颈内动脉段较长，而 A1 段又弯曲，则只需显露出 A1 段的一部分，以备需要时暂时夹闭控制出血，而不必完全分离出 A1 段的全程。如果前交通动脉瘤（图 8-4-20）的瘤顶指向前方或下方，则分离到视交叉之上和打开终板板池即可见动脉瘤。将动脉瘤与视交叉分开，然后利用分离技术将动脉瘤显露出来（图 8-4-21）。如动脉瘤顶指向后方或上方，则需切开并吸除部分额叶的直回才能显露动脉瘤。切开的部位由以下结构围成：①视神经与额叶的交界线（或 A1 与额叶的交界线）；②嗅神经；③额眶动脉。此区域呈三角形或四边形，切开的长度为 1cm 左右。先电凝软脑膜上的血管，切开软脑膜，将脑组织吸除，直到额叶内侧面的软脑膜和蛛网膜。此处可能有粘连和血块，应仔细分离和吸除，即可见前交通动脉复合体的组成血管和动脉瘤。因动脉瘤的指向不同，在分离动脉瘤时的操作也不尽相同。瘤顶指向前方的动脉瘤位于视交叉的上面，抬起额叶即可见，瘤顶可与视交叉或鞍结节粘连。有时动脉瘤与视交叉之间有蛛网膜相隔，二者间有一界面，易于分开；有时则粘连紧密，很难分离，遇此情况不必勉强分开以导致动脉瘤破裂。左侧 A1 段常被掩盖，可先显露左侧 A2 段，逆向分离至前交通动脉，在此处显露左侧 A1 段。瘤顶指向上方的动脉瘤显露较易，有的动脉瘤被直回掩盖，需予以切开。对侧 A2 近段和 Heubner 回返动脉可被掩盖，可先分离出 A2 远段，逆向分离至前交通动脉区，将动脉瘤稍向前推，即可看清前交通动脉区，将动脉瘤稍向前推，即可看清左侧 A2 与前交通动脉的关系。瘤顶指向后方的动脉瘤，切开直回予以显露，但左侧 A2 常被遮掩，需将动脉瘤稍向下压才可显露。动脉瘤常与额眶动脉或额极动脉粘连，通常情况下切断额眶动脉不致引起不良后果，但额极动脉则应尽可能保全。瘤顶指向下方的动脉瘤向下指向下丘脑，显露 A1 和 A2 较易，但易伤及下丘脑穿动脉，这些细小的穿支可位于动脉瘤的前面或后面，在夹闭瘤颈（图 8-4-22）时易受到损伤或被一起夹闭。夹闭动脉瘤时

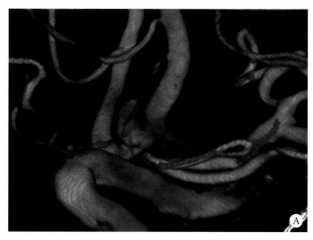
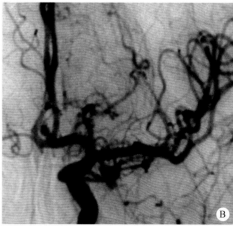

图 8-4-20 前交通动脉瘤

也需根据动脉瘤的指向（图8-4-23）进行操作。瘤顶指向前方的动脉瘤，分离出动脉瘤后，选择适合的瘤夹，张开瘤夹叶片，一片从瘤颈与视交叉之间伸入，另一片则在瘤颈之上，瘤夹与前交通动脉平行，缓缓夹闭（下丘脑穿动脉在动脉的后方，避免误被夹闭，图8-4-24）。夹闭后用细针穿刺瘤囊，以验证夹闭是否完全。瘤顶指向上方的动脉瘤，常需切开直回，在两侧额叶内侧的纵裂中显露动脉瘤。瘤夹与前交通动脉平行夹闭瘤颈。瘤顶指向后方的动脉瘤，需切开直回以显露动脉瘤，在两侧A2之间分离瘤颈。下丘脑穿动脉位于瘤体的后下面，为避免误被夹闭，最好将动脉瘤的后面分离出来，将瘤体向前推，使其与下丘脑穿动脉分开后夹闭瘤颈。瘤顶指向下方的动脉瘤，常位于前交通动脉复合体之下，下丘脑穿动脉从其上面越过。瘤夹需在诸动脉的空隙中通过，并小心避开下丘脑穿动脉以夹闭瘤颈。形态复杂的动脉瘤，瘤顶可指向上述方向之间的任何方位，或呈多叶状指向多个方向。处理这种动脉瘤应根据具体情况而采取不同的方法。用双极电凝镊缩窄瘤颈，有助于识别瘤颈和便于夹闭，有时需要多个瘤夹或用环套式（窗式）瘤夹方能完全夹闭瘤颈。无法夹闭者可用其他方法处理，如瘤壁加固法、血栓闭塞法等。

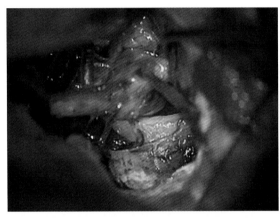

图 8-4-21　术中显露前交通动脉瘤

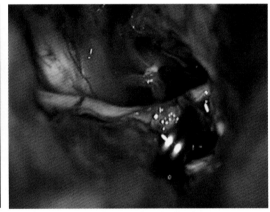

图 8-4-22　前交通动脉瘤夹闭

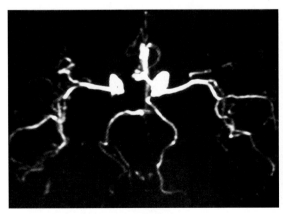

图 8-4-23　前交通动脉瘤纵向夹闭

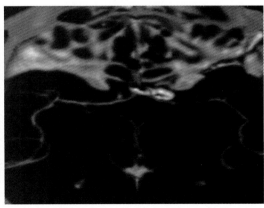

图 8-4-24　前交通动脉瘤横向夹闭

病变处理完毕后创面彻底止血，体温生理盐水反复冲洗。缝合硬脑膜或人工脑膜补片修补硬脑膜（图 8-4-25）。回纳骨瓣并用连接片固定。间断缝合皮下（图 8-4-26），连续皮内缝合皮肤（图 8-4-27）。

（六）术后监测与处理

其术后监测与处理同常规该病种显微神经外科手术后处理方法，请详见有关章节。

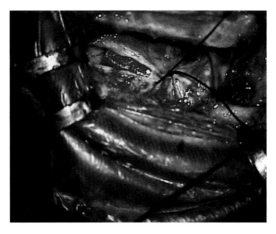

图 8-4-25　硬膜缝合

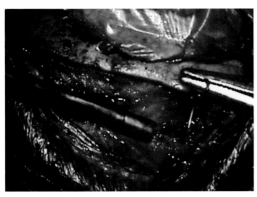

图 8-4-26　皮下缝合

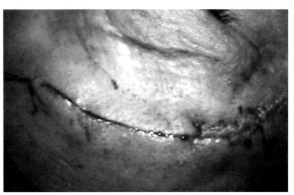

图 8-4-27　术毕情况

二、颞下锁孔入路

（一）体位

患者取仰卧位，开颅一侧的肩下垫枕，使其高于水平线 10°~15°，以防止头颈部过度旋转而损伤颈动脉和颈部静脉。

（二）头位

头部固定在 Mayfield 头架上小心向对侧旋转 45°~80°，具体角度根据病变位置而定。骨性标志颧弓应处于近水平的位置。然后将头后仰 10°~15° 以防止通气管和喉受压。这一头位不仅符合术者人体工程学的工作体位，还使颞叶借自身重力与颅中窝底部分离，从而避免颞叶的过分牵拉。

（三）切口

皮肤切口通常位于外耳道约 10mm，做长约 50mm 的直切口或 "S" 形切口（图 8-4-28）。

皮肤切开后，仔细分离皮下层以保留面神经额支和颞浅动脉。向两侧拉开皮肤后，显露颞肌筋膜，"Y"字形切开并牵开，钝性分离向上拉开颞肌下缘，此时可显露颞骨鳞部。颅骨显露后可见一细沟位于颞鳞部外表面，即相对于颞中回和颞下回隆突之间，恰好在颧弓后支附着处的上方。此沟位于开颅区的中央，是一个重要的骨性标志。开颅骨孔恰好位于颧弓前 1/3 上方。用高速钻磨一骨孔，然后铣开约 20~25mm 的骨瓣。手术中需要操作达到较高部位时也可仔细磨除颧弓上缘。更有甚者可在硬脑膜外或硬脑膜下磨出部分岩骨。半圆形切开硬脑膜并向胸侧牵拉。显微镜下小心抬起颞叶并解剖脑池，充分释放出脑脊液，这样可更好地使颞叶借自身重力回缩与颅中窝底分离，从而无创地到达岩斜区。通过该入路可见如下结构：岩床韧带部位的小脑幕边缘，海绵窦外侧、三叉神经节，视神经后区的视神经颈内动脉间隙和颈内动脉后间隙，鞍上垂体柄、鞍背、颈内动脉的床突上段，后交通动脉、动眼神经、滑车神经、脑桥前池的基底动脉顶部，大脑后动脉 P1 段与 P1-P2 段的结合处，小脑上动脉前外侧及脑桥上部。位于该区域病变涉及颞叶底部或内侧的胶质瘤、海绵状血管瘤、脑膜瘤、三叉神经肿瘤（图 8-4-29）、胆脂瘤（图 8-4-30）、基底动脉顶端动脉瘤等。病变处理完毕后，间断缝合硬脑膜，连接片固定回纳骨瓣（图 8-4-31），间断缝合颞肌、颞肌筋膜和皮下组织，并间断缝合皮肤。

三叉神经纤维瘤上述入路稍改进后抬起颞叶分离至小脑幕切际边缘（图 8-4-32），可见岩骨的弓状隆起（图 8-4-33），在其内侧区的 Kawase 三角区内切开硬脑膜并分离至岩骨上缘的岩上窦沟（图 8-4-34），磨出大小约 $2cm^2$ 的骨质范围。电凝岩上窦并剪断顺势切开天幕，可见岩尖及上斜坡部位的肿瘤（图 8-4-35），先行肿瘤囊内切除缩小其体积。从肿瘤包膜外分离肿瘤与三叉神经和脑干的附着点，全部取出肿瘤后创面仔细止血。

应用显微神经外科方法处理颅后窝病变尤其是脑桥小脑角区病变，如听神经瘤、脑膜瘤、三叉神经鞘瘤，以及面神经微血管减压术等时，无论采取的座位或侧卧位，在皮肤直切口下开颅所进行的显微操作就是一经典的锁孔入路显微手术。还有经皮质脑室内和经纵裂胼胝体入路进行脑室内病变的处理都属于锁孔入路的范畴。由于入路本身比较简单在此不做

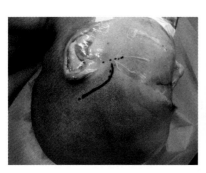

图 8-4-28　头位与切口

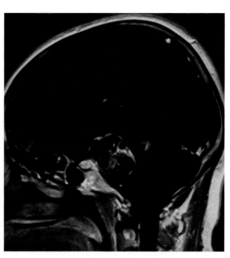

图 8-4-29　三叉神经鞘瘤

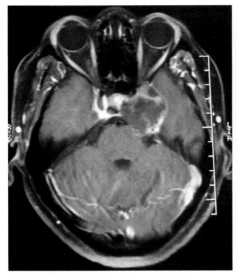

图 8-4-30 鞍旁海绵窦区胆脂瘤

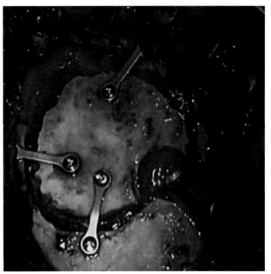

图 8-4-31 骨瓣固定

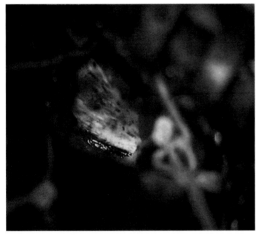

图 8-4-32 天幕及天幕缘

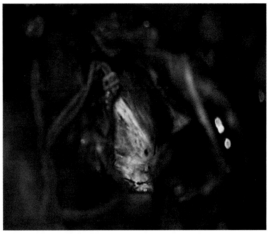

图 8-4-33 中颅底及岩骨缘

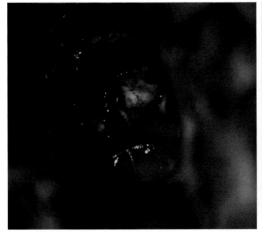

图 8-4-34 磨出岩尖骨质

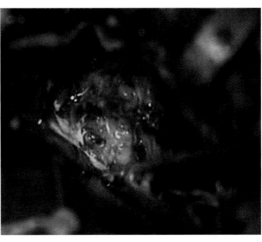

图 8-4-35 切开硬膜可见肿瘤

介绍。需强调的是要最大限度切除颅内病变，保持对脑最小程度的损伤及干扰才是真正锁孔入路的理念。

（林　洪）

第五节　神经内镜手术

早在一百年前内镜就被用于神经外科，几经兴衰，目前已发展成微创神经外科最重要领域之一。早期，神经内镜主要用来完成第三脑室底造瘘、蛛网膜囊肿造瘘等简单手术和辅助显微神经外科手术。随着高清神经内镜的问世和许多适合内镜下操作的手术器械的出现，以及相应的神经内镜技术理念的进步，神经内镜技术近十年来得到迅猛发展，由原来的脑室镜发展为内镜颅底神经外科。内镜颅底神经外科与脑室镜这种局限在镜内的操作不同，它是以内镜为唯一照明工具，所有的手术操作都是在内镜外完成，其中内镜经鼻颅底入路是这一技术的经典代表。

内镜经鼻颅底外科包括标准经鼻入路和扩大经鼻入路（EEA），其中标准经鼻入路以经单鼻孔单手操作为特点，而扩大经鼻入路则创造性地采用了经双鼻孔的"双人四手"操作技术和带血管蒂的黏膜瓣颅底重建等技术，使得内镜颅底神经外科发展达到空前的高度。以往的神经内镜都是单人双手操作，一手拿内镜，一手切肿瘤。虽然神经内镜具有微创、深部视野好等优点，但是这种使用单手去切除肿瘤的方式对于那些相对复杂的颅底肿瘤来说操作较困难，极大地限制了神经内镜的使用和推广。而"双人四手"是指两个人同时在内镜下操作，助手持内镜，主刀者双手经双鼻孔持手术器械操作，从而做到在内镜下进行显微操作。该技术的出现，克服了神经内镜单手操作的缺点，使得神经内镜手术不仅具有显微外科双手操作的优势，还具有显微外科不具备的特点，如可在微小空间进行深部操作，视野开阔，无视野死角，能做到所有的操作在直视下进行等。此外，与传统显微外科手术需广泛显露颅内外结构和牵拉脑组织才能到达深部颅底病变位置相比，内镜手术可以通过锁孔以最短路径直接、准确到达病变部位，使许多在显微镜下很难完成的手术在"双人四手"神经内镜技术下变得容易得多，而且具有微创和损伤小的特点。

内镜扩大经鼻入路极大地扩展了内镜颅底神经外科的适应证，在中线部位已能完成从前颅窝底到斜坡枕骨大孔甚至颈椎 C_1、C_2 节段的病变，向侧方扩展可以切除部分海绵窦、岩斜区和颞下窝肿瘤等，其适应证包括：①颅前窝底病变，如嗅沟脑膜瘤、嗅母细胞瘤、脑膜脑膨出和脑脊液鼻漏。②颅中窝底病变，如鞍结节脑膜瘤、垂体腺瘤及颅咽管瘤、视神经管减压、海绵窦肿瘤等。③颅后窝底病变，如斜坡脊索瘤、脑膜瘤、胆脂瘤等。④颅颈交界区域病变，如脑膜瘤、脊索瘤、齿状突畸形等。⑤颞下窝病变；如神经鞘瘤等。

一、内镜下经鼻蝶入路治疗垂体瘤

（一）适应证

1. 以鞍内生长为主的垂体腺瘤，包括微腺瘤和大腺瘤。

2. 对于明显向鞍上或和鞍前生长的垂体腺瘤，可采用扩大鼻蝶入路手术，在必要时可以分二期手术，先行内镜下切除，3个月后再行二期内镜或开颅手术。

3. 对于向侧方扩展侵犯海绵窦的垂体瘤可根据肿瘤质地和包绕颈内动脉等情况进行谨慎全切或大部切除。

（二）禁忌证

1. 鼻腔和鼻窦的急性炎症、重症慢性炎症致鼻腔过窄、严重畸形。

2. 侵袭性垂体腺瘤以鞍上生长为主，并向鞍旁广泛生长或呈哑铃形分叶状。

3. 肿瘤颅内部分广泛粘连、钙化、质地硬韧等。

（三）术前准备

1. 仔细询问有无内分泌症状和视力、视野情况，所有患者术前都要进行全面的内分泌功能检查和视力、视野检查。

2. 术前影像学检查　垂体 MRI 检查是必需的，要详细了解垂体瘤主体是位于鞍内还是鞍上，鞍上的垂体瘤的生长方向，肿瘤与正常垂体、垂体柄、视神经、海绵窦、颈内动脉及第三脑室等的关系，以及鞍膈的厚薄等，此外还应该有鼻蝶三维 CT 检查以了解蝶窦气化的情况、有无鼻中隔偏曲、蝶窦分隔和鞍底骨质等。对于蝶窦没有气化或者气化很小的甲介型蝶鞍患者术中导航会有很大帮助。

3. 鼻道准备　术前 2~3 天清理鼻腔，术前剪除鼻毛。

4. 内分泌准备　患者有垂体功能低下，补充泼尼松或地塞米松；有甲状腺功能低下，补充甲状腺素片。

（四）手术要点、难点及对策

1. 气管插管下全身麻醉后，患者取仰卧位，头部抬高超过心脏水平，头略后仰并向稍右侧旋转，不用上头架，术中可根据手术需要调整头部体位。眼膏和护眼膜保护眼睛，用 1% 活力碘消毒面部，0.5% 活力碘消毒鼻腔。

2. 可根据手术需要选择单鼻孔或者双鼻孔。对于单鼻孔可根据鼻腔情况和个人习惯选择右鼻孔或者左鼻孔。可根据个人习惯选用 0° 镜或者 30° 镜，内镜直视下进入鼻腔，吸除鼻腔内分泌物，初步辨认鼻中隔和下、中鼻甲。将 1∶10 000 肾上腺素浸湿的棉片由下至上置入下鼻甲、中鼻道与中鼻隔之间，以收缩鼻中隔和下鼻甲之间的鼻腔黏膜。此操作尽量要有耐心和细致，应在直视下轻柔操作，避免损伤鼻腔黏膜，损伤黏膜出血会影响视野清晰度。大多数情况下不需要切除中鼻甲，仅仅需要将中鼻甲折断推向外侧即可获得理想的手术空间。

3. 在中鼻甲的后上方辨认碟筛隐窝内的蝶窦开口。这是进入蝶窦腔的重要定位标志，当蝶窦开口辨认困难的时候，可由后鼻孔上缘向上约 1.5cm 来确认蝶窦开口位置。沿蝶窦开口上缘内侧切开蝶窦前壁和鼻中隔的黏膜，翻向下方，显露蝶窦前壁和骨性鼻中隔，剥离子折断骨性鼻中隔后部，显露梨骨。

4. 咬骨钳咬除蝶窦前壁骨质和梨骨，进入蝶窦腔，去除蝶窦腔内的黏膜和分隔，充分显露鞍底。仔细辨认鞍底两侧的颈内动脉隆突、视神经管隆突和颈内动脉视神经管隐窝。有时鞍底结构和蝶窦分隔复杂，要仔细对照 CT 和 MR 辨认相应结构，并通过梨骨和鼻中隔在蝶窦前壁的附着点来确定中线，避免定位错误。磨钻磨开鞍底，可以磨开鞍底周边骨质形成一骨瓣，术后还纳，也可以直接磨除鞍底骨质。打开骨窗范围以充分显露肿瘤为原则，一般两侧达海绵窦，上方近蝶骨平台，下方达斜坡上部。要注意保护海绵窦、颈内动脉和视神经。对于微腺瘤，要注意保护和避开海绵间窦，术中常会遇到海绵间窦出血，可以使用流体明胶止血，流体明胶对于静脉性出血效果较好，而且不占用手术空间，若没有流体明胶，可使用明胶海绵等止血材料压迫止血，电凝止血需电凝镊夹住破口两侧后再电凝，否则止血困难。

5. 用 15 号圆手术刀 "十" 字形切开鞍底硬膜，硬膜剪开的范围也应该足够大，便于在直视下切除肿瘤。垂体微腺瘤和部分大腺瘤有假包膜，用 15 号圆手术刀，可以较好地保持假包膜的完整性。仔细分离假包膜与正常垂体的边界，对于微腺瘤可整块切除肿瘤，对于大腺瘤和巨大腺瘤可打开假包膜，在瘤腔内切除大部分肿瘤后再分离假包膜，便于全切肿瘤。对于没有假包膜肿瘤，可以依据假包膜的理念进行肿瘤切除。肿瘤切除的先后顺序：先切除肿瘤下部达鞍背，然后两侧达海绵窦，最后切除肿瘤上部，这样可以避免鞍膈塌陷太快，阻碍肿瘤切除。若鞍膈塌陷太快，可以采取双手操作，在塌陷的鞍膈上垫一块小棉片用吸引器将鞍膈顶起，或者用微弯的吸引器一边顶起鞍膈，一边切肿瘤。质地较软的肿瘤可以做到直视下用吸引器吸除肿瘤，不需要使用刮匙；质地较硬的肿瘤，可从中间分块切除，最后切除肿瘤边缘部分，术中可以使用 CUSA，避免硬拽肿瘤组织；对于出血明显的垂体瘤，可使用双吸引器保障手术野清晰，为全切肿瘤创造条件。对于束腰征明显的垂体瘤，若束腰处开口过小，不要勉强全切肿瘤，可二期手术，或采用其他方式治疗。

6. 肿瘤生长在海绵窦内者可以沿海绵窦破口切除肿瘤，若破口太小，或者海绵窦前方未见明显破口，可用术中超声仔细探测颈内动脉，并结合磁共振明确颈内动脉位置，选择安全位置剪开海绵窦，切除肿瘤，切除过程中动作一定要轻柔细致，注意辨认和保护颈内动脉。

7. 切除肿瘤后，用内镜检查瘤腔。一般向上应见到鞍膈，两侧应见到海绵窦，对于大腺瘤和巨大腺瘤还应该仔细检查鞍膈塌陷后形成的皱褶内是否残留肿瘤，双手技术对于检查大的瘤腔比较有帮助。可将导管放入瘤腔，用水反复冲洗瘤腔内残留肿瘤组织。一般使用 0° 镜即可做到在直视下完成上述手术。

8. 切除完肿瘤后瘤腔内填塞明胶海绵压迫止血，此时要注意有效填塞，对于出血位置一定要用明胶海绵压迫到位，另外也不要填塞过多明胶海绵，避免造成对视神经和正常垂体的压迫。止血彻底后用人工硬膜和生物蛋白胶修补鞍底硬膜，外面用止血纱和生物蛋白胶固定。术中采用鼻中隔骨片或者鞍底骨瓣复位进行骨质重建并非必要，可根据实际情况决定。

9. 可用碘仿、凡士林纱条或者球囊支撑鞍底 3~4 天，黏膜损伤轻微者不需填塞鼻腔。

10. 若有脑脊液漏需严格修补漏口，可根据脑脊液漏的严重程度采取不同的修补方式，对于很小的渗漏可以用人工脑膜或者中鼻甲、鼻中隔黏膜进行简单修补即可，对于明显的脑脊液漏需采用人工脑膜、脂肪、筋膜和带血管蒂的鼻中隔黏膜瓣进行多层修补。修补的筋膜及黏膜瓣要足够大，要很好地覆盖缺损部位，支撑后确保不会移位。

（五）术后监测与处理

1. 患者术日晚留 ICU 观察，监测尿量和电解质，根据钠、尿量和饮水情况决定是否进行药物干预。

2. 监测患者激素水平，对于功能性垂体腺瘤，术后第 1 天早晨空腹检测皮质醇、生长激素和泌乳素水平可以帮助判断患者能否获得内分泌治愈，检测性激素和甲状腺素等决定是否术后补充激素。

3. 术后 1 个月行垂体 MRI 平扫加增强扫描判断肿瘤是否切除干净。若肿瘤残余，根据大小、位置、年龄等因素决定再次手术或伽玛刀等治疗。若肿瘤全切，术后每年定期复查 MRI 随访，对于功能性垂体瘤还应检测激素以判断有无复发。

（六）术后常见并发症的预防与处理

1. 尿崩症和电解质紊乱　其发生率较开颅手术少，且程度较轻，大多数患者出院前基本恢复正常。术后检测每小时尿量，若连续 3 小时每小时尿量超过 300ml，可考虑垂体后叶素治疗，对于长期尿崩患者可服用去氨加压素。

2. 脑脊液鼻漏　术中没有发现脑脊液漏者，术后 3 天内鼻腔可有较多渗液，与术中鼻窦残留液流出和鼻腔填塞物刺激或者手术刺激鼻腔分泌物增多有关。对于术中有脑脊液漏进行修补患者，术后当天有可能会出现明显渗液，但这种渗液会逐渐减少，一般在 2~3 天即可停止，术后有明显脑脊液漏者可放置腰大池持续外引流，若一周后仍有脑脊液漏应考虑再次修补。术后剧烈咳嗽、打喷嚏可造成或者加重脑脊液漏。

3. 颅内出血　垂体瘤术后可发生瘤腔出血和颅内出血。对于巨大腺瘤，术中鞍膈塌陷厉害者可以出现颅内出血，主要表现为蛛网膜下隙出血；对于向鞍上生长，突破鞍膈，并且束腰征明显的肿瘤，有时为了全切可能进入脑内导致损伤脑组织和出血。

4. 内分泌失调　可表现为垂体功能低下和甲状腺功能低下。

5. 鼻出血　多发生在术后 3 天和拔除鼻腔填塞物后，一般为少量渗血，可自行停止，若是大量出血，因尽快再次填塞鼻腔。

6. 蝶窦炎和蝶窦黏膜囊肿。

7. 嗅觉丧失　大多数患者会于 3~6 个月恢复嗅觉。嗅觉丧失原因不明，可能与消毒液刺激、鼻腔局部粘连等有关，可到耳鼻喉科对鼻腔进行清理，减轻粘连，对嗅觉恢复有帮助。

8. 前额头痛。

（七）临床效果评价

对于无功能垂体腺瘤患者术后 3 个月需复查 MRI 观察有无肿瘤残余。对于功能性垂体腺瘤还要监测激素水平。术后第 1 天早晨空腹检测皮质醇、生长激素和泌乳素水平可以帮助判断患者能否获得内分泌治愈。

二、颅底脊索瘤的内镜治疗

脊索瘤起源于脊索残余组织，多位于颅底中线区域。其生长缓慢，但手术难以切除干净，术后容易复发。由于肿瘤处于颅底中央，位置深，周围有很多重要血管神经，显微神经外科技术虽然有多种入路治疗脊索瘤，但仍存在显露困难、手术创伤大、手术疗效差等问题。内镜具有深部视野开阔和损伤小的特点，特别是内镜扩大经鼻入路对脊索瘤治疗起极大推进作用。

（一）适应证

1. 位于颅底中线区域的脊索瘤均适合内镜经鼻或者经口咽入路治疗，经口咽入路主要用于肿瘤主体位于硬腭水平以下。

2. 对于向侧方或者颅内生长广泛的脊索瘤可采用内镜、显微镜联合手术。

（二）禁忌证

鼻腔（口腔）和鼻窦的急性炎症或鼻腔（口腔）严重畸形者。

（三）术前准备

1. 术前影像学检查　MRI 检查是必需的，要详细了解脊索瘤生长方式、部位和特征，与周围颈内动脉、海绵窦、脑神经、脑干等的关系，此外还应该有鼻蝶三维 CT 检查以了解蝶窦气化的情况、有无鼻中隔偏曲、蝶窦分隔、鞍底和斜坡骨质等。

2. 鼻道准备　术前 2~3 天清理鼻腔，术前剪除鼻毛。

（四）手术要点、难点及对策

1. 患者取仰卧位，气管插管下全身麻醉后，头部抬高超过心脏水平，头略后仰并向稍右侧旋转，不用上头架，术中可根据手术需要调整头部体位。眼膏和护眼膜保护眼睛，用 1% 活力碘消毒面部，0.5% 活力碘消毒鼻腔。

2. 可根据手术需要选择单鼻孔或者双鼻孔。对于单鼻孔可根据鼻腔情况和个人习惯选择右鼻孔或者左鼻孔。内镜直视下进入鼻腔，吸除鼻腔内分泌物，初步辨认鼻中隔和下、中鼻甲。将 1 : 10 000 肾上腺素浸湿的棉片由下至上置入下鼻甲、中鼻道与鼻中隔之间，以收缩鼻中隔和下鼻甲之间的鼻腔黏膜。此操作尽量要有耐心和细致，应在直视下轻柔操作，避免损伤鼻腔黏膜，损伤黏膜出血会影响视野清晰度。大多数情况下不需要切除中鼻甲，仅需要将中鼻甲折断推向外侧即可获得适宜的手术空间。

3. 建立好手术通道后，根据肿瘤主体生长的位置，沿中线向肿瘤方向探查。有时肿瘤突入鼻腔、咽腔，进入鼻腔和咽腔即可看到肿瘤，切除鼻咽腔肿瘤逐渐显露蝶窦和斜坡肿瘤，用吸引器、取瘤钳分块切除肿瘤，对于瘤内骨性成分可用磨钻仔细磨除。逐渐磨除肿瘤边缘的骨性结构，直至完全显露肿瘤边界。肿瘤有可能侵犯颈内动脉、视神经和海绵窦等，要注意保护上述结构，如果肿瘤没有突破硬脑膜，手术则相对容易，若肿瘤已突破硬脑膜，则需根据肿瘤软硬、供血及与周围神经、血管和脑干等粘连情况决定切除范围。术后进行硬脑膜修补。

（五）术后监测与处理

1. 患者术日晚留 ICU 观察，检查生命体征、神志等。
2. 术后 1 个月行 MRI 平扫加增强扫描判断肿瘤是否切除干净。若肿瘤残余，根据大小、位置、年龄等因素决定伽玛刀或者质子刀治疗或再次手术。若肿瘤全切，术后每年定期复查 MRI 随访。

（六）术后常见并发症的预防与处理

术后常见并发症包括脑脊液漏、出血（颅内出血，鼻出血等）、脑神经损伤、颅内感染、颈内动脉损伤等。对于肿瘤突破硬脑膜术中有脑脊液漏者要严密多层修补。

（七）临床效果评价

术后 1 个月复查 MRI 有无肿瘤残余。有肿瘤残余行伽玛刀或质子刀治疗，质子刀效果优于伽玛刀。

三、颅咽管瘤内镜治疗

随着"双人四手"内镜技术的出现和颅底重建技术的进步，部分颅咽管瘤也适合经鼻内镜手术。

（一）适应证

鞍内型、鞍内鞍上型、鞍上型和鞍后型颅咽管瘤。

（二）禁忌证

1. 鼻腔和鼻窦的急性炎症、重症慢性炎症致鼻腔过窄、严重畸形。
2. 第三脑室内颅咽管瘤。
3. 向鞍旁生长到颈内动脉外侧。

4.巨大肿瘤向颅内侵袭。

5.患儿因鼻孔小，蝶窦气化不良，手术相对困难，慎用此入路。

（三）术前准备

1.**仔细询问有无内分泌症状和视力、视野情况** 所有患者术前都要进行全面的内分泌功能检查和视力、视野检查。

2.**术前影像学检查** 垂体MRI是必需的，要详细了解肿瘤主体是位于鞍内还是鞍上、鞍上肿瘤的生长方向、肿瘤与海绵窦、颈内动脉、第三脑室、视神经、正常垂体、垂体柄和视神经的关系等，CT检查了解肿瘤钙化情况，此外还应该有鼻蝶三维CT检查以了解蝶窦气化的情况、有无鼻中隔偏曲、蝶窦分隔和鞍底骨质等。对于蝶窦没有气化或者气化很小的甲介型蝶鞍患者术中导航会有很大帮助。

3.**鼻道准备** 术前2~3天清理鼻腔，术前剪除鼻毛。

4.**内分泌准备** 患者有垂体功能低下，补充泼尼松或地塞米松；有甲状腺功能低下，补充甲状腺素片。

（四）手术要点、难点及对策

1.患者取仰卧位，气管插管下全身麻醉后，头部抬高超过心脏水平，头略后仰并向稍右侧旋转，不用上头架，术中可根据手术需要调整头部体位。眼膏和护眼膜保护眼睛，用1%活力碘消毒面部，0.5%活力碘消毒鼻腔。

2.手术经双鼻孔采用鼻腔-蝶窦-鞍结节/蝶骨平台入路。内镜直视下进入鼻腔，吸除鼻腔内分泌物，初步辨认鼻中隔和下、中鼻甲。将1：10 000肾上腺素浸湿的棉片由下至上置入下鼻甲、中鼻道与鼻中隔之间，以收缩鼻中隔和下鼻甲之间的鼻腔黏膜。此操作尽量要有耐心和细致，应在直视下轻柔操作，避免损伤鼻腔黏膜，损伤黏膜出血会影响视野清晰度。切除中鼻甲，中鼻甲黏膜可留作修补漏口用。预先制作带血管蒂的鼻中隔黏膜瓣，置于后鼻孔，备手术结束后修补用。

3.在中鼻甲的后上方辨认碟筛隐窝内的蝶窦开口，这是进入蝶窦腔的重要定位标志，当蝶窦开口辨认困难的时候，可由后鼻孔上缘向上约1.5cm来确认蝶窦开口位置。沿蝶窦开口上缘内侧切开蝶窦前壁和鼻中隔的黏膜，翻向下方，显露蝶窦前壁和骨性鼻中隔，剥离子折断骨性鼻中隔后部，显露梨骨，

4.咬骨钳咬除蝶窦前壁骨质和梨骨，进入蝶窦腔，去除蝶窦腔内的黏膜和分隔，充分显露鞍底、鞍结节和蝶骨平台。仔细辨认鞍底两侧的颈内动脉隆突、视神经管隆突和颈内动脉视神经管隐窝。有时鞍底结构和蝶窦分隔复杂，要仔细对照CT辨认相应结构，并通过梨骨和鼻中隔在蝶窦前壁的附着点来确定中线，避免定位错误。磨钻磨开鞍结节和蝶骨平台及鞍底，咬骨钳扩大鞍底骨窗范围。打开骨窗范围以充分显露肿瘤为原则，一般两侧达海绵窦，上方达蝶骨平台，下方达斜坡上部。要注意保护海绵窦、颈内动脉和视神经。

5.用15号圆手术刀"十"字形切开以鞍结节为中心的硬脑膜，根据肿瘤大小来决定切开硬脑膜的范围。向前上可打开蝶骨平台区域的硬脑膜，向下可剪开鞍底硬脑膜。这样可

以扩大手术操作空间，剪开硬脑膜应尽可能避开海绵间窦，可采用"工"字形剪开硬脑膜。

6. 打开蛛网膜，显露视神经、视交叉、肿瘤和正常垂体。可以根据空间需要显露垂体上缘或整个垂体。打开肿瘤包膜，放出囊液，对于较小肿瘤，锐性分离肿瘤与视神经、视交叉、垂体柄等的粘连，全切肿瘤；若肿瘤较大，先瘤内分块切除肿瘤，使瘤体变小后再分离肿瘤与视神经、视交叉、垂体柄等的粘连。对于肿瘤位于垂体柄后方的需经垂体柄两侧的通道切除肿瘤。

7. 肿瘤切除后，冲洗术野，彻底止血。

8. 鞍底重建。

（五）术后监测与处理

1. 术日晚留 ICU 观察，监测尿量、饮水和电解质，根据钠、尿量和饮水情况决定是否进行药物干预。

2. 预防癫痫。

3. 术后 1 个月行 MRI 平扫加增强扫描判断肿瘤是否切除干净。若肿瘤残余，根据大小、位置、患者年龄等因素决定伽玛刀治疗或再次手术。若肿瘤全切，术后每年定期复查 MRI 随访。

（六）术后常见并发症的预防与处理

1. 尿崩症和电解质紊乱　尿崩症比较常见，常出现高钠，术后监测每小时尿量，若连续 3 个小时每小时尿量超过 300ml，可考虑应用垂体后叶素治疗，对于长期尿崩患者可服用去氨加压素。

2. 脑脊液鼻漏　术后当天会出现明显渗液，但这种渗液会逐渐减少，一般于 2~3 天即可停止，术后有明显脑脊液漏者可放置腰大池持续外引流，若一周后仍有脑脊液漏应考虑再次修补。术后剧烈咳嗽、打喷嚏可造成或者加重脑脊液漏。

3. 颅内出血。

4. 内分泌失调　可表现为垂体功能低下和甲状腺功能低下。

5. 鼻出血　多发生在术后 3 天和拔除鼻腔填塞物后，一般为少量渗血，可自行停止，若是大量出血，因尽快再次填塞鼻腔。

6. 蝶窦炎和蝶窦黏膜囊肿。

7. 嗅觉丧失。

（七）临床效果评价

术后复查 MRI，评价肿瘤切除是否彻底，复查激素水平，评估患者垂体功能情况。

四、脑积水内镜治疗

神经内镜最早被用于脑积水治疗，是内镜在神经外科应用最具有代表性手术之一，特别是梗阻性脑积水，目前也有报道其对部分正常压力性脑积水和交通性脑积水也有效果。

内镜治疗脑积水最经典的手术是第三脑室底造瘘术。

（一）适应证

中脑导水管狭窄引起的非交通性脑积水，部分交通性脑积水。

（二）禁忌证

第三脑室底宽度小于 5mm；严重的第三脑室底下陷造成与鞍上池和脚间池粘连。

（三）术前准备

MRI 检查了解脑积水形成原因、第三脑室底大小和形态。

（四）手术要点、难点及对策

1. 患者取仰卧位，常规气管插管下全身麻醉。

2. 手术切口及定位　成人采用直切口，小儿可采用马蹄形切口，小骨瓣开颅。颅骨钻孔位置根据脑室形态、室间孔位置和大小决定。通常在冠状缝前 1~2cm，中线旁 2~3cm 钻孔。尽量使骨孔、室间孔和第三脑室底在一条直线上，这样减轻对脑组织的牵拉和损伤。

3. 穿刺侧脑室　剪开硬脑膜，电凝脑皮质血管，内镜导鞘穿刺侧脑室，穿刺方向为双侧外耳道假想连线的中点。

4. 穿刺成功后，置入内镜，辨认脑室内结构，如脉络膜丛、丘纹静脉、隔静脉、室间孔。通过室间孔进入第三脑室，观察第三脑室底及其前后的漏斗和乳突体。

5. 第三脑室底造瘘　造瘘位置选择在漏斗和乳突体之间最薄弱无血管区，先用活检钳或单极电凝打开一小口，再用球囊导管或活检钳扩大瘘口至 5mm 以上，检查 liliequist 膜，并打开该膜，确保第三脑室通过瘘口与脚间池相通。

6. 仔细止血，冲洗脑室后撤出内镜及工作鞘，明胶海绵填塞皮质隧道，缝合硬脑膜和头部切口。

（五）术后监测与处理

术后密切观察患者神志和生命体征。

（六）术后常见并发症的预防与处理

术后并发症较少，常见的有发热、颅内感染、颅内积气、硬脑膜下血肿、硬脑膜下积液、脑室内出血、丘脑损伤、脑脊液漏等。

（七）临床效果评价

影响手术疗效的因素较多，肿瘤和囊肿等引起的梗阻性脑积水治疗效果较好，单纯导水管狭窄效果次之；成人疗效较儿童好，2 岁以下患者造瘘失败率高；此外第三脑室底形态也是影响造瘘成功的因素之一，对于第三脑室底平展菲薄者效果好，第三脑室底下陷或者松弛与周围组织粘连明显者效果差，第三脑室底增厚者手术风险大。

术后疗效的评估以症状改善为主，以脑室变小为辅。若症状无改善则提示手术无效。

（姜晓兵）

第六节　脊柱脊髓的显微微创手术

一、适应证

椎管内髓外硬脊膜下小肿瘤偏于一侧者或较大的囊性肿瘤（一般不超过两个节段），向侧方突出的腰椎间盘突出症，尤其适用于多发椎管内硬脊膜下小肿瘤切除（图8-6-1）。

二、禁忌证

肿瘤过大，中央型腰椎间盘突出，或伴有脊柱不稳定患者，髓内肿瘤一般不主张行微创手术。

三、术前准备

术前准备同一般椎管内肿瘤或椎间盘突出手术术前准备。

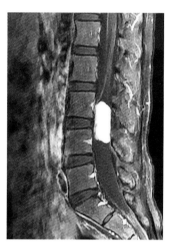

311

图 8-6-1　腰椎管神经鞘瘤肿瘤未超过两个节段，可以选择显微微创手术切除

四、手术要点

1. 体位　患者取俯卧位，腰椎病变手术时应该使腰椎略向后凸，使髋关节屈曲90°，可使腰椎椎板间隙增宽，减少术中的骨质切除。

2. 定位　建议术中应用 C 形臂精确定位，否则容易失败。

3. 切口　病变侧中线旁开 1cm，切口长度 3~4cm；如果术中有可能更改手术方式为开放手术，可行中线皮肤切口（图8-6-2）。

4. 皮肤及皮下脂肪切开后，钝性分离出肌筋膜。

5. 弧形切开肌筋膜，在筋膜下向中线分离抵达棘突，然后沿棘突向下分离，显露椎板至小关节突外侧。

6. 三叶撑开器撑开后，显微镜下根据病变大小磨除骨质（图8-6-3）。切除黄韧带，在硬脊膜外寻找到神经根和突出椎间盘，进行切除，或继续打开硬脊膜，切除硬脊膜下肿瘤。

7. 缝合硬脊膜，关闭切口。

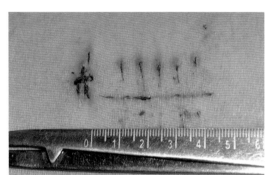

图 8-6-2　椎管显微微创手术切口

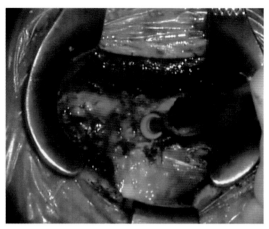

图 8-6-3　通道辅助，显微镜下磨除骨质，进行椎板开窗

五、手术难点及对策

1. 显微微创手术对显微手术技巧要求较高，术者应该有较多常规显微神经外科手术的经验。

2. 术中可能遇到定位不准或出血等情况，因此术中精确定位非常重要，同时铺巾时要做好扩大切口改为常规手术的准备。

3. 肌肉和筋膜的分离范围可以大于皮肤切口，撑开器充分撑开后会形成上窄下宽的锥形空间，从而保证通过比较小的皮肤切口显露更大范围的脊柱节段。一般情况下，在该撑开器的辅助下，可以显露两个节段的椎板。

4. 最好在显微镜下使用磨钻切除骨质，可有效避免损伤静脉、硬脊膜和神经根。注意保护好小关节突，避免切除过多导致脊柱不稳定。

5. 在切除黄韧带时最好先用钝头探钩进行探查和分离，然后用椎板咬骨钳逐步切除。如果难以找到黄韧带突破口，可以在靠近中线处进行分离。

6. 充分显露硬脊膜囊和神经根后，助手用神经根牵开器，轻柔牵开硬脊膜和神经根，可以看到脱出髓核或隆起的后纵韧带。如果椎间盘没有突破后纵韧带，用 15 号小圆刀切开后纵韧带即可看到突出纤维环的髓核组织。脱出的髓核多数容易取出，但是也有少数取出困难，并且容易引起硬脊膜前方的静脉出血，一旦有静脉出血发生，可用明胶海绵进行压迫止血。如果脱出的髓核组织较多，不一定需要进一步切开纤维环切除椎体间椎间盘组织；如果需要探查纤维环以内的空间，建议不要将纤维环切开过多，防止术后椎间隙残留髓核组织再次脱出；如果纤维环切开较大，应该力求尽量将椎间隙内的髓核清除彻底。手术中避免过度牵拉神经根，防止神经损伤（图 8-6-4）。

7. 椎间盘组织切除后需要判断减压是否充分，一方面看硬膜囊是否松弛，另一方面检查神经根的活动度，如果神经根的活动度小，还需要探查椎管的骨性结构是否有狭窄，若狭窄存在，用椎板咬骨钳小心咬除骨性压迫。

8. 助手尽量通过神经拉钩将神经根和硬膜囊保护起来，避免硬脊膜损伤。如果硬脊膜损伤，修复相对困难，一般采用显微镜下缝合，如果有长柄显微持针器或锁孔器械可使修补手术变得更为容易；也可以用胸膜夹等微小钛夹夹闭硬脊膜，防止脑脊液漏发生，但是在夹闭过程中要防止误夹神经根。为了尽量减少脑脊液漏的发生，在缝合硬脊膜后还要用生物蛋白胶进行封堵加固。

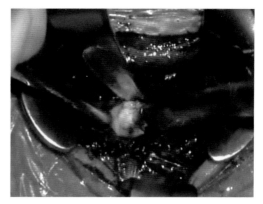

图 8-6-4　通道辅助，显微镜下切除椎间盘

9. 与常规显微手术一样，微创手术切除硬脊膜下肿瘤时同样需要看清楚肿瘤起源神经根。对于较大的囊性神经鞘瘤，先释放瘤内囊液，获取空间后逐步切除肿瘤。硬脊膜缝合见上述第 8 条。

六、术后监测与处理

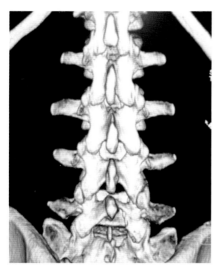

图 8-6-5　显微微创手术术后复查 CT 见脊柱骨质结构保留较好

术后监测与处理与一般椎管手术无差别。

七、术后常见并发症的预防与处理

术后可能出现脑脊液漏，术中处理尤为关键。微创手术术后脑脊液漏一般不严重，缝合瘘口后切口适当加压基本能够愈合。

八、临床效果评价

微创手术创伤小，骨质破坏少，患者术后可以早期下床活动，很容易被患者接受，但是技术不熟练者可能导致神经损伤（图 8-6-5）。

（周迎春）

第七节　脑神经血管压迫综合征

一、三叉神经痛

三叉神经痛（trigeminal neuralgia，TN）是一种较常见的疾病，表现为一侧颜面部三叉神经感觉分布区域内短暂性、阵发性剧烈疼痛。TN发病率为180/10万左右，男性稍多于女性，Ⅱ、Ⅲ支较Ⅰ支更多见。TN分为原发性和继发性两种。采用外科手术将病变切除后多可治愈继发性TN，而约1/3的原发性TN患者需外科手术介入。经多年的技术发展，原发性TN的外科手术治疗目前主要包括三叉神经显微血管减压术（microvascular decompression，MVD）、三叉神经根选择性部分切断术、经皮穿刺三叉神经损毁术。对于能耐受开颅手术的患者而言，MVD已成为原发性TN的首选外科治疗方法。对于一般情况差的患者，经皮立体定向神经根射频热凝术在外科治疗中的重要地位已获承认，尚待推广。

（一）三叉神经显微血管减压术

1. 适应证

（1）原发性TN，排除继发性病变者。

（2）采用伽玛刀或射频治疗效果不佳或复发者。

（3）不能耐受药物副作用或已因药物而产生肝功能损害者。

2. 禁忌证

（1）同其他全身麻醉开颅手术禁忌证，如存在严重系统性疾病且控制不佳等。

（2）患者对手术疗效及可能出现的并发症理解不够、准备不充分。

3. 术前准备

（1）对于有高血压、糖尿病、冠状动脉粥样硬化性心脏病等内科疾病患者，术前要正规治疗至病情稳定，以降低手术风险；术前1天，耳后枕部剃发，上界到耳郭上缘水平，后方到枕部中线，下发至发际，其余头发清洗干净；术前晚口服番泻叶行肠道准备；术前6小时禁食水，留置导尿。

（2）麻醉和体位：气管插管下静脉复合全身麻醉或局部麻醉。患者取健侧向下侧卧位，头部下垂15°并向健侧旋转10°，颈部稍前屈，使下颌距胸骨约两横指，患者乳突于手术台面大致平行并位于最高位置，便于保持手术显微镜光轴与入路一致。

4. 手术要点、难点及对策

（1）切口：采用耳后发际内0.5cm与发际平行的竖切口，长3~5cm；也有学者采用耳后发际内枕骨向颅底转折处上方1cm长3~5cm横切口，优点是便于术中显微镜下操作，缺点是可能伤及枕部皮神经而导致术后局部麻木（图8-7-1）。

（2）骨窗：做直径1.5~2.0cm骨窗，上缘显露至横窦下，前缘至乙状窦后，最好显露横窦与乙状窦交汇点，此点可视为骨窗显露的关键点（图8-7-2）。

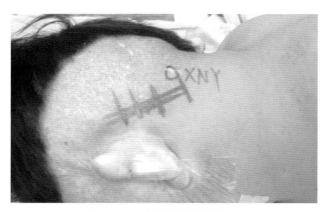

图 8-7-1 三叉神经痛手术切口

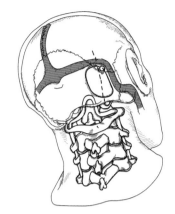

图 8-7-2 骨窗的位置及大小示意图

（3）硬膜切开：倒"T"字形、"Y"字形或"十"字形剪开硬膜并悬吊。

（4）探查 CPA：此后操作即在手术显微镜下进行，不必使用脑牵开器，因为手术为微创切口，操作空间狭小，置入脑牵开器反而阻挡手术操作。用双极电凝或吸引器将小脑半球向外下方轻压，沿天幕与硬骨膜夹角向术野深处探查，缓慢排放脑脊液，剪开覆盖在小脑表面的蛛网膜，待颅内压下降后再转向上方天幕方向探查。

（5）岩静脉的处理

1）CPA 探查中的岩上静脉处理原则：位于颅底的岩下静脉属支如妨碍手术入路可直接电凝后切断，靠近小脑幕方向的岩上静脉属支和来自脑干的引流静脉则尽量不予切断以免导致静脉性梗死甚至出血等严重后果。在 TN MVD 术中因岩上静脉属支阻挡手术入路，可从听神经上方入路进行探查，适当牵拉小脑上极和岩静脉属支来显露三叉神经全长（图 8-7-3）。

2）牵拉小脑半球可将岩上静脉主干自岩上窦处撕裂，造成意外的大出血，此时可以电凝切断静脉，电凝静脉时应贴近其小脑侧以较小功率反复烧灼，较粗的属支有时需分数次才能完全切断。原则上尽量少的切断岩静脉属支，能获得充分显露即可。电凝静脉前应尽量游离切断静脉周围的蛛网膜，以免电灼导致蛛网膜收缩，进而牵拉静脉致岩上窦处撕裂出血。偶可遇见牵拉或电凝过程中静脉破裂汹涌出血，此时应立即更换较大口径的吸引器吸除出血，用明胶海绵及脑棉分别压迫其在小脑侧和岩上窦侧出血处止血。术中岩静脉出血有时不可避免，甚至在排放脑脊液之后、解剖蛛网膜之前即可突然的汹涌出血，常令术者措手不及。有时候出血多，视野不清，反复电凝却仍然出血严重，可先行压迫止血，无活动出血后，再慢慢移除压迫止血材料。吸尽术野后

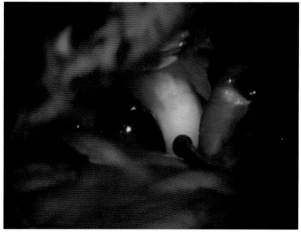

图 8-7-3 三叉神经显微血管减压手术中显示岩静脉

耐心压迫止血是有效处理方法。一旦发生岩静脉出血，手术止血时间往往长达半小时之久，且发生脑神经和小脑损伤的可能增大。

3）建议注意保护岩上静脉的情况：切断岩上静脉属支应极为慎重的情况如下：①拟切断的岩上静脉属支主要引流来自于脑干的静脉血；②拟切断的岩上静脉属支外观颜色较其他属支相比更接近动脉的外观，即静脉动脉化，估计其内血流比较湍急，切断后有可能引起急性回流障碍；③视野可及范围内岩上静脉属支很少，拟切断的岩上静脉属支又异常粗大，预计切断后其他属支代偿较为困难。已有报道显示，离断岩上静脉后发生了严重小脑出血性梗死。

（6）探查神经根进/出脑干区（rootentr/exit zoon，REZ）：岩静脉处理后，钝性分离（用圆头显微镜剥离子）和锐性分离（用显微剪刀）结合充分解剖三叉神经根周围的蛛网膜；蛛网膜增厚粘连本身即可能成为 TN 的致病因素，应将三叉神经脑池段全程充分解剖，使三叉神经根在轴位上彻底松解。然后将患者头部向后旋转或调整手术显微镜光轴即可显露三叉神经 REZ。

（7）处理责任血管：责任血管的辨认和处理是本术式的关键和难点。责任血管多呈袢状从 REZ 通过并造成压迫，与面肌痉挛不同，任何与三叉神经脑桥池段相接触的血管都应视为责任血管而加以处理，责任血管可位于 REZ、三叉神经中段、麦氏囊区。因此，探查神经时应通过调整显微镜角度或患者头位，分段显露神经，避免遗漏责任血管。TN MVD 术中主要责任血管依次为小脑上动脉及其分支、小脑前下动脉及其分支、岩上静脉属支、基底动脉。下列因素能影响责任血管的识别：①健侧向下侧卧位时，责任血管离开 REZ（最大可位移 5mm）；②未能良好显露 REZ 而遗漏血管；③对小脑半球的牵拉、脑脊液过多过快地排放或蛛网膜的广泛切开使责任血管行程发生移位。将责任血管充分游离后，向天幕、颅底方向或内侧推移离开 REZ，垫开物置于责任血管和脑干之间。强调使责任血管远离 REZ 而非简单的血管于 REZ 之间"绝缘"，即选择合适大小和形状的垫开物置于责任血管和脑干之间（非血管和脑神经之间）使血管远离 REZ 并防止其复位。所谓垫开物是指将责任血管推离 REZ 后隔开并防止其复位的材料，目前以 Teflon 棉垫较为常见。棉垫不宜过大以免形成新的压迫。置入棉垫后应确保其固定，防止滑落。责任血管垫开后注意动脉不能扭曲成角，否则影响脑干供血。责任动脉出现痉挛变细时要用罂粟碱棉片湿敷片刻即可好转。当有岩静脉属支单独或参与压迫时可将其充分解剖游离后以棉垫推离神经根部，难以解剖游离时应电凝后切断，不主张单纯电凝，因其有再通的可能。静脉单独或参与压迫者在 TN 患者中经常可见到，但在其他脑神经疾患则甚为少见，应将责任静脉游离后垫开，尽量不予切断。

（8）关颅：减压操作完成后，以温生理盐水反复镜下冲洗术野，注意水流不能太急以免伤及娇嫩的听神经。确认无出血后，在硬脑膜剪开处下方小脑表面放置一小块明胶海绵以防硬脑膜缝合过程中损伤小脑。利用切口的肌筋膜补片或人工硬脑膜将硬脑膜严密缝合。再次用骨蜡严密封闭骨缘乳突气房。不留引流物，开颅时骨屑和骨块填充骨孔。严格按肌肉、筋膜、皮下组织、皮肤四层缝合切口，不留死腔。

5. 术后监测与处理

（1）术后严格卧床 72 小时，并密切观察患者生命体征、意识、瞳孔、肢体活动等，一旦发现意识障碍应立即检查 CT。

（2）低颅压综合征的对症治疗。

6.术后常见并发症的预防与处理

（1）听力障碍：作为主要的并发症其发生率为 2%~10%，多为手术中的牵拉所致，有时是由于电凝误伤所致。多数可恢复，患侧永久性听力丧失者甚为少见。

（2）小脑损伤出血：发生率一般小于 1%。避免小脑损伤关键在于减少牵拉强度、开骨窗尽量显露横窦和乙状窦交汇关键点、先打开枕大池充分放出脑脊液后再探查 CPA 等措施，可最大程度地减少术中对小脑半球的牵拉，必要时可配合使用脱水药降颅压。

（3）脑脊液漏：严格、细致的关闭切口技术可使脑脊液漏的发生率由近 10% 降至 3%以下。本组采用骨膜和碎骨回填骨窗，发生脑脊液漏极少见。

术者具备熟练的显微手术技巧、对 CPA 显微解剖的熟悉、责任血管的正确判定及充分减压是提高手术疗效、减少并发症的重要保证。

7.临床效果评价　国内外文献报道，MVD 治疗原发性 TN 的治愈率为 65%~80%，无效率为 1%~20%、复发率为 3%~15%。对有经验的术者而言总有效率可达 90%~95%，术者的经验和选择合适病例是影响 MVD 疗效的重要因素。

（二）三叉神经根选择性部分切断术

一般认为典型原发性 TN 患者行 CPA 探查术中会 100% 发现有责任血管压迫，但临床实践中却可以遇到探查过程中未发现责任血管的患者，此时常需要行三叉神经感觉根部分切断术（partial rhizotomy，PR）。TN MVD 术中未发现责任血管的情况时常可遇见，此时可行三叉神经感觉根 PR。对 TN 而言区分典型和不典型者具有重要意义，不典型 TN 行 MVD 的有效率远低于典型者，而且常需行三叉神经感觉根 PR。

对于无效或复发的 TN 病例，二次手术时的术式选择应以 PR 为主，为保证疗效，只在以下情况并存时才考虑只行 MVD 术：① 较年轻患者；②二次探查术中发现粘连不重；③存在明确的动脉性血管压迫；④血管减压满意。

经由 CPA 入路的 PR 禁忌证、术前准备、手术步骤基本同 TN MVD。手术要点是三叉神经感觉根部分切断的比例不宜超过 3/4，位于最内上方的感觉根纤维不可切断以影响角膜感觉；如有感觉根滋养血管出血可予明胶海绵压迫止血，不可电凝以免术后出现面部同侧麻木。PR 术后患者面部疼痛虽可缓解，但几乎 100% 会遗有面部麻木，这是该术式的一大缺憾。

二、面肌痉挛

特发性偏侧面肌痉挛（hemifacial spasm，HFS）指一侧面部阵发性、不自主的肌肉痉挛。面肌痉挛影响患者容貌，给日常生活、工作造成不便。国外流行病学调查其发病率为 11/100 万，目前中国尚无面肌痉挛确切的流行病学报告，从临床上来看有逐年上升的趋势。女性多于男性，左侧更多见。目前国内外的学者认为，异常血管对面神经根造成压迫和因压迫造成面神经运动核兴奋性异常增高是 HFS 的主要病因。因此，面神经根显微血管减压术是治疗面肌痉挛最有效、最常用的方法。

（一）面神经显微血管减压术

1. 适应证

（1）特发性 HFS，排除继发性病变。

（2）无面神经损伤、Bell 麻痹病史。

（3）面肌抽搐发作频繁而严重，影响日常工作和生活者。

（4）本病经其他疗法效果不理想或减压后又复发者。

2. 禁忌证

（1）症状轻，发作不频繁者。

（2）意向性面肌抽搐，大多为双侧性。

（3）合并严重高血压和心、肾疾病，不能耐受手术者。

（4）面瘫后连带运动者。

3. 术前准备　同原发性 TN MVD。

4. 手术要点、难点及对策

（1）切口：采用耳后发际内 0.5cm 与发际平行的竖切口，也可采用耳后发际内枕骨向颅底转折处上方 1cm 做长 3~4cm 横切口（图 8-7-4）。

（2）骨窗：比三叉神经痛手术的骨窗稍偏下 0.5cm，直径 1.5~2.0cm 骨窗，上缘不必显露横窦，前缘应至乙状窦后，下缘接近颅底水平。

（3）硬脑膜切开：同原发性 TN MVD。

（4）探查 CPA：先使用头端宽 4mm 的脑压板将小脑半球向内上方抬起，慢排放脑脊液，剪开小脑延髓池外蛛网膜，先显露舌咽神经、迷走神经，而不能开始即显露面神经、听神经。使用脑压板应逐步牵开、深入，牵开的范围 1cm 即可，且牵拉应为间断性，以免听神经张力长时间过高受损。更换头端宽 2mm 的脑压板，将脑压板前端放置在小脑绒球表面并牵开，锐性解剖小脑绒球与听神经的蛛网膜，此时向上可见脑桥背外侧区和脑桥池段的面神经、听神经。

（5）探查面神经 REZ：将患者头部向后旋转 15° 或调整手术显微镜光轴即可显露面神经 REZ（图 8-7-5）。钝性分离（用圆头显微剥离子）和锐性分离（用显微剪刀）结合充分解剖责任血管周围的蛛网膜，注意勿损伤动脉向脑干发出的穿动脉及走向听道的内听动脉，并避免器械触及面神经、听神经。

（6）处置责任血管：责任血管的准确辨认和正确处置，是本术式的关键和难点。责任血管多呈袢状从面神经 REZ 通过并造成压迫。不同于 TN MVD，注意勿将位于面神经远段、在脑桥池的游离血管，尤其是仅与面神经干接触或并行的血管误认为责任血管。当 REZ 有多根血管存在时，责任血管常位于血管丛的深面（图 8-7-6）。

将责任血管充分游离后，向颅底方向推移离开 REZ，减压垫棉置于责任血管与脑干之间，必要时用第 2、3 块垫棉进一步推开血管以求减压充分。应避免将垫棉放置于责

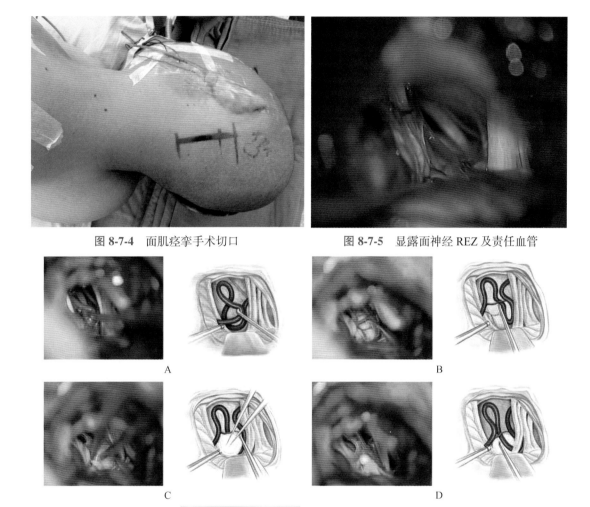

图 8-7-4　面肌痉挛手术切口　　　　图 8-7-5　显露面神经 REZ 及责任血管

A

B

C

D

E

图 8-7-6　显微血管减压手术中责任血管推移过程示意图

319

任血管与面神经 REZ 之间，也不可与之接触以防局部发生粘连而致术后复发。垫棉不宜过大以免形成新的压迫。置入垫棉后应确保其固定，防止滑脱。责任血管垫开后注意动脉不能扭曲成角，否则可能影响脑干血供。当责任血管为粗大、迂曲、硬化的椎动脉时，血管推移及置入棉垫均有困难，可采用将垫棉做成带状绕过血管后再用医用胶固定于岩骨硬膜上的减压方法。

当有静脉单独或参与压迫时可将其电凝后切断或将静脉充分游离后以 Teflon 棉垫开，此处静脉游离度较小，垫开减压通常十分困难。MVD 术中面神经 REZ 除有责任动脉压迫外并存有静脉性压迫，应电凝后切断才能彻底减压，但会增加术后面神经、听神经并发症的发生；面神经、听神经经 REZ 之间通过的静脉不是责任血管，可不予处理。

MVD 术中责任动脉减压效果不理想原因主要包括：①责任动脉迂曲延长，多处压迫 REZ。Teflon 棉无法满意放置或需放置多量垫棉，后者容易压迫 REZ 和脑干而引起并发症，日后也易于粘连而导致症状复发。②责任血管为粗大、迂曲、硬化的椎动脉或基底动脉。因责任动脉张力高而难以推移，勉强推移后其搏动性冲击压力仍可能通过垫棉传导至 REZ 而导致效果不佳或复发，勉强推移粗大动脉可能使术后并发症增多。③垫入垫棉后动脉扭曲成角，这会影响血流通过，有可能导致严重神经缺血性病变。④责任动脉发出较多穿动脉至脑干，此处的穿动脉在解剖和生理上均为终末支，少有侧支循环，必须小心保留，一旦损伤后可能导致严重后果。穿动脉多、行程短、走形复杂，使责任动脉的推移和置入垫棉变得困难和危险。⑤颅后窝容积先天性狭小，责任动脉和 REZ、脑干之间空间狭小使垫棉置入困难。

目前，国内外学者为解决上述问题，提出了 MVD 术中应用动脉悬吊法，即用 Teflon 棉包绕责任动脉后推向颅壁或天幕硬膜，将局部硬膜电凝使之变粗糙，在责任动脉或包绕动脉的 Teflon 棉与该处硬膜之间涂以少量医用耳脑胶固定，从而将责任动脉悬吊离开 REZ 而达到满意的减压效果。

责任动脉悬吊法是对传统 MVD 术的有益补充和改良，值得进一步完善、推广。但也可能带来危害如动脉损伤、化学性脑膜炎，小心细致的镜下操作、术中反复冲洗可使其发生率降低。总结 MVD 术应用动脉悬吊法应注意：①保护好穿动脉，避免在动脉移位过程中造成副损伤；②悬调后动脉不能扭曲成角；③局部生物胶用量适中即可，严禁使生物胶扩散溢入蛛网膜下隙；④避免手术器械接触生物胶，更不能使用已沾有生物胶的器械进行纤维操作；⑤尽量用 Teflon 棉作为中间介质实现硬膜和动脉壁的黏合；⑥完成悬吊后不能再牵拉责任动脉；⑦减压操作完成后应用大量含有地塞米松的生理盐水反复冲洗术野蛛网膜下隙。

（7）关颅：同原发性 TN MVD。

5. 术后监测与处理　术后全面观察患者生命体征、意识，有无面瘫、声音嘶哑、呛咳和呕吐。常规复查头颅 CT。发生术后低颅压时，应取平卧位或头低足高位，伴随恶心呕吐者，头偏向一侧，避免误吸并积极对症处理。术后发生面瘫，应注意角膜及口腔护理。如出现饮水呛咳和吞咽功能障碍，应避免误吸；如出现脑脊液漏时，应采取平卧位头高 30°，禁忌鼻腔、耳道的堵塞、冲洗和滴药等，并积极查明原因妥善处理。

6. 常见并发症的预防与处理

（1）脑神经功能障碍：主要为面瘫、耳鸣、听力障碍，少数患者可出现面部麻木、声音嘶哑、饮水呛咳、复视等。术后 1 个月内还需特别注意保暖，避免迟发性面瘫的发生。注意以下操作能有效降低脑神经功能障碍的发生。

1）尽量避免电凝灼烧脑神经表面及周围穿支血管。

2）避免牵拉脑神经，减少对脑神经的直接刺激以避免其滋养血管发生痉挛；充分解剖脑神经周围蛛网膜，减少术中对脑神经的牵拉。

3）常规术中电生理监测。

4）手术当天即开始使用扩血管药物、激素和神经营养药物。

（2）小脑、脑干损伤：微血管减压治疗面肌痉挛有 0.1% 的死亡率，主要是由于小脑、脑干损伤，包括梗死或出血。避免小脑损伤的关键在于减少牵拉时间、降低牵拉强度。术前半小时使用甘露醇降低颅压、术中适量过度通气、骨窗尽量靠近乙状窦、避免使用脑压板、逐渐打开小脑脑桥池缓慢充分放出脑脊液后再探查脑桥小脑角等措施可最大程度地减少术中对小脑半球的牵拉，尽量避免电凝灼烧小脑、脑干表面血管。术后通过多参数心电监护仪对血压、脉搏、呼吸、脉搏血氧饱和度实行 24 小时连续监测，密切观察意识、瞳孔的变化。出现血压骤然升高、同时脉搏减慢，清醒后又出现意识障碍，一侧瞳孔散大、光反射减弱或消失，均应考虑小脑或脑干梗死、肿胀、出血可能，应及时行头颅 CT 扫描，根据 CT 实施扩大骨窗枕下减压或脑室外引流。

（3）脑脊液漏

1）严密缝合硬膜是防治脑脊液漏的关键。

2）对于硬膜无法严密缝合者，可取肌肉筋膜进行修补，同时应用生物胶将人工硬膜与硬膜贴敷完全。

3）用骨蜡严密封闭开放的气房。

4）骨窗处用咬下的骨膜和碎骨回填，再严格按肌肉、筋膜、皮下组织、皮肤逐层缝合切口，不留死腔。

如发生脑脊液鼻漏，立即嘱咐患者去枕平卧，告知患者勿抠、挖及堵塞鼻孔，保持鼻孔清洁，观察体温变化，使用抗生素预防感染。保持大便通畅，防止咳嗽、大便用力而引起颅内压增高，必要时可使用脱水剂或腰大池引流降低颅压，若漏孔经久不愈或多次复发需行漏孔修补术。

（4）低颅压综合征可能原因是术中长时间显露手术部位，释放大量脑脊液，术后脑脊液分泌减少等所致，常表现为头痛、头晕、恶心及非喷射状呕吐，同时血压偏低、脉率加快，放低头位后症状可缓解。术中在缝合硬膜时应尽量硬膜下注满生理盐水，排出空气。术后平卧。

（5）其他并发症微血管减压手术应严格规范操作，避免感染、伤口愈合不良、平衡障碍、切口疼痛、远隔部位血肿、椎动脉损伤等并发症的发生。

7. 临床效果评价　MVD 治疗 HFS 的总有效率为 87.5%~99.3%。大约有 13%~50% 的患者术后症状并非立即消失，而是经过 1 周~3 个月甚至半年的时间才延迟愈合。约 2.2%~6.0% 的患者术后无效。术后复发率约为 2%。

三、舌咽神经痛

舌咽神经痛又被称为迷走舌咽神经痛。根据发病原因的不同，舌咽神经痛可以分为原发性舌咽神经痛和继发性舌咽神经痛两种。原发性舌咽神经痛（glossopharyngeal neuralgia，GN）的临床表现类似于 TN，其发病率为 TN 的 0.2%~1.3%，疼痛多由咽部或扁桃体开始，放射至同侧外耳道、耳后及下颌角。剧痛常由进食、吞咽、说话、咳嗽及下颌关节活动引起，发作严重时给患者带来的巨大痛苦，经常更甚于 TN。目前大多数学者认为乙状窦后入路操作方便、损伤小、并发症少，是较理想的手术入路，经由该入路可行舌咽神经根 MVD 及舌咽神经根、迷走神经上部根丝选择性部分切断术（PR），两者都是治疗原发性舌咽神经痛安全有效的手术方法。

（一）舌咽神经 MVD

1. 适应证

（1）原发性舌咽神经痛，排除茎突过长及 CPA 继发性病变。

（2）保守治疗效果差、不能耐受药物副作用或已因药物而产生肝功能损害。

（3）无严重全身性疾患，年龄并无严格限制。

（4）注意与特殊类型原发性 TN 相鉴别。

2. 禁忌证

（1）手术时发现为肿瘤且能切除者。

（2）患者身体衰弱不能耐受手术者。

3. 术前准备　同原发性 TN MVD。

4. 手术要点、难点及对策

（1）麻醉与体位　同原发性 TN MVD。

（2）切口：采用耳后发际内 0.5cm 与发际平行的竖切口，也可采用耳后发际内枕骨向颅底转折处上方 1cm 做长 3~4cm 横切口。

（3）骨窗：比三叉神经痛手术的骨窗稍偏下 0.5cm，直径 1.5~2.0cm 骨窗，上缘不必显露横窦，前缘应至乙状窦后，下缘接近颅底水平。同特发性 HFS MVD，准确定位颅骨钻孔位置，骨窗前缘需要显露乙状窦后缘。

（4）硬膜切开：同特发性 HFS MVD。

（5）探查 CPA：先使用头端宽 4cm 的脑压板将小脑半球向内上方抬起，缓慢排放脑脊液，剪小脑延髓池外侧蛛网膜，显露舌咽、迷走神经（图 8-7-7）。在迷走神经根丝与副神经根之间有一解剖位置为恒定的桥静脉（岩下静脉），当其较短粗而妨碍手术入路时可予以电凝切断；一旦出血较汹涌，可予压迫止血。更换头端宽 2mm 的脑压板，将脑压板前端放置在小脑绒球及四室侧孔脉络丛表面并牵开，锐性解剖小脑绒球与听神经间的蛛网膜。

（6）探查舌咽神经 REZ：将患者头部向后旋转 15° 或调整手术显微镜光轴即可显露舌咽神经 REZ。采用锐性剥离的方法彻底解剖后组脑神经复合体周围的蛛网膜。注意操作应远离面神经、听神经。

（7）处理责任血管：这是本术式的关键

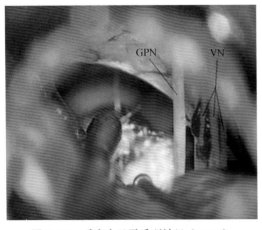

图 8-7-7　手术中显露舌咽神经（GPN）和迷走神经（VN）

和难点。仔细识别压迫责任血管，采用锐性剥离的方法将责任血管充分游离后，将其推移离开 REZ 充分减压，选择合适大小和形状的 Teflon 减压垫棉置于责任血管与脑干之间防止其复位；如为静脉单独或参与压迫时则将其电凝后切断。下列情况将导致责任动脉无法被满意推移：①舌咽神经根和迷走神经根在解剖位置上临近颅底，局部操作空间小，REZ 不易充分显露。②导致舌咽神经痛的责任血管多为迂曲硬化的小脑后下动脉和椎动脉，且穿动脉较多。③责任血管多隐藏于延髓后外侧沟内。④后组脑神经比较纤细、排列紧密，更易受到损伤。当遇到这些情况责任血管无法被满意推离 REZ 而可能影响减压效果时，可用责任动脉悬吊法处理。责任动脉悬吊法是对传统 MVD 术的有益补充和改良，值得进一步完善、推广。但也可能带来危害如动脉损伤、化学性脑膜炎等，小心细致的镜下操作、术中反复冲洗可使其发生率降低。

（8）关颅：同特发性 HFS MVD。

5. 术后监测与处理　同特发性 HFS MVD。

6. 常见并发症的预防与处理　与特发性 HFS MVD 的并发症和防治方法类似，但吞咽困难、饮水呛咳、声嘶、阵发性干咳等后组脑神经功能障碍的发生在舌咽神经痛患者中显著增多。微血管减压手术的严格规范操作，小脑穿动脉、相应的神经的保护，关颅的规范操作等可以避免绝大多数的并发症。

7. 临床效果评价　舌咽神经痛 MVD 术后延迟治愈者罕见，故疗效评估可在术后立刻进行。术后疗效评价标准：①疗效佳，即在不服药的情况下疼痛完全消失或缓解程度大于95%；②疗效一般，即在服药或不服药的情况下疼痛缓解程度大于 50%；③疗效差，即疼痛无缓解。Sampson 等采用 MVD 治疗 47 例原发性舌咽神经痛患者，术后即可治愈（疗效佳）率达 98%，平均随访 12.7 年，治愈率 96.6%（28/29）。

（二）舌咽神经痛神经根丝选择性部分切断术

舌咽神经痛神经根丝选择性部分切断术（PR）实质是对脑桥小脑角舌咽神经根丝、迷走神经上部根丝选择性部分切断。对于需经颅手术的原发性舌咽神经痛患者应采用 PR 还是 MVD，多年来一直存在争议。但目前临床上一般根据术中探查的具体情况而定：①如有明确责任血管压迫 REZ 时应行 MVD；②如无责任血管压迫 REZ 时应行 PR；③如果责任血管压迫不明确或虽有明确的压迫但由于各种原因无法做到满意充分减压时，则行MVD+PR。④ MVD 术责任动脉无法满意推移时，可先用责任动脉悬吊法处理，对于个别即便应用责任动脉悬吊法也无法充分减压的病例，尤其是高龄患者，选择 PR。

手术的禁忌证、术前准备、基本手术步骤、术后处理同舌咽神经痛 MVD。关键点是牵开小脑半球，找到舌咽神经于其近颈内静脉孔处以神经刀切断。邻近的迷走神经上部根丝是否需要切断、切断多少支为宜，目前均无定论，是目前 PR 的难点和重点。有学者根据显微解剖学研究发现，舌咽神经根与迷走神经根上部第 1 根丝之间有交通支者占 9.3%，且均发生于二者之间无间隙或间隙很小时，间隙较大时均未发现有交通支，并提出下述观点，①二者无间隙或间隙小、有交通支时，需加行迷走神经上部根丝切断：当迷走神经根丝较少且粗大，只切断或部分切断上部第 1 根丝；而迷走神经根丝较多且纤细时，或上部穿 1、

2 根丝之间有交通支时，可行上部两根根丝切断，但不应超过两根。②二者间隙较大、无交通支时，不必加行根丝切断。功能神经外科手术的一个基本原则是在解除患者病痛的同时不引发患者不能接受的严重并发症。但理论上 PR 必然会增加后组脑神经并发症的发生，所以 PR 术式应严格限制切断迷走神经根丝的比例。

（熊南翔）

第八节　颅内疾病的放射外科治疗

一般将 20 世纪 60 年代伽玛刀发明并用于临床作为放射外科诞生的起点，经过近 60 年的发展，放射外科的定义也不断被改写。2014 年 5 月在纽约召开的 Leksell 用户大会上，有专业的专家委员会对放射外科的定义进行了总结，考虑到日新月异的科技进步，委员会对放射外科的定义还是留有余地，并没有推出新的完整定义，只是指出放射外科至少包括以下 3 个特点：①放射外科的对象是在影像学上可以被定义和勾画的空间区域，且该区域可以制动或者其运动可以被追踪，可以确保治疗时的机械误差在 1mm 内；②有精度高于毫米级的放射治疗设备；③有良好的计划系统以保证足够的精度、适形性和选择性，以避免正常组织在使用高剂量治疗疾病时出现并发症。

上述 3 个特点本质上是完全从机械和物理角度来考虑放射外科的特性，因此更多强调的是对治疗设备的依赖性，而不是治疗本身的特点。而放射外科从临床角度来说应该是一种以高精度治疗设备、可靠计划系统、有效的靶区识别和追踪系统为物理基础的，使用该特定的放射治疗设备，将特定剂量和特定分布的射线，以特定的方法和精度投射到体内的特定区域，以期产生特定的临床效果，而对于特定区域外其他组织的影响可以忽略不计的放射治疗方法。由于立体定向的定位方法只是诸多定位方法的一种，因此放射外科的概念大于立体定向放射外科的概念。放射外科在设备发明之初几乎都用于神经外科疾病的治疗，因此在早期，放射外科实际等同于放射神经外科，但近年来摆位和追踪系统不断进步，使放射神经外科治疗的范围由中枢神经系统扩展到几乎全身，而现代的定位追踪技术与传统技术有较大不同，因此将放射神经外科从放射外科中区别开来也越来越有必要。本文无特殊说明均仅限于头部的放射外科治疗，且主要为立体定向放射神经外科（SRS）治疗，本文中为叙述方便仍以放射外科或 SRS 替代较为冗长的"立体定向放射神经外科"的称谓。

放射外科治疗颅内疾病有较广泛的适应证，因此很难以较短小的篇幅覆盖所有的放射外科治疗方法技巧，本文仅详述一般原则，并以脑桥小脑角肿瘤（主要为听神经瘤）为例详细讨论该区域肿瘤的立体定向放射神经外科治疗技术。

一、概述

（一）放射外科治疗的适应证

放射外科治疗适应证不同于开颅手术，其选定有一定的"弹性"，取决于患者治疗期望、疾病性质和治疗设备特点三方面的因素。以上海伽玛医院为例，2014 年总共治疗患者 2368 例（其中有 18 例患者是剂量分割治疗）。实际治疗的疾病种类按疾病性质分如图 8-8-1 所示。再以脑膜瘤为例，治疗的 499 例患者中近 1/3 为术后残留，1/3 为无症状偶然发现的肿瘤，1/3 为有症状的患者。患者治疗期望在脑膜瘤的治疗中占有较为重要的比重，由于脑膜瘤多数为良性且生长缓慢，无症状的患者多不愿意选择开颅手术治疗。即便是有症状的患者，由于患者对术后产生并发症的顾虑，也使得患者选择放射外科治疗。

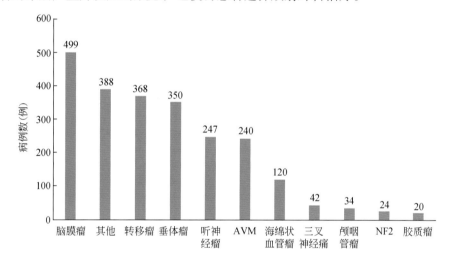

图 8-8-1　上海伽玛医院 2014 年治疗病例种类分布

脑膜瘤为第一位，第二常见的分类疾病是转移瘤，其他常见疾病依次为垂体瘤、听神经瘤和动静脉畸形。此处海绵状血管瘤包括颅内和海绵窦两大类。在国际放射外科协会（IRSA）有指南的五类疾病（转移瘤、听神经瘤、垂体瘤、动静脉畸形和三叉神经痛）在笔者所在医院 2014 年的总治疗病例中共 1247 例，占总数的 52.7%

对放射外科医师而言，准确预测患者病灶长期控制效果和放射外科相关并发症发生情况尤为重要。如考虑患者病灶在放射外科治疗后可以得到有效长期控制，且不会产生明显影响患者生活质量的并发症，则可建议患者进行放射外科治疗。但是，医师必须充分与患者沟通，详述治疗本身可能带来的不良反应，尤其是放射性损伤。

放射外科治疗颅内疾患的适应证涵盖颅内良恶性肿瘤、血管畸形和功能性疾病，具体适应证如下所示。

1.恶性肿瘤　脑转移瘤是放射外科治疗颅内疾患最为常见的恶性肿瘤适应证，目前的循证医学观点认为颅内肿瘤无论个数，如果总体积不超过 $10cm^3$，都可以首选放射外科治疗。临床实践中如果患者有较大的转移瘤同时还伴有脑膜转移，或者伴有多发散在的小病灶，可以使用放射神经外科治疗较大的病灶，再结合全脑放射治疗控制散在的病灶，但放射外科的剂量必须下调，下调的具体数值可以使用脑组织可以耐受的累积生物等效剂量（BED）来推算。

部分颅内淋巴瘤的患者可以考虑予以放射外科挽救性治疗，以达到迅速缩小肿瘤体积、缓解肿瘤占位效应及周边水肿的目的，但必须同时结合正规的化疗。

高级别胶质瘤术后首选放射治疗和化学治疗，但在放射治疗后 2 年内复发的病例，可以考虑局部放射外科治疗，但局部复发可能性较高。低级别胶质瘤（如毛细胞星形细胞瘤）术后残留的病灶也可考虑将放射外科治疗作为首选治疗方法。2014 年笔者所在中心治疗的20 例患者，均为术后、放射治疗后短期内复发或者放射治疗控制不佳的患者。

其他恶性肿瘤如生殖细胞瘤等首选放射治疗和化学治疗，但某些生殖细胞性的肿瘤如畸胎瘤放射治疗和化学治疗后控制不佳，也可考虑放射外科局部补量。

总之，对于颅内的恶性肿瘤，除特定体积的转移瘤外，放射外科治疗一般作为手术、传统放射治疗和化学治疗的必要补充治疗手段，适应证的掌握需要有经验的医生结合患者的实际情况做出个体化的选择，同时要和放射治疗和化学治疗部门充分沟通协同合作，不能简单地夸大或者否定放射外科的作用。

随着放射外科定位技术的进步，由原先有创的立体定向头架定位到牙模定位、面罩定位和金属颗粒植入标记定位，定位带来的不适越来越轻，使得精确定位的分次治疗成为可能，因此不排除随着设备的改良，放射外科作为胶质瘤等恶性肿瘤重要治疗手段的可能。

2. 良性肿瘤　放射外科治疗良性肿瘤的传统适应证是平均直径不超过 3cm 的病灶。但随着放射外科定位和摆位技术的不断提高和进步，剂量分割治疗越来越多地应用于临床实践中。分次治疗可以提高局部正常组织的射线耐受量，因此治疗的体积（平均直径）也不是绝对的标准。常见适合治疗的疾病类型有神经鞘瘤、脑膜瘤和垂体瘤。此外颅咽管瘤等可以考虑放射外科治疗。治疗适应证很大程度上取决于治疗靶区与邻近的危及器官（如面神经、视神经和脑干等）的距离及患者对手术并发症的接受程度。

3. 血管畸形　海绵窦海绵状血管瘤在放射外科治疗后疗效良好，病灶可以明显缩小，对于巨大的占位甚至可以用各种分期治疗方案（区域分割或者剂量分割）来达到良好的治疗效果，这对于传统出血量较大的开颅手术无疑是很好的替代，可以作为首选方案。但如何在治疗前影像学上识别该疾病仍有一定的难度。

一般认为，脑内的海绵状血管瘤治疗后可能会逐年减少出血风险，尤其是脑干内的病灶，但是，由于放射外科治疗后通常病灶并不会消失，因此，对于放射外科治疗在该疾病中的应用价值仍然存有较大的争议。对于有癫痫症状的患者，理论上如病灶可以开颅切除而引起严重并发症的可能又较小，可以建议患者首选手术治疗。但对于深在的、开颅手术有困难但病灶又反复出血引起诸多症状、有治疗要求的患者仍可考虑放射外科的治疗。

动静脉畸形，尤其是深部或者功能区的 AVM，适合放射外科治疗。传统上，放射外科治疗 AVM 是需要进行 DSA 定位。而随着 MRI 技术的进步，不带头架时预先 MRA 扫描通常可以较为清晰地显示血管巢的范围，DSA 已经不再作为定位时必需的手段，这进一步降低了治疗创伤和患者所受的电离辐射。对于细小的血管畸形也可以联合采用 CT 灌注技术（CTP），在灌注的特定时段找到强化的畸形血管，达到明确治疗靶区的目的。

由于新的治疗计划系统有将多次治疗计划整合的功能，可以方便地区分治疗过的区域和未治疗过的区域，因此对于大型的 AVM 可以考虑区域分割的方法进行分次治疗。

脑膜动静脉瘘也是近年来放射外科治疗日益增多的血管病变。但是准确找到瘘口（靶区定位）是放射外科治疗前最大的挑战。DSA 可能仍有其不可替代的优势，同时 CTP 也可以试用作为定位方法。

4. 功能性疾病　　目前由于脑深部电刺激技术（DBS）的发展，已经很少将放射外科的毁损作为帕金森等疾病的首选。在功能疾病领域仍然使用放射外科治疗的主要有三叉神经痛和癫痫。

（1）三叉神经痛放射外科治疗的适应证

1）外科手术（微血管减压术）无效或者复发。

2）药物治疗无法耐受或者无效的患者。

3）射频或者其他毁损手术无效或者复发的患者。

4）虽有其他手段治疗指征，但由于身体条件或其他原因拒绝其他治疗手段，要求立体定向放射外科治疗的患者。

（2）癫痫放射外科治疗的主要适应证

1）颞叶内侧癫痫：这是国际上目前研究仍然较为热门的领域。

2）下丘脑错构瘤：有少量报道，今后也有可能被 DBS 或者毁损技术取代。

3）胼胝体切开：使用放射外科技术进行胼胝体大范围毁损，以达到类似手术胼胝体切开的目的。

4）症状性癫痫：常见的症状性癫痫可以由皮质附近的血管畸形（AVM 或者反复出血的海绵状血管瘤）引起，如果患者有癫痫发作的情况伴随，可以考虑在治疗血管畸形的同时将周边可能引起癫痫发作的皮质一同予以照射，以达到控制癫痫发作的目的。

（二）放射外科治疗的禁忌证

1. 病灶方面的禁忌证

（1）恶性肿瘤：除转移瘤外考虑为恶性的肿瘤如要进行放射外科治疗，原则上都应有病理基础，不宜单凭影像学的诊断进行治疗。但若患者全身情况差或者高龄，考虑生存时间较短，可以进行挽救性或诊断性治疗。恶性肿瘤多需联合治疗，尤其是化学治疗或者全脑（和全脊髓）放射治疗，因此不能简单地将放射外科治疗作为恶性肿瘤治疗的唯一方案。

（2）良性肿瘤：如病灶体积较大（平均直径超过 3cm）且有明显颅内高压症状，仍应建议患者手术，残留病灶可考虑放射外科治疗，但是大小并不是唯一的标准，由于部分大型肿瘤的患者虽然有手术指征但患者不能耐受，分阶段的小剂量分次治疗也可有效控制部分大型良性肿瘤，因此直径大小只是相对禁忌证。胆脂瘤、脂肪瘤等特殊类型肿瘤目前不适合放射外科治疗。

（3）其他：完全性的静脉畸形、动脉瘤目前都不是放射外科治疗血管畸形的适应证。

2. 患者方面的禁忌证　　患者已有明显颅内高压需要手术缓解；患者意识障碍明显，无法配合治疗；幽闭恐惧症患者对影像学检查和治疗设备的环境无法耐受；患者频繁呕吐，可能造成设备频繁报错无法正常使用等诸多可能干扰放射外科治疗诸环节的问题都有可能成为放射外科治疗的相对禁忌证，必须予以相应的对症处理，如处理无效可能需要手术治疗干预。

3. 设备方面的禁忌证　治疗设备并非万能，如即便是 Leksell 伽玛刀对颈部的病灶可能也无法精确定位，因此不适合用于头部之外病灶的治疗。再如 LINAC 治疗设备可能由于精度和散射的限制，不一定适合三叉神经痛等对精度要求较高的疾病的放射外科治疗。

（三）放射外科治疗的术前准备

适应证的确定：如前文所述，放射外科适应证的确定是个需要综合考虑的过程。因此治疗前必须遵循对患者有利的原则，确定适应证，不应盲目扩大适应证。

治疗设备的确定：目前较为常用的放射外科治疗设备有伽玛刀治疗系统、直线加速器和射波刀，上述设备各有优缺点，此外还有重离子和质子治疗设备，由于治疗成本的关系，国内刚刚起步。

治疗设备的质量控制检测：每种治疗设备均有其特有的质量控制检测流程。一般都由相应的物理师或者技术人员按照生产厂商的建议和国家相关标准进行质量控制流程检测。有的设备如无定期检测将自动拒绝操作人员继续使用，保证了治疗设备的安全性和有效性。此外，生产厂商也有义务定期保养和维护设备，以保证治疗的准确性和有效性。国家环保和卫生相关部门也定期检测设备的安全性。

1. 影像学资料准备

（1）MRI 扫描：由于不同的治疗设备使用的放射治疗的算法不尽相同，因此针对不同治疗设备，患者在治疗前需要进行不同的影像学资料准备。常见需要事先进行 MRI 扫描的情况如下所示。

1）由于固定头架后可能干扰部分 MRI 扫描序列的成像质量，因此 CISS/MRTA 序列和导航序列（MRA）都需要预先薄层扫描，以获得清晰的影像学图像。

2）对于常规成像显示不清的病灶，如 ACTH 腺瘤可以考虑使用动态对比成像，以显示隐藏在垂体组织中的病灶，以利于下一步治疗的顺利进行。

3）对于鞍区占位，由于冠状位扫描可以清晰显示病灶，同时容积效应相对较小，有条件的医院都应该事先进行冠状位的 T_1 加权像平扫和增强扫描。

（2）CT 扫描：常见的需要预先 CT 扫描的情况如下所示。

1）对于使用 TMR 算法的伽玛刀设备而言，如果设计计划时要辅助使用卷积算法模块，剔除骨质和气房的电子密度对实际组织吸收剂量的影响，则在治疗前必须预先进行 CT 扫描；而 LINAC 和射波刀治疗一般需要电子密度信息，定位时必须进行 CT 扫描。

2）对于有开颅术史的患者如果骨窗边界不清，可能影响立体定向头架固定，也需要事先进行 CT 扫描，并进行骨窗的三维重建，以确保头架固定时颅骨钉不会着力在颅骨缺损或薄弱的部位。

3）对于较小的、MRA 上显示不是很清楚的 AVM 病灶，考虑到带上头架后颅骨钉可能存有较大范围的伪影，也可事先进行 CT 灌注扫描以显示不同时相的病灶范围。

少数患者可能需要其他方法辅助病灶定位，如 PET-CT 等，也可在治疗前预先进行扫描，获得 DICOM 格式的图像资料以备治疗时图像融合使用。

2.治疗前的准备 治疗前的准备以 Leksell 伽玛刀为例，主要包括头部皮肤消毒、头架固定、头架物理参数测量和定位扫描。

在对患者进行治疗前一般要对患者的局部皮肤进行清洗消毒准备，其主要目的是消毒发际内被头发覆盖的头皮。

头架固定多在局部麻醉下进行，局部麻醉药物通常在 60~90 秒后起效，因此在注射局部麻醉药物 120 秒甚至更长时间后再固定颅骨钉可以缓解患者局部疼痛不适。固定时需要避开分流管、引流管、骨窗和局部薄弱的颅骨，尽量不要将颅骨钉固定在肌肉发达的颞部或者枕下，以减少患者局部疼痛。固定螺钉有很多种类，如需要 CT 定位，尽量选择伪影较少的颅骨钉，同时避免交叉伪影覆盖病灶所在的部位；对于使用高场强 MRI 进行定位扫描的病例，应选择碳素螺钉或者有绝缘环的立柱，避免局部皮肤在磁场作用下灼伤。至于螺钉固定的松紧度，至今没有统一标准，笔者所在中心建议以手指力量无法再转动为宜，不必用整个上肢的力量来固定颅骨钉。钉尾外露部分在后方不能超过 14mm，否则可能与扫描适配器碰撞，无法正常扫描；前方钉尾也应尽量短，以免在治疗中与治疗设备的内部碰撞。头架固定后需用定位框适配一下，以免定位扫描时才发现头部超出定位框范围而无法定位。对于 Perfexion 系统，还需要使用特定的套筒（Cap）再次适配头架，避免治疗时患者头部和头架在设备内部的碰撞。在头架固定并验证与定位框无碰撞后，需要使用气泡仪对头形数据进行测量。新版本的计划系统可用 CT 扫描替代气泡仪头形测量，但是对扫描范围的要求较高。对于病灶较靠近前后极或者左右极的患者，还需要测量立柱和钉尾的数据，以利于系统计算头架与设备可能发生的碰撞。

影像学定位需要根据病灶的性质来进行。常规需要进行 T_1 加权像和 T_2 加权像的增强扫描。对于部分邻近颅底或眼眶的病灶，还要进行脂肪抑制扫描。对于垂体瘤和血管畸形，还建议进行 MRA 平扫加增强定位扫描。要注意的是，部分安装了可调压 VP 分流管患者在定位后可能需要重新调压。由于骨折内固定尚未拆除或者有心脏起搏器、支架的患者，仅能行 CT 定位；有固定式假牙或者头部有非钛合金金属物件的患者，常规 MRI 扫描会有较大伪影，必要时要联合 CT 定位。DSA 定位目前较少用于临床，但对动静脉畸形或者脑膜动静脉瘘的患者仍有临床意义，需要综合判断是否要进行有创定位。PET-CT 不常规作为定位手段，但可以将 PET 的图像和定位图像配准，特别针对有肿瘤代谢活性的部分进行放射外科治疗。

（四）放射外科治疗的要点、难点及对策

与开颅神经外科不同，放射外科注重的是放射剂量准确地投射，因此对计划系统依赖远大于神经外科。对于放射外科医师来说，其工作的重心之一便是如何制订合理的放射外科治疗计划。下文主要以 Leksell 公司的 Perfexion 伽玛刀为例，来说明放射外科计划中常见的问题、产生的原因和解决方法。

Leksell 公司的 Perfexion 系统使用 192 个 ^{60}Co 放射源。所有放射源均经过准直器出束。

该系统使用的准直器有 4、8、16mm 三种，较手动或者半自动时代的 B 型或者 C 型伽玛刀系统，由 16mm 准直器取代了原来的 14mm 和 18mm 准直器。同时，准直器也不再使用头盔式，改为板块桶状。各个准直器的物理特性见表 8-8-1，表中数据均在计划系统中实际测得。由该表可以发现，设备实际产生的等剂量体积并不是完美的球形，而是类似算珠样的扁球体，在 Z 轴方向上的直径略短。同时也可以发现 4mm 的准直器单独使用时实际上的散射要略大于 8mm 和 16mm 准直器。

表 8-8-1　准直器的物理特性

准直器大小（mm）	最大直径*（mm）	理论体积**（cm³）	25% 等剂量线体积（cm³）	50% 等剂量线体积（cm³）	梯度指数***
4	6	0.113	0.27	0.10	2.70
8	11	0.697	1.53	0.61	2.51
16	21.5	5.204	10.53	4.16	2.53

* 最大直径是在 50% 等剂量线情况下，靶点在组织中产生椭球形的剂量分布体积，在该体积上测量其最大直径，最大直径通常位于 x-y 平面上。
** 理论体积是根据最大直径按照球体计算得出的，实际单个准直器产生的 50% 体积分布类似算珠样的扁球体。
*** 梯度指数的具体计算方法和意义详见后文。

治疗设备的特性：再正态化效应（Renormalization）。再正态化效应是伽玛刀治疗中最不可忽视的现象，也是初学者最难驾驭的特性。在图 8-8-2A 中，将参考剂量计算矩阵（Grid Size）精度设为 2mm，固定一个 8mm 准直器的坐标，另一个 8mm 准直器的 x、z 坐标固定，仅变动 y 坐标，将两个靶点的权重都设为 1，则随着两个靶点接近，50% 等剂量线体积在逐渐增大后迅速缩小，当两者坐标重叠后，退化为单靶点。

由图可知当两者靶心坐标相距 12~13mm 时，50% 等剂量线体积最大，而间距

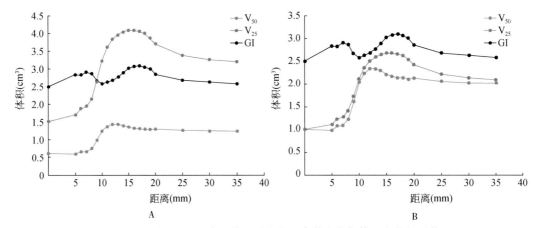

图 8-8-2　两个 8mm 准直器接近时的物理参数变化与体积变化相对数

图 A 的数据产生方法详见正文。图 B 中 50% 等剂量线体积（V₅₀）由实测体积除以理论单 8mm 靶点体积获得；25% 等剂量线体积（V₂₅）由同样方式计算得出。由图 A、B 可以发现双等权重靶点相互接近时体积变化有类似"势垒"的变化趋势，一旦突破"势垒"，体积迅速缩小。双靶点等中心点相距 12~13mm 时 50% 等剂量线体积最大，随后随着间距缩短迅速缩小，并退化到 1 倍体积。突变的范围为 8~12mm

15~16mm 时 25% 等剂量线体积最大，理论上周边剂量陡降最佳时两者靶心的间距为 10mm，梯度指数仅略高于单靶点时的数值。从这个最简单的模型可以发现，靶点间距必须合适，如果过远（15~20mm）则计划的散射较大，梯度指数（GI，下文详述）也将超过 3，此时计划不能充分体现放射外科在处方剂量外陡降的优势。但由该模型也可发现，在多灶性病灶（如多个相邻的转移瘤）相互临近时，GI 升高是很难绝对避免的。该模型提示双靶点间距在 8~13mm 似乎是最为合理的区间，尤其是在 10~12mm，50% 等剂量线体积变化不明显而 25% 等剂量线体积随着间距的缩短迅速缩小，GI 在该区间内处于比较稳定而又较小的合理范围内，这在实践中也非常常见，轻微变动某个靶点的坐标可以使整个计划的处方等剂量区域或散射低剂量参考区明显改变，说明该靶点相对于其他靶点产生的平均靶点间的距离处于越过"势垒"后迅速变化的区域。因此，需要进行精确地调节，使得 50% 等剂量线体积足够大的同时 GI 足够小。

一旦靶点间距小于两个靶点半径之和，50% 等剂量线体积迅速缩小，但 GI 仍然在可以接受的范围内，这也就是为什么有些计划在有限的区域密布了诸多靶点，其中任何一个靶点的位移都可以使整个计划发生明显变化而同时 GI 指数又非常接近 2.5 的原因。

当两个靶点的靶心间距超过其直径的 2 倍时，50% 等剂量线体积的变化可以忽略不计，25% 等剂量线体积变化也趋于稳定，可以说达到该距离的两个靶点之间的相互影响已经非常有限，基本可以忽略。

上文仅考虑了双靶点等权重等准直器情况下的照射范围改变，如果考虑权重的差异、不同准直器实际产生体积的差异及多靶点的相互作用，调整靶点间间距是件非常复杂的事情，但是在多数情况下调整某个靶点可以看成是调整该靶点与其他诸靶点共同形成的虚拟靶点间的关系，这样问题得以简化，有助于设计出更为稳健的计划。目前的计划系统并不能自动产生一个完美无缺的最优化方案，临床上的"最佳"方案（最终用于临床治疗的计划）必须在与其他诸多参数进行比较，经过临床医生的"平衡"或者"权衡"后最终产生。

1. SRS 治疗的常用计划参数

（1）权重（Weight）：在伽玛刀计划制订时，权重是个很重要的概念。权重代表了某个靶点在整个计划中对整个剂量的"贡献"大小。由上文的讨论可知，两个同样权重的 8mm 靶点在相距近 10mm 时梯度指数达到最小。如将间距固定为 10mm，调整其中一个靶点的权重从 0.5 到 1，25% 等剂量线体积和 50% 等剂量线体积变化如图 8-8-3 所示。由图可知，只要靶点间距合适，随着权重的改变，50% 等剂量线体积的变化与理论值非常接近，可以认为此时该计划是个权重稳健的计划，即变动权重不会发生明显的计划体积改变。但同时应该注意，随着权重的上升，散射体积也相应有最多 20% 的改变，不过与 50% 等剂量线体积比较，散射区域体积的增大较为缓慢，在本例中，使用统计回归模型可以发现，25% 等剂量线体积增加的比例仅为 50% 等剂量线体积增加的 55%，即每增加 10% 的 50% 体积，25% 的体积增加为 5%，因此，在该靶心距离上，随着权重的增加，梯度指数逐渐下降并接近单靶点时的 GI（8mm 准直器单靶点、处方等剂量线设为 50% 时为 2.501）。

331

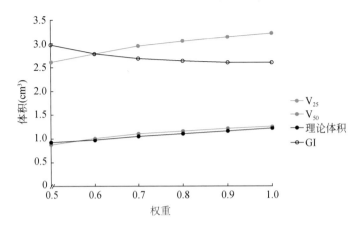

图 8-8-3　两个靶点中，调整一个的权重，由图可知 8mm 准直器的 50% 等剂量线体积与理论值非常接近，25% 的等剂量线体积逐渐增大，但速度比 50% 等剂量线体积慢，因此 GI 逐渐缩小

以图 8-8-4A 的岩斜脑膜瘤为例，1 号靶点如果权重为 1，则 50% 等剂量线体积为 4.41cm³（60%、70%、80% 的相对应体积见图 8-8-4B），考虑到病灶嵌入脑干内，因此希望降低脑干的剂量将 1 号靶点的权重下调为 0.9，在工作站上可以看到 50% 等剂量线体积范围明显扩大，体积为 4.59cm³，增大 4.08%。由图 8-8-4B 可以看到 60%、70% 和 80% 的等剂量线范围均相应增大，但体积增大的绝对值均为 0.17cm³ 左右，但相对值却由 50% 的约 4% 上升到 80% 的 15%。从该例可以发现 0.1 的权重变化可以造成整个计划的明显变化，尤其是高剂量区（所谓"热点"）的明显改变。因此，在所有靶点都设置完成后，务必重新审视每一个靶点的权重设置是否会明显影响全局。

任何一个计划参数都不是绝对重要的，必须综合权衡。实践中常会发现某些计划的梯度指数可以非常接近单靶点时的水平，达到 2.5 左右，但是仔细观察该计划则会发现实际上是计划制订人员没有充分考虑到靶点之间的再正态化效应，而片面追求梯度指数，将各个靶点密集地堆砌在一起，其梯度指数可以非常良好，但是靶点数可以达到 20~30 个，甚至更高，在这样过多靶点的情况下，延长了照射时间，同时由于过多靶点对恶性肿瘤放射生物学效应可能减弱，而且在实际上也降低了治疗的剂量率，可能治疗达不到预期的结果。

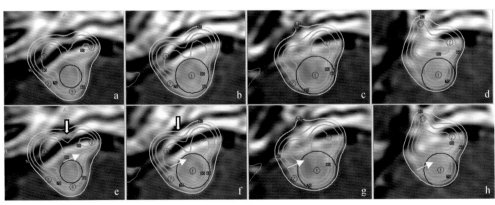

A

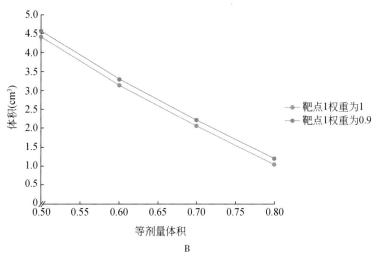

图 8-8-4　权重调整对等剂量线内剂量分布的影响

图 A 中 a~d 为靶点 1 权重为 1 时的等剂量线分布图。e~h 为权重调整到 0.9 时的等剂量线分布。白色粗箭头提示 50%（处方剂量线）
的变动，非常轻微（但使用工作站时可明显感觉到）。白色细箭头提示病灶内的高剂量线内的范围变化
图 B 为图 A 中计划的具体体积变化，由图可知，权重调整到 0.9 后，各参考体积上升 0.16~0.18cm³。

（2）参考矩阵立方（Grid Size）：参考矩阵立方的概念类似图形处理的马赛克。对于有敏感信息的图形，有时会以马赛克处理，其原理就是将原有邻近的数个像素（如 2×2 或 3×3 等，以此类推）的色彩信号取平均值，并以该平均值来取代上述像素的区域的色彩。因此，选取的矩阵阵列越大，整个图像的细节就越差。参考矩阵立方也是同样的原理，Leksell 的伽玛刀系统默认使用 2mm 的矩阵计算精度，但如果将精度调整后可以发现数据可能有较大的不同，这在 4mm 准直器中特别明显，如图 8-8-5 所示。在参考矩阵立方精度设为 2mm 时，体积仅为 0.0862cm³，而当调节精度到 0.4mm 时，同一靶点的体积却变为 0.0996cm³，较 2mm 精度时体积增加了 15.5%，这在靶区附近有诸多脑神经经过的区域尤为重要，可以避免由于危及器官的剂量限制不必要地放弃某些需要治疗的区域。同时梯度指数也由 2mm

333

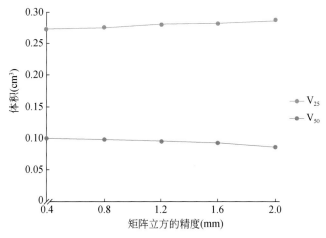

图 8-8-5　矩阵立方精度对 4mm 准直器剂量计算的影响

4mm 准直器对矩阵立方精度依赖相对较为敏感

时的 3.4 左右下降到 0.4mm 时的 2.75 左右，这也提示随着参考矩阵立方精度上升，散射也有所改善，非常有利于临近有重要结构的靶区照射。因此，对于不同大小的病灶选择合适的参考矩阵立方非常重要。合适的参考矩阵立方精度设定，即可以充分显示所有的计划参数，同时又能提高照射剂量计算精度并缩短治疗时间。

（3）梯度指数：是为了衡量计划的散射特性而引入的，其定义为处方等剂量线 1/2 时的体积除以处方等剂量线体积。因此从数学角度说，梯度指数反映了处方等剂量线到 1/2 处方等剂量线处的剂量线性变化的斜率。理论上来说斜率越大，梯度指数越小，处方剂量等剂量线外的剂量陡降越明显，更符合"刀"的定义。但是必须注意的是，首先剂量在等剂量范围的改变只是近似线性，有些高等剂量线计划甚至都不在近似线性的范围内；其次梯度指数反映的只是处方等剂量线到半处方的剂量间的剂量梯度，并不代表所有的散射特性，如功能性垂体瘤常用处方剂量达到 25Gy，其半量为 12.5Gy，高于视神经结构能够耐受的 9.5Gy，因此并不能反映其在低于 12.5Gy 以下的剂量散射情况。

常见使用 50% 等剂量线，因此，本文多以 25% 等剂量线体积除以 50% 等剂量线体积来计算。同样，如果等剂量线设定为 60%，则计算时相应的处方剂量 1/2 的等剂量线为 30%，该体积再除以 60% 等剂量线体积可以得到梯度指数。新版本的计划系统可以自动生成该数值，前提是先要勾画出靶区并设定为 Target，同时参考矩阵立方需要足够大，可以包容处方等剂量线 1/2 的体积，否则系统无法正常显示该数值。

由梯度指数的定义可以知道，影响梯度指数的重要因素之一是等剂量线的设置。以单靶点 8mm 准直器产生的计划为例，如图 8-8-6 所示。数据表明，单靶点梯度指数最低的周边剂量在 40% 左右。50% 等剂量线时的梯度指数非常接近最低值，且计算最高剂量也相对简单，因此最常用于临床。由图可知，Leksell 的伽玛刀系统，如等剂量线超过 70%，则在理论上要进一步把多靶点的梯度指数降低到 3 以下将非常困难，这种现象在高周边剂量的功能性垂体瘤的计划设计中应予以重视。

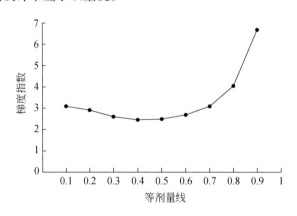

图 8-8-6　等剂量线对梯度指数的影响

此图由单靶点的 8mm 准直器在矩阵立方精度设为 2mm 的情况下获得的理论曲线

专家委员会推荐的梯度指数在 3 以下即可。如果体积与半径三次方近似成正比的话，可以算出梯度指数为 3 的情况下，等剂量线到 1/2 处方剂量等剂量线的剂量下降率为 2.26 ×

剂量差 ÷ 处方剂量的半径。以鞍区 1cm 直径的无功能腺瘤，如周边剂量 16Gy，剂量要陡降到 8Gy，如使用 50% 等剂量线则最少需要等剂量线外每毫米剂量下降 3.6Gy，这在实践中是非常困难的。因此病灶越小，梯度指数要达到 3 就意味着单位长度内剂量陡降越明显，这也就是为什么较小的病灶反而不容易达到 3 以下梯度指数的原因。事实上，根据上文的数据和图表，可以发现双靶点情况下，如果要梯度指数足够小，只有当双靶点间距在其半径范围内时才有可能达到，如果一味追求梯度指数，必然造成靶点的密集堆放，影响工作效率，因此合适的间距（如达到两者半径之和）才能充分利用每个靶点产生的放射体积，同时梯度指数又能较为满意。

必须注意的是，如图 8-8-2 所示，如果两个靶点权重相近，靶心间距一旦超过半径之和，25% 等剂量线体积将迅速上升，梯度指数也随之明显上升，因此不仅仅要考虑到靶点间的间距，还要考虑到相互的权重，综合以后才有可能达到梯度指数与靶点数之间的平衡。

对于有经验的计划设计者，可以考虑使用虚拟靶点（共靶心坐标的一大一小准直器产生的介于两者之间的准直器，如可以设置 16mm 和 4mm 两个同心准直器后，通过调节相应的权重产生一个体积介于 16mm 和 4mm 准直器之间的虚拟准直器），其优势是在使用后，通常梯度指数都会相对较小并接近单靶点时的数值。

临床实践中要设计出一个稳健的计划，其梯度指数通常在 2.6~2.8。不应片面追求低梯度指数而放弃对这个靶区进行高效地覆盖。

（4）覆盖指数（Coverage）：指靶区（计划照射区域）被计划覆盖的百分比。在 GammaPlan 中必须先定义靶区，随后再定义周边剂量（处方剂量），在 Sigma 模式下，使用条形图（Histogram）功能调整游标到处方剂量处，系统可以显示靶区被处方剂量照射的比例。如果定义过靶区，系统也可以在放置靶点时自动实时更新覆盖指数。

理论上，任何完美的计划覆盖指数必须达到 100%。然而覆盖指数的前提是靶区的正确识别，即便对于实体性的占位如听神经瘤、非侵袭性的凸面脑膜瘤等病灶，靶区的勾画也不是像表面看上去的那么简单。首先，笔者所在中心的实践经验表明靶区的准确勾画极大地依赖于影像学资料的质量。例如，层厚 2mm 的扫描图像得出的体积可以是层厚 5mm 的图像体积的 1.5 倍，其体积差别可以达到 50%，也就是说层厚越薄，靶区细节越多，图像信息越精确。其次，由于各个计划制订者对图像的灰度调节有其个人喜好，并无统一标准。但对比度过大可能丧失某些细节，而对比度过小，边界的识别又可能很困难，而且还必须注意灰阶图像存在所谓的 Cornsweet 效应，即在两个有不同灰度的区域相邻时，视觉会产生一个边界，灰度较低的区域看似较白，而灰度更大的区域看似较暗，两者间似有一个分界线，但是一旦两者之间有灰度差异更大（如更黑的区域存在），则人眼将会认为上述原本灰度不同的区域灰度一致，这在有脑沟间隔的情况下较易发生，因此务必予以重视。同时还有 Mach 带效应（Mach bands effect）等由于人眼视觉特性产生的视觉错觉。因此，不应过分相信人眼视觉系统的病灶边界辨识，也可参考计划系统半自动的靶区边界勾画功能。

对于常见的良性肿瘤，理论上最佳的覆盖指数是在 95% 以上，但如听神经瘤或者垂体瘤，实际上有时很难达到该水平。例如，听神经瘤管内段，考虑到患者对面神经功能保留的需求，管内段最尖端的部分可能不予以覆盖；而功能性垂体瘤患者，如果病灶紧邻视神经结构，由于周边剂量较高，而视神经耐受剂量有限，部分接近视神经的病灶也只能放弃以处方剂量覆盖。所以，覆盖指数也需根据临床具体情况，合理制订个体化的标准。

对于转移瘤等恶性肿瘤覆盖指数应该追求100%，必要时还要考虑外放1mm边界。但转移瘤的边界有时也很难辨识，其主要原因在于注射造影剂后，等待扫描的时间过长，造影剂渗漏到组织间隙，使得病灶的范围要大于病灶可能的"实际"范围，因此在必要时，需要参考 T_2 的图像，以病灶的水肿来反衬了解病灶的边界；有条件的治疗中心甚至可以考虑使用 PET-CT 的定位方法，将有肿瘤代谢活性的区域作为主要治疗的区域。

（5）选择性指数（Selectivity）：指的是计划中靶区所占的百分比。理想的计划也是100%，即计划只包括靶区不包括靶区外的组织。但这在临床实践中是非常困难的，因此国际建议的标准为80%以上，但在转移瘤等需要适度外放的疾病中，选择性指数标准可适度放宽；动静脉畸形等疾病，由于畸形血管与正常脑组织混杂，因此实际的选择性也可能远低于80%。选择性和上述其他指数一样，是放射神经外科医师需要努力追求的目标，但并不是唯一的标准，对于不同的疾病类型也需要进行个体化的权衡。

（6）其他参数：有伽玛角、照射时间（beam on time）、靶点数（shots）、剂量率（dose rate）、平均剂量和综合剂量等。

伽玛角是个很容易被忽视的参数。Perfexion 系统只有70°、90°和110°这3个角度。距离视神经较近的病灶如垂体瘤、颅咽管瘤等原则上都应该使用70°角，虽然可能增加患者治疗摆位时的不适，但可以有效降低视神经剂量。90°是最常用的伽玛角，但对于严重脊柱畸形的患者并不是唯一理想的摆位角度。110°通常用于非常靠近枕叶的病灶，在多发转移瘤时可能要和90°角联合使用。

照射时间与剂量率密切相关，同时也和计划设计的靶点数有关。理论上说，某靶点照射时，周围未受到照射的区域可能处于损伤修复状态，因此，靶点数尽可能少可以有效提高靶区内的组织损伤水平，较少靶区内的损伤修复，提高疗效，这在恶性肿瘤中尤为重要。剂量率是由装机后的钴源活度直接决定的，在计划设计中使用准直器大小和是否使用出射线阻挡技术，也将影响实际的剂量率。具体换算方法可以参考计划系统自带的操作手册。

平均剂量和综合剂量均由系统自动生成。平均剂量是靶区内组织的理论平均受照射剂量。由于钴源的特性，一般无须进行电子密度的纠正，但在 LIANC 或者射波刀中，必须进行 CT 扫描以确定组织的电子密度，进行相应的修正。近年来的研究表明，颅底骨质和气房结构实际上影响了伽玛刀治疗设备对局部的照射剂量，实际的差值最多可以高达15%。因此，有条件的单位也应购买相应的模块（卷积算法模块）以减少差异。平均剂量与计划设计密切相关，不同的计划，其平均剂量可以有所不同，主要取决于靶区内不同剂量的实际分布情况。改善靶区内剂量分布的方法，将在下一节进一步说明。综合剂量的单位是mJ，由 Gy 的量纲（Gy=J/kg）可知，综合剂量反映的是靶区内的平均辐射沉积的能量，该能量以热能来衡量是非常小的，但其生物学效应却很大。综合剂量计算中的质量是以靶区的体积来代替的，默认的靶区密度为1（水的密度），所以由此计算出的综合剂量与实际的能量沉积也有一定的误差，也需要综合判断。

2. SRS 计划设计的一般原则

有作者在计划设计的著作中提到，放射外科的计划4个原则应该是：①精确打击（punish the guilty）；②保护正常组织（protect the innocent）；③引导剂量热点（guide the heat）；④最小化治疗体积（minimize the volume）。上述四原则仅仅针对计划本身而言，但对放射外科医师来说计划是服务于患者的，因此该原则存在明显缺陷，笔者认为计划设计的原则应该是边界辨识精确化、病灶覆盖最大化、危及器官保护最优化、计划稳健化、剂量分布合理化和长期随访规范化。

认清病灶边界的重要意义并不亚于开颅手术时找到病灶与正常组织间的蛛网膜分界，由于定位成像技术的局限，目前尚没有绝对的标准。但由于人眼在识别边界时天然的缺陷（如前文所述），因此对于计划系统中"自动"的边界识别功能应该持较为肯定的态度。在进行计划设计前事先确定治疗范围是计划制订者良好的习惯。

一旦认清病灶范围应追求覆盖的最大化，尤其是恶性疾病，少量的残留可能成为日后复发的重要隐患。目前 RTOG 的临床试验认为外放 1mm 对于放射外科治疗恶性肿瘤应该是足够的，对于良性疾病也应该力争病灶处方剂量完整覆盖。

放射外科治疗中最常见的危及器官有视神经、视交叉、视束、脑干、耳蜗、脑神经等。其剂量限量对于视神经结构目前认为不宜超过 10Gy（目前常用标准仍为 8Gy）；脑干 12~14Gy，耳蜗 4.5Gy，部分脑神经 12Gy。

长期随访是很容易被忽视的放射外科治疗环节，与手术不同，放射外科的某些效应（无论是治疗效应还是副反应）都不是在治疗后短期内可以马上体现出来的。因此，对于不同的病灶制订不同的个体化随访计划非常重要。常规良性或血管性疾病至少每6个月要随访复查 MRI 一次，目的是评估疗效和观察不良反应的发生情况。对于垂体瘤等影响内分泌的疾病，还需要在其他科室的协助下进行内分泌功能的测定，及时进行相关药物治疗。此外脑桥小脑角肿瘤需要进行听力评估、转移瘤等恶性肿瘤需要进行卡氏评分等。

（五）临床效果评价

1. 良性肿瘤

（1）脑膜瘤：现有的疗效研究一般根据脑膜瘤的 WHO 分级分为Ⅰ级和Ⅰ级以上分别进行。Ⅰ级脑膜瘤治疗后病灶缩小患者占66%，病灶不变患者占28%，因此总体94%的肿瘤在 SRS 治疗后得以控制。5年和10年的局部控制率分别为96%和89%。男性、病灶手术史、体积超过 4cm³ 和病灶位于矢旁、镰旁和凸面是控制不佳的危险因素。

Ⅱ或Ⅲ级脑膜瘤总体预后不佳，尤其是Ⅲ级1年和5年控制率仅为69%和27%。SRS可能需要联合全脑放射治疗，或采用分次照射的方式进行。

（2）听神经瘤：详见下节所述。

（3）垂体瘤

1）无功能腺瘤：立体定向放射外科治疗对肿瘤的控制率在87%~100%。一般使用14~16.6Gy 的周边剂量。据研究，12Gy 的处方剂量是控制肿瘤最低需要的处方剂量，如低于 10Gy，则治疗后控制不佳。部分中心甚至建议使用 20Gy 的处方剂量。因此对于无功能腺瘤，建议使用 14Gy 以上的处方剂量，如由于危及器官的剂量限量肿瘤不能用处方剂量完整覆盖，建议不能覆盖的部分最好能达到 12Gy。肿瘤通常在治疗后 2 年开始皱缩，皱缩程度平均可达 60%。

2）功能腺瘤

生长激素腺瘤：有报道称第二次手术后治愈率远不如首次手术，因此 SRS 治疗常作为术后残留患者的治疗选择。由于目前的内分泌治愈标准趋于规范和严格，因此 SRS 治疗生长激素腺瘤的疗效也在不断地演化中。如果以 OGTT 时 GH 最低值不超过 1mg/ml 同时 IGF-1 达到年龄标准化的正常值为标准，3 年、5 年和 8 年的治愈率分别为 28.4%、44.2% 和 57.1%。因此，生长激素腺瘤在 SRS 治疗后有相当长时间内分泌仍处于较高的状态，需要联合药物进行有效的控制。

ACTH 腺瘤：由于其临床特点决定了其手术疗效差别较大。据报道，经鼻蝶手术的治愈率在 64%~93%。SRS 治疗 ACTH 腺瘤，平均在 2 年后 24 小时尿皮质醇可以达到正常水平，2、3 和 5 年的治愈率分别为 46.2%、65.4% 和 84.6%。

泌乳素（PRL）腺瘤：据报道 10%~20% 的微腺瘤和 25%~40% 的大腺瘤在溴隐亭治疗后 PRL 仍无法达到正常水平，而且药物治疗后即便 PRL 达到正常水平，仍有部分患者肿瘤体积无明显变化；此外，约 12% 的患者无法耐受溴隐亭治疗。手术治疗是上述药物治疗不佳患者的主要治疗方法，但仍有部分患者在治疗后出现肿瘤残留。SRS 主要针对这类患者进行治疗。SRS 治疗 PRL 腺瘤的疗效据报道治愈率在 0~83% 不等，平均 PRL 正常所需时间为 96 个月。总体而言 SRS 治疗 PRL 腺瘤，起效所需时间长，疗效不稳定。

垂体瘤治疗后的垂体功能低下问题：据研究，整个下丘脑垂体轴所受的辐射剂量是 SRS 治疗垂体瘤后垂体功能低下最主要的原因，生长激素轴对辐射最敏感，其次是性腺轴，再次是皮质醇轴，最不敏感的是甲状腺轴。此外治疗前内分泌功能的紊乱也是 SRS 出现垂体功能低下的主要原因之一。SRS 治疗垂体瘤后出现垂体功能低下可能需要 4 年以上的时间，因此短期内内分泌功能正常并不能代表 SRS 对垂体功能无影响。以现有文献报道来看，SRS 治疗后垂体功能低下的发生率为 10%~40%。据报道，垂体所受剂量不超过 15Gy 则未观察到有甲状腺和性腺功能低下，不超过 18Gy 则未观察到皮质醇功能障碍。因此理论上 15Gy 是避免垂体功能低下的剂量限量，但是遗憾的是，术后垂体瘤有时很难与垂体本身严格区分，而且常紧密相连，因此对于需要高剂量才能控制的功能腺瘤，很难严格将剂量限量控制在 15Gy 以下，例如，由梯度指数的定义可知，如周边剂量为 25Gy，梯度指数为最理想的 2.6，假如剂量为线性下降则要使得垂体在安全剂量范围内，垂体和肿瘤的间距至少要有 0.15D（D 为肿瘤直径），如肿瘤直径 10mm，则至少距离 1.5mm 才有可能保证垂体剂量低于 15Gy，由该公式也可发现直径越大，垂体与肿瘤的间距需要更大，而这在空间有限的鞍区尤其困难。在 SRS 治疗垂体腺瘤时还要十分重视垂体柄，目前的数据表明，垂体柄的安全受量可能是 17Gy，但无论是垂体的剂量限量还是垂体柄的剂量限量目前尚无定论，仍需要进一步的临床和实验室研究。由于鞍区的特殊结构，使得上述指标达标的可能性都非常低，因此必须明确垂体腺瘤治疗的目的，对于可能出现的垂体功能减退要和患者有充分的沟通，无论是医师还是患者都应该认识到 SRS 治疗后需要终身激素替代治疗的可能性。

2. 血管畸形

（1）动静脉畸形：据一项 699 例患者的回顾性研究报道，最终经 DSA 证实的闭塞率为 77%。闭塞率的主要相关因素是病灶的体积，病灶体积小于 $1cm^3$ 的闭塞率高达 93%，病灶体积 $10cm^3$ 以下闭塞率为 80%，超过 $10cm^3$ 的闭塞率为 53%。其他的临床研究也证实体积是否超过 $10cm^3$ 是有统计学意义的临床分界线，而处方剂量是否超过 15Gy 也是有意义的分界线。因此，对于体积较大的病灶，在 γ-Plan 中可以使用其旧计划导入功能，进行区域分割的方法进行治疗，这样可以有效提高单次治疗的处方剂量，对这样的病例，笔者所在中心通常先照射血供起始段的病灶，以后每隔 6 个月后，根据随访的情况决定是否再进行第二次或第三次剂量分割治疗。对于因出血造成较大囊肿腔形成的 AVM，如要进行剂量分割，必须等待囊肿腔吸收或者大小稳定后再进行伽玛刀治疗，否则可能由于囊肿腔的体积变化，造成 AVM 血管巢的位移，影响区域分割的准确性。

（2）脑内海绵状血管瘤：由于仅有 50% 的病灶在 SRS 治疗后缩小，其影像学疗效远低于动静脉畸形，因此部分学者对 SRS 治疗该疾病的有效性仍有不同意见。但 SRS 治疗海绵状血管瘤的主要意义并非使其消失，而是减少出血的可能。现有的研究数据也表明，未经治疗的海绵状血管瘤患者人均年出血风险为 32%，在 SRS 治疗后的两年内即降到 8.8%~10.8%，两年后进一步下降到 1.06%。对于伴有癫痫的海绵状血管瘤，目前的资料提示，癫痫缓解率在 25%~75%。因此对于脑内海绵状血管瘤，有反复出血或伴有癫痫的患者，如患者无手术意愿或病灶部位无法手术，可考虑放射外科治疗。

（3）海绵窦海绵状血管瘤：SRS 治疗后病灶控制率在 90% 以上，90% 以上的病灶在治疗后进行性缩小。对于较大的病灶可以采用分次治疗的方法，在病灶缩小后再行 SRS 治疗。

（4）脑膜动静脉瘘：在 SRS 治疗后的闭塞率可达 70%，症状缓解率接近 80%，除了常规 MRA 定位方法确认脑膜动静脉瘘的范围外，可能需要 DSA 辅助定位。

3. 恶性肿瘤

（1）低级别胶质瘤：据报道 SRS 治疗后的无进展生存时间在治疗后 1、5 和 10 年分别为 91.3%、54.1% 和 37.1%。必须指出胶质瘤的治疗仍以手术为主，仅无法手术切除的病灶才可考虑 SRS 治疗。SRS 是单独使用，还是和传统放射治疗联合使用，目前也尚无定论。

（2）其他：脊索瘤 5 年的局部控制率为 21%~72%，颈静脉球瘤局部控制率据报道为 92.7%~100%。

（3）转移瘤：根据 NCCN 指南 2014 年的更新的临床证据，目前的随机临床研究数据表明，SRS 联合 WBRT 与单用 SRS 相比并不能延长中位生存时间（7.5 个月 vs 8.0 个月，$P > 0.05$），但 1 年的脑转移瘤复发率更低（47% vs 76%，$P < 0.001$）。但联合治疗组患者有可能比单独 SRS 治疗组学习和记忆功能下降明显（52% vs 24%，$P < 0.05$）。荟萃分析也发现，SRS 联合 WBRT 的总体生存时间并无提高。对于复发肿瘤的 SRS 治疗，已有数个临床研究表明，在全身情况良好、病情稳定、已接受过全脑放射治疗的复发脑转移瘤患者中，SRS 治疗复发肿瘤的局部控制率超过 70%。基于上述临床证据 NCCN 认为，SRS 治疗可以作为数量超过 3 个脑转移瘤的首选治疗方法，尤其是全身情况良好，脑转移瘤总体积较小（总体积小于 $10cm^3$）的患者。推荐的周边剂量根据 RTOG-9005 协议中肿瘤体积分类，分别为

24、18、和 15Gy。

4.功能性疾病

（1）三叉神经痛：现有报道，SRS 治疗缓解率为 76%~91%，副反应发生率为 5%~38%。究竟是单靶点还是双靶点治疗，目前也有争议。复发的三叉神经痛仍可以使用 SRS 治疗，其疗效缓解率在 64%~100%，副反应发生率为 11%~54%。

（2）癫痫：以颞叶癫痫为例，数据（2014 年 12 月）显示，海马硬化引起的难治性癫痫在 SRS 治疗后的平均疗效为 51%，而前瞻性的手术切除的疗效为 58%，部分前瞻性的 SRS 治疗的研究表明，20~24Gy 的处方剂量的癫痫控制率为 67%。因此颞叶癫痫的 SRS 疗效较为理想。目前开展该项研究较早的法国 Timone 中心已经进行了对癫痫灶定位明确的其他类型癫痫的 SRS 治疗研究，先期研究表明，4 例患者中的 2 例在治疗后达到 Engel Ib 的控制水平，未发现患者出现明显的运动功能障碍。

（3）脑桥小脑角肿瘤：常见的脑桥小脑角占位有听神经瘤和脑膜瘤，就诊时部分患者的症状除听力下降外常并不严重，由于该区域开颅手术相对视野较为局限，同时邻近又有脑干和诸多脑神经走行，一旦发生并发症，患者常难以接受，因此部分患者不愿进行手术治疗而选择放射外科治疗。脑桥小脑角占位在笔者所在医院 2014 年治疗的病例数共 394 例，占总病例数的 16.6%。

二、伽玛刀治疗

（一）适应证

1.听神经瘤　Koo 氏分级为 I 或 II 级的肿瘤，尤其是对面瘫等开颅手术风险顾虑较多的患者；部分 III 或 IV 级的肿瘤，患者由于高龄、不能耐受手术或者不愿手术但又有治疗意愿的；对于听力保留有较高要求和期望的可以考虑伽玛刀或者射波刀剂量分割治疗；听神经瘤术后残留或复发者。

II 型神经纤维瘤病：原则上神经纤维瘤病中的听神经瘤与散发性听神经瘤比较，相同处方剂量局部控制更差。笔者所在医院的数据表明，对于双侧听神经瘤或者邻近的脑膜瘤和其他神经鞘瘤原则上都可以使用伽玛刀等设备进行放射神经外科治疗，但是剂量需要予以相应提高，同时患者多数听力和面神经功能已经有明显障碍，治疗后仍有继续加重的可能。原则上应该先治疗听力较差的一侧，对侧的肿瘤至少间隔 3 个月以上再进行治疗，同样可以试行剂量分割的治疗。

2.脑膜瘤　该区域的脑膜瘤并不罕见，笔者所在医院 2014 年中共有 123 例，占脑膜瘤患者的 24.6%。术后残留的脑膜瘤也是治疗的适应证。

3.其他　其他起源的神经鞘瘤如三叉神经鞘瘤和面神经鞘瘤、转移瘤、脊索瘤。

（二）禁忌证

1.解剖学禁忌证　肿瘤平均直径超过 3cm，压迫脑干引起第四脑室移位，脑干或小脑已有明显水肿。

2.临床禁忌证　伴有三叉神经痛的脑膜瘤原则上建议先行手术治疗，除非患者不同意手术。患者有明显脑干受压、小脑受压临床症状；有颅内高压症状需要尽快降低颅内压的患者。

3.其他　如治疗前所有影像学证据都表明占位为胆脂瘤，原则上需要开颅手术治疗；而脑干胶质瘤现阶段的治疗设备所限不宜作为首选治疗。

（三）术前准备

1.同立体定向放射神经外科通用术前准备。

2.如有条件建议增加局部薄层 CT，减小误差的同时也有助于明确耳蜗的解剖位置。

3.如有条件建议增加局部 CISS 序列（部分设备系统称为 MRTA）以明确神经走行，加 SPGR 序列辅助明确病灶的范围。

（四）手术要点、难点及对策

1.以 Perfexion 系统伽玛刀为例，治疗通常使用 γ 角为 90° 即可，增加患者治疗时的舒适性。处方剂量如单次治疗则设置为 12.5Gy 左右。如果病灶较大，需要相应下调，反之亦然，但一般不超过 13Gy，下限不低于 10Gy。等剂量线通常设为 50%，降低到 45%~49% 可能会有助于降低治疗时的梯度指数。但如果病灶较小（体积不超过 1cm³）可以使用较高的等剂量线（50%~70%），以便使用较大的准直器以提高治疗效率，但使用较高的等剂量线可能增加散射，同时平均剂量和最高剂量都将明显下降。由于该区域重要的神经结构较多，因此 GI 在 2.6 以下最佳，为此必要时可以降低等剂量线到 45%。理论上 GI 最高最好不要超过 3。

2.对于 NF Ⅱ 的听神经瘤应该覆盖指数在 95% 以上，对于转移瘤必须在 97% 以上。散发型的听神经瘤或者脑膜瘤等肿瘤可能为了避让面神经或三叉神经，覆盖指数可以相对较低，但不宜低于 90%。

3.选择性指数　在形态良好的良性肿瘤中，最好不要低于 70%，能超过 80% 最佳。

4.耳蜗保护　现有文献资料表明，耳蜗最高剂量超过 4.5Gy 可能影响听力，使用 γ-Plan 的用户可以用其动态适形功能（dynamic shaping），设置相应的等级（通常 1 或 2 级），也可手动增加扇区阻挡，以达到减少耳蜗最高受照剂量的目的。

5.面神经保护　面神经通常走行在肿瘤的前下方，CISS 序列可有助于显示面神经的走行（图 8-8-7）。因此该处的等剂量线应该相应收敛，不能像其他区域设计时较为宽松。

6.增加平均剂量以提高疗效　可以使用所谓的热点引导技术（其实就是虚拟靶点技术的变形，图 8-8-7），在希望提高剂量的区域放置较小的准直器，通常 0.1~0.2 的权重就足以扩大高剂量区的范围。但同时必须注意放置新靶点后再仔细核对等剂量线的变化，以免重新正态化后等剂量线过度收缩。

7.进行剂量分割治疗的患者通常需要分 3~5 次治疗。如果不使用 Leksell 定位框（如使用射波刀治疗或者使用 Perfexion 的 Extend 系统治疗）的患者在治疗期间一般耐受良好，但如果仍然使用 Leksell 定位框架治疗，患者的局部疼痛可能较为明显，可以用非甾体抗炎

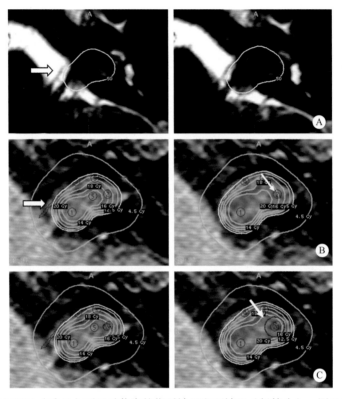

图8-8-7 图 A 显示 MRTA（重 T_2）可显示载瘤的位听神经和面神经（粗箭头），图 B 和 C 中以红色线围绕区域表示。图 B 和 C 中细箭头所指是增加 0.1 权重的 4mm 靶点后，靶区内高剂量区的变化图

药物如对乙酰氨基酚控制。听神经瘤的剂量分割的原则是使用与 12.5Gy 等效的分割剂量，一般先决定治疗次数，随后根据次数和听神经瘤的 α/β 值，依据线性二次方程折算出相应的单次治疗剂量。通常将正常神经组织（如耳蜗）的 α/β 值设为 3，而将听神经瘤的 α/β 也设为 3。较准确的听神经瘤的 α/β 值可能是 1.72，因此可以参照表 8-8-2 进行剂量分割治疗，同时对危及器官进行保护。

表 8-8-2　散发型听神经瘤等效剂量换算表

照射次数	听神经瘤（$\alpha/\beta=3$）	听神经瘤（$\alpha/\beta=1.72$）	耳蜗（$\alpha/\beta=3$）[*]
1	12.5	12.5	4.5
3	6.7	6.9	2.2
5	4.9	5.2	1.3

注：以单次 12.5Gy 为基础，$\alpha/\beta=3$ 时生物等效剂量（BED）为 64.6Gy，$\alpha/\beta=1.72$ 时 BED 为 116.7Gy。分次治疗时单次治疗剂量的差异两者相差并不明显

[*] 耳蜗的 α/β 目前未见文献报道，如根据放疗的经验推算，可能为负值，本文以脑组织的值代替

（五）术后监测与处理

术后常规监测，短期内患者罕见有明显不适加重。

（潘　力　吴瀚峰）

三、X刀治疗

（一）概论

X刀又称为直线加速器放射外科（linear accelerator based radiosurgery），是指应用立体定向技术，采用直线加速器通过对颅内病灶进行一次性、高剂量聚焦照射，使之发生坏死或血管闭塞，而靶区外的组织遭受的射线锐减，形成刀切样的边界，达到类似手术切除样的治疗手段。X刀是立体定向放射外科（SRS）的重要代表之一，与伽玛刀、重粒子刀、赛博刀等均是SRS的主要成员。

1. X刀的由来 瑞典的Leksell教授（1951年）首先提到了立体定向放射外科一词，他使用一种与放射治疗相结合的C形臂导向器，同X射线球管匹配，通过立体定向聚焦照射三叉神经半月节达到治疗三叉神经痛的目的。而后Leksell教授又和Larsson等合作，分别采用回旋加速器的质子线、重电荷粒子束等进行了SRS的早期探索。1967年，他们应用179个^{60}Co为放射源的第一代伽玛刀问世。通过治疗颅咽管瘤等临床实践证明，该设备可以在局部形成一个盘状毁损病灶，破坏肿瘤组织。1975年第二代，1984年第三代伽玛刀相继问世，后者有201个钴源，计算机软件的不断更新，使得照射精确度小于1mm。

随着直线加速器应用的普及，其X射线与伽玛刀的钴源相比有足够高的输出量，射照野可以做得比较大。20世纪80年代早期，德国的Sturm、意大利的Colombo及美国的Loeffler等相继应用直线加速器进行SRS的临床探索，并分别设计了计算机软件，通过断层扫描的二维图像重建技术，形成三维图像，并设计了放射线聚焦的等剂量分布图，在直线加速器上分别改进了准直器机架及床台，形成了当时的高科技产物——直线加速器放射外科。

南京军区福州总医院的王如密等自1991年开始，将钴源放射治疗机、直线加速器进行适当附加配件，对颅内肿瘤实施"立体定向等中心放疗"的探索，积累了良好的经验。1994年初，解放军总医院首先引进美国Radionics X刀系统。1996年南京军区福州总医院引进德国Fischer X刀治疗系统（图8-9-1）。在这段时间里，国内有20多家医院相继开展了颅内病变的X刀治疗。

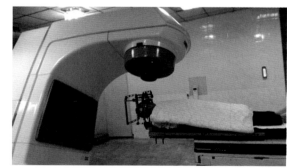

图8-9-1 德国Fischer X刀治疗系统（配Varian 2100C型直线加速器）在颅内肿瘤的照射治疗中

2. X刀治疗脑肿瘤的基本原理 X刀是脑立体定向技术和直线加速器高能窄束射线聚焦照射的结合，在计算机工作站的支持下，将CT、MRI或DSA收集来的影像学资料进行数据处理，精确地计算出颅内病变的部位、形状、大小及其与颅内各重要结构的关系，设计出直线加速运转的最佳照射弧和照射角度，利用机架和滑动床的等中心多弧运动，将高能X射线在短时间内大剂量一次性地聚焦在病灶上，通过其辐射物理学及生物学效应，使病变组织内的分子结构及某些细胞超微结构被破坏，达到治疗的目的。被照射组织的周边放射线锐减，形成刀切样的锐利边缘，使得周边的正常组织所受的辐射量很小，从而避免受损。

X 刀治疗脑肿瘤的原理与常规直线加速器分割照射完全不同。常规放疗是基于以下基本原理：通过标准的分割照射，通常为 2Gy/d，在总剂量达到 50~60Gy 时，通过不同组织对放射线的敏感性差异来实现对肿瘤的控制，在其照射范围内，肿瘤和正常组织接受的放射剂量是一样的，因此病灶周围的正常组织也遭受一定程度的损伤。常规放射治疗时，肿瘤和正常组织的反应包括 4 个方面：①亚致死性的辐射损伤；②肿瘤组织再增殖；③周期时相的再分布；④肿瘤内部乏氧细胞的再氧合。再氧合的肿瘤内乏氧细胞，随着分次剂量的增加，晚反应组织的曲线与早反应组织相比，其损伤相对较小，可修复性更强。在脑肿瘤中，髓母细胞瘤、生殖细胞瘤等早反应组织对常规放射治疗明显有效，而对正常组织及其分化较良性的脑膜瘤、神经纤维瘤及血管瘤等的效果不明显。X 刀单次大剂量的聚焦照射，其肿瘤的生物学效应与普通的分割照射完全不同，一般认为 X 刀通过两个效应来实现对肿瘤的控制：①肿瘤组织的一级效应，高剂量区出现细胞的死亡和坏死，亚致死区电子电离的作用，直接和细胞关键的靶 DNA 分子相互作用，致使 DNA 产生单链或双链的断裂，同时由于生物体吸收 X 射线后，继发产生自由基，如羟基等，可再次对 DNA 造成损伤；②肿瘤血管的二级反应，治疗组织内血管的内皮细胞增生，血管出现玻璃样变、增厚，最后血栓形成，残余肿瘤组织由于供血障碍而坏死，这也是治疗脑血管畸形的原理。

3. X 刀的组成　目前进入中国的 X 刀主要品牌是 RSA、Fischer、Brain Scan 等。以下以南京军区福州总医院 Fischer X 刀为例说明。

（1）立体定向仪：目前临床上应用于 X 刀的立体定向仪均采用直角坐标系及球形坐标相结合的大型立体定向装置。国际常用的有 Leksell-G 型、BRW、CRW、Fischer、Brain Lab 等。南京军区福州总医院早期应用自制的 FN-89 立体定向仪，可用 CT 定位。X 刀的定位要求自基环开始，以 2~3mm 的层厚连续扫描，直到头顶部，便于图像的三维重建及放射剂量的计算。放射外科的立体定向仪必须具备以下几个特点：①固定基环，采用轻质金属材料制成，装卸方便，能分别与 CT/MR 定位标板、直线加速器的定位坐标及手术操作器等匹配，其总体误差不大于 1mm；②定位标板，CT 定位标板一般采用"N"或"V"形的无伪影金属丝或阴性气体结构，MRI 标板多用注入 Gd-DTPA 或稀释硫酸铜作为参考表示，脑血管造影的定位标板采用铅丝。定位标板的结构便于计算机建立颅内三维坐标。

（2）直线加速器：用于放射外科的高性能直线加速器可产生 4~18Mev 的 X 射线及 6~20Mev 的电子线。其机架旋转的机械精度和治疗床旋转的机械精度，必须能符合 X 刀治疗的要求，整体机械等中心误差应小于 1mm。此外，加速器的射束流中轴、准直器的水平旋转、放射野大小指示器的精度均有严格的要求。X 刀加速器附件包括：①附加准直器，一般采用铅金或钨合金制成管状或锥状，厚达 10~15cm，准直器孔径 5~25mm（2mm 递增），另有采用手动微型多叶光栅配合非共面不规则多野照射技术；②放疗用定向仪标尺，精度到 0.1mm 的液晶读数标尺；③头架，将定向基环固定于治疗床。

（3）X 刀的治疗计划系统（strerotactic treatment planning，STP）：X 刀是由多家公司生产的，由于互相竞争的结果，使 X 刀在软件方面，部分项目可能较独家的 Leksell 伽玛刀更为先进、方便。

（4）图像处理功能：可通过网络或光盘等将 CT、MR、DSA 图像导入 STP 系统，以 CT 图像为定位的基础，也可进行三维图像重建，还可将 CT 图像与 MR、DSA 图像融合。

（5）数据的处理功能：建立颅内三维坐标系，勾画立体的靶区及重要功能区，在二维或三维显示下，确定 1~10 个靶病灶，每个靶病灶可设 1~10 个治疗弧，其中重要的是设置有"射线眼"显示功能，能直观显示射线通过重要功能区的情况。"靶区自动优化"功能，能根据医生确定的中心剂量、周边剂量和等中心数逆向自动设计出等中心、坐标、准直器大小、治疗弧及其起止角度，快速作出优化的治疗计划。其剂量规划，以二维及三维显示，如等剂量曲线、剂量体积涂布图、剂量组织直方图等。

4. X 刀治疗肿瘤的实施过程

X 刀治疗是神经外科医师、放射治疗医师、物理师及放射治疗技师密切配合完成的。

（1）安装立体定向基环：根据影像学资料，螺钉尽量避开肿瘤层面，男性理平头，女性尽量剪短头发、洗头，以记号笔为头皮进钉点做标记，剪去后方两处约 1.5cm 大小区域的头发，局部麻醉后将螺丝拧入骨外板，以确保不发生移位，形成刚性连接。基环平行于眦耳线（OM 线），前部两点位于眉弓上的 0.8cm，后两点位于枕外粗隆上约 1.5cm。

（2）影像学定位扫描：通常利用 CT 增强扫描，定向仪基环固定在 CT 床适配器上，以水平仪调整头的冠状位，使 CT 扫描平面平行于定向基环，扫描自基环开始，自下向上做 2~4mm 层厚的连续、无间隔扫描，至头顶。MR 定位扫描方法与 CT 类同，但由于 MR 存在空间定位的飘移等原因，最好与 CT 图像融合，不适于单独用于定位扫描。对动静脉畸形患者定位时，多采用 DSA 图像与 CT 图像的融合，但存在一定的误差。

（3）治疗计划的制订：放射外科治疗总的目标是尽量提高肿瘤等病变区的照射剂量，尽量减少周围正常组织或器官的照射剂量。治疗计划设计的原则：①靶区剂量高，尤其是病灶的边缘；②周围正常组织剂量低，特别是关键组织上的剂量很低，小于各自的耐受剂量；③靶区剂量分布均匀；④靶区边缘剂量梯度陡降。

具体经验：①靠近主要结构的靶点，最好设 6~8 弧，800°~1000° 总弧度较理想，这样较大的总弧度使剂量梯度陡降，边缘锐利；②沿病灶长轴入射，形成橄榄球形的毁损区；③照射弧空间分布均匀，床角度间隔＞30°；④不规则病灶运用多靶点，避免剂量热点；⑤靠近靶区入射；⑥利用射束视野（Bev）功能，避开重要器官。

（4）X 刀照射的实施：在实施 X 刀之前，先对直线加速器的性能状态及等中心精度以定位针法进行验证。固定患者，激光定标定位，加速器光源校准，两个人核对初级准直器、靶点坐标、准直器直径，分 4~6 弧照射。治疗完毕，回病房拆除基环，包扎头部。

5. X 刀治疗的质量控制　首先，在 X 刀安装阶段，由 X 刀厂家工程师与医院物理师共同完成。保证准直器安装的精度，射线中心轴在 X 刀准直器的中心。还要对治疗计划物理数据进行验证，如总散射因子（St）、组织最大化（TMR）、离轴比（OAR）。其次，物理师定期对直线加速器机架旋转精度、治疗床旋转精度进行检验，保证机械等中心误差小于 1.0mm，进行定位指针检验及 Winston-Lutz 试验。笔者的体会是治疗床的误差通常较大，可采用每弧校对靶点的方法以确保 X 刀的精度。

（二）脑动静脉畸形的 X 刀治疗

1. 脑动静脉畸形的常规治疗方法　近年来，SRS 在治疗脑动静脉畸形（AVM）方面取得了满意的效果。有的国家已将 SRS 治疗作为 AVM 治疗的首选方法。SRS 治疗因其高闭塞率和低并发症，在治疗 AVM 中的作用已被广泛认可。

（1）常规显微手术治疗：虽然显微外科手术也不断发展，但在 AVM 治疗方面没有突破性的进展。目前，小至中等的位于大脑半球浅表部位的 AVM，只要技术熟练而患者不存在禁忌，手术仍为首选，可用 Spetzler-Martin 分级作为手术适应证的参考标准。这个分级是根据 AVM 大小、有无深静脉引流及是否位于脑功能区进行评分的，将三项的分数相加，即为其级数，如 1+0+0 为 I 级，以此类推。这个分级标准已经深入人心，主要用于预测 AVM 开颅手术切除的结果。一般认为，分级越高，其死亡率和致残率越高。I、II 级术后死亡率和致残率最低，而 IV、V 级最高。一般地说，Spetzler-Martin I、II 级者适于外科手术切除，III 级者需要术者富有经验和技巧，IV、V 级者需慎重考虑手术选择。

（2）血管内栓塞治疗：主要用来为显微手术或立体定向放射治疗减少 AVM 体积，为进一步的显微手术切除或立体定向放射治疗创造条件。缺点是常不能完全阻断血液循环，可造成远期复发或再出血的可能。根据 Neurosurgery 2007 年 3 月 Andrade-Souza 的 244 例 AVM 报道，放射外科治疗前先行介入治疗，可减少 AVM 的闭塞率。也就是说，在应用介入治疗联合 SRS 治疗大型 AVM 的治疗方式中，介入治疗的作用受到质疑。

（3）保守治疗：AVM 的平均年自然出血率约为 4%，而在深部（即基底核、丘脑和脑干）的 AVM 年自然出血率为 9.8%，更易出血，并有更大的致死可能性。而且，随着立体定向放射外科的发展，闭塞率提高了，副作用的发生率在可接受范围内，因此宜建议积极治疗。

2. 患者选择

（1）X 刀治疗 AVM 的总体适应证

1）小到中型，即小于 1cm 及 1~2.5cm 最适合。

2）位置深在，位于主要功能区，如基底核、丘脑、脑干等，虽有并发症，但其他方法并发症更多。

3）手术残留、复发者。

4）部分介入栓塞或全部介入栓塞后，目的是巩固疗效。

5）大于 2.5cm 或更大，需与手术、介入栓塞联合，或重复放射外科治疗。

（2）X 刀入选标准及预测结果的方法（AVM 评分标准）：虽然 Spetzler-Martin 分级被频繁用于描述放射外科后的闭塞率或其他结果，但是使 AVM 放射外科成功的关键因素并没有体现在这个分级系统中，因此限制了它精确预测 AVM 放射外科后的结果。

2002 年，美国 Mayo Clinic 和匹兹堡大学医学中心合作，研制出一个基于成功进行单次 AVM 放射外科因素的放射外科专用 AVM 分级系统，并于 2008 年进行改良，发表了改良的放射外科 AVM 评分标准，为多家伽玛刀及 X 刀机构所采用，可以作为 AVM X 刀治疗的入选标准及未预测结果。公式如下：

AVM 评分 =0.1× 体积（ml）+0.02× 年龄（岁）+0.5× 位置（大脑半球、胼胝体、小脑

=0，基底核、丘脑、脑干 =1）

总之，将患者的病灶体积、年龄、位置套入公式，得出该患者的 AVM 评分，预测结果：①若 AVM 评分≤ 1.00，则随访平均 6 年的无放射损伤闭塞率为 89%，疗效优。②若 AVM 评分 1.01~1.50，则随访平均 6 年的无放射损伤闭塞率为 70%，疗效良。③若 AVM 评分 1.51~2.00，则随访平均 6 年的无放射损伤闭塞率为 64%，疗效合格。④若 AVM 评分≥ 2.0，则随访平均 6 年的无放射损伤闭塞率为 46%，疗效欠佳，可能需与其他方法合用或重复 SRS。

3. 影像采集方法和靶区的确定

（1）CT 扫描：是 X 刀定位的基础，因为它无漂移，空间位置准确，并且随着近年高速扫描 CT 的普及，CTA 技术的推广，CT 在 AVM 定位中的作用将越来越重要。CT 扫描时要静脉注射大剂量造影剂，要达到能够重建 CTA 的水平，最好采用 64 排以上高速 CT、1mm 层厚重建。

（2）DSA：应在确诊 AVM 时或 X 刀实施前几天进行。它能提供 AVM 的确诊，能动态显示供血动脉、畸形血管巢及引流静脉的病理循环过程，但它用于拍正侧位片后融合于 CT 上的定位方法误差较大。

（3）MR：在畸形血管的显示上，有被高速 CT 超越的迹象。CTA 已经在某种程度上超越了 MRA，但它在周围组织清晰度、矢状、冠状重建图像上仍有优点，最好在 X 刀前数天扫描。

（4）AVM 靶区的确定

1）先在 DSA 上找出 AVM 血管巢，X 刀主要是要照射 AVM 血管巢。

2）在 CT 图像上勾勒出血管巢，作为照射靶区。

4. 照射剂量　AVM 闭塞的速度与所用的照射剂量成正比，与其大小成反比，边缘剂量一般为 12~25Gy，近来多数学者推荐 15~20Gy，剂量太低则闭塞率低，太高没必要，又会增加放疗损伤的危险，以 60%~80% 的等剂量线作为处方边缘等剂量。

5. 随访方式

（1）先行 MRI 复查，第 1 年内每 6 个月 1 次，第 2 年后每年 1 次，直到闭塞。3 年以上不闭塞者，可考虑重复 SRS 或其他治疗。

（2）若 MRI 提示 AVM 闭塞，需行 DSA 证实。

（3）近年来随着 CT 的高速发展，CTA 有望部分代替 DSA 证实 AVM 的闭塞程度。

6. 闭塞率　3 年的闭塞率报道为 38.4%~61%；5 年的闭塞率报道为 54%~89%；闭塞率的高低可能与边缘剂量的高低成正比。边缘剂量低组（12~15Gy）闭合率低，闭合速度较慢；而边缘剂量 20~25Gy 组闭合率高，闭合速度快。闭合率高的组经常包括了重复 SRS、合并外科切除或介入栓塞治疗的病例数据，而单纯的单次 SRS 数据组闭塞率通常较低。

7. 治疗后出血　治疗后的第 1 年、第 2 年出血的风险仍不降低，大约在 4%；第 3 年后出血率降为 1%~2%。

8. 放射损伤　有症状的损伤在治疗后 3 个月到数年的时间出现，包括囊肿形成，发生率为 3%~19.2%。有的损伤无症状，但在 MRI 扫描 T_2 加权像上显示病灶周围脑水肿，发生率为

56%~60%。

（三）脑转移瘤的 X 刀治疗

1. 适应证

（1）颅内单发或数目小于 10 个的转移瘤患者。

（2）肿瘤体积较小，直径小于 4cm。

（3）手术残留或放射治疗后复发的转移瘤。

（4）年龄大、不能耐受手术或常规放射治疗。

（5）拒绝手术者。

（6）放射外科治疗后复发者。

2. 禁忌证

（1）严重颅内高压和脑疝危象。

（2）KPS 评分＜ 50 分者。

（3）脑膜广泛散播转移者。

（4）原发肿瘤未经病理证实者。

3. X 刀的实施

（1）原发恶性肿瘤的诊断：原发恶性肿瘤最好要取得病理学诊断，国人最常见的脑转移瘤来源于肺癌，其次为乳腺癌、结直肠癌、肾癌等。如果肿瘤来自肺部但未取得病理学诊断，宜先行 CT 引导下胸部肿瘤穿刺活检术，或纤维支气管镜下活检术，取得肺部恶性肿瘤的诊断。笔者所在医院遇到少数肺部合并颅内占位病变者，后来开颅手术证明颅内病变为特殊炎症。

（2）颅内转移瘤的诊断：应由近期的增强 MRI 确定，以免遗漏颅内直径小于 3~5mm 的转移瘤病灶。

（3）X 刀的具体实施

1）局部麻醉下安装立体定向头环，根据术前 MR 片显示转移瘤位置，勿遗漏颅后窝肿瘤。

2）含碘造影增强剂 90ml 静脉注射，CT 以 2~3mm 层厚，连续扫描至颅顶。

3）制订治疗计划，建议处方剂量或边缘剂量＞ 18Gy，并尽量保持剂量的均匀性、适形性。

4）直线加速器照射，总体误差约 0.8mm，需仔细实施。

5）卸除头环。

4. 随访　首次随访为治疗后 1 个月，其次每 2~3 个月复查头部增强 MRI，由于 SRS 是用于原位复发或远处复发转移瘤的重复治疗手段，密切随访、及时复查也是处理患者的策略之一。

5. 局部控制率及中位生存期　非小细胞肺癌颅内转移的局部控制率为 81%~98%，中位生存期为 9~18 个月，乳腺癌、肾癌的结果类似。

6. 与全脑放射治疗的关系　单独 SRS 治疗能取得与 SRS 治疗＋全脑放射治疗类似的局部控制率，但远处复发率稍高。单独 SRS 能避免认知困难，可取得较好的生存质量。

7. 与外科手术关系　肿瘤大于 8~10cm^3，建议手术切除。

（四）听神经瘤的 X 刀治疗

1. 适应证

（1）拒绝手术的患者。

（2）老年患者。

（3）有其他严重疾病、难于耐受手术的患者。

（4）神经纤维瘤病和双侧听神经瘤，需保留一侧听力者。

（5）内听道内听神经瘤，需保存有效听力者。

（6）肿瘤最大径一般小于 3cm。

（7）肿瘤最大径＞ 3cm，但经开颅手术后有减压骨窗、无颅内高压征，脑干受压不明显，适于 SRS 治疗，并发症可能更少。

2. 禁忌证

（1）有颅内高压征，未经开颅术减压，或虽开颅手术但颅骨骨瓣复位者。

（2）第四脑室受压者，在放射治疗后可能发生水肿导致脑积水。

3. X 刀的实施

（1）听神经瘤的 MRI 增强扫描，有助于诊断，了解脑脊液循环情况、肿瘤与脑干的关系、肿瘤的三维形态。

（2）局部麻醉下安装立体定向头环，根据 MR 显示听神经瘤位置，较低位置安装头环，包括整个颅后窝。

（3）含碘造影增强剂 90ml 静脉注射，CT 以 2~3mm 层厚连续扫描至颅顶。

（4）制订治疗计划，建议处方剂量或边缘剂量取 13Gy 左右，不规则肿瘤采用多靶点照射，靠近脑干特别是延髓处采用多弧分散或射眼线技术，以有效地避开这些关键结构。

（5）直线加速器照射，总体误差约 0.8mm，仔细核对实施。

（6）卸除头环，必要时静脉滴注地塞米松及甘露醇。

4. 随访　两年内每 6 个月随访复查 MRI 1 次，两年后每 1 年随访复查 MRI 1 次。由于听神经瘤 X 刀后可能存在暂时性膨胀现象（肿瘤的假性进展），应用 X 刀后 5~15 个月间，若无颅内高压征，应注意勿误诊为肿瘤复发。

5. 肿瘤控制率与面神经保存率　有学者平均随访期 4 年，4 年的肿瘤控制率为 85.4%~98.5%，听力保留率为 66.3%~85%，面神经保存率为 88%~100%。

（五）脑胶质瘤的 X 刀治疗

1. 适应证

（1）经立体定向活检术或手术切除后病理证实为 WHO Ⅰ 或 Ⅱ 级。

（2）最大直径≤ 3cm，边界较清晰的胶质瘤。

（3）位于深部或基底节、丘脑等重要功能区。

（4）手术、放射治疗后的增量照射及复发。

2. 相对禁忌证

（1）明显颅内高压的患者。

（2）胶质母细胞及间变性胶质瘤，多中心随机三期试验未能证明加用 SRS 治疗可提高中位生存期患者。

（3）患者的 KPS 评分 < 50 分。

3. X 刀的实施

（1）低级别胶质瘤需经活检术或开颅切除术后，病理明确诊断为胶质瘤。

（2）治疗靶区边缘取 CT 增强区外、水肿区内 3cm 处，或 MRI 图像水肿区内 2cm 处。

（3）建议处方剂量，肿瘤最大径 ≤ 20mm，取 21Gy；肿瘤最大径 20~30mm，取 18Gy；肿瘤最大径 ≥ 30mm，取 15Gy。注意照射总体积，勿选择过大的肿瘤，防止因体积过大并肿瘤控制不佳、脑水肿加重，导致颅内高压、脑疝形成。

4. 生存率　低级别胶质瘤，如弥漫性星形细胞瘤、少枝胶质细胞瘤、毛细胞型星形细胞瘤、室管膜瘤，疗效满意。据匹兹堡大学报道，弥漫性星形细胞瘤，5 年、10 年无进展生存率分别为 54.1% 和 37.1%；少枝胶质瘤，5 年和 10 年总体生存率分别为 92.2% 和 68.2%；毛细胞型星形细胞瘤，3 年和 5 年的肿瘤控制率分别为 82.8% 和 70.8%；室管膜瘤，3 年和 5 年无进展生存率分别为 45.8% 和 45.8%。

5. 并发症　SRS 后数周到数月发生的颅内高压、脑疝，是胶质瘤 SRS 后较常见的并发症。其与照射区肿瘤缩小缓慢及胶质瘤周围浸润性病灶进展迅速有关，特别是高级别胶质瘤。高级别胶质瘤直径 ≥ 2cm 时，应慎行 SRS 治疗。

6. 与手术的关系　胶质瘤以手术为主，SRS 治疗只能作为手术后残留或复发、较小的肿瘤的辅助治疗手段。

7. 与常规放射治疗的关系　胶质瘤术后原则上采用常规分次照射为主，X 刀可作为常规放射治疗后的增量照射。

（六）垂体腺瘤的 X 刀治疗

1. 适应证

（1）手术残留或复发的小腺瘤，直径 ≤ 1.5cm。

（2）肿瘤距离视交叉至少 3mm，理想上大于 5mm。

（3）微腺瘤，直径 < 1.0cm。

2. 禁忌证

（1）已有视力、视野改变者。

（2）向鞍上发展，已有明显的视路压迫症状。

（3）头痛明显、垂体卒中、囊性变者。

（4）催乳素瘤未生育者，不宜以 X 刀为首选。

3. SRS 的实施

（1）明确诊断：术后残留或复发者，可根据病理学诊断；未行手术者，以 MR 影像结合血清生长激素、胰岛素样生长因子 -1、催乳素、24 小时尿醛固酮等明确诊断。

（2）以薄层 MRI 或薄层 1~2mm CT 增强扫描定位，仔细勾画靶区，视神经、视交叉的剂量应小于 8Gy，以 6 弧照射分散射线，精确对位，仔细实施照射。

（3）处方剂量　以 60% 等剂量线为处方等剂量，根据病理选择不同的处方剂量。无功能腺瘤建议 14~16Gy，催乳素腺瘤 14~18Gy，生长激素腺瘤 20~25Gy，库欣病 20~25Gy。

4. 肿瘤控制率及内分泌缓解率　无功能腺瘤 3~4 年肿瘤缩小率为 58.1%~65.6%，无变化率 29%~37%，增大率 3.0%~7.8%。催乳素瘤 3~4 年肿瘤缩小率 50%，无变化率 43%，增大率 1.6%，内分泌缓解率 24%~52%。生长激素腺瘤 4~5 年肿瘤缩小率 41.5%~70.0%，无变化率 30.0%~51.8%，增大率 0~2.4%，胰岛素样生长因子 -1 正常率 40%~58%。ACTA 腺瘤 4~5 年肿瘤缩小率 85%，无变化率 3%，增大率 5%，24 小时尿醛固酮正常率 42.5%~83.0%。

5. 并发症

X 刀后垂体功能低下的发生率多在 10%~20%，视功能缺陷率 0~5%。

（七）脑膜瘤的 X 刀治疗

1. 适应证

（1）肿瘤最大径＜ 3cm，或肿瘤体积＜ 15ml。

（2）肿瘤边缘与视神经、视交叉距离至少大于 3mm，理想大于 5mm。

（3）年龄大、不能耐受手术者。

（4）肿瘤位于颅底，如海绵窦、岩斜区、天幕。

2. 相对禁忌证

（1）位于上矢状窦，且体积＞ 15ml。

（2）位于大脑凸面，且体积＞ 15ml 者，宜手术切除。

3. SRS 治疗的实施

（1）明确诊断：术后残余或复发者，根据病理诊断分级。未经手术者，经 MR 增强扫描诊断为脑膜瘤。

（2）以薄层 MR 或薄层 CT：1~2mm 层厚增强扫描定位，仔细勾画靶区及视神经，视交叉应小于 8Gy，以 6 弧照射分散射线，精确对位，仔细实施照射。

（3）处方剂量：以 60%~70% 剂量线为处方剂量。鞍区脑膜瘤，顾及视神经、视交叉，边缘剂量采用 11~13Gy；而岩斜区、天幕脑膜瘤边缘剂量 14~17Gy。病理报告为 WHO Ⅱ级，WHO Ⅲ级者，边缘剂量增高 2~3Gy 或靶区外扩 2~3mm。

4. 肿瘤控制率　Friedman 报告 210 例颅内脑膜瘤，WHO Ⅰ级者 1 年、2 年及 5 年的肿瘤控制率分别是 100%、100%、96%；WHO Ⅱ级者 1 年、2 年、5 年肿瘤控制率分别是 100%、92%、77%；WHO Ⅲ级者 1 年、2 年、5 年肿瘤控制率分别是 100%、100%、19%。Spiegelmann 报道了 102 例海绵窦脑膜瘤，随访平均 67 个月，肿瘤控制率为 98%，其中肿瘤缩小的占 58%，保持稳定的占 40%。Kimball 报道了 47 例海绵窦脑膜瘤，5 年、10 年肿瘤控制率分别是 100%、98%。

5. 并发症　Friedman 报道了 210 例，随访 5 年，暂时性放射治疗并发症为 6.2%，持续性放射治疗并发症 2.3%。在颅底脑膜瘤，尤其是海绵窦脑膜瘤，SRS 并发症明显比显微手术者低。Spiegelmann 报道了 102 例海绵窦脑膜瘤，平均随访 67 个月，暂时性放射治疗并发症为 3.8%，持续性放射治疗并发症 3.8%。并且 SRS 治疗后，患者的原有脑神经功能不全，有 30% 以上都到改善。

6. 颅内脑膜瘤 SRS 治疗与显微手术的关系　显微手术仍是颅内脑膜瘤的首选治疗方案，特别是大脑凸面、矢状窦旁脑膜瘤。颅底脑膜瘤，尤其是海绵窦脑膜瘤，SRS 因其高肿瘤控制率及低并发症，已成为 X 刀治疗的重要选项。

（陈　苏　王守森　王如密）

参 考 文 献

段国升，朱诚，2014. 神经外科手术学. 第 2 版. 北京：人民军医出版社.

胡长林，吕涌涛，李志超，2014. 颅内血肿微创穿刺清除术技术规范. 北京：人民卫生出版社：141-197.

刘红梅，王文志，李涤，2007. 微创穿刺术与小骨窗开颅术治疗脑出血的随机对照研究. 中华老年心脑血管病杂志，9(3): 173-176.

孙为群，腾良珠，郭华，2001. 神经外科锁孔手术——内窥镜协助的显微外科及典型病例. 济南：山东科学技术出版社.

田士强，苏长保，2005. 神经外科诊疗常规. 北京：人民卫生出版社：206-211.

汪无级，1996. 实用神经病学. 第 2 版. 上海：上海科学技术出版社：642-649.

王忠诚，张玉琪，2015. 王忠诚神经外科学. 第 2 版. 武汉：湖北科学技术出版社.

于炎冰，张黎，徐晓利，等，2006. 显微血管减压术后复发三叉神经痛的手术治疗. 中华神经外科杂志，22(9): 538-540.

于炎冰，张黎，徐晓利，等，2006. 责任动脉悬吊法在显微血管减压术中的应用. 中华神经外科杂志，22(12): 726-728.

于炎冰，2007. 显微血管减压治疗颅神经疾病的现状与发展. 中华神经外科杂志，23(10): 721-723.

于炎冰，2007. 显微血管减压术与面肌痉挛. 中国微侵袭神经外科杂志，12(9): 385-386.

于炎冰，张黎，徐晓利，等，2007. 面肌痉挛显微血管减压术中对静脉压迫的处理（附 29 例分析). 中国微侵袭神经外科杂志，12(9): 390-391.

赵继宗，2008. 微创神经外科学. 第 2 版. 北京：人民卫生出版社. 87-251; 297-362.

张黎，于炎冰，冯利东，等，2004. 显微血管减压术治疗多根颅神经疾患. 中华神经外科杂志，20(4): 299-302.

张黎，于炎冰，徐晓利，等，2006. 原发性舌咽神经痛显微外科手术治疗的并发症. 中国临床神经外科杂志，11(4): 204-206.

张黎，于炎冰，徐晓利，等，2006. 选择性舌咽、迷走神经根丝切断术治疗舌咽神经痛. 中华神经外科疾病研究杂志，5(2): 159-162.

中华医学会，2006. 临床诊疗指南·神经病学分册. 北京：人民卫生出版社：1-5.

中华医学会，2006. 临床诊疗指南·神经外科分册. 北京：人民卫生出版社：148-152.

中华医学会神经外科学分会功能神经外科学组、中国医师协会神经外科医师分会功能神经外科专家委员会、北京医学会神经外科学分会等，2015. 中国显微血管减压术治疗三叉神经痛和舌咽神经痛专家共识 (2015). 中华神经外科杂志，31(3): 217-220.

Deruty R, Pelissou-Cuyotat I, Amat D, et al, 1995. Multidisciplinary treatment of cerebral arteriovenous malformations. Neurological research, 17(3): 169-177.

Gobin YP, Laurent A, Merienne L, et al, 1996. Treatment of brain arteriovenous malformations by embolization and radiosurgery. Journal of neurosurgery, 85(1): 19-28.

Sampson JH, Grossi PM, Asaoka K, et al, 2004. Microvascular decompression for glossopharyngeal neuralgia: long-term effectiveness and complication avoidance. Neurosurgery, 54(4): 884-890.

Weber W, Kis B, Siekmann R, et al, 2007. Endovascular treatment of intracranial arteriovenous malformations with onyx: technical aspects. American journal of neuroradiology, 28(2): 371-377.

Xiong NX, Zhao HY, Zhang FC, et al, 2012. Vagoglossopharyngeal neuralgia treated by microvascular decompression and glossopharyngeal rhizotomy: clinical results of 21 cases. Stereotactic and functional neurosurgery, 90(1): 45-50.

Xiong NX, Zhao HY, 2013. Trigeminal neuralgia. Journal of neurosurgery, 119(4): 1081-1082.

索　引

357